兰州大学第一临床医学院资助出版

# 编委会名单

主　编　赵玉元　　张毓仁　　赵　霞　　李　冲
副主编　杨伟林　　高明太　　白进良　　侯卫华
编　者　赵玉元　　张毓仁　　赵　霞　　李　冲
　　　　杨伟林　　高明太　　白进良　　侯卫华
　　　　刘　建　　王　静　　王文辉　　贾晔芳
　　　　赵成基　　曹　农　　薛芙珍　　袁虎勤
　　　　孙学强　　林　蕾　　薛石龙　　陈　健
　　　　姚　南　　刘俊玲

临床医学教学用书

# 外科学实习指导

主　编　赵玉元　张毓仁　赵　霞　李　冲

副主编　杨伟林　高明太　白进良　侯卫华

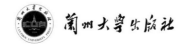

兰州大学出版社

**图书在版编目(CIP)数据**

外科学实习指导/赵玉元等主编. —兰州:兰州大学出版社,2009.7

ISBN 978-7-311-03364-4

Ⅰ.外… Ⅱ.赵… Ⅲ.外科学—实习—医学院校—教学参考资料 Ⅳ.R6-45

中国版本图书馆 CIP 数据核字(2009)第 113826 号

---

责任编辑　郝可伟　陈红升
封面设计　管军伟

---

书　　名　**外科学实习指导**
作　　者　赵玉元　张毓仁　赵　霞　李　冲　主编
出版发行　兰州大学出版社　　（地址:兰州市天水南路 222 号　730000）
电　　话　0931-8912613（总编办公室）　　0931-8617156（营销中心）
　　　　　0931-8914298（读者服务部）
网　　址　http://www.onbook.com.cn
电子信箱　press@onbook.com.cn
印　　刷　甘肃地质印刷厂
开　　本　880×1230　1/16
印　　张　31.5
字　　数　986 千
版　　次　2009 年 7 月第 1 版
印　　次　2009 年 7 月第 1 次印刷
书　　号　ISBN 978-7-311-03364-4
定　　价　58.00 元

---

（图书若有破损、缺页、掉页可随时与本社联系）

# 前 言

外科临床见习与实习是外科学教学的重要环节。医学生在经过医学基础知识及临床基础知识学习之后必须经过扎实的临床实践才能较全面地掌握所学知识,最终服务病人。医学生将来服务的主要对象是病人,故在见习、实习期间必须大量地接触病人,利用所学的基本理论和基本知识,在临床带教老师的具体指导下,查看病人,接触病人,包括询问病史、体格检查,做出初步的临床诊断,选择适宜的实验室检查、影像学检查及其他的必需的特殊检查,以确定诊断,参与做好围手术期的处理(术前准备、手术操作及术后处理),掌握清创,胸、腹穿刺,换药,拆线等临床基本技能,参与病例讨论、病历书写及病程记录的书写等,系统地掌握临床工作常规,以便毕业后能够尽快地适应临床工作的需要,较好地从事临床医疗及科研、教学工作。通过具体管理病人及临床实践,临床医学生要培养独立思考、分析和解决病例的能力。

本书共分两编:其中第一编为临床见习的具体实施及管理;第二编为临床实习的具体操作及管理,包括病历书写、病程记录的书写等。实习期间的学习内容及次序以全国高等医药院校教材(第七版)为依据,另外本书还包括门诊及临床基本操作技能,各章节均列举了需要掌握的学习内容,方便实习生参照学习。

本书的见习部分对学生及教师均有具体要求及考核办法,实习部分每章节均有内容简介,作为临床学习的指南。

由于多人编写,编者水平有限,故本书不足之处在所难免,万望读者指出,我们表示衷心的感谢,并争取进一步修订再版,以飨读者。

本书编写过程中得到兰州大学第一临床医学院、厦门大学附属中山医院及兰州大学第一临床医学院2005级部分同学的大力支持,这里一并表示感谢。

编者
2009 年 4 月于兰州

# 目 录

## 第一编　外科学见习指导

## 第二编　外科学实习指导

# 第一编　外科学见习指导

# 第一章　外科见习医师须知

## 第一节　外科见习课的目的

外科学是一门实践性很强的学科。学习外科学,既要掌握医学基础知识和外科基本理论,又要掌握最基本的医疗技能。通过临床见习,使课堂理论和临床实践相结合,以加深对课堂讲授的专业知识的理解。通过查看临床典型病人,更好地掌握外科常见病、多发病的诊治方法和原则。通过病例讨论、小讲课总结等教学方式更进一步加深对一些外科疾病的认识及理解。通过临床见习,学生可以培养独立思考、分析问题和解决问题的能力,养成良好的医德医风和同病人交流的能力,为临床实习打下良好的基础。

外科学的见习课紧密结合课堂讲授的内容,使医学生很快能见到具体的病人,加深对课堂讲授知识的理解和记忆。如讲完阑尾炎后去临床见习,可以使医学生看到真正的急性阑尾炎病人,通过对病人的病史询问和体格检查,医学生对课堂讲授的急性阑尾炎的转移性腹痛特点有更深刻、更具体的理解,便于掌握。且通过对病人的体格检查,尤其是腹部检查,可以亲自体验麦氏点压痛、反跳痛及局部腹肌紧张的表现及检查方法,学会急性阑尾炎的诊断方法。这样直接检查病人,要比单纯的课堂讲授更直接、更快捷,印象更深刻,所以,学习外科学,临床见习是必不可少的过程。

## 第二节　外科见习课的预习

医学生在上外科临床见习课之前应该预习,做好准备。首先要看书,复习课堂讲授的相关知识,找出问题,带着问题去临床见习,通过查看病人,使自己的问题得到解决;或者看病人之后找出问题去请教带教老师,与同学们一起讨论。再次看书,复习相关的基础知识及临床理论。发现问题,可再次检查病人,追问病史。这样反复看书、预习,找出问题,带着问题去看相关病人,看完病人后根据病人的讲述(病史)和自己检查病人所见再找出问题或者要点进行总结,综合分析,以所学的理论知识指导临床实践,从而熟练掌握所学知识,促进对理论知识的掌握和理解,培养独立思考、分析问题和解决问题的能力,并且养成理论结合实践的习惯。

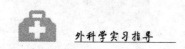 

# 第三节　外科见习课的基本要求

　　见习课学习的对象是病人,是一些临床症状较典型、病情较重的病人。为了帮助学生学习,临床课老师做了大量的工作;病人也将付出极大的痛苦和牺牲,供同学们反复检查、学习。对于有些重症心肺疾病患者和术后病人,见习课会给他们造成极大的痛苦。部分病人经数十名见习学生检查后,病情会加重,急剧恶化,给治疗带来一定的困难,也增加了家属的经济负担;一些病人不愿让学生们查看,不配合,见习学生一去就借故离开,躲避;甚至有的病人和家属发火,使见习学生一时难以接受。这种情况完全可以理解。我们应该换位思考:"假若我是病人,我将怎么办?"要搞好见习,必须注意以下几点:

　　一、对病人要富有同情心,视病人如亲人。要体贴、关心病人,和病人多交流,真诚待人,主动地为他们做一些力所能及的医疗服务及生活护理,取得病人的理解和配合。

　　二、进入病房时着装要整齐,要朴素大方。对待病人要有礼貌,要尊重病人,说话要态度和蔼可亲、得体大方、通俗易懂,避免用俗语、土语,尽量使用医学术语。

　　三、检查完一个病人后检查下一个病人前应洗手,防止交叉感染。自己患感冒或查看传染病人时注意戴口罩,必要时穿隔离衣、戴手套,尤其是手部有破损者更应注意防护,以免感染。

　　四、检查病人时请带教老师在场指导,要按照诊断学所学的检查方法,按由系统到局部顺序检查,动作要轻柔快捷。对心肺有严重功能障碍者的检查要适度,严防加重病人的病情。

　　五、尊重病人,尊重医护人员,遵守医院及病区的工作制度。

　　六、自己的书本、钱物要妥善保管,以免丢失。

　　七、见习课不得随意缺课。白天见习没有看到病人,可以和带教老师联系利用晚上及双休日、节假日时间去查看病人,利用一切可利用的机会多接触病人。

# 第四节　外科见习课的学习方法

　　见习课的主要学习方法是查看病人,将在此之前课堂讲授的内容进行临床实践、印证。在临床见习时,首先要熟悉课堂讲授的内容,明确本次见习主要的目的和内容,然后去接触病人。在检查病人之前可以先看一下他的住院病历,做到检查病人目标明确、有的放矢。

　　疾病的诊断主要根据病史及体征,故接触到病人后首先要详细地了解他的病史,注意要系统、全面,然后对病人作检查。检查按照诊断学学习过的内容,规范系统地去检查。每位病人都应从头到脚,全面而有重点地去检查。并在每个系统的检查中都按照视、触、叩、听的顺序进行。检查完病人之后可同课堂讲授的内容作对照,必要时可反复追问病史及作检查。经对临床病史及体征进行综合分析之后,找出问题和同学们讨论或请教老师。反复看书和病历。带教老师可组织同学们进行讨论,然后给予总结和讲解,使学生能真正理解和掌握见习的内容。今后见到类似的病人能够去独立作检查,做出初步临床诊断和选择必要的辅助检查。

# 第五节 小讲课

小讲课是见习课的重要组成部分,可以有以下几种形式:

一、见习课在实地查看病人之前,由带教老师首先作简要的讲解。

1.复习课堂讲授的重点内容;

2.介绍本次见习的重点病人及疾病;

3.介绍查看病人的方法、要点及注意事项;

4.提出问题,让学生带着问题去检查病人;

5.介绍查看本科疾病及病人的特点和要求。

二、先去查看病人,然后由带教老师给以总结并结合课堂讲授的内容进行系统复习,同时结合实验室检查、影像学检查、核素扫描、免疫学检查、血液生化检查、病理检查等作系统全面的讲解。重点在临床表现、诊断及外科治疗方面;术前准备及术后并发症的防治也是重点。

三、学生查看病人后先组织讨论,然后根据学生提出的问题进行总结、讲解。

# 第六节 病例讨论

病例讨论是临床见习及实习课重要的学习手段及方法。通过病例讨论,学生可以开阔视野,综合知识以便应用,提高、加深对所讨论疾病的认识和理解,培养独立思考的习惯,提高分析问题、解决问题的能力。

# 第七节 外科见习课的考核

见习课是外科学的重要组成部分,故见习课必须认真学习。考核成绩记录在外科学的总成绩中。

一、外科见习课必须按时到课,不得无故缺席和提前离开。每迟到或缺课一次扣去一定的外科学考试成绩。

二、见习课的考核采用口试及笔试等多种形式和方法,但以病例分析为主。

1.口试:抽取病例分析试题后,由考生进行讲解、分析,提出诊治意见,然后回答主考老师提出的问题;

2.笔试:由主考老师出好考题,学生笔答;

3.临床操作:如腹腔穿刺、胸腔穿刺及闭式引流等。

因见习阶段实际操作机会不多,主要以口头描述为主。

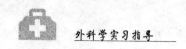

# 第二章  外科见习课的带教

## 第一节  带教老师的条件及基本要求

见习课是外科学教学的重要组成部分，必须由从事临床及教学工作5年以上的高年住院医师或主治医师或副主任医师担任。任课教师必须获得执业医师证书及教师资格证，这样才能使查看病人及讲课合法化。

带教老师必须具有较多的临床经验，具有大学本科以上学历；必须是热爱外科临床工作、热心教学的人员；必须善于同病人沟通；必须工作仔细认真，对病人耐心细致，对学生诲人不倦，庄重大方，为人师表；必须有高度的责任心，认真负责地搞好见习课的带教工作。

见习课带教老师必须有较娴熟的临床操作技能，上见习课期间病人出现异常能立即正确处理，在确保病人安全的情况下教好见习生。

## 第二节  外科见习课的备课及教案书写

见习课与大课同等重要，应认真备课。见习课的备课工作应分为两部分。

### 一、理论部分

根据本次见习课的内容安排，认真复习相关内容。以教科书及大纲规定的内容为准，不得肆意添加教科书之外的内容。要教会学生最基本的理论知识，老师自己先要熟悉见习内容并且能够准确回答学生提出的相关问题。写好教案，教案内容包括见习课内容、形式、方法、见习重点、思考题等。

### 二、相关病人的准备

带教老师首先要知道与见习相关的病人住在哪一科、哪一病区、哪一床，确定学生见习需查看的典型病。带教老师事先要熟悉病人的病史、体格检查、辅助检查及结果、临床重点、诊断及治疗情况、目前存在的问题及进一步的诊治计划。见习课要动员全医院的医疗资源。如外科见习消化性溃疡时就可以选择消化科治疗的本病病人。这样可以扩大见习病人数，便于学生见习及体格检查。选择好病人之后事先给病人讲清楚，做好其思想工作，打消其顾虑，使病人能够主动配合学生检查。部分懂医的病人更可以请其给学生讲解相关病症的个人病史及诊治体会，使见习课更为生动。

见习生太多时可分组去看病人，每组5~6人，由老师带领去看病人。带教老师人手不够时，可请该见习病人的主管医生帮忙带学生查看病人。看完后交换病人，这样能有比较充足的时间多看病人，而且为组织讨论、总结留有较多的时间。麻醉课见习可以参观麻醉机、手术间、复苏室,参观插管全麻、脊髓麻醉(硬脊膜外麻醉、蛛网膜下腔麻醉、骶管内麻醉等)的具体操作、麻醉过程,参观手术,使学生能有较深刻的印象。这就要求带教老师事先要了解清楚是什么病人,做什么手术,采用什么麻醉方式,术中和术后可能出现什么麻醉并发症以及处理对策等。

见习课和大课讲授一样,要认真备课,书写教案,教案内容包括见习课内容,见习方式,准备查看的病人姓名、住院号、所在科室及病区、病床号、诊断、已进行的治疗及反应,看这些病人的主要目的,查看病人的提纲、方法,总结的重点,给学生的思考题,见习课完成后学生的体会并签字认可,教学主管部门存档并书写评语。

**附:见习课教案书写范例**

外科学见习教案　No:

课程名称:　　　　　任课单位:

见习地点:　　　　学生:　　学院　　年级　　班

任课教师:　　职称:　　时间:　　年　月　日

本次见习内容及时间安排:

……

见习重点及方法:

……

查看病人:

姓名:　　　　住院号:　　病区:　　床号:诊断:

…… …… …… …… ……

宜讨论的病例:

……

总结重点:

思考题:

　　　　学生签字:　　年　月　日

# 第三节　病人的查看、讨论及小结

一、病人的查看:实地查看相关病人,使课堂讲授的内容同临床病例实际相结合,加深理解。鉴于学生人数众多,同时拥进一间病房,使大部分学生看不见、摸不着病人,宜分组轮流去看病人。每组5~6人去看一位病人,另外一组看另一位病人,相互交叉看病人,保证见习课的效果。这样交换看病人,每次约1.5小时~2小时。还可1~2组看病人,另一组看多媒体,再交换。

二、观看闭路电视转播:一些手术、操作等可通过闭路电视观看,由带教老师进行解说。一些典型病人也可采用闭路电视直播进行观摩教学。

三、观看录像、教学光盘等。

四、参观一些检查及设备仪器。部分检查如腹腔镜检查、膀胱镜检查等可进行示教、演示。

五、观看影像资料片,进行讨论、分析。

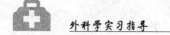

六、参观一些科室的检查室、手术室。观看示范手术,练习基本操作等。

七、部分行动不方便的病人,如四肢先天性畸形及后天性畸形病人等,可请到示教室,由带教老师一边检查,一边讲解,这样使见习生均能较直观地看到,能够促进其理解并加深记忆。

八、有些疾病,如骨科的复位固定等,可边处理、边示教。

总之,见习课要千方百计使学生多接触、多看病人,创造一切机会和条件使其接触临床,实现理论和实践相结合。依据当时和所在医院的条件,挖掘各种潜力,尽力搞好见习课,保证见习课的质量,提高本科教学水平。

# 第四节　小讲课的准备及实施方法

小讲课是对大讲课的内容和本次见习课的实践情况作一总结,评价本次见习内容的重点、难点及完成情况,对本次见习的外科疾病的诊断、治疗作进一步的调整,更进一步加深学生的印象。小讲课也应紧密结合临床病例(尤其是见习课看到的典型病例),进行充分的分析,着重强调本病的病史、临床表现、诊断及治疗方法,略窥国内外对本病的诊治现状及进展。对诊治要点予以特别强调和讲解,使见习课充分发挥其应有的作用。

# 第五节　见习课的督导及对教师的考核

一、带教老师必须高度认真,充分准备,全力以赴。抱着对学生负责、对学校负责、对社会负责、对家长负责的"四负责"精神,带教见习课。每学期下达课程任务表时,教研室根据授课要求,安排合格的带教老师。带教老师认真查看课程任务表后若无异议,应签字认可,并表示负责。

二、带教任务较多的老师最好在带教期间脱产教学,从时间和精力方面给予保证,杜绝以"手术"、"外出会诊"、"抢救病人"等为借口,肆意缺课或临时找研究生代课等不良行为。

三、带教见习课的课程任务表、教案每次临下课前由学生干部或学生代表签字认可。学期末将上述资料交临床医学院教学部入档保存,作为考核及晋升教学职称的依据。

四、每学期末,召开学生座谈会,对各位讲大课、带见习课的老师作恰当的评价。评价的结果存入教学档案。

五、教师的教学课时数及教学质量评价应作为申报和评审、推荐晋升教学职称的主要条件。本条件不符合者可一票否决。

六、教学部组织教学督导委员会成员及教研室主任、教授、主任医师等具有较丰富教学经验的人员去听课。每学期对每个带教人员听课不少于10学时,并将结果随时反馈给教学部和教师个人。对发生明显教学事故者应严肃处理,记录存档。

七、教学部有关负责人员及管理干部应经常深入见习课第一线,检查和督导见习课教学,掌握教学情况。组织有关人员定期研究,提出改进意见和措施等。各级各类人员都要重视见习课,确保见习课的教学质量。

第二编　外科学实习指导

# 第三章 外科实习医师必读

## 第一节 外科实习的目的及要求

外科临床实习是外科学教学的最后阶段，其主要目的是通过临床实践加深和巩固医学基础理论和外科专业基本理论知识，掌握最基本的外科医疗技能，培养学生的分析问题、解决问题的能力，并培养良好的医德、医风和严谨、勤奋、认真求实的工作作风以及无私奉献、治病救人的人道主义精神。

医学生经过毕业实习之后将要走向社会，走上医疗工作岗位，成为人民医生，所以在临床实习阶段必须十分重视实践，要在上级医师的具体指导下，积极参加外科诊疗实践工作，努力在实践中学习和进行刻苦的临床基本技能训练。在实习中，要充分运用所学的医学理论知识，结合临床实际和具体的病例，进行思考、分析，指导诊疗工作，也要结合医疗中的实际问题，认真复习相关理论，查阅有关参考书刊、文献，拓宽理论知识领域，更好地指导医疗实践。要十分注意理论联系实际，善于思考，勤学苦练。

实习医师在临床实习、为病人服务中，应该做到：

1.严格遵守医德规范。对病人要有高度的同情心和责任心，尊重病人的知情权和隐私权，培养一切为病人的高尚品德。

2.在为病人服务的过程中，要充分实行人道主义，对病人既要和蔼可亲，又要严肃、认真、细致，体格检查和诊疗操作时动作要轻柔敏捷，最大限度地减少病人的痛苦。

3.在诊疗工作中，特别是在外科手术、有创检查等可为病人带来痛苦、并发症、甚至生命危险的重要诊疗手段以前，应耐心向病人和家属解释清楚，以解除病人的思想顾虑，取得其信任和配合。

4.实习医师因临床经验尚不足，不具有执业医师证书及处方权，故在管理病床及处理病人中，必须严格执行上级医师制定的检查、治疗方案。可积极提出有利于诊疗病人的建议，但必须在经过上级医师同意后方可施行，绝对不能自以为是，自行其是。

5.对急、危病人应积极热情，及时地进行抢救，充分发扬人道主义精神。

6.在对病人诊疗的过程中，特别是对于围手术期病人和重症病人，应严密观察，做好各种检查记录，及时向上级医师汇报病人的病情变化，以利及时处理。

7.应全面关怀病人，了解病人的心理状态、思想顾虑、社会因素等，帮助病人解除思想顾虑，使其建立乐观主义精神，树立战胜疾病的信心，共同对抗疾病的危害。

8.结合病人的罹患疾病及诊断、治疗，积极介绍疾病防治、康复和自我保健知识，努力促进病人康复，恢复心身健康。

9.尊重上级医师及实习科室的医护人员，遵守所在医院的纪律，服从科室及教学主管部门的领导，同病人、医护人员、实习医师之间搞好团结。

10.生活艰苦朴素，学习刻苦努力，按时完成所布置的各项任务。

11.在临床实习期间,要积极参加政治学习,热爱劳动,爱护公共财物,业余时间积极参加体育锻炼和有益的文娱活动和社会公益活动,积极参加突发事件的抢险救助活动。

# 第二节　外科病房工作须知

## 一、实习医师上、下班及值班须知

1.实习医师应先于上级医师半小时上班,到病房后先行自己查看一下所管床位的病人,询问病人有无不适,饮食、睡眠及大、小便等情况,胃肠减压、腹腔引流液的量及性质,病人对前一日治疗的反应,伤口情况。对较重病人及大手术病人要观测 T、P、R、BP 等,记录出入量,查阅前一日所开的各种检查申请单,了解报告的内容,准备好病历,以备上级医师查房时询问及查阅。

2.实习医师每日上、下班时均应查看自己分管的病人,重症病人应随时或多次去查看,有异常时应及时向上级医师报告,以便从速处理,不可随意离去或提前下班,有事必须提前请假,不得旷课(工)。

3.实习医师在上级医师带领下值班,值班期间必须坚守岗位,随时准备接诊和处理急症病人、处理病房原有病人的病情变化,值夜班时应在上级医师带领下查房,作好记录,次日晨作好值班记录及交班,病人夜间病情有变化者应将病情和值班期间的处理情况向主管医师交待清楚, 并在病程记录和交班记录本上书写清楚。

4.上班和值班期间不得擅自脱岗,处理完病人后可在示教室、办公室看书学习,写病程记录,书写完整住院病历,不得嬉戏玩耍,大声喧哗。

5.医院系公共场所,来往的人很多,实习医师应保管好自己的钱物,防盗、防火。

## 二、病房工作须知

1.实习医师进入病房时应衣帽整齐,举止庄重大方,头发应合理梳理,指甲应剪整齐,以免处理病人时造成意外损伤及交叉感染,不能戴随身听及过多的装饰品等。

2.实习医师在上级(住院)医师直接领导下进行工作和学习,并具体分管一定数量的床位和病人。

3.对新入院的病人,应及时进行病史采集,体格检查,书写完整病历、首次病程记录(包括诊断依据及鉴别诊断),制定进一步检查计划和处理措施,及时请上级医师查看病人,在上级医师同意和指导下处理病人。并于入院当日即开始在上级医师指导下,执行检查计划及处理,并书写病程记录。

急症病人入院后,实习医师第一时间应到病人床旁,快速了解病史及体格检查,从速报告上级医师查看并指导抢救或处理病人,随时作好抢救记录或病程记录,尽快完成必需的检查,如血、尿、粪常规,出凝血试验,血生化,离子,$CO_2CP$,肾功能,X-ray 拍片,心电图等常规检查及其他必需的检查。

4.除手术及其他科内规定的时间以外,实习医师应在病房办公室或示教室工作或学习,并与护士保持联系。若病人病情需要或病情变化时应能立即到病室查看病人,进行处理,必要时立即报告上级医师。积极主动地参加病房危重病人的抢救工作。

5.实习医师节假日也应查房并处理病人,如开医嘱、换药等,病人的情况应向当日值班实习医师交待清楚。

6.按科室规定及时完成住院病历(完整病历)及病程记录、出院记录等应由实习医师负责完成的各项记录资料。

7.在主任医师、主治医师查房(三级查房)或请院内外医师会诊时,要做好充分准备,负责报告病史、介绍病情、各项检查结果、治疗经过、目前尚需解决的问题及请求会诊的目的等。

8.仔细观察、了解病人的病情变化、心理状态和思想情况等,对于围手术期及危重病人更应密切观察,并随时向上级医师汇报,取得指示并予以处理。对病人及家属、工作单位提出的技术问题以及病人预后恶劣、后果严重的病情告知问题,未经上级医师确定者,不能自作解答,以免造成误会和不良后果,若已确定者则应积极进行告知,并作好记录。

9.实习医师在病房要听从护士长的指导,加强与护士工作的配合与联系。

10.严格执行交、接班制度,术后病人及危重病人的病情应随时作好记录并向值班实习医师专门交班。实习医师离开本科而去其他科实习时,应对自己分管的病人书写交班记录,到其他科后,新分管的病人应书写接班记录。

## 三、查房、病例讨论

(一)查房

每日查房,了解病人的诊疗情况、治疗反应及疗效等,是每个实习医师必须要做的最基本的工作。

1.实习医师提前半小时上班,首先巡视一下自己分管的病人,掌握前一日的检查及治疗情况,阅读前一日的各种检查报告单,以便上级医师查房时向其报告。

2.上级医师查到自己主管的病人时,应主动汇报病史,检查及诊断、治疗情况,所行手术及术后恢复状况,出现的异常以及处理等,认真回答上级医师的提问,亦可向上级医师提出问题,请其帮助解答或示教。

3.三级查房时对上级医师对患者病情的分析、诊治意见以及提出的进一步应作的检查和治疗、术前准备等应作详细记录并予从速执行,将执行情况、病人的反应亦应做好记录。

(二)病例讨论

典型、疑难病例,新开展手术的病例,风险较大的手术病例,诊断不清的病例,危重病例,死亡病例等需进行病例讨论。

病例讨论之前,分管该病人的实习医师应提前做好充分的准备,熟悉病历资料,收集齐全病历及其他各种检查资料。病例讨论时汇报病历(包括病史,体格检查及各种辅助检查结果,诊断及治疗经过,目前仍存在的问题,提请讨论的目的等),回答参加讨论人员提出的问题,作好讨论记录。

(三)临床病例讨论记录范例

### 病例讨论记录

时间:1996年8月23日,10AM

地点:小儿外科主任办公室

参加人员:×××教授、主任医师,×××副主任医师,×××副主任医师,×××主任医师,×××住院医师同,×××住院医师,×××进修、主治医师,×××进修、住院医师,×××进修、住院医师,×××进修、住院医师,×××实习医师。

主持人:×××(科主任)

病历报告人:×××(住院医师)

患儿×××,男性,2.5个月,汉族,××省××县籍,家住××县连塔乡石头沟村,1996年8月19日入院,住院号:231044。

主诉:进行性腹胀伴呕吐50天,发热3天。患儿入院前50天,无明显诱因出现腹胀、恶心、呕吐,吐出物为所吮乳汁,无发热、发冷,皮肤、巩膜不黄染,腹胀在呕吐、排尿、排便后无明显缓解,大便次数、颜色及性状正常。在当地医院就诊,诊断为:"消化不良",给对症治疗(具体药物及剂量不详),呕吐缓解,但腹胀未见好转,且进行性加重,触摸腹部时患儿哭闹不安,方引起家长重视,遂来我院就诊,门诊以"腹部包块"收入住院。

查体:T38.0℃,P160 次/分,R40 次/分,W6kg,发育正常,营养中等,神志清楚,精神欠佳;皮肤、黏膜无黄染,皮温较高,全身皮肤无出血点、皮疹及淤斑;浅在淋巴结未触及肿大;头颅外观无畸形,头发黑,有光泽,分布均匀,前囟 2cm×2cm,无明显凹陷或凸起;眼睑无充血,无水肿,巩膜不黄染,角膜透明,双侧瞳孔等大等圆,光反射灵敏;耳、鼻、唇、口腔无异常发现;颈软,气管居中,甲状腺不肿大,颈静脉不怒张;胸廓对称,呼吸浅促,节律规整,肺叩诊、听诊均正常;心率 160 次/分,律齐,各瓣膜区未闻及器质性杂音;腹部高度膨隆,未见肠型及蠕动波,腹壁静脉不曲张,腹软,肝、脾未扪及,腹部可触及 20cm×22cm 之肿块,占居整个上腹部,表面有结节感,上界不清,下界在脐下 3.0cm 处,触之患儿哭闹不安,质中等,活动度差,右腹股沟部肿物约 4cm×3cm 大小,质软,推之可回纳腹腔;肠鸣音不亢进,未闻及气过水声;脊柱、四肢发育及活动如常;肛门、外生殖器正常,双侧睾丸已降到阴囊。

神经系列检查:觅食反射、吸吮反射、握持反射存在,巴彬斯基征、霍夫曼征未引出。

实验室检查:Hb100g/L,WBC9.2×10⁹/L,N0.72,L0.28,尿、粪实验室检查均阴性。

腹部 B 超提示:1.腹部包块待查(多囊性,79mm×74mm 和 81mm×71mm),与肾脏无关;2.肠道先天性畸形不排外;3.肠梗阻(部分性)。

心电图:窦性心动过速(大致正常心电图)。

CT 检查:上腹部巨大肿物,胃明显受压,肝、肾、胃被推移至右下腹,肿物 12cm×13cm×12cm,CT 值为 4.4~138.8H,内有不规则钙化影,意见为:"上腹部巨大畸胎瘤"。

初步诊断:

1.上腹部畸胎瘤(巨大)?

2.右侧腹股沟斜疝。

提请讨论的目的:

1.明确诊断;

2.决定治疗方案。

×××实习医师:患儿出生后即出现腹部胀满、呕吐,呕吐可能为肿物压迫胃肠道所致不完全梗阻,而肿物可能为先天性或在出生前就已存在的。小儿上腹部肿瘤最常见的为:(1)肾母细胞瘤;(2)腹膜后畸胎瘤;(3)肝母细胞瘤。该患儿 B 超检查提示为混合性肿物,与双肾无关,可排除肾母细胞瘤。治疗应积极准备手术治疗,切除畸胎瘤,解除其对胃肠道的压迫,以便改善患儿的吮奶及营养状态。

×××住院医师:患儿腹胀、呕吐为最突出的症状,查体发现上腹部巨大包块,质中等,表面不光滑,活动差,婴儿上腹肿物除上面讲过的"肾母细胞瘤"、"肝母细胞瘤"、"畸胎瘤"之外,还可有"胆总管囊肿"、"胰腺囊肿"等,B 超及 CT 检查已排除"肾母细胞瘤"、"肝母细胞瘤"及"胰腺囊肿"等("胰腺囊肿"即有"腹痛、腹部包块、黄疸"三联征;"胆总管囊肿"虽可以巨大,但患儿缺乏黄疸表现,B 超、CT 也不支持,故应该排除),首先考虑"腹膜后畸胎瘤",治疗方面宜早期手术,以减轻对消化道的压迫。

×××住院医师:同意以上医师的分析,肝包虫的可能性几乎没有,因包虫病虽是我省广泛流行的寄生虫病之一,但胎儿受感染的途径只有胎盘,即使通过胎盘在宫内感染,患儿才 2.5 个月,那么以包虫囊肿每年平均生长 4cm 的速度来计算,根本不可能长那么大,故可不考虑。胎儿型多囊肝可以考虑,但 CT、B 超均未见肝脏有异常,故也可以不考虑,同意"腹膜后畸胎瘤"的诊断,患儿呕吐时间较长了,应注意复查及纠正血清离子及酸、碱平衡紊乱,补足够的液体,必须尽早手术治疗。

×××主治医师:这样小的婴儿腹部巨大肿块尚未遇见过,若无 B 超和 CT 辅助诊断,要确定诊断是十分困难的,因为要考虑的东西很多,如"肾母细胞瘤"、"肝母细胞瘤"、"肝多发性囊肿"、"多囊肾"、"海绵肾"、"胰腺实质性肿瘤或囊肿"、"腹膜后畸胎瘤"等,根据 B 超和 CT 检查,首先还是应该怀疑"腹膜后畸胎瘤",同意大家积极准备手术治疗的意见。

×××主治医师:患儿出生才2.5月,进行性腹胀、呕吐,腹胀是因为腹内肿物逐渐长大,随之产生胃肠压迫症状,患儿发生呕吐,因患儿呕吐频繁,怕误吸而发生化学性肺炎,故原定的较有意义的上消化道乃至全消化道气钡造影不能进行,上腹肿物除大家说过的外,还可以有"胃囊状淋巴管瘤"、"肠系膜囊肿"等,"胃囊状淋巴管瘤"我们已遇到过几例,可以很大,多房,壁也可钙化,因检查欠完备,故尚不能完全排除,而"肠系膜囊肿"活动度一般很大,光滑,对胃肠道产生压迫症状者较少,还是"腹膜后畸胎瘤"的可能性大,其次还有"腹膜后神经母细胞瘤"也可有不规则钙化,但质地很硬且很固定,除非侵透后腹膜,肠壁浸润转移,否则一般不会产生肠道梗阻症状,本人目前考虑:(1)腹膜后畸胎瘤,(2)胃多房性囊状淋巴管瘤。因患儿呕吐频繁,已不能进食,故应在积极支持的同时尽快手术治疗。

×××医师:以前外科接触少,婴幼儿更少,对小儿腹部肿瘤知之甚少,本人曾从事B超诊断工作多年,从B超分析,混合性包块,有2个囊,分别为79cm×74cm和81cm×71cm,有液性暗区,而CT报告有不规则钙化,通过上述综合分析,畸胎瘤的可能性大,因为:孩子太小,症状较重,不能耐受更多、更复杂的检查,加之家长经济承受能力有限,宜尽早准备手术探查。

×××主治医师:患儿入院前50天就出现进行性腹胀且伴呕吐,出现症状时小儿出生才25天,推测肿物在出生时就已存在。B超提示为混合性肿物,CT见有不规则钙化,这就说明畸胎瘤的可能性最大。因畸胎瘤组织来自三个胚层,可有牙齿、骨头、毛发等,骨质可以在X线片上显示,因不成熟,故为不规则钙化,腹内钙化还可见于胎粪性腹膜炎,胎粪从穿孔之肠管中溢于腹腔形成钙化,且可使肠管粘连成团,产生梗阻症状,也可发热,但X线腹部平片无肠管被肿物推挤至右下腹和粘连迹象,且胎粪性腹膜炎患儿吐出为绿水,本例患儿以吐吮入的乳汁为主,不像小肠完全梗阻的表现,所以胎粪性肠梗阻基本可以排除,可见有钙化的还有腹膜后神经母细胞瘤,但多见于2岁以上的小儿,且多质硬,十分固定,一般不会到上部的中间部位,也多不发生肠道梗阻的症状,就畸胎瘤而言,骶尾部、纵隔多见,其次为腹膜后,较少见有肝、脑、胃等部位的畸胎瘤,此例为男婴,卵巢畸胎瘤当然可排外。那么,最大可能为腹膜后畸胎瘤,作全消化道气钡造影有一定的帮助,但患儿不能耐受,且有发生吸入性化学性肺炎之可能,故应积极准备手术探查,以争取完全切除肿瘤和解除肠道梗阻。

×××医师:在基层医院从未见过如此小的婴儿腹内有这么大的肿块,是一次很好的学习机会,在疾病诊断中,首先应考虑常见病,故同意以上各位医师的分析,畸胎瘤的可能性大,应尽早手术治疗。

×××医师:同意上述分析,赞成手术治疗,本人在基层医院工作,从未遇见过,不失为一次学习良机。

×××教授(总结):就这一婴儿腹部肿瘤的诊断及治疗,大家发表了很多很好的意见,涉及了多个方面,是一次互相学习和交流的好机会,现谈一下个人的看法,供进一步讨论和诊治参考。

患儿2.5个月,入院前50天(即出生25天),家长发现患儿上腹部进行性膨隆,伴呕吐,吐出为所吮乳汁,因无吐绿水史,且大小便正常,故肠道本身肿瘤的可能性不大,而呕吐等不完全梗阻的表现多考虑来自外源性压迫。查体时发现上腹部巨大肿物,表现不光滑,有轻度触痛,较为固定,婴幼儿上腹部肿物来源较多的是:

1.肝脏:肝母细胞瘤、肝血管瘤、肝非寄生性多房性囊肿、肝包虫囊肿和泡状棘球蚴病、肝放线菌病、肝畸胎瘤等,上述肝脏肿物都可以很大,产生压迫症状,中央可有液化(囊性病变本身就产生这样的结果),可有囊性变,多房性,但肝脏肿瘤可完全排除,因CT、B超检查显示肝脏正常,故可不考虑,即肿物并非来自肝脏。

2.胆道:先天性胆总管囊状扩张症,婴幼儿自发性胆道穿孔等,囊肿可以很大,产生十二指肠降部明显的压迫症状及其他胃肠道压迫症状,我科前几个月曾收住并手术治疗3例(总共29例)。其中1例为巨大囊肿。3月份手术治疗一25天胆总管自发性破裂形成假性囊肿并其中有多个分隔的患儿,B超检查结果同这例患儿相似。但那个小孩有黄疸,与本例患儿有别,不需考虑。

3.胰腺:胰腺肿瘤,尤其是假性及真性囊肿,部位和本例患儿相似,多从胃小弯上方小网膜囊部位突出,可以很巨大,但B超、CT证实本例患儿胰腺是正常的。

4.肾脏:多囊肾、肾盂积水、Willm's瘤等。本例患儿虽未行静脉肾盂造影,但B超、CT显示双肾正常。

5.胃:(1)胃囊状淋巴管瘤,可以很巨大、多房性,产生压迫。我院共手术治疗本病3例,其中1例《中华外科杂志》曾予报告,本例患儿有可能,但质地较囊状淋巴管瘤硬些。(2)胃平滑肌瘤或肉瘤,患儿一般情况不是太差;入院后见呕吐咖啡色液一次;但如此巨大的平滑肌瘤或肉瘤少见,且小儿一般情况比这要差得多。(3)胃畸胎瘤,为畸胎瘤的少见部位,可向胃内、胃外或呈哑铃状生长,胃内部分若表面黏膜破坏则可出血,胃外部分同肝、结肠等粘连,较固定,表面不光滑,活动度变小,因畸胎瘤质地可稍硬,B超、CT可见混合性肿物,有不规则钙化,本例具备这几种条件,故胃畸胎瘤的可能性大。

6.肠系膜肿物:一般光滑,活动度较大,多为肠系膜肿瘤、纤维瘤等,本病例与之有别。

7.腹膜后肿瘤:Willm's瘤、神经母细胞瘤、脂肪瘤、纤维瘤、畸胎瘤等,其中Wiillm's瘤多见,但本患儿双肾正常;神经母细胞瘤一般很硬且固定,生长迅速,多见于2~6岁小儿;脂肪瘤、纤维瘤无囊性表现;腹膜后畸胎瘤有可能,但CT见后腹膜是正常完整的,可能性就小了。

8.胎粪性腹膜炎:可以有钙化,但肠粘连梗阻的表现很明显,吐绿水,肠管扩张充气、蠕动受限,但本例小肠被挤压在右下腹,无粘连迹象,可不考虑。

9.肠肿瘤:如此巨大者必产生完全性梗阻,故不需考虑。

10.胃或肠重复畸形:虽可发现肿物,呈囊性,但不钙化。

综上所述,本人考虑该患儿拟诊为:

1.胃畸胎瘤;

2.胃囊状淋巴管瘤;

3.腹膜后畸胎瘤(可能性小);

4.右侧腹股沟斜疝。

治疗宜给:

1.积极全身支持,纠正脱水、电解质及酸碱平衡紊乱,给高营养(TPN)。

2.若呕吐好转可行上消化道气钡造影,观察胃壁有无肿物(充盈缺损)等。

3.准备手术治疗,术中尽量设法切除肿物,因肿物和肠管粘连较紧,分破的可能性很大,故要做肠道准备。

4.手术中可经腹行右侧腹股沟斜疝修补。

5.因患儿太小,肿物巨大,有切除不掉的可能,患儿耐受出血的能力差,术中分离粘连时,出血较多甚至可急性大出血,有较大的危险,故一定要给家长讲清楚,取得谅解、配合并签字。

6.配好足够的血,术中要建立通畅的输液通道。

7.术中精细操作,采用插管全麻,术后胃肠减压保持通畅,给强有力的广谱抗生素,高营养(TPN)等。

8.术后保持呼吸道通畅,注意给吸氧、吸痰等,防止肺部感染。

病例讨论记录整理完毕后,经上级医师审阅,无误后存入病程记录之内(讨论的当日之病程记录后),在当日病程记录中需要作一记录。

# 第三节　外科病历书写

　　病历是指医务人员在诊疗工作中形成的文字、符号、图表、影像、切片等资料的总和。它是医务人员通过问诊、查体、实验室检查及器械检查、诊断与鉴别诊断、治疗、护理等全部医疗活动收集的资料,是进行逻辑思维、整理形成的全部医疗工作的真实记录。它反映了病人发病、病情演变、转归和诊疗情况的全过程,是临床医师进行正确诊断、选择治疗方案和制定预防措施的科学依据。病历既是医院管理、医疗质量和业务水平的反映,也是临床教学、科研和信息管理的基础资料;同时也是医务人员医德考核、医疗服务质量和医院工作绩效评价、医疗保险赔偿的主要依据。病历是具有法律效力的医疗文件,是涉及医疗纠纷诉讼的重要依据。近几年,我国卫生部已对病历书写作出严格规范与要求,严禁涂改、伪造、隐匿、销毁或抢夺病历资料。患者也有权复印或复制门诊病历、住院病历、体温单、医嘱单、检验报告、医学影像资料、特殊检查同意书、手术同意书、手术及麻醉记录单、病理资料、护理记录等。因此,临床医师从实习开始,直至行医的全过程,必须以极端负责的精神和实事求是的态度,严格按照规定认真地书写病历。

## 一、病历书写的基本规则和要求

　　病历书写有严格的要求和规范,每个执业医师必须遵循。

　　1.病历书写内容应客观、真实、准确、及时、完整、重点突出、层次分明;表述准确、语句简练、通顺;书写工整、清楚;标点符号正确;书写不超过格线;在书写过程中,若出现错字、错句,应在错字、错句上用双横线标示,不得采用刀刮、胶粘、涂黑、剪贴等方法抹去原来的字迹。

　　2.病历应当按照规定的内容书写,并由相应医务人员签名。实习医务人员、试用期医务人员(毕业后第一年)书写的病历,应当经过在本医疗机构合法执业的医务人员审阅、修改并签名,审查修改应保持原记录清楚可辨,并注明修改时间。修改病历应在72小时内完成。

　　3.病历应当使用蓝黑墨水、碳素墨水书写,需复写的资料可用蓝色或黑色油水的圆珠笔书写。

　　4.进修医务人员应当由接收进修的医疗机构根据其胜任本专业工作的实际情况认定后书写病历。

　　5.实习医师、毕业后第一年的住院医师书写的住院病历,经上级医师补充修改、确认并签字以示负责后,可不再写入院记录,但上级医师(住院医师或主治医师)必须认真书写首次病程记录。

　　6.门诊病历即时书写,急诊病历在接诊同时或处置完成后及时书写。

　　7.住院病历、入院记录应于次日上级医师查房前完成,最迟应于患者入院后24小时内完成。

　　8.危急患者的病历应及时完成,因抢救危急患者未能及时书写病历的,应在抢救结束后6小时内据实补记,并注明抢救完成时间和补记时间,详细记录患者初始生命状态和抢救过程、向患者及其亲属告知的重要事项等有关资料。

　　9.病历书写应当使用中文和医学术语。通用的外文缩写和无正式中文译名的症状、体征、疾病名称、药物名称可以使用外文。患者述及的既往所患疾病名称和手术名称应加引号。

　　10.疾病诊断、手术、各种治疗操作的名称书写和编码应符合《国际疾病分类》(ICD-10、ICD-9-CM-3)的规范要求。

　　11.各项记录应注明年、月、日,急诊、抢救等记录应注明至时、分,采用24小时制和国际记录方式。如2003年7月6日下午3点8分,可写成2003-07-06,15:08(月、日、时、分为单数时,应在数字前加0)。

　　12.各种表格栏内必须按项认真填写,无内容者划"/"或"—"。每张记录用纸均须完整填写眉栏(患者姓名、住院号、科别、床号)及页码。

13.各项记录书写结束时应在右下角签全名,字迹应清楚易认。上级医师审核签名应在署名医师的左侧,并以斜线相隔。

14.凡药物过敏者,应在病历中用红笔注明过敏药物的名称。

15.对按照有关规定须取得患者书面同意方可进行的医疗活动(如特殊检查、特殊治疗、手术、实验性临床医疗等),应当由患者本人签署同意书。患者不具备完全民事行为能力时,应当由其法定代理人签字;患者因病无法签字时,应当由其近亲属签字,没有近亲属的,由其关系人签字;为抢救患者,在法定代理人或近亲属、关系人无法及时签字的情况下,可由医疗机构负责人或者被授权的负责人签字。

因实施保护性医疗措施不宜向患者说明情况的,应当将有关情况通知患者近亲属,由患者近亲属签署同意书,并及时记录。患者无近亲属的或者患者近亲属无法签署同意书的,由患者的法定代理人或者关系人签署同意书。

医疗美容应由患者本人或监护人签字同意。

16.规范使用汉字,简化字、异体字以《新华字典》为准,不得自行杜撰。消灭错别字。两位以上的数字一律用阿拉伯数字书写,一位数字一律用汉字。

17.各种检查报告单应分门别类按日期顺序呈叠瓦状粘贴整齐。

18.使用表格式病历必须基本符合住院病历格式的内容和要求,包括本科的全部内容,经省辖市卫生行政部门审批后,报省卫生行政部门备案。

病历书写是实习医师的重要学习手段和基本要求。接诊病人后首先要详细询问病史(向病人本人、亲属、陪送人员,婴幼儿的家长等),仔细、全面而有重点地进行体格检查,根据所学基础知识及理论,进行综合分析判断,然后按照病历书写规范书写病历。兰州大学及甘肃省规定,实习医师必须书写完整病历。

病历书写中遇到的困难和问题应随时请教带教老师及上级医师,查阅书籍及相关资料,注意同时要查阅需鉴别诊断的相关疾病。如急性阑尾炎病历书写中,因急性阑尾炎同外科疾病的急性胃、十二指肠穿孔,急性胆囊炎,右输尿管结石,Meckel憩室炎;内科疾病的右下叶肺炎,右下胸膜炎,过敏性紫癜,急性胃肠炎,肠系膜淋巴结炎;妇产科疾病的卵巢囊肿蒂扭转,卵巢卵泡破裂等,在症状上有相似之处,故上述疾病的相关知识也必须查阅,以便鉴别,且在现病史要写入需鉴别的疾病的重要阴性体征。

## 二、完整住院病历的内容

姓名:　　　　职业:

性别:　　　　住址:

年龄:　　　　入院日期:

民族:　　　　记录日期:

籍贯:　　　　病史陈述者:

婚姻:　　　　可靠程度:

主诉:

病人本次就诊的主要症状及其部位、性质和时间等(一般不超过20字)。

现病史(内容不少于8行,重点写6个方面):

1.起病日期及形式,可能的病因或诱因。

2.主要症状的系统描写,发生的部位、性质、持续时间、程度、缓解方式及伴随症状。

3.病情的发展及演变。

4.治疗经过及效果。

5.与症状有关的病史及有意义的阴性病史。

6.饮食、睡眠、大小便、体重变化、体力及精神状况等。

既往史(重点写8个方面)：

1.起病日期及形式,可能的病因或诱因。

2.传染病史及其接触史。

3.预防接种史。

4.外伤手术史。

5.局灶病史。

6.药物过敏史及长期用药史。

7.冶游史及性病史。

8.系统回顾包括以下内容：

头颈五官　有＿＿＿＿＿＿＿＿＿＿＿＿＿＿。

循环系统　有＿＿＿＿＿＿＿＿＿＿＿＿＿＿。

消化系统　有＿＿＿＿＿＿＿＿＿＿＿＿＿＿。

泌尿生殖系统　有＿＿＿＿＿＿＿＿＿＿＿＿。

内分泌系统与代谢　有＿＿＿＿＿＿＿＿＿＿。

造血系统　有＿＿＿＿＿＿＿＿＿＿＿＿＿＿。

肌肉与骨、关节系统　有＿＿＿＿＿＿＿＿＿。

神经系统　有＿＿＿＿＿＿＿＿＿＿＿＿＿＿。

精神状态　有＿＿＿＿＿＿＿＿＿＿＿＿＿＿。

个人史(写4个方面)：＿＿＿＿＿＿＿＿＿＿＿＿

1.出生地,迁居地点及居住时间。

2.生活、饮食习惯,有无烟酒嗜好及其量和持续时间。

3.职业、劳动条件及有无毒物接触史。

4.有无重大精神创伤史。

月经生育史：

初潮年龄、月经周期、经量多少、有无痛经史及白带,闭经年龄及末次月经日期;结婚年龄,妊娠及生产次数,流产、早产、死产、手术产、产褥热,计划生育措施。

家族史:家族成员的健康状况(如已死亡者,说明死因和时间),家族有无类似疾病及遗传病史。

体格检查：

T ℃,P 次/分,R 次/分,BP mmHg,W kg。

一般情况：

发育、营养(良好、中等、不良),意识(清晰、模糊、嗜睡、昏迷、谵妄),面容与表情(急性或慢性病容),表情(安静、痛苦、忧虑、淡漠、恐惧),体位(自动体位、强迫体位),步态,能否与医师合作。

皮肤、黏膜：

颜色(潮红、苍白、发绀、黄染、色素沉着),水肿,温度,弹性,出血,皮疹,皮下结节或肿块,蜘蛛痣,溃疡及瘢痕。

淋巴结：

全身或局部浅表淋巴结(耳前后、枕后、颈部、锁骨上窝、滑车上、腹股沟、腘窝,按顺序记载)有无肿大、大小、数目、硬度、压痛、活动度、表面皮肤瘘管、瘢痕情况等。

头部及其器官:

头颅:大小、形态、压痛、肿块、头发(疏密、色泽、分布)。

眼:眉毛(脱落),眼睑(水肿、闭合困难、下垂),睫毛(倒睫),眼球(凸出、凹陷、运动、震颤、斜视),结膜(充血、水肿、苍白、出血、颗粒、滤泡),巩膜(黄染),角膜(混浊、瘢痕、反射),瞳孔(大小、形态、对称、对光及调节反射,辐辏反射)。

耳:听力,外耳道分泌物,乳突压痛。

鼻:外形,鼻翼扇动,鼻孔通气,分泌物,出血,鼻窦压痛。

口唇:颜色、疱疹、皲裂、溃疡,黏膜(颜色、出血点、麻疹、黏膜斑、溃疡)。

牙齿:龋齿、残根、缺齿、义齿(应按记录格式分别标出其位置),牙龈(色泽、肿胀、溢脓、出血、铅线),舌(位置、形态、大小、舌质、舌苔、溃疡、运动、震颤、偏斜),咽(充血、水肿、滤泡、分泌物、反射),扁桃体(大小、充血、分泌物、假膜),喉(发音)。

腮腺:

大小、硬度、压痛。

颈部:

对称、强直、颈动脉异常搏动、颈静脉怒张、肝颈静脉回流征、气管位置、甲状腺(大小、硬度、压痛、结节、震颤、杂音)。

胸部:

胸廓(对称、畸形、局部隆起、压痛),静脉曲张,胸骨压痛,乳房(对称、大小、包块、乳头、分泌物)。

肺部:

视诊:呼吸运动(呼吸型、频率节律、深度、对称),肋间隙增宽或变窄。

触诊:呼吸动度、语颤、胸膜摩擦感、皮下捻发音。

叩诊:叩诊音(清音、过清音、浊音、实音、鼓音),肺上界、肺下界、肺下缘移动度。

听诊:呼吸音(性质、强弱、病理性呼吸音),干、湿性罗音,胸膜摩擦音,语音传异。

心脏:

视诊:心前区隆起、心尖或心脏搏动(位置、范围、强度、异常搏动)。

叩诊:心脏左、右相对浊音界(列表记录)。

| 右/cm | 肋间 | 左/cm |
|---|---|---|
| | I | |
| | III | |
| | IV | |
| | V | |

注:左锁骨中线距前正中线(cm)

听诊:心率、心律、心音(强度、性质、分裂 P2 与 A2 的比较,额外心音,奔马律等),杂音(部位、时期、性质、强度、传导、方向),心包摩擦音。

血管:

桡动脉:脉率、节律(规则、不规则、脉搏短绌)、奇脉、交替脉、动脉壁的性质及紧张度,左、右桡动脉搏动的比较。

周围血管:毛细血管搏动征、水冲脉、枪击音、Duroziez 双重杂音、动脉异常搏动。

腹部：

视诊：外形(平坦、大小、隆起、凹陷、对称)，腹围测量(有腹水或腹部包块时)，呼吸运动，皮疹、色素、条纹、瘢痕、脐疝、静脉曲张(分布、血流方向)，上腹部搏动，胃、肠型及蠕动波，腹部体毛等。

触诊：腹壁紧张度、压痛、反跳痛、搏动感、震颤、包块(部位、大小、形态、硬度、压痛、搏动、移动度)。

肝脏：大小(记录右锁骨中线肋缘下距离及剑突下距离)、质地、表面、边缘、压痛、搏动。

胆囊：大小、形态、压痛、Murphy 征(+或-)。

脾脏：大小(可按轻、中、重度肿大或三线记录法记录)、硬度、压痛、表面、边缘(切迹)，见图 3-1。

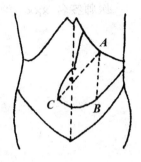

图 3-1

肾脏：大小、形状、硬度、压痛、移动度。

输尿管：压痛点。

膀胱：膨胀、压痛点。

叩诊：肝浊音界(肝上界、肝下界)，肝区叩击痛，高度，浊音，移动性浊音；脾浊音区；胃泡鼓音区；腹部移动性浊音；肾区叩击痛。

听诊：肠鸣音(正常、亢进、减弱或消失)，振水音、气过水声、高调金属音、血管杂音。

肛门与直肠：

瘙痒、痔、肛裂、脱肛、肛瘘，直肠指诊(狭窄、包块、压痛、指套颜色、前列腺有无肿大与压痛)。

外生殖器：

发育、畸形、包皮、睾丸、附睾、精索、鞘膜积液。女性病人请妇科医生协助检查。

脊柱：

侧凸、前凸、后凸、压痛、活动度。

四肢：

畸形、杵状指(趾)、静脉曲张、骨折、关节(红肿、压痛、积液、脱臼、活动受限、畸形、强直)，水肿，肌肉萎缩，肢体瘫痪，肌张力增强。

神经反射：

腹壁反射，提睾反射，肱二头肌、肱三头肌反射，桡骨骨膜反射，膝腱反射，跟腱反射。脑膜刺激征、病理反射。必要时作运动、感觉及神经系统的其他检查。

专科情况：如外科情况、眼科情况、妇科情况等。

实验室检查、器械检查：

实验室检查：应记录与诊断有关的实验室检查及器械检查结果，包括病人入院24小时内应完成的三大常规及其他检查结果。如系入院前所作的检查，应注明检查单位及日期。

血液：红细胞计数，血红蛋白测定，白细胞计数及分类。

器械检查：在住院期间，根据病情需要，进行 X 线及其他有关检查(如心电图、超声波、肺功能、CT、ECT、

MRI、DSA、PTC、ERCP 等）。

病情摘要：

将病史、体格检查、实验室检查及器械检查等的主要资料摘要综合，提示诊断依据，使其他医师或会诊医师通过摘要内容能了解基本病情。

初步诊断:(按疾病主次顺序排列)

医师签名:×××

修正诊断:

医师签名:×××

诊断依据：

1.……

2.……

3.……

……

鉴别诊断：

1.……

2.……

3.……

……

## 三、完整住院病历(外科)范例

姓名:×××　　　　职业:农民

性别:男　　　　　住址:××县 ××镇××村

年龄:48 岁　　　　入院日期:1993-07-28

民族:汉　　　　　记录日期:1993-07-28

籍贯:××省××县　　病史陈述者:患者本人

婚姻:已婚　　　　　可靠程度:可靠

主诉:无痛,进行性皮肤、巩膜黄染半年,加重四天。

现病史:患者于入院前半年(1993 年 1 月)无明显诱因出现腹胀、乏力、食欲不振,并出现全身皮肤、巩膜轻度黄染,皮肤瘙痒,在当地医院求治,经保肝、消炎治疗无明显效果,且上述症状逐渐加重,黄疸加深,但无胸闷、气短、咳嗽、咯痰、寒战、发热、恶心、呕吐、腹痛及右肩背部疼痛、腹泻、便秘、尿频、尿急、尿痛等症状。四天前自觉心悸、气短、发热、出汗、平卧时呼吸困难,遂前往当地县医院求治,B 超提示"胆管下段占位性病变",为进一步诊治,即来我院,门诊以"壶腹部癌"收住。病程中患者精神、食欲欠佳,睡眠较差,体重明显减少,大便由黄色变为白陶土样,无黏液、脓血便及黑便,小便似浓茶色。

既往史:平素体健,否认肝炎、伤寒、结核等传染病史,否认高血压、冠心病、糖尿病及风湿热等疾病史,无外伤、手术及食物、药物过敏史,亦无性病史及冶游史,预防接种史不详,无重大精神创伤史及长期用药史。

系统回顾:

呼吸系统:无发热、盗汗、咳嗽、咯浓痰及慢性支气管炎病史,无胸痛、气短及发绀等症状,入院前四天自觉平卧时呼吸困难,半卧位时可缓解。

循环系统:无高血压、心绞痛病史,无胸骨后疼痛及游走性关节痛,无头晕、头疼等症状。

消化系统:无返酸、嗳气、呃逆、恶心、呕吐、腹痛、腹泻等症状,无黑便、便秘,自1993年1月来渐感腹胀、乏力、食欲不振。

泌尿系统:无尿频、尿急、尿痛等膀胱刺激症状,无血尿、脓尿、腰痛、水肿等病史,亦无会阴及外生殖器放射痛。

血液系统:无贫血、鼻衄、头晕、耳鸣,无胸骨压痛、出血、紫癜等病史。

内分泌、代谢系统:无多饮、多食、多尿、消瘦病史,无心悸、多汗、易激怒等症状,无性格、皮肤、毛发等改变。

神经系统:无晕厥、意识丧失、皮肤感觉异常及运动异常,无癫痫样发作史。

运动系统:无关节肿胀,无游走性关节痛,无骨折及扭伤史,各关节活动灵活,运动协调,四肢无畸形。

个人史:生于原籍,未到过外地,无病区居住史,生活基本规律,长期从事田间劳动,无毒物及放射线接触史。曾有抽烟史16年,20支/天,现已戒烟两年,无其他嗜好。

婚姻史:20岁结婚,爱人体健,夫妻关系和睦。生有两子一女(均体健)。

家族史:父母健在,家庭成员中无类似疾病,否认家庭遗传病史。

体格检查:

T38.2℃,P88次/分,R18次/分,BP120/80mmHg,W50kg。

一般情况:发育正常,营养不良,体型消瘦,呈慢性消耗性病容,神志尚清,查体合作,对答切题,表情自然,半卧位,自动体位,步入病房。

皮肤、黏膜:皮肤干燥、缺乏弹性、全身皮肤、黏膜黄染,呈棕黄色,皮肤可见多处抓伤出血痕迹,但无皮疹及瘀斑,未见肝掌及蜘蛛痣。

淋巴结:全身浅表淋巴结均未触及。

头部:头形如常,五官端正,头发花白,无光泽,分布均匀,无瘢痕及双颊绯红。

眼:眼部无浮肿,结膜无充血,巩膜弥漫性重度黄染,双侧瞳孔等大等圆,直径为4mm,对光反射灵敏,眼球活动正常。

耳:听力如常,耳廓无畸形,外耳道无脓性分泌物,乳突无压痛,音叉试验阴性。

鼻:鼻腔通畅,通气良好,鼻中隔无偏曲,鼻腔内无脓性分泌物,各副鼻窦区无压痛。

口腔:口唇、齿龈无苍白及发绀,牙齿排列整齐,无龋齿,牙床无溢脓,口腔无溃疡,舌苔厚,色发黄,质红润,咽部无充血,扁桃体不大,声音无嘶哑。

颈部:颈软无抵抗,双侧对称,无颈静脉怒张及颈动脉异常搏动,肝颈静脉回流征阴性,气管居中,甲状腺不肿大。

胸部:胸廓对称,呼吸节律较快,以胸式呼吸为主,双侧呼吸动度一致。

肺脏:

视诊:双侧呼吸动度基本相等。

触诊:语颤无明显增强及减弱,无胸膜摩擦感。

叩诊:呈清音,肺下界位于右侧锁骨中线第5肋间,肩胛下角线双侧在第10肋间。呼吸动度3cm。

心脏:

视诊:心前区无隆起,心尖搏动左锁骨中线第5肋间内1cm处最为明显。

触诊:未触及震颤,心尖搏动同前,无心包摩擦感。

叩诊:心界无扩大,心浊音界如下:

| 右/cm | 肋间 | 左/cm |
|---|---|---|
| 2.0 | II | 2.0 |
| 2.0 | III | 3.5 |
| 3.0 | IV | 5.0 |
| | V | 7.0 |

注:左锁骨中线(MCL)距正中线 8cm。

听诊:心音有力,心率 88 次/分,律齐,与脉搏一致,各瓣膜听诊区未闻及病理性杂音。

周围血管征:无毛细血管搏动、枪击音、水冲脉,无异常动脉搏动,无脉搏短绌。

腹部:

视诊:腹部稍膨隆,未见胃肠型及蠕动波,无腹壁静脉曲张。

触诊:腹软,于剑突下偏右可触及一大小约 6cm×7cm 之包块,有触痛,质较硬,稍活动,肝脏在肋缘下 3cm,剑突下 5cm,质硬,触痛,无结节,脾未触及,Murphy 征阴性。

叩诊:肝区叩击痛阳性,移动性浊音阳性,双肾区叩击痛阴性。

听诊:肠鸣音略弱,2~3 次/分。

外生殖器及肛门:无溃疡及瘢痕,无脱肛、肛瘘及痔核,直肠指诊盆腔无包块。

脊柱及四肢:无畸形,关节活动自如,无杵状指(趾),甲床红润,指甲厚,无毛细血管搏动及下肢凹陷性水肿。

神经系统:生理反射如角膜反射、肱二头肌反射、肱三头肌反射、桡骨骨膜反射、腹壁反射、膝腱反射均存在。病理反射如巴彬斯基征、戈登氏征、查多克征均未引出。

外科情况:全身皮肤、黏膜、巩膜重度黄染,腹部稍膨隆,肝脏在右锁骨中线肋缘下 3cm,剑突下 5cm,质硬,有触痛,脾未触及。剑突下偏右可触及一大约 6cm×7 cm 之包块,有触痛,质较硬,稍活动,Murphy 征阴性,肝区叩击痛阳性,肝浊音界在右锁骨中线第 6 肋间,腹水征阳性,肠鸣音略弱,2~3 次/分。

实验室检查及仪器检查:

血常规:Hb150g/L,WBC18.8×10$^{12}$/L,N0.77,L0.23。

尿常规:BIL181μmol/L,(+++),pH>5,UR0.03μmol/L。

粪常规:色灰白,质软,潜血试验阴性。

肝功:GPT39 卡门氏单位,血清胆红素 196μmol/L。

血浆蛋白电泳:白蛋白 44.2g/L,Y-球蛋白 21.5g/L,;2-球蛋白 7.5g/L,3-球蛋白 15.5g/L,球蛋白 11.2g/L,白/球比 0.8。

B 超:

1. 胆总管下段占位性病变,实质性;

2. 肝内外胆管明显扩张;

3. 胆囊炎、胆囊积液;

4. 脾肿大;

5. 腹水;

6. 肝硬化;

7. 胰腺声像图未见明显异常。

ERCP:十二指肠乳突明显肿大,表面糜烂,无出血,胆总管段 2cm 长的线性狭窄,肝内外胆管明显扩张,胰管扩张,未见狭窄及受压现象。

上消化道气钡造影：十二指肠曲增大，有压迹，降段呈反"3"字征。

## 病历摘要

患者×××，男，48岁，农民。于半年前无明显诱因出现乏力、腹胀，并出现全身皮肤、巩膜轻度黄染，皮肤瘙痒，于当地医院保肝抗炎治疗效果欠佳，黄疸进行性加重，四天前自觉平卧时呼吸困难，求治于当地县医院，B超提示"胆管占位性病变"，为进一步诊治遂来我院，病程中无寒战、发热、腹泻、腹痛等症状，精神、食欲欠佳，体重明显减轻。入院查体：T38.2℃，P88次/分，R24次/分，BP120/80 mmHg，W50kg，营养不良，呈慢性消耗性病容，半卧位，神志清晰，全身皮肤、巩膜及黏膜重度黄染，浅表淋巴结均未触及，无肝掌及蜘蛛痣，双肺呼吸音粗，心率齐，无脉搏短绌，腹稍隆起，肝右叶锁骨中线肋缘下3cm，剑突下5cm，质硬，有触痛，脾未触及。于剑突下偏右可触及一约6cm×7cm大小之包块，有触痛，质较硬，稍活动，Murphy征阴性，肝区叩击痛阳性，腹水征阳性，肠鸣音略弱，2~3次/分。B超提示：1.胆总管下段实质性、占位性病变；2.肝内外胆管明显扩张；3.肝硬化；4.腹水；5.脾肿大；6.胰腺声像图未见明显异常。ERCP：十二指肠乳突明显肿大，表面糜烂，触之出血，胆总管下段2cm长的线性狭窄，肝内、外胆管明显扩张。上消化道气钡造影：十二指肠曲增大，有压迹，降段呈反"3"字征。

初步诊断：

1.梗阻性黄疸；

壶腹部癌？

2.胆汁淤积性肝硬化。

医师签名：×××

## 四、门（急）诊病历

门诊病历俗称小病历，是现今各医院使用的、多由病人自己保管的病历，是病人在门（急）诊就诊及检查过程的记录。门诊病历包括门诊病历首页（内容包括患者姓名、性别、年龄、工作单位或住址），病历本首页，病历记录，化验单（检验报告），医学影像学资料等。

1.门诊病历要求认真填写病人的姓名、性别、出生日期、民族、职业、住址、工作单位、药物过敏史、邮政编码等。每次就诊时，均需写明科别、年、月、日，记录内容要简明扼要、重点突出。

2.门诊病历主要记录病人就诊时间、科别、主诉、现病史、既往史等简要病史、体征（阳性体征、必要的阴性体征）、检查项目、检查结果、初步诊断、用药名称、剂量和用法以及治疗意见，如入院、手术、会诊、转科、留诊观察和回家休息治疗等。如需复诊，应写明复诊时间、内容及再次接诊治疗医师应注意的事项。

3.复诊病历可重点记录病情变化和诊疗效果，包括就诊时间、科别、主诉、现病史，必要的体格检查和辅助检查结果，诊断和处理意见和医师签名。初步诊断应力求在就诊当日或1~2次复诊中确定。对一时难以确诊者，可暂写明某症状待诊，如"发热待诊（查）"等。

4.急、重、危病人就诊时，就诊时间必须记录到分钟，除简要病史和重要体征外，应记录血压、脉搏、呼吸、体温、意识状态、诊断和抢救措施。对门诊抢救无效而死亡者，要记录抢救经过、死亡时间和死亡诊断，并在死亡后6小时内完成抢救记录。

5.门诊病历记录完毕，接诊医生要签全名或加盖规定的印章，所有门诊病历必须在接诊时完成。

6.首诊科室接诊医生必须书写门（急）诊病历，若需请其他有关科室会诊或转诊者，由首诊科室接诊医生在门（急）诊病历上书写清楚，开好有关的转诊或会诊申请单。若病人行动不便或病情危重，应由首诊科室接诊医生负责请有关科室医生前来会诊或作检查，亦应在门诊病历上书写会诊及检查结果记录，提出诊疗意见，由首诊科室负责执行，对病人作妥善处理，即坚决贯彻执行"首诊科室负责制"。

7.实习医生书写的门(急)诊病历,由带教老师审阅签字后方可生效。

8.部分医院的门诊和住院为同一病历号且使用同一份病历,若门诊就诊需要,由接诊医生填写借阅单后去病案室调病历,查阅后再交还病案室,病人不可带走,以免丢失、损坏或篡改。(个别医院为自动化借阅,甚至为计算机调阅。)有些医院因门诊量太大,采取平时门诊就诊时处方一端开辟专栏书写简单门诊病历。大多医院门(急)诊病历由病人本人保管,要求患者妥善保存,不得涂改、污损,亦不可转借他人或作他用,再次就诊时必须携带,以便参阅和记录。

9.门(急)诊病历为劳动力鉴定、处理工伤事故及医疗纠纷等的重要依据和原始资料,同样具有法律效力,故要求在书写时必须态度认真、实事求是、客观公正、科学严谨、不徇私情、不乱记载。

10.现行门(急)诊病历为《门诊病历本》《诊疗手册》及《门诊病历单》,各种形式均可运用,但填写格式必须符合本《规范》的要求,以便进一步运用计算机管理和调阅查询。

**普通外科门诊病历范例**

姓名:×××　　性别:女　　年龄:48岁　　民族:汉　　职业:干部

住址:××市××巷××号　　科别:普外科

1996-06-17

间歇性右上腹痛6年,发热、黄疸6天。

患者6年前开始右上腹间歇性疼痛,每次发作为持续性绞痛,伴右肩背部放散痛,厌油腻食物,近1个月来发作频繁,近6日疼痛明显加重,小便色深,如茶水样,皮肤黄染,瘙痒,大便呈灰白色,发热(T38.7℃),恶心、呕吐,吐出为胃内容物,无呕血及黑便血。既往身体健康,无肝炎病史。

查体:T38.7℃,P96次/分,R20次/分,BP130/80mmHg,全身皮肤及巩膜黄染,皮肤有抓痕,浅表淋巴结不肿大,心肺未见异常。腹部略膨隆,未见肠型及蠕动波,腹软,右上腹可触及6cm×3cm大小肿块,光滑、质硬、边界清楚、有触痛,可随呼吸上下移动,Murphy征阳性,肝、脾不肿大,腹部其余部位无压痛,未扪及包块,肠鸣音不亢进。

化验:WBC 16.8×10⁹/L,N0.72,L0.18,Hb126g/L。

急诊B超检查:胆囊肿大,16cm×6cm,壁厚6mm,内充满结石,肝外胆管14mm,下端结石可疑。

诊断:

急性化脓性胆管炎(胆囊、胆总管结石)。

处理:

1. 化验:肝功、AKP、血清胆红素及尿胆红素(尿三胆)、粪胆素。

2. 住院治疗。

医师签名:×××

## 五、出院记录范例

1996-07-11

患者女性,48岁,因"急性化脓性胆管炎"于1996年6月17日急诊住院治疗。

入院查体:T38.7℃,P96次/分,R20次/分,BP110/78mmHg,全身皮肤及巩膜黄染,胆囊肿大,16cm×6cm,肝外胆管扩张,14cm,B超提示胆总管下端结石,WBC16.8×10⁹/L,N 0.72,Hb126g/L,经ECG、肝功能等检查及术前准备后,于1996年6月20日手术,术中见胆囊壁充血水肿,胆囊肿大,14cm×4cm,同大网膜粘连,胆总管扩张,下端有结石,行胆囊切除、胆总管探查,从中取出13.0mm×7mm、6mm×4mm大小不等的胆色素结石共6枚,冲洗后置T形管引流,术后第8日拆线,伤口Ⅰ期甲级愈合,黄疸消退,第14日夹管无明显异常,经T形管造影,胆道系统除扩张外无其他异常发现,第19日拔管,拔管后无明显异常,今日出院。

出院诊断：

1. 慢性胆囊炎急性发作,胆囊多发性结石。

2. 胆总管结石并梗阻性黄疸。

出院医嘱：

1. 休息 2 个月。

2. 利胆醇　#200　#2　T.i.d.

3. Vit.C　0.1×100　0.2　T.i.d.

4. 门诊随访。

医师签名:×××

# 第四节　病程记录

## 一、首次病程记录的书写

（一）首次病程记录的基本要求

1. 一般项目:同住院病历(可从简)

2. 简要的主诉、现病史及既往史

3. 查体的主要阳性发现

4. 专科检查情况

5. 实验室检查及仪器检查

6. 初步诊断

7. 诊断依据、鉴别诊断及诊疗计划

8. 上级医师指导意见

9. 记录者签名

10. 上级医师修改并签名

（二）首次病程记录范例

1994-07-12,11(或 11:15AM)

患者:×××,男性,35 岁,××省××市人,汉族,已婚,×市××公司工人。

因上腹、脐周、转右下腹痛 6 小时收入住院。患者于入院前 6 小时无明显诱因出现上腹痛,为持续性,伴恶心、呕吐,吐出为胃内容物,无腹泻,大便一次,正常成形粪便,入院前 4 小时,疼痛逐渐转移至脐周围,继则转为右下腹疼痛,且逐渐加重,无发热,无寒战,自服"颠茄片"后未能缓解,来我院就诊,门诊以"急性阑尾炎"收入住院。

入院检查:

T37.6℃,P84 次/分,R19 次/分,BP120/80mmHg。

急性痛苦面容,发育正常,营养中等,心、肺检查无异常发现,腹平坦,腹式呼吸存在,右下腹肌紧张,压痛、反跳痛阳性,未扪及肿块,腰大肌试验及结肠充气试验阳性。WBC、尿常规化验阳性。

腹部透视无异常发现。

诊断:急性阑尾炎。

诊断依据:

1. 转移性右下腹痛,伴恶心、呕吐,吐出为胃内容物。

2. 右下腹压痛、反跳痛,局部肌肉紧张,腰大肌实验及结肠充气实验阳性。

鉴别诊断:

1. 急性消化性溃疡穿孔:无返酸、嗳气等溃疡病史。腹部透视:膈下无游离气体。

2. 右侧输尿管结石:应无腹肌紧张及压痛和反跳痛,为绞痛性,尿化验应有红细胞。

3. 急性胃肠炎及细菌性痢疾:应有腹泻,大便化验可以鉴别。

4. 右下叶肺炎及脑膜炎:无发热、咳嗽及咯痰,X线胸部透视无异常。

诊疗计划:

1. 进一步检查

(1) WBC+DC、BT、CT;

(2) 尿、粪常规;

(3) X线胸、腹部透视;

(4) 直肠指检。

2. 治疗计划

(1) 请×××主治医师查看病人,确定诊断;

(2) 急诊手术治疗;

(3)补充液体、控制感染;宜给:

①10%Gs 500ml

　　Penicillin 320万U iv.gt 皮试,加管;

②N.S 500ml

　　Metronida301 1.0 iv.gt;

③10%Gs 500ml

　　　Vit C 2.0

Penicillin 320万U iv.gt st.。

禁饮食,备皮,术前医嘱已开,手术通知单已送,即刻准备手术。

医师签名:×××

## 二、日常病程记录的书写

(一)日常病程记录的书写格式及内容:

1994-07-10,8AM

_____

_____

医师签名:×××

1994-07-11,5PM

_____

_____

医师签名:×××

（二）日常病程记录范例

**1994-06-25,8AM**

今日×××主治医师查房检查过病人并翻阅病历后认为："该病例可以不做骨髓穿刺,根据门诊检查结果,可以明确诊断为'急性淋巴细胞性白血病'。病人出血倾向明显,内出血不能排除。虽然不是急性粒细胞性白血病,但也有发生 DIC 的可能,应与实验室联系作有关 DIC 的检查。目前以抗感染、止血、化疗为重点,化疗可以选用 VP 方案(长春新碱、强地松),待 DIC 检查明确后再进一步调整治疗方案。"请血液科会诊。×××主治医师的指示已执行,待结果回报后向×××主治医师汇报。

医师签名:×××

（三）科主任查房记录

**1994-06-26,9:30AM**

科主任×××教授(主任医师)查房后认为："病人发病时间不长,但出血倾向严重,伴有发热,骨髓像以幼淋巴细胞为主,末梢血像白细胞明显增高,亦见到幼淋巴细胞,淋巴细胞肿大,同意诊断为'急性淋巴细胞性白血病'。病人现在神志欠清楚,虽然瞳孔变化不明显,但有颈项强直,Kernig 征及 Babinski 征均为阴性,病人出血倾向明显,也有内脏出血,自然也有鼻出血吞入胃、肠道所致柏油便的可能性。现内脏出血症状不十分严重。因黑便量不多,血压处于稳定状态,但病人脑膜刺激症状是明显的,说明颅内有点片状出血。应警惕颅内压增高致脑疝突然发生,必要时可用脱水剂。出血情况暂按白血病的一般出血情况处理。应注意控制感染,继续化疗。注意纠正水、电解质紊乱。进一步向家属说明预后不良。"请血液科再次会诊,联系转血液科治疗。×××主任的指示已执行,给病人爱人×××谈话,说明病情危重,虽经多方诊断与治疗,目前病情仍在不断恶化,预后不良,家属表示理解,认为患者病情太重,请医院各位大夫再尽力抢救,万一出现不测,家属能够理解,并已做了准备。血液科会诊同意尽快安排转科治疗。

医师签名:×××

## 三、交班记录

（一）交班记录的基本要求

住院、进修医师或实习医师在轮换交接班时应书写交班记录,按时间顺序记入病程记录中,主要内容为:

1.简要记录病人入院后至交班时的诊、治经过,病情变化,检查情况及当前的一般情况及存在的问题。

2.下一段的诊疗计划、检查安排及其他注意事项。

3.尚未执行或尚未执行完的上级医师的指示等。

（二）交班记录范例

**1996-05-24,6:40AM**

患者×××,男,57 岁,于 1996 年 5 月 9 日 6 时因"急性胆囊炎"急诊入院,入院前一日因食鸡蛋后突然出现右上腹疼痛,为持续性绞痛,并向右肩背部放射,伴恶心、呕吐,吐出为胃内容物,查体见巩膜轻度黄染,右上腹压痛明显, 可扪及肿大的胆囊, 局部腹肌略紧张,Murphy 征阳性,T36.9℃,P86 次/分,R18 次/分,BP 120/80mmHg,小便色深,实验室检查正常,急诊 B 超提示:胆囊肿大,壁厚,毛糙,内含多个强光团(结石),诊断为"急性胆囊炎,胆囊内多发性结石"。给输液、抗生素及利胆治疗 7 日,腹痛症状消失。1996 年 5 月 16 日在硬膜外麻醉下行胆囊切除及胆总管探查术,手术过程顺利,术中诊断为"急性胆囊炎,胆囊内多发性结石,胆总管无明显异常"。术后给胃肠减压、输液及抗生素治疗。T 形管通畅,每日引流 300~350ml 左右胆汁,性状正常。今日拆线,伤口Ⅰ期甲级愈合,停输液,进食半流质软食及服用利胆药物后无异常。宜请接班医生于术后第十二天夹 T 形管,两天后行 T 形管造影,若无异常后拔管。

医师签名:×××

## 四、接班记录

(一)接班记录的基本要求

住院、进修医师或实习医师接管病人后,在 24 小时内完成接班记录,主要内容为:

简要记录病人入院之后至接管时的诊断、治疗、检查情况及效果(可参阅交班记录),书写接班记录及今后的诊疗计划及上级医师的意见等。

(二)接班记录范例

**1996-05-25,8AM**

患者×××,男,57 岁,以"急性胆囊炎、胆囊内多发性结石"于 1996 年 5 月 16 日在硬膜外麻醉下行"胆囊切除、胆总管探查术"。今日术后第九天,患者一般情况良好,T36.4℃,P86 次/分,R18 次/分,BP120/80mmHg,伤口愈合良好,T 形管每日引出胆汁 300~350ml,性状无异常,进食及服药物后无明显不适,活动如常,宜于术后第十二天夹 T 形管造影,若无异常则常规拔管。今日查 WBC。肝功能诸项化验均正常,继续观察及利胆药物治疗。

医师签名:×××

## 五、上级医师查房记录

上级医师查房记录是指上级医师查房时对患者病情、诊断、鉴别诊断及当前治疗措施、疗效的分析及下一步诊疗意见等记录。

(一)上级医师查房记录的内容及基本要求

主治医师首次查房记录应当于患者入院 48 小时内完成。内容包括查房医师的姓名、专业技术职务、补充的病史和体征,诊断依据与鉴别诊断的分析及诊疗计划等。主治医师日常查房记录间隔时间视病情和诊疗情况而定,内容为对病情的分析和诊疗意见等。科主任或具有副主任医师以上专业技术职务资格医师查房的记录内容包括查房医师的姓名、专业技术职务、对病情的分析和诊疗意见以及执行情况记录等。

(二)上级医师查房记录范例

**科主任×××主任医师查房记录**

**2003-03-12,8AM**

患者×××,男,47 岁,因"胆结石"行胆囊切除术后两年,入院前 3 日无明显诱因出现上腹疼痛,为持续性,伴背部胀痛,尿色深,大便色白,来院就诊,门诊以"梗阻性黄疸"收入住院,入院查体见急性痛苦病容,巩膜、皮肤明显黄染,右肋缘下切口愈合良好,剑突右下压痛,肝、脾肿大,腹部其余部位无压痛,未扪及包块,追问病人有皮肤瘙痒。实验室检查 Hb146g/L,N0.72%,肝功能试验正常,胆红素总量 217μmol/L,直接胆红素 148μmol/L,尿胆红素阳性,粪胆素阴性。×××主任医师根据病人的病史、体征和实验室检查结果综合分析后认为"梗阻性黄疸"的诊断成立,有胆道手术史,梗阻的原因可能为:①胆道残余结石;②胆道术后肝外胆管狭窄;③胆道下端、壶腹周围及胰头肿瘤待排,应行 ERCP 检查,若有结石则应取除或行 EST,胆管引流等,酌情选择。明确诊断和治疗以减黄或解除梗阻为宜。给维生素 $K_1$ 10mg,肌注,2 次/日,静脉给液体及抗生素等。×××主任医师医嘱已执行,ERCP 商定于明日进行,已给病人及家属谈话,签订了"有创检查/治疗谈话协议书",碘过敏试验已作,为阴性。

医师签名:×××

## 六、出院病历小结

患者姓名：　　性别：　年龄：岁 科室　　　住院号

入院日期：　　　　出院日期：　　　　住院天数　　天

入院诊断：

入院情况(主要病史,体征,检查、化验)：

治疗经过(主要用药,病情变化,出院时情况,特殊检查及治疗结果)：

治疗结果:治愈○　好转○　恶化○　无变化○　死亡○

出院诊断：

出院医嘱：

复查预约：

主管医师：　　　上级医师：

第　页

# 第五节　新入院病人的接诊及常规检查

一、对新入院病人应热情接待,首先作自我介绍及科室的简要介绍,然后进行病史采集及体格检查,对所获得的资料进行综合分析判断,做出初步临床诊断。

二、书写病历,请上级医师查看病人,听取诊治意见。

三、根据初步临床诊断选择适宜的辅助诊断方法及常规检查,一般宜先行常规检查,如:

1.血常规检查:包括白细胞计数及分类,血红蛋白,红细胞计数,血小板计数等。

2.尿常规检查。

3.粪常规检查。

4.出凝血项目检查。

5.胸部或(和)腹部 X 线检查。

6.心电图检查。

7.血液生化检查:蛋白总量及分类,胆红素总量及分类,肾功能(BUN/Cr)检查,血糖、$CO_2CP$、血清电解质离子检查,肝功能测试等。

8.B 超检查。

9.根据病人病情及诊断需要,可进一步选择影像学检查:

(1)胆道造影,ERCP,PTC 等;

(2)泌尿系统造影;

(3)消化道钡餐造影;

(4)血管造影:选择性腹腔动脉造影等。

10.CT、MRI、MRCP、EST、$^{99m}$Tc 扫描等。

切忌不认真检查病人而见病人后埋头开一大堆辅助检查、靠辅助检查做诊断的不良做法。

上述常规检查每个住院病人均需进行,故实习医生接诊病人后首先应完成常规检查。

# 第四章 外科基本问题

外科基本问题是开展外科临床工作的基础,涉及的范围较广,包括无菌术、外科休克、水电解质代谢及酸碱平衡失调、输血、外科营养及手术前准备和手术后处理等,非常重要,必须熟悉并掌握。

## 第一节 无菌术

无菌术(Asepsis)贯穿在外科临床的全过程之中,是针对可能引起感染的微生物源所采取的预防措施,其内容包括灭菌法、消毒法、操作规范及管理制度。

### 一、手术器械、物品、敷料的灭菌、消毒及其使用

用于手术或换药的器械、敷料等均应先予以灭菌或消毒。常用方法有:

1.高压蒸汽灭菌法 蒸汽压力为 104.0~137.3kPa 时,温度达 121~126℃,持续 30 分钟,即可达到灭菌目的。橡胶制品所需时间为 15 分钟。通常在需要灭菌的包裹内、外各贴一灭菌指示带,当达到灭菌要求时,指示带上会出现黑色条纹。

高压蒸汽灭菌消毒过的器械或物品,均应妥为存放以免受到污染。超过存放期限(一般为 14 日)不能使用,需重新灭菌消毒。

2.煮沸灭菌法 水温 100℃煮沸,持续 15~20 分钟,可达灭菌目的。但带芽胞的细菌需煮沸 1 小时以上才能被杀灭。高原地区,应延长煮沸时间或采用压力锅灭菌。煮沸法适用于金属器械、玻璃及橡胶类制品。

3. 药液浸泡消毒法 适用于锐利的手术器械及内镜等。浸泡 30 分钟可达到消毒目的。常用药液有:1:1000 苯扎溴铵(新洁尔灭)、2%戊二醛、70%酒精、1:1000 氯己定(洗必泰)、10%甲醛。

4.甲醛蒸气熏蒸法 每 0.01m³ 空间用高锰酸钾 10g,加 40%甲醛溶液(福尔马林)4ml,即可产生蒸气。物品在 24cm 铝锅蒸格上熏蒸 1 小时,可达消毒目的。适用于纸张、导管等的消毒。

### 二、手术人员和病人手术区域的准备

(一) 手术人员术前准备

手术人员进入手术室时要更换专用的衣服和鞋子。戴帽要盖住全部头发,口罩要遮住口鼻。剪短指甲,去除积垢。手、前臂有破损或感染时不能参加手术。

手臂消毒法有传统的肥皂水刷手法及多种新型灭菌剂消毒法。

1.肥皂水刷手法

(1)术者先用肥皂作一般洗手,再用无菌刷蘸肥皂水刷洗手和臂,从指尖到肘上 10cm 处,两臂交替刷洗,特别注意甲缘、甲沟、指蹼等处的刷洗。刷完一次后用清水将肥皂水冲去(手指朝上、肘朝下姿势)。共刷洗

三遍,需10分钟。用无菌毛巾从手到肘上擦干,擦过肘上的毛巾不能再擦手。

(2)将手和前臂浸泡在70%酒精内,5分钟,浸泡范围应达肘上6cm处。

(3)浸泡液除酒精之外,还有1:1000苯扎溴铵和1:1000氯己定溶液等。此时刷手时间可缩短为5分钟。浸泡前需特别注意冲净手臂上的肥皂,以免影响溶液的杀菌能力。这种溶液在使用40次后即应弃去,重新配制。

(4)手臂浸泡完毕后,保持手朝上的姿势,准备穿手术衣及戴手套。此时手臂不能再接触未经消毒的物品。

**2.灭菌剂消毒法**

现有多种用于手臂消毒的产品问世,如碘尔康、灭菌王等,已被临床广泛采用。其消毒方法比传统的酒精消毒法更为简单、快捷,效果良好。但无论采用哪一种消毒液,仍强调首先要用肥皂水刷手,以达到清洁皮肤的目的。然后再按产品要求将药液涂擦于手及臂部,以达到消毒之效果。

若手术完毕时手套未破,在连续施行另一手术时不需再刷手,仅需脱去手套后在上述消毒液中浸泡5分钟或涂擦碘尔康或灭菌王,即可穿衣、戴手套。但若在第一次手术中手套已破损,或为污染手术,则在下一个手术前需重新刷手。

穿无菌手术衣的步骤:将手术衣抖开,提起衣领两角,将两手插入衣袖,两臂前伸,让别人协助穿上。再双手交叉将腰带递向后,请别人在身后将腰带系紧(如图4-1)。注意衣服外面不能用手触摸或触到其他物品。

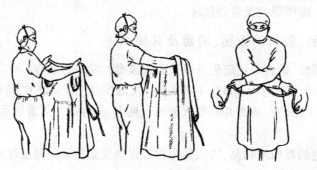

**图4-1　穿手术衣步骤**

戴无菌手套时,未戴手套的手不能接触手套的表面,只能接触手套口的向外翻折部分。先用左手捏住手套折部,右手插入右手套内;再用已戴好手套的右手指插入左手套的翻折部,帮助左手插入左手套内。注意此时的右手不能再触及左手皮肤。将手套的翻折部翻回盖住衣袖口(如图4-2)。用无菌水冲净手套外面的滑石粉。

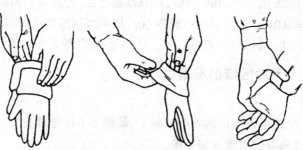

**图4-2　戴手套步骤**

近年来在临床中逐步采用了新的穿手术衣、戴手套法,以达到更好的无菌效果。全覆盖的手术衣在穿着之后,术者背面也能保持无菌状态(如图4-3)。新的戴手套方法是由手术护士辅助完成的,能保证术者已消毒的手部不再受到污染(如图4-4)。

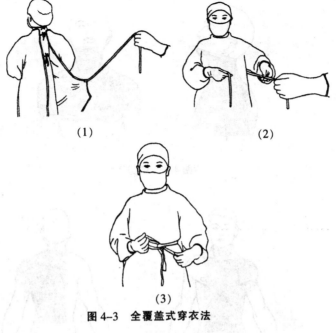

(1)　　　　　　　　　　　　　(2)

(3)

图4-3　全覆盖式穿衣法

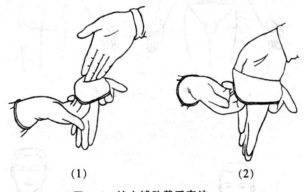

(1)　　　　　　　　　　　　　(2)

图4-4　护士辅助戴手套法

(二)病人手术区的准备

病人的手术区应作的术前准备有：

1.用汽油、松节油或二甲苯(浸肠线油)擦去油污或胶布残迹。

2.术日,剪除手术野内影响手术操作的较长毛发。

3.手术切口及周围皮肤选用下列溶液消毒:2.5%~3%碘酊,再用70%酒精,2次;1:1000苯扎溴铵,2次;1:1000氯己定,2次;75%吡咯烷酮碘,2次。

消毒时需注意涂擦次序,应从手术区向周围涂擦,已接触污染部位的药液、纱布不可再返擦清洁处。不同部位手术的皮肤消毒范围如图4-5~4-12所示。

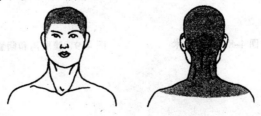

图4-5　颅脑手术

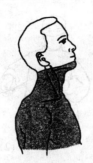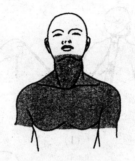

图 4-6 颈部手术

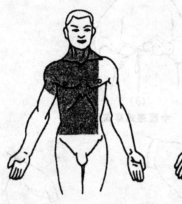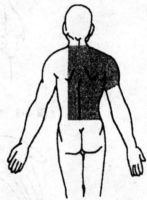

图 4-7 （右）胸手术

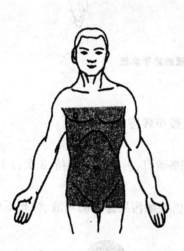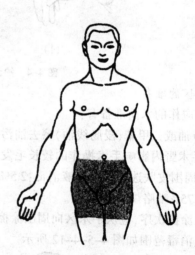

图 4-8 腹部手术　　　　图 4-9 腹股沟和阴囊部手术

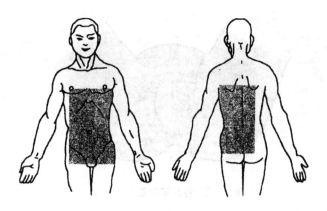

图 4-10　（左）肾部手术

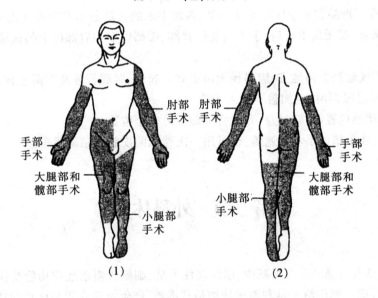

（1）　　　　　　　　　　（2）

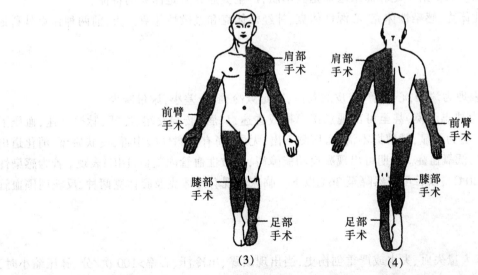

（3）　　　　　　　　　　（4）

图 4-11　四肢手术

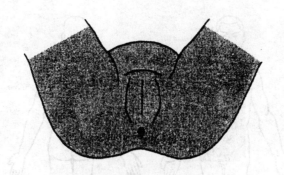

图4-12 会阴部和肛门部手术

### 三、手术中的无菌原则

为使已灭菌和消毒的物品和手术区域不受污染,参加手术的人员必须严格遵守无菌操作规则。

1.手术人员穿无菌衣、戴无菌手套后,手不能接触背部、腰部以下和肩部以上的区域。也不能接触手术床台缘以下的布单。

2.术中若手套破损或触到有菌地方,应另换无菌手套。前臂、肘部若触及有菌地方,应更换无菌衣或加套无菌袖套。无菌布单已浸湿时,应加盖干的无菌单。

3.术中,同侧术者调换位置时,转过身、背对背地转至另一个位置。

4.切口边缘应以大纱布垫或手术巾遮盖,也可用一次性无菌皮肤粘贴薄膜覆盖。

# 第二节 外科休克

休克(Shock)是机体有效循环血容量减少、组织灌注不足、细胞代谢紊乱和功能受损的病理过程,是一个由多种病因引起的综合征。氧供给不足和需求增加是其本质,产生炎症介质是休克的特征。

休克分为低血容量性休克、感染性休克、心源性休克、神经性休克和过敏性休克五类,前两种休克外科最常见。

### 一、临床表现

1.休克代偿期:主要表现为烦躁,心率增快,皮肤苍白,手足厥冷,脉压差小,尿量减少。

2.休克抑制期:表现为神志淡漠,甚至可出现意识模糊或昏迷,口唇、肢端发绀,冷汗,脉搏细速,血压下降,脉压更小。严重时发绀更为明显,脉搏扪不清,血压测不出,无尿。尚有代谢性酸中毒,皮肤瘀斑,消化道出血。可有进行性呼吸困难,低氧血症。后期可出现凝血功能障碍,弥散性血管内凝血(DIC)表现。若为感染性休克,一般均有高热(39~40℃),以后可突然降至36℃以下。临床表现有冷休克及暖休克两种,反映周围血管阻力的变化。

### 二、诊断要点

低血容量性休克均有大量失血、失水或严重创伤史,当出现烦躁、出冷汗、心率>100次/分、脉压缩小时,尽管血压未下降,亦应认为已有休克存在。待病人神志冷漠,脉搏升至100~200次/分、收缩压下降至

90mmHg以下及少尿时,已进入休克抑制期,极为严重。

感染性休克者均有严重感染灶存在,出现上述临床表现时则可得出诊断。暖休克患者有时需其他辅助诊断。

### 三、休克的监测

(一)一般监测

1.精神状态:休克病人神志的改变先于血压下降。

2.肢体的温度及色泽:休克时四肢皮肤湿冷,苍白。若四肢较为温暖、干燥和色红,表示休克在好转。

3.血压:收缩压<90mmHg,是休克存在的证据,若血压回升、脉压增大则表示休克好转。

4.脉率:休克时脉率增快,一般比血压下降出现得要早。

5.尿量:每小时尿量<25ml。若同时有尿相对密度增高,表明血容量不足。若血压正常,尿量减少,且尿相对密度低,表示已存在肾衰竭,尿量>30ml/h,表示休克基本纠正。

(二)特殊监测

1.中心静脉压(CVP):CVP正常值为0.49~0.98kPa(5~10cmH$_2$O),低血压时CVP<0.49kPa(5cmH$_2$O)提示血容量不足,高于1.47kPa(15cmH$_2$O)提示心功能不全,超过1.96kPa(20cmH$_2$O)提示有充血性心力衰竭,连续监测CVP比单次测定更有价值。

2.肺毛细血管楔压(PCWP):PCWP是经Swan-Ganz导管测得的,用于严重、复杂的休克病人。PCWP正常值为5~15mmHg。PCWP值增高,虽CVP正常,仍应限制入水量以避免肺水肿的发生。

3.血气分析:动脉血氧分压(PaO$_2$)正常值为10.7~13kPa(80~100mmHg)。动脉血二氧化碳分压(PaCO$_2$)正常值为4.8~5.8kPa(36~44mmHg)。动脉血pH正常值为7.35~7.45。PaO$_2$在吸氧后仍低于8.0kPa(60mmHg)提示存在呼吸窘迫综合征。PaCO$_2$值超过6.6kPa(50mmHg)提示通气不足。上述两种情况均宜采用机械通气。动脉血pH<7.3伴有碱剩余(BE<-3),提示存在代谢性酸中毒。若BE<-3,pH基本正常,而PaCO$_2$低于4.0kPa(30mmHg),提示代谢性酸中毒的代偿期。若pH下降伴有PaCO$_2$超过6.6kPa(50mmHg),提示存在呼吸性酸中毒。若pH升高伴有PaCO$_2$下降,则提示不存在呼吸性酸中毒。

4.动脉血乳酸盐:正常值为1~1.5mmol/L,休克时间越长、越严重,血乳酸盐值越高。

5.DIC的实验室检查:若血小板计数<80×10g/L,纤维蛋白原<1.5g/L,凝血酶原时间超过正常值3秒以上,Hp试验阳性和血涂片中破碎红细胞超过2%,则提示存在DIC。

### 四、治疗

1.一般紧急措施:控制活动性大出血,保持呼吸道通畅,必要时行气管插管。头、躯干以及下肢分别抬高约20°,保暖,吸氧(6~8L/min)。酌情应用镇静剂。

2.补充血容量:这是治疗休克的关键措施。根据失血、失液量、病程、尿量及CVP等估计所需补充量。

3.处理原发病:如控制大出血,引流脓肿,清除坏死组织等,极为重要。

4.纠正酸碱平衡失调。

5.应用血管活性药物:

(1)多巴胺(Dopamine):可兴奋α、β和多巴胺受体。输入量<10μg/(kg·min)兴奋β和多巴胺受体,>15μg/(kg·min)时则兴奋α受体。所以,常需用微量输液泵以控制药液的输入速度。

(2)多巴酚丁胺(Dobutamine):对心脏正性肌力作用较多巴胺强,常用剂量为2.5~10μg/(kg·min)。

(3)去甲肾上腺素:兴奋α受体,0.5~2mg静滴(加入5%GS100ml内)。

(4)间羟胺(阿拉明):兴奋α、β受体,10~20mg加入5%GS100ml内静滴。

6.应用肾上腺皮质激素:在感染性休克或严重休克时应用,主张大剂量一次静滴,一般只用1~2次。

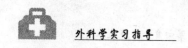

# 第三节　外科病人的体液失调

## 一、等渗性缺水

等渗性缺水(Iso-osmotic Dehydration)又称急性缺水或混合性缺水。水和钠呈等比例丧失。

### (一)病因

消化液急性丧失,如频繁呕吐、肠瘘等,体液丧失在感染区域软组织内,如腹内感染,弥漫性腹膜炎,肠梗阻,烧伤等。

### (二)临床特点

少尿、厌食、乏力、恶心等,舌干,皮肤松弛、干燥。若短期内丧失体液量达体重的5%,可能引起血压下降等严重后果。

### (三)诊断要点

主要依据病史及临床表现,实验室检查见血液浓缩,尿相对密度升高。血清 $Na^+$、$Cl^-$ 浓度无变化。

### (四)治疗

1. 病因治疗:尽快去除体液丢失的病因。

2. 静脉输注平衡盐溶液或等渗盐水,补充血容量。估计体液丢失达体重5%(临床上出现血压下降)时,应快速输入上述液体3000ml(按60千克体重计)。同时还要补充每日的需水量2000ml。若病情较轻,补液量可酌减。可监测血细胞比容以了解血液浓缩程度,计算补充量。补充的体液以平衡盐溶液为佳(为乳酸钠和复方氯化钠溶液和碳酸氢钠和等渗盐水溶液)。如果单用生理盐水可导致高氯性酸中毒。

## 二、低渗性缺水

低渗性缺水(Hypo-osmotic Dehydration)又称慢性缺水或继发性缺水。水、钠同时缺失,但失钠多于缺水,血钠降低。

### (一)病因

胃肠液持续大量丢失,如反复呕吐、胃肠减压引流等;大创面慢性渗液;应用排钠利尿剂等。

### (二)临床特点

其临床表现随缺钠程度而有所不同:轻度缺钠(血钠<135mmol/L),表现有头昏,乏力,手足麻木等;中度缺钠(血钠<130mmol/L),表现尚有恶心,呕吐,血压不稳或下降,直立性昏厥,尿少等;重度缺钠(血钠<120mmol/L),表现有神志不清,木僵,休克,膝反射减弱或消失。

### (三)诊断要点

根据病史及上述临床表现,尿 $Na^+$、$Cl^-$ 测定明显减少,血 $Na^+$<135mmol/L,红细胞计数、血红蛋白量、血细胞比容、尿素氮值均升高,尿相对密度<1.010,可作出诊断。

### (四)治疗

尽快处理导致低渗性脱水的病因,补充血容量及补钠。

1.按丧失氯化钠的估计量计算:轻、中度缺钠者估计每千克体重丧失氯化钠0.5~0.75g,体重60kg者缺钠约30~45g,一般先补半量,即15~20g,再加上当日基本生理需要量4.5g,共应补钠20~30g。第2~3日根据测定的 $Na^+$ 的值再酌情补充。

2.重度缺钠的患者可能发生休克,应先补充血容量,以 2:1~3:1 比例补充晶体液及胶体液。然后再补充钠,一般用 5%高渗氯化钠 200~300ml。可较快纠正低钠血症。以后再补等渗盐水。

### 三、高渗性缺水

高渗性缺水(Hyper-osmotic Dehydration)又称原发性缺水。水、钠同时丢失,但缺水更多,血钠升高,细胞外液成高渗状态。

(一)病因

水分摄入不足(进水量少或补充高渗溶液多),或水分丢失过多(大汗淋漓或大面积烧伤暴露)。

(二)临床表现

轻度脱水仅有口渴;中度缺水表现有乏力,尿少,尿相对密度升高,皮肤弹性差,可出现烦躁;重度缺水可有狂躁,谵妄,甚至昏迷。

(三)诊断要点

根据病史和上述临床表现,实验室检查示尿相对密度高,红细胞比容升高,血钠>150mmol/L。

(四)治疗

积极进行病因治疗。静脉输液,给 5%GS 溶液或 0.45%氯化钠溶液。每天监测血钠及尿相对密度,借以调整补水量。若同时存在酸中毒,需予以处理。

### 四、低钾血症

低钾血症(Hypoptassemia)较为常见。

(一)病因

长期进食不足,应用排钾性利尿剂,长期静脉补液中含钾量少,呕吐,持续胃肠减压,肠瘘等使肾外排钾量增加。

(二)临床特点

最早表现为肌无力及精神不振,进而可出现肠麻痹、软瘫、腱反射减弱等。低钾血症的临床表现有时可以不明显,因同时存在缺水和缺钠,故常为缺水和缺钠的表现。缺钾时可有心传导异常,心电图的改变是早期有 T 波降低变宽、双向或倒置,ST 段降低或 QT 间期延长等,严重的低钾血症心电图可出现 U 波。

(三)诊断

主要依据病史及临床表现,血钾浓度<3.5mmol/L 则可作出诊断,心电图异常并非必然出现,但若出现则有诊断价值。

### 五、高钾血症

高钾血症(Hyperpotassemia)属危重病症,需积极治疗。

(一)病因

肾功能不全,经尿排钾减少,服用含钾药物,静脉输入氯化钾或大量输注库存血导致血液内的钾增多,以及酸中毒等使钾在细胞内、外的分布异常。

(二)临床表现

轻度表现有神志淡漠、无力等,严重者可有循环障碍,如皮肤苍白、青紫、低血压等。可有心律不齐,甚至心搏骤停。心电图示 T 波高而尖,P 波波幅下降,QRS 增宽。

(三)诊断

有上述病史者应高度警惕高钾血症的存在。血钾>5.5mmol/L 可确定诊断。血钾>7mmol/L 时均有心电图异常表现。

（四）治疗

1.原发病的治疗。

2.停用一切含钾的食物、药物及溶液。

3.用高渗糖合用胰岛素，使钾离子转入细胞内：

(1)5%碳酸氢钠 60~100ml i.v.，继用 100~200ml i.v.；

(2)25%GS100~200ml，加胰岛素 6~12U i.v.，每 3~4h 可重复一次；

(3)肾功能不全、入水量受限者，可用 10%葡萄糖酸钙 100ml，11.2%乳酸钠 50ml，25%GS400ml，胰岛素 20U，24h 静脉缓慢滴入。

4.阳离子交换树脂 15g,PO,Q6h。

5.血液透析。

上述方法不能奏效时，静脉注射 10%葡萄糖酸钙 20ml 有缓解 $K^+$ 对心肌的毒性作用。

## 六、代谢性酸中毒

代谢性酸中毒(Metabolic Acidosis)是酸碱平衡失调中最常见的一种表现，是由于各种原因使体内 $HCO_3^-$ 减少所致。

（一）病因

腹泻、胃肠道瘘等使体内 $HCO_3^-$ 丢失过多；肾功能不全，$HCO_3^-$ 再吸收和(或)尿液酸化障碍；组织缺血、缺氧使乳酸大量产生；糖尿病等因脂肪分解过多致大量酮体积聚；休克、心搏骤停致有机酸生成过多等，都可引起代谢性酸中毒。

（二）临床表现

轻症患者主要为原发病之症状。重症酸中毒表现有疲乏、嗜睡、迟钝或烦躁。最典型的表现为面部潮红及呼吸加深加快，呼出之气可常有酮味(烂苹果味)。

（三）诊断

根据病史，且有深快的呼吸，应考虑代谢性酸中毒。血气分解 pH<7.35 及 BE<-5，即可确定诊断。$CO_2$-CP 结合临床表现可为重要的诊断参考。代偿期仅有 BE 及 $PaCO_2$ 降低，而 pH 仍正常。

（四）治疗

病因治疗十分重要。静脉输注 5%碳酸氢钠 250~500ml。一般可稀释成 1.25%溶液后应用。监测血气变化，判断是否需再补充碱性液。乳酸钠亦可用于纠正代谢性酸中毒。代谢性酸中毒的纠正过程中可能出现低钾血症或低钙血症，可分别补充氯化钾及葡萄糖酸钙予以纠正。

## 七、代谢性碱中毒

代谢性碱中毒(Metabolic Alkalosis)是体内 $HCO_3^-$ 过多所致。

（一）病因

最常见的原因是长期胃肠减压和严重呕吐。低钾血症及应用利尿剂使肾小管对 $HCO_3^-$ 回收增加是另一原因。

（二）临床特点

代谢性碱中毒并无典型之临床表现，有时可有呼吸变浅、变慢，精神症状如谵妄、嗜睡等。严重时可有昏迷。

（三）诊断要点

病史是诊断的重要依据，血气分析可获明确诊断。pH>7.5、BE>+5 时诊断成立。

（四）治疗

积极治疗原发病。代谢性碱中毒时常伴有低钾、低氯血症，可静滴等渗盐水或葡萄糖盐水，注意补充氯化钾后往往可使轻症者得到纠正。必使要时可用酸性溶液，如血清中 $Cl^-$ 低而 $K^+$ 不低时，可用精氨酸 20g 静滴。少数重症者（pH>7.65）可静脉补充盐酸稀释液。

## 八、呼吸性酸中毒

呼吸性酸中毒（Respiratory Acidosis）是由于肺的通气或换气障碍、体内 $CO_2$ 蓄积形成高碳酸血症所致。

（一）病因

常见原因有全身麻痹过深、镇静剂过量、心搏骤停、气胸、急性肺水肿、气道痉挛或阻塞、肺纤维化或重度肺气肿及呼吸机使用不当等。

（二）临床特点

有呼吸困难、气促、发绀等。重症者可有血压下降、昏迷等。

（三）诊断要点

上述病史及临床表现是诊断之依据。血气分析可明确诊断。pH 明显下降，$PaCO_2$ 值明显升高，>6.7kPa（50mmHg），而 BE 基本正常。

（四）治疗

关键是采取积极措施改善肺的通气及换气功能。对呼吸无力或合并有气道阻塞者，应及早作气管插管或气管切开，吸尽痰液后用呼吸机辅助通气。气胸者需酌情作胸腔闭式引流。因循环衰竭致肺水肿者应该用强心剂、限制入水量及使用利尿剂。因呼吸机使用不当者应重新调整呼吸机各参数，保证气体交换。

## 九、呼吸性碱中毒

呼吸性碱中毒（Respiratory Alkalosis）是肺泡通气过度、体内 $CO_2$ 排出过多所致。

（一）病因

原因较多，如癔病、精神紧张、发热、创伤疼痛、低氧血症后的呼吸频率持续加快及呼吸机使用不当等。

（二）临床特点

病人呼吸频率明显加快，幅度加深。可有手、足、口周麻木，手足抽搐。

（三）诊断要点

根据病史及临床表现可作出初步诊断。血气分析可明确诊断。此时 pH 升高，$PaCO_2$ 值明显下降，<4.0kPa（30mmHg）。

（四）治疗

积极处理原发疾病。在保证供氧的前提下，用纸袋或气囊罩住口、鼻以增加呼吸道死腔，减少 $CO_2$ 的排出。因呼吸机使用不当者应重新调整各参数，减少潮气量及呼吸频率。手足抽搐者可静注 10% 葡萄糖酸钙 10ml。

# 第四节 输 血

在外科领域，为补充血容量、保证有效循环、维持携氧能力、提高血浆蛋白水平以及增进机体凝血功能，常需输注血液成分或（和）血浆增量剂。

## 一、适应证

### 1.大出血

一般指出血量超过 1000ml(成人)。常需在补晶体液、血浆增量剂的基础上补充适量全血或血液成分制品。

### 2.贫血或低蛋白血症

需输浓缩红细胞或血浆、清蛋白(白蛋白)制剂。

### 3.凝血功能异常

需有针对性地应用有关的血液成分,如抗血友病球蛋白、纤维蛋白原等制剂。

## 二、输血的并发症及其防治

### 1.发热反应

最常见,多发生于输血后 15 分钟~2 小时内,体温可高达 39℃。反应轻者可减慢输血速度,严重者须停用。可服用阿司匹林 1g,伴寒战者可肌内注射异丙嗪 25mg,或哌替啶 50mg。

### 2.过敏反应

轻者皮肤红斑、荨麻疹、瘙痒,重者呼吸困难、休克。轻者可口服氯雷他定(克敏能)10mg。重者需立即停止输血,可用地塞米松 5mg 或氢化可的松 100mg 静滴。

### 3.溶血反应

最严重,由输入血型不配的红细胞所致。输入十几毫升血后立即出现休克、高热、呼吸困难、血红蛋白尿等,可致死亡。一旦发生,应进行积极的抗休克、保护肾功能、防止 DIC 等措施。静滴地塞米松 5mg,5%碳酸氢钠 250ml。血压稳定时静滴呋塞米(速尿)或 20%甘露醇利尿,必要时行血液透析,还可行血浆交换治疗。

### 4.细菌污染反应

受细菌污染的血制品输入人体后即刻可发生内毒素性休克、急性肾衰竭及 DIC。治疗原则与感染性休克相同。

### 5.循环超负荷

心脏代偿功能差者,可因输血过多、过快而造成心力衰竭和肺水肿。治疗原则是停止输血、半卧位、吸氧、使用利尿药和强心药。

### 6.疾病传播

包括病毒和细菌性疾病,例如肝炎、HIV 及疟疾等。

### 7.大量输血的影响

大量库存血输注后可致体温变化、碱中毒、暂时性低血钙、高血钾及凝血异常等。

## 三、血液成分制品和血浆增量剂

(一)血细胞成分

见表 4-1。

(二)血浆成分

见表 4-2。

表 4-1 血细胞成分

| 名称 | 内容物 | 规格 | 适应证 |
|---|---|---|---|
| 全血 | | 200~400ml | 贫血、低血容量 |
| 浓缩红细胞 | 白细胞、红细胞、血浆 | 110~120ml(血细胞比容 70%±5%) | 血容量正常的贫血或失血 |
| 代血浆 | 红细胞、白细胞及少量血浆 | 200~400ml | 贫血、低血容量 |
| 少白膜(白细胞)红细胞 | 红细胞、白细胞代血浆(右旋糖酐) 红细胞、少量白细胞(<30%)↓ | 移除白细胞(>70%) 保留红细胞(>70%) | 有白细胞抗体，或需长期 反复输血的贫血者 |
| 浓缩血小板 | 血小板，少量白细胞及血浆↓ | 20~30ml 含 ≥4.8×10¹⁰ 个血小板, 24h 内使用 | 急性血小板减少或功能障 碍所引起的出血 |
| 浓缩白细胞 | 白细胞、血小板、少量红细胞↓ | 每单位含 ≥1.0×10¹⁰ 个白细胞, 24h 内使用 | 粒细胞减少并发感染 |

表 4-2 血浆成分

| 名称 | 内容物 | 规格 | 适应证 |
|---|---|---|---|
| 新鲜冰冻血浆 | 血浆，凝血因子(Ⅱ、Ⅴ、Ⅶ、 Ⅷ、Ⅸ、Ⅹ、Ⅺ、Ⅻ、*) | 200ml 或按瓶签 | 多种凝血因子缺乏 |
| 普通冰冻血浆 | 血浆，缺凝血因子 Ⅴ、Ⅷ，含 凝血因子 Ⅱ、Ⅶ、Ⅹ、Ⅺ | 同上 | 稳定的凝血因子缺乏（Ⅱ、 Ⅶ、Ⅸ、Ⅹ），低血容量 |

(三)血液无形成分衍生物

1.清蛋白(白蛋白)

由正常人血清制备后浓缩而成。含白蛋白 200~250g/L,每瓶 5g 或每瓶 10g。用于低白蛋白血症和扩充血容量。

2.凝血酶原复合物

含凝血因子 Ⅱ、Ⅶ、Ⅸ、Ⅹ。每瓶含 300U。用于凝血功能不良者。

3.纤维蛋白原

每瓶含 1~2g。用于治疗先天性(少见)及获得性低纤维蛋白原血症出血者。

4.正常人免疫球蛋白(丙种球蛋白)

肌注用丙种球蛋白含有 IgG 聚合体和抗补体活性,不能用作静脉注射。静脉用丙种球蛋白主要用于严重感染需提高机体免疫能力者。每瓶 2.5g,一次输注量约 4~8g。

(四)血浆增量剂

1.中分子右旋糖酐

相对分子质量 75000,胶体渗透压高,输入后可维持血容量 6~12 小时,但 24 小时内用量应<1500ml。

2.低分子右旋糖酐

相对分子质量 40000,输入后维持血容量仅 1.5 小时,有降低血粘度、减少红细胞凝集、改善微循环作用。

3.羟乙基淀粉

浓度为 6%。24 小时在血中可存留 60%,具有补充血容量、维持胶体渗透压的作用。

# 第五节　外科病人的营养代谢

疾病常会影响病人的营养状态,营养不良者术后并发症发生率高。维持、改善病人的营养状态是危重病人治疗中的重要措施之一。外科营养(Surgical Nutrition)是近代发展的重要治疗手段。

## 一、营养状态评定

临床上判断营养不良及其程度,目前可行的常用指标如表4-3。

**表 4-3　营养指标正常值和营养不良的数值**

| 检查项目 | 正常值 | 营养不良 | | |
| --- | --- | --- | --- | --- |
| | | 轻度 | 中度 | 重度 |
| 体重 | 标准体重 | 80%~90%* | 60%~80%* | <60%* |
| 白蛋白/g·L⁻¹ | 35 | 28~34 | 21~27 | <21 |
| 转铁蛋白/g·L⁻¹ | 2.5~2.0 | 1.8~2.0 | 1.6~1.8 | <1.6 |
| 前白蛋白/g·L⁻¹ | 0.18~0.45 | 0.14~0.18 | 0.10~0.14 | <0.10 |
| 淋巴细胞计数 | >2000 | 1200~2000 | 900~1200 | <900 |
| 肌酐/身高指数 | >1 | 60%~80%* | 40~60%* | <40%* |

\* 正常值的百分比

## 二、营养支持治疗

凡存在不同程度营养不良或预计可能发生营养不良者,都有营养支持治疗的必要。营养支持治疗的方式有肠内营养及肠外营养两种。

(一)肠内营养

1.肠内营养(Enteral Nutrition, EN)的制剂

常需根据病人肠功能情况选用不同产品。

(1)以整蛋白为主的制品:氮源为酪蛋白;碳水化合物为糊精,不含乳糖;含少量脂肪;含多种电解质、维生素及微量元素。制剂分粉剂及溶液两种,溶液渗透压为320mmol/L,含热量 4.184kJ(1 kcal)/ml。这类制品适用于胃肠功能基本正常者。

(2)以蛋白水解产物为主的制品:适用于胃肠消化吸收功能不良者。氮源为乳清蛋白水解产物及短肽,脂肪中含中、长链甘油三酯各半,其余成分与以整蛋白为主的制品相似。

(3)含膳食纤维制品:基本成分与第一类制品相似,但含有膳食纤维是其特点,有利于保护肠黏膜屏障功能。

(4)适用于严重应激、糖尿病、恶性肿瘤以及增强免疫的制剂。

2.肠内营养的实施

(1)途径:可以口服,但多数病人需经鼻胃管、鼻空肠管或空肠造口管输入。

(2)输注浓度及速度:忌用推注输入法,应以输液泵持续缓慢输注。浓度由低至高,速度由慢到快。从12%50ml/h 开始,每 8~12 小时加 25ml/h。病人所需热量约为 126~146kJ(25~30kcal)/(kg·d)。

3.肠内营养的主要适应证

短肠综合征,胰腺功能不全,Crohn病,溃疡性结肠炎,消化道瘘,大手术前后和结肠手术的术前准备等。

4.肠内营养的并发症

输注太快、浓度太高可致腹胀、腹泻。老年人用鼻胃管输注时可因胃排空慢而致呕吐、误吸。

(二)肠外营养

1.肠外营养(Parenteral Nutrition,PN)制剂

(1)10%、25%及50%葡萄糖液。

(2)10%、20%及30%脂肪乳剂(长链)及10%、20%中、长链脂肪乳剂。

(3)复方氨基酸液:各产品的含氮量及所含氨基酸种类均不同,可根据需要而选用。

(4)复合维生素注射液:每支含水溶性维生素或脂溶性维生素每日需要量。

2.肠外营养的实施

(1)输入途径:短期者可经周围静脉输注,超过2周者经中心静脉导管输入。大多作颈内或锁骨下静脉穿刺的上腔静脉置管术。

(2)营养液配置:将病人一天所需各种营养制剂在无菌环境下制成全营养混合液(TNA),置3L塑料袋内。为防止破坏脂肪乳剂的稳定性,混合时除脂溶性维生素可先注入脂肪乳剂外,其余维生素、电解质溶液均应先注入葡萄糖溶液或复方氨基酸溶液内,然后将糖及氨基酸液混入大袋中,最后再把脂肪乳剂混入,轻轻摇匀后4℃保存。一般是当天或次日使用,不宜久藏。

(3)营养液配方实例:60kg体重,中等应激者需热量126kJ(30kcal)/(kg·d)、氮量0.2g/(kg·d)。表4-4所列配方可供参考。

表4-4 营养液配方

| 制剂 | 容积/ml | 热量/kJ(kcal) | N/g |
|---|---|---|---|
| 25%葡萄糖液 | 1000 | 4184(1000) | |
| 10%葡萄糖液 | 500 | 837(200) | |
| 5%糖盐水 | 500 | 418(100) | |
| 20%脂肪乳剂 | 250 | 2092(500) | |
| 7%氨基酸液 | 1000 | | 9.4 |
| 合计 | 3250 | 7531(1800) | 9.4 |

根据需要再加电解质、维生素及微量元素。若病情较轻,可酌减用量。

3.肠外营养的适应证

消化道先天性畸形,肠瘘,短肠综合征,肿瘤病人放疗、化疗期间,肠道炎性疾病,坏死性胰腺炎,肝肾衰竭等。复杂手术后也需用肠外营养支持。

4.肠外营养的并发症

(1)机械性:大多与中心静脉置管有关,如气胸、液胸、血胸、臂丛神经损伤、空气栓塞等。

(2)代谢性:可有低钾、低钙、高糖血症,甚至高渗性非酮性昏迷等;可致肝功能损害(可复性)、胆石形成、肠道细菌移位等。

(3)感染性:导管性脓毒症。

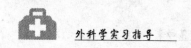

# 第六节　手术前准备和手术后处理

手术前准备及手术后处理是外科领域最基本的常规事项,必须严格执行。

## 一、手术前准备

1. 完整的病史采集及全面的体检。了解外科病和其他夹杂病的基本情况。

2. 水、电解质及酸碱平衡监测。有失调者需予以纠正。

3. 血、尿常规及出凝血时间、X线胸片、心电图及肝、肾功能等检查。

4. 中等以上手术需备血。

5. 胃肠道准备。应在手术前 8~12 小时禁食,手术前 4 小时禁水。胃肠道手术病人,手术前 1~2 日进流质饮食。根据不同手术的特殊要求,手术前置胃管减压,手术前晚或手术日早灌肠。有胃潴留、幽门梗阻者手术前需置胃管减压、引流及洗胃。结肠手术前需作肠道准备,主要有:

　(1)手术前 1 日流质饮食。

　(2)当肠道不需彻底清洗时,手术前夜口服泻药,可使直肠排空。

　(3)必要时加肥皂水灌肠。

　(4)口服抗生素:卡那霉素 1.0g,1 日 2 次;甲硝唑 0.75g,1 日 3 次,2 日。

6. 预防感染。

　(1)手术前手术区剃毛发,清洁皮肤。

　(2)复杂大手术、血管手术、植入性手术、器官移植术、肿瘤手术及结肠手术等需应用预防性抗生素。

7. 认真拟定手术方案。对手术的必要性、可能发生的意外和并发症以及术后恢复过程和预后等须向病人、家属充分说明,沟通思想,以取得病人和家属的信任和配合。

8. 对于一些特殊情况,手术前还需专门予以处理,或依靠其他专科协调处理。包括:

　(1)营养不良者,需术前给予肠内、外营养支持,低白蛋白血症者还须补充白蛋白或血浆。

　(2)高血压者应在手术前将血压控制在 160/100mmHg 以下。

　(3)非心外科手术但合并存在各种心脏病者,如心律失常、急性心肌炎、心力衰竭、冠心病等,均应作心功能检查,并采取相应措施使心功能好转,以适应手术。

　(4)慢性支气管炎、肺阻塞性病变及肺气肿等病人,或年龄大于 65 岁者,均应作肺功能检查,以判断能否耐受手术。手术前戒烟。

　(5)肝硬化、腹水、黄疸者需全面监测肝功能,代偿期可在积极准备后手术,失代偿者禁忌手术。

　(6)肾衰竭者,必须全面监测肾功能,严重失代偿者需在透析后病情稳定时方可手术。

　(7)糖尿病者术前血糖需至少控制在轻度升高状态(<11.2mmol/L)方可手术。

## 二、手术后处理

基本的手术后处理包括:

1. 生命体征监测

手术结束返回病房或监护室,需监测神志、血压、脉搏、呼吸情况,每 30 分钟一次,至平稳后酌情改为每 2 小时一次或取消。必要时可用监护仪监测。

2.卧位

大多数病人手术后取半卧位。全麻清醒前平卧、头侧向一方,蛛网膜下腔麻醉者平卧 12 小时。休克者取下肢抬高 20°,头部和躯干同时抬高 20°左右的体位。脊柱手术者俯卧或仰卧。

3.起床、活动

强调手术后早期活动。除有休克、出血、器官衰竭、手术后置多种引流管、极度衰竭等情况外,应鼓励手术后 1~2 日下床活动。

4.饮食及输液

腹部手术者,应禁食至胃肠功能恢复正常时(一般需 2~4 天),其标志是肛门排气。若手术后无胃动力障碍,手术后 24 小时内进少量流质亦属允许。手术后 5~6 日改进半流质饮食。

非腹部手术者,小手术术后当天可进正常饮食,大手术在术后 2~3 日亦可恢复正常。全麻者需术后 6 小时待清醒后方可进食。

在禁食或进食量少的期间,酌情经静脉补充体液及葡萄糖。

5.切口

切口拆线时间应因部位而异:头、颈部 4~5 日,下腹部 6~7 日,上腹部 7~9 日,四肢、躯背 10~12 日。腹部减张缝线 14 日。

切口愈合情况记录法:

| 手术种类 | 代号 | 伤口愈合情况 | 代号 |
|---|---|---|---|
| 无菌切口 | Ⅰ | 切口愈合优良 | 甲 |
| 可能污染切口 | Ⅱ | 切口炎症 | 乙 |
| 污染切口 | Ⅲ | 切口感染 | 丙 |

| | | |
|---|---|---|
| 例如:甲状腺手术后伤口愈合优良 | | Ⅰ/甲 |
| 结肠手术后伤口感染 | | Ⅱ/丙 |

6.引流物

放置于手术野、体腔或器官内的引流物品种繁多,作用不尽相同。需每天记录引流量,观察色泽。各种引流物的拔除须征得上级主管医师的同意,一般原则是:乳胶片术后 1~2 日拔除;胃肠减压管术后 2~3 日胃肠功能恢复后拔除。胆总管内 T 形管术后 12~14 天夹管,经造影正常后拔管。

7.术后常见症状的处理原则

(1)切口疼痛:手术当晚最重,小手术后可口服镇痛药,大手术后在生命体征稳定情况下可酌情肌注哌替啶 50mg(成人),必要时可间隔 4~6 小时重复使用。大、中手术后可用镇痛泵止痛。

(2)发热:术后 1~3 日内发热达 38℃左右属正常,术后 3~6 日有发热者应查切口、手术区、肺、尿路是否存在感染,需作相应检查并作针对性处理。

(3)恶心、呕吐:术后早期可由麻醉所致。颅内高压、电解质及酸碱失衡,胃动力障碍及术后早期肠梗阻均可致恶心、呕吐,需根据不同原因进行处理。

(4)术后腹胀:多数是麻醉、手术致胃动力障碍所致,但亦应警惕可能发生的腹膜炎或机械性肠梗阻。

(5)尿潴留:麻醉、手术后特别是肛管、直肠手术后容易发生,可留置导尿管,一般术后 1~2 日后拔除。

### 三、手术后并发症的处理

手术后并发症可分为两种:一种是各类手术都可发生的并发症;另一种是某些手术后所特有的并发症。第一种并发症常见的有:

1.手术后出血

多在术后24小时内发生。内脏出血,如有引流物者可发现引流的血液量增大,有时需穿刺以了解体腔内出血。术后出血导致生命体征变化(心率加快,血压偏低),应立即手术检查。

2.切口感染

术后3~5日发热不退或体温升高,切口皮肤红肿、压痛,提示已有感染。应拆除部分缝线,撑开切口以利引流,每日换药,注意清除创口内线头、异物及坏死组织。

3.肺不张、肺炎

腹部大手术、老年人、慢性支气管炎病人,术后易发生肺不张、肺炎。表现为高热、气急、血白细胞计数升高,胸片可见肺不张及肺炎。处理方法为鼓励咯痰,选用抗生素。必要时支气管镜吸痰以处理肺不张。

4.尿路感染

可有尿频、尿急、尿痛症状,尿常规可见较多白细胞。若感染上行可致急性肾盂肾炎,可有发热及肾区叩痛。诊断后可使用抗生素治疗。

# 第五章 麻 醉

麻醉(Anesthesia)是指用药物使病人神经系统中某些部位受到抑制,在手术时达到安全、无痛和肌肉松弛的目的。现代麻醉学主要包括临床麻醉、急救与复苏、重症监测与治疗、急性疼痛和慢性疼痛的治疗四大部分。麻醉方法根据麻醉作用的部位和所用药物不同分为全身麻醉、局部麻醉、椎管内麻醉、复合麻醉以及基础麻醉。

## 第一节 麻醉前准备和麻醉前用药

麻醉前准备和用药的目的是保障手术病人在麻醉期间的安全,增强病人对手术和麻醉的耐受能力,避免或减少围手术期的并发症。

### 一、麻醉前准备

(一)病情评估

1.了解病史

包括现病史、个人史、过去疾病史、既往手术麻醉史、特殊药物使用以及药物过敏史。如高血压用药、降糖药、糖皮质激素、非甾体类抗炎药等,重点了解用药时间、用量、效果以及治疗反应。

2.体格检查

包括病人发育情况、营养状况,有无发热、贫血、发绀、脱水、浮肿等。检查有无肥胖、颈短与活动度、义齿、下颌畸形等影响气管插管的相关因素。了解有无脊柱畸形、全身或局部感染情况。

3.对重要脏器功能评估

全面了解心、脑、肺、肝、肾等器官功能以及机体系统功能的状况,参照美国麻醉医师协会病情评估分级(ASA Physical Status Scale)对并存病的严重程度、病人耐受手术和麻醉的能力进行评估(如表5-1)。

表5-1 ASA病情估计分级和围手术期死亡率

| ASA分级 | 标准 | 死亡率/% |
| --- | --- | --- |
| I | 心、肺、肝、肾和中枢神经系统功能发育正常,营养良好 | 0.06~0.08 |
| II | 心、肺、肝、肾等实质器官虽有轻度病变,但代偿健全 | 0.27~0.40 |
| III | 心、肺、肝、肾等实质器官病变严重,功能损害,在代偿范围内 | 1.82~4.30 |
| IV | 心、肺、肝、肾等实质器官病变严重,功能代偿不全,威胁着生命 | 7.80~23.0 |
| V | 病情危重,随时有死亡的威胁 | 9.40~50.7 |

对急症病例加注"急"或"E"

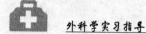

（二）麻醉前准备

1.病人精神方面的准备:消除病人对麻醉和手术的顾虑,取得病人的信任,使能够相互配合。

2.成人择期手术病人麻醉前应禁食 12 小时,禁饮 4 小时,小儿禁食 4~8 小时,禁水 2~3 小时,以防止呕吐、误吸的发生。

3.择期手术病人若有严重贫血、脱水、酸碱平衡紊乱、呼吸系统感染、心力衰竭、严重肝肾功能损害、糖尿病、高血压病等,应先进行治疗使病情基本控制;如合并高血压,应控制血压;急诊抢救性手术则应尽可能边治疗上述疾病,边进行手术准备。

4.麻醉前必须对麻醉和监测设备、麻醉用具和药品进行准备和检查。

## 二、麻醉前用药

麻醉前用药的目的是消除病人的紧张、忧虑和恐惧;缓解术前疼痛,加强麻醉效果;减少分泌物,防止误吸;消除因手术或麻醉引起的一些不良反射,特别是迷走神经反射,平稳度过麻醉、手术期。

（一）常用药物及用法

常用药物有镇静、催眠、镇痛、抗胆碱等几类。

1.镇静、催眠药

地西泮 5~10mg,术前 30 分钟,肌注;咪达唑仑(Midazolam)5~10mg,术前 30 分钟,肌注;苯巴比妥 0.1~0.2g,术前 30 分钟,肌注。

2.镇痛药

盐酸吗啡 5~10mg,术前 30 分钟,肌注;哌替啶 25~100mg,术前 30 分钟,肌注。

3.抗胆碱药

阿托品 0.5mg,术前 30 分钟,肌注;东莨菪碱 0.3mg,术前 30 分钟,肌注;戊乙奎醚(Penehycliding)0.5~1mg,肌注。

（二）麻醉前用药注意事项

1.一般情况差、年老体弱、恶病质、休克和甲状腺功能低下者,吗啡、哌替啶等应慎用;呼吸功能不全、颅内压升高者及产妇则禁用。

2.年轻、体壮、情绪激动的甲状腺功能亢进病人,麻醉前镇静、镇痛药剂量应酌增。

3.剧痛者应给镇痛药,但小儿对吗啡的耐受量小,剂量应酌减或慎用。

4.心动过速、甲状腺功能亢进、高热等病人,抗胆碱药以选用东莨菪碱或长脱宁为宜。

5.小儿腺体分泌旺盛,全麻前抗胆碱药的剂量应适当加大。

麻醉前用药应根据麻醉方法和病情来选择用药的种类、剂量、给药时间和途径。麻醉前多种用药复合给药时,剂量应减少。

# 第二节　全身麻醉

全身麻醉是指麻醉药经呼吸道吸入或静脉、肌内注射,产生中枢神经系统抑制,表现为神志消失、遗忘、痛觉丧失、肌松弛、反射活动减弱等状态。当麻醉药从体内排出或在体内代谢后,病人即逐渐清醒。整个过程是可控、可逆的。

## 一、吸入麻醉

（一）氧化亚氮吸入麻醉

氧化亚氮（笑气，Nitrous Oxide，$N_2O$），为麻醉性能较弱的气体麻醉药，其优点是不引起心率和血压的明显变化；对呼吸道无刺激，不增加分泌物和喉部反射；对肝、肾等实质器官也无影响。

麻醉注意事项：常与其他麻醉药复合用于麻醉维持，为了避免缺氧的发生，吸入氧浓度必须大于30%。停吸 $N_2O$ 后必须吸纯氧5~10分钟。由于 $N_2O$ 吸入后可弥散于含有空气的体腔内，凡是气胸、气腹、中耳或肠梗阻手术，应禁用。

（二）恩氟烷吸入麻醉

恩氟烷（安氟醚，Enflurane）麻醉性能较强，麻醉诱导快，苏醒迅速而平稳，常用浓度为0.5%~2%。

（三）异氟烷吸入麻醉

异氟烷（异氟醚，Isoflurane）麻醉性能强，MAC为1.15%，诱导时间短，苏醒快，常用浓度为0.5%~2%，有呼吸和心血管抑制、扩张外周血管作用，可用于控制性降压；也可增强非去极化肌松药的作用，对肝肾功能影响小。

## 二、静脉麻醉

（一）硫喷妥钠静脉麻醉

硫喷妥钠（Thiopental Sodium）为超短效巴比妥，常用浓度为2.5%，pH为10~11。常用剂量为4~6mg/kg，老年及体弱者2.5~3mg/kg，一般采用分次小量注入法，先注入2ml，观察病人反应，根据病人情况注药，直至病人神志消失。常用于麻醉诱导及短时、小手术的麻醉。因其具有良好的抗惊厥作用，可用于对抗局麻药物中毒、癫痫发作、破伤风抽搐等。

注意事项：

1.硫喷妥钠对呼吸中枢有较强的抑制作用，表现为潮气量降低和呼吸频率减慢，甚至呼吸暂停，应立即给氧或人工呼吸。有呼吸道阻塞或呼吸困难者禁用。

2.硫喷妥钠有抑制交感神经和兴奋副交感神经的作用，因此刺激喉头、气管、支气管易诱发喉痉挛、支气管痉挛。硫喷妥钠直接抑制心肌和扩张血管的作用与注药剂量和注药速度有关，因此对低血容量和心功能不全者应慎用。

3.硫喷妥钠一般不单独作为麻醉药物应用，需加用局部麻醉药物或镇痛药物。其常用于小儿基础麻醉，根据小儿年龄不同选用不同浓度（1.5%~2.5%），常用量为15~20mg/kg，臀部肌肉深部注射。

（二）氯胺酮静脉麻醉

氯胺酮（Ketamine）镇痛作用显著，适用于小儿麻醉，常用剂量为肌肉注射5~10mg/kg，可维持30分钟。氯胺酮静脉注射1~2mg/kg，麻醉作用可维持10~15分钟。

注意事项：

1.静脉快速注药可产生一过性呼吸抑制，使用前应备有人工呼吸器具。由于有松弛支气管平滑肌作用，可用于哮喘病人的麻醉。但也可以增加唾液和支气管黏膜分泌。

2.氯胺酮有兴奋交感神经和心血管系统的作用，使心率增快，血压和肺动脉压升高，而对低血容量休克或交感神经极度兴奋者反而呈现心血管抑制。因此，对高血压、冠心病、心功能不全、肺动脉高压、部分重症休克病人禁用。

3.对高颅内压、眼压的病人慎用。

4.可出现幻觉、噩梦、谵妄等精神症状，应用镇静药可预防和减少不良反应。

**(三)丙泊酚静脉麻醉**

丙泊酚(异丙酚,Propofol)具有镇静、催眠、轻微镇痛作用,起效快、作用时间短、苏醒快而完全为其特点。静脉诱导剂量为 1.5~2mg/kg,维持 3~10 分钟;也可与其他麻醉药复合应用或按 6~10mg/(kg·h)作静脉持续注射以维持麻醉。

注意事项:

快速静脉推注时可产生短时血压下降、心率增快、短暂呼吸抑制或暂停。因苏醒快而完全,门诊手术的麻醉也广泛使用。

**(四)羟丁酸钠静脉麻醉**

羟丁酸钠(Sodium Hydroxybutyrate,γ-OH)具有镇静与催眠作用,是一种较好的小儿基础麻醉药。常用剂量为 50~100mg/kg,诱导时间为 5~10 分钟,作用维持时间为 45~60 分钟,作用将消失时可追加半量。

注意事项:

1.可引起椎体外系症状,用量过大时可抑制呼吸。

2.镇痛作用弱,且增高血压。

3.能促进钾离子进入细胞或红细胞内,低血钾的病人应注意补充钾盐。

**(五)依托咪酯静脉麻醉**

依托咪酯(Etomidate)为短效催眠药,无镇痛作用,可轻度扩张冠状动脉,不增加心肌耗氧量,对循环系统影响轻微,适于老年和危重病人的麻醉。常用诱导剂量为 0.15~1.3mg/kg 静脉注射。

注意事项:

部分病人因肌震颤后全身肌疼痛与注射局部疼痛,可采用芬太尼 0.1~0.2mg 静脉注射以预防。

### 三、临床麻醉深度判断

目前临床上通常将麻醉深度分为浅麻醉、手术期麻醉和深麻醉(如表 5-2)。

表 5-2 通用的临床麻醉深度判定标准

| 麻醉深度 | 呼吸 | 循环 | 眼征 | 其他 |
|---|---|---|---|---|
| 浅麻醉 | 不规律呛咳<br>呼吸道阻力增高 | 血压升高<br>脉快<br>(尤其手术操作时) | 瞬目反射(−)<br>眼睑反射(+)<br>偏视<br>流泪 | 吞咽反射(+)<br>出汗(+)<br>手术刺激时体动(+) |
| 手术期麻醉 | 喉痉挛规律<br>呼吸道阻力减少 | 血压稳定<br>手术操作时无改变 | 眼睑反射(−)<br>眼球固定快 | 手术时体动(−)<br>黏膜分泌消失 |
| 深麻醉 | 膈肌呼吸<br>呼吸停止<br>气管牵拽 | 血压下降 | | 对光反射(−)<br>瞳孔散大 |

### 四、常用肌肉松弛药

在复合麻醉中应用肌肉松弛药(肌松药,Muscle Relaxants),目的是使手术野肌肉松弛,更有利于手术进行。常用肌松药分为去极化肌松药与非去极化肌松药两类(如表 5-3)。

表5-3 常用的肌肉松弛药比较

| 肌松药 | ED$_{95}$ /mg·kg$^{-1}$ | 插管剂量 /mg·kg$^{-1}$ | 维持剂量 /mg·kg$^{-1}$ | 起效时间 /min | 维持时间 /min | 清除半衰期 /min |
|---|---|---|---|---|---|---|
| 琥珀胆碱 | 0.2 | 1~2 | 1 | 0.5~1 | 3~8 | — |
| 箭毒 | 0.5 | 0.6 | 0.15 | 4~6 | 30~40 | 231 |
| 泮库溴铵 | 0.06~0.07 | 0.1 | 0.02 | 3~6 | 30~60 | 120 |
| 阿曲库铵 | 0.2~0.25 | 0.6 | 0.1 | 3~5 | 15~35 | 20 |
| 维库溴铵 | 0.05 | 0.1 | 0.01~0.02 | 2~3 | 25~30 | 62~80 |

注意事项：

1.肌松药无镇静、镇痛作用，不能单独应用。同时应保持呼吸道通畅，实施辅助呼吸或控制呼吸。

2.尽量避免两类肌松药交替或混杂应用。

3.琥珀胆碱应用后可引起短暂的血钾升高，眼压和颅内压增高，对严重创伤、烧伤、截瘫、青光眼、颅内高压患者以及神经肌肉疾患者禁用。

4.对肝功能不全、营养不良、恶病质、严重贫血、血浆胆碱酯酶异常的病人应用琥珀胆碱作用时间可能延长。

5.筒箭毒碱有组胺释放和自主神经阻滞作用，对支气管哮喘、过敏体质病人、老年病人和心血管功能不全的病人禁用或慎用。

6.氯丙嗪、吗啡、哌替啶、巴比妥钠等药物有增强非去极化肌松药物的作用，使用时应减量。

7.青光眼病人和眼球外伤病人禁用琥珀胆碱。

8.用药量过大，或病人有重症肌无力、低钾血症、酸中毒、低体温、吸入麻醉药以及使用某些抗生素（如链霉素、庆大霉素、多粘菌素）等，均可增强非去极化肌松药的作用。

9.对非去极化肌松药的残余肌松作用可以使用拮抗药，但应注意使用拮抗药的时机、剂量和对肌松效应的监测。

## 五、气管内插管术

气管内插管方法通常分为经口腔明视插管术和经鼻腔明视或盲探插管术两种。

（一）经口腔明视插管方法

将病人头后仰，右手自右口角处将口腔打开，左手持喉镜自右口角放入口腔，将舌根推向左方，然后徐徐向前推进显露腭垂（悬雍垂），直至看见会厌，使喉镜片前端进入舌根与会厌角内，然后向上、向前提起显露声门，右手执气管导管，对准声门，轻轻插入气管内。如导管弯度难以接近声门时，可借助导管芯，将导管插入声门后再将导管芯退出。退出喉镜，安置牙垫，连接麻醉机或简易呼吸器，判断导管位置确切，并将导管外端和牙垫于口腔外一并固定。

（二）气管插管定位原则

1.明视气管导管经过声门进入气管，插入导管深度成人为22~24cm。

2.压胸时有气从导管口流出。透明的气管导管壁在吸气时管壁清亮，呼气时呈"白雾"样变化。

3.人工通气时胸部对称起伏，双肺呼吸音清晰对称。

4.连接PetCO$_2$监测，可见3次连续波形和数字出现。

5.SpO$_2$持续正常。

（三）注意事项

1.插管动作切忌粗暴，防止牙齿脱落，口、鼻、咽喉、声门黏膜损伤、出血，下颌关节脱位。

2.插管前要做好表面麻醉或有适当的全麻深度，否则可引起剧烈咳嗽、憋气，喉、支气管痉挛，心动过缓，心律失常，血压剧升，甚至心跳骤停。

3.选择柔软、适当粗细的气管导管，导管过细，呼吸阻力增加；导管过粗过硬易损伤引起喉头水肿，甚至压迫气管黏膜形成溃疡。

4.操作过程要注意无菌技术，防止术后肺部并发症。

## 六、全身麻醉的并发症及其防治

全身麻醉的并发症主要发生在呼吸系统和循环系统。

（一）呼吸系统并发症及处理

1.呼吸道梗阻

(1)舌后坠：处理方法为托起下颌，放置口咽或鼻咽通气道。

(2)呼吸道异物：如血液、分泌物、呕吐物误吸阻塞呼吸道，应及时彻底清除分泌物；严防口内手术填塞物遗留。

(3)呕吐、误吸和反流：防止反流、误吸的有效方法包括术前禁食禁饮、放置胃管，麻醉前要充分吸引，选择适当的麻醉诱导方法及病人清醒后再拔除气管导管。

(4)麻醉器械堵塞：气管导管移位、脱出、扭折；导管斜面紧贴气管壁；套囊充气后受压变形、移位阻塞气管导管开口等；或吸入氧浓度过低或低氧压。

(5)气管受压：颈部或纵隔肿块、血肿、气肿压迫气管导管致呼吸道梗阻。

(6)喉、支气管痉挛：去除致病原因，防止缺氧和 $CO_2$ 蓄积。必要时静脉注射氨茶碱 0.25mg 或氢化可的松 100mg。

2.呼吸抑制

(1)中枢性呼吸抑制：如麻醉及辅助药对中枢的抑制，不适当的过度通气亦可造成。

(2)外周性呼吸抑制：应用神经肌肉阻滞药或高位硬膜外麻醉阻滞了支配呼吸肌的运动神经纤维。处理为控制或辅助呼吸，或应用拮抗药物，或等待药物作用消退。

保持呼吸道通畅是防止呼吸系统并发症的关键。

（二）循环系统并发症及处理

1.麻醉期间低血压

常见于失血、神经反射、药物过敏、缺氧及病人自身病情变化等，应去除病因，对症治疗。

2.高血压

(1)多与病人疾病和并存病有关，如原发性高血压、颅内高压。

(2)麻醉浅时手术刺激所致。

(3)通气不足，缺氧、二氧化碳蓄积。

(4)药物作用，如使用氯胺酮等。

对因治疗。

3.心律失常

各种类型的心律失常均可发生，少数严重心律失常者，若不及时纠正，可危及生命。

防治措施有：

(1)根据心电图明确心律失常的性质，分析原因并及时纠正。

(2)心动过缓常因手术牵拉内脏或胆心反射引起,严重时可导致心跳骤停。应立即停止手术操作,静注阿托品,直至心率恢复正常。

(3)对于频发性多源性室性早搏,用利多卡因 1~2mg/kg 静脉缓推。

(4)对于室性心动过速,用利多卡因治疗,如无效时可进行同步电击复律。出现室颤时,应立即进行心肺复苏。

(5)对于Ⅱ度或高度房室传导阻滞,术中应避免应用抑制心脏传导的药物,术前宜安置临时或永久起搏器。

# 第三节　局部麻醉

用局部麻醉药(简称局麻药)暂时阻断某些周围神经的冲动传导,使这些神经所支配的区域产生麻醉作用,称为局部麻醉(local anesthesia),简称局麻。局麻最有保持病人意识清醒、操作简便、安全有效、并发症少的特点,适用于较表浅、局限的手术。

## 一、常用局麻药

常用局麻药的用法、剂量见表 5-4。

表 5-4　常用局麻药的剂量与用法

| 局麻药 | 用法 | 浓度/% | 成人一次最大剂量/mg | 起效时间/min | 作用时间/min |
|---|---|---|---|---|---|
| 普鲁卡因 | 局部浸润 | 0.5~1.0 | 1000 | 1~5 | 45~90 |
| | 神经阻滞 | 1.0~2.0 | 600~800 | | |
| | 腰麻 | 3.0~5.0 | 100~150 | | |
| 丁卡因 | 眼表面麻醉 | 0.5~1.0 | 40 | 1~3 | 60 |
| | 鼻、咽、气管表面麻醉 | 1.0~2.0 | | | |
| | 神经阻滞 | 0.15~0.3 | 80 | 1~5 | 120~180 |
| | 腰麻 | 0.33 | 7~10 | 5~10 | 120~180 |
| | 硬膜外间隙阻滞 | 0.25~0.33 | 70~100 | 10~20 | 90~120 |
| 利多卡因 | 局部浸润 | 1.0~2.0 | 400 | 1 | 90~120 |
| | 表面麻醉 | 2.0~4.0 | 100 | 2~5 | 60 |
| | 神经阻滞 | 1.0~2.0 | 400 | 5 | 120~180 |
| | 腰麻 | 2.0~4.0 | 40~120 | 2~5 | 90 |
| | 硬膜外间隙阻滞 | 1.5~2.0 | 400 | 5~8 | 60~90 |
| 布比卡因 | 局部浸润 | 0.25 | 150 | 7~10 | 300~420 |
| | 神经阻滞 | 0.125~0.5 | | | |
| | 腰麻 | 0.5 | 10~15 | | |
| | 硬膜外间隙阻滞 | 0.5~0.75 | 150 | | |
| 罗哌卡因 | 神经阻滞 | 0.25~0.5 | 150 | 7~10 | 210~300 |
| | 硬膜外间隙阻滞 | 0.5~0.75 | 150 | | |

## 二、局麻药物的不良反应

局麻药物的不良反应包括毒性反应和过敏反应。

1.毒性反应

(1)引起毒性反应的常见原因

①一次用量超过病人的耐受量;

②意外血管内注入;

③注药部位血供丰富,吸收增快;

④病人因体质衰弱等原因而导致耐受力降低,用小量局麻药即出现毒性反应症状者,称为高敏反应。

(2)毒性反应的表现

主要为对中枢神经系统和心血管系统的影响,常出现嗜睡、眩晕、唇舌麻木、多语、寒战、惊恐不安、意识丧失、肌震颤、抽搐、惊厥、呼吸困难、低血压,甚至呼吸、心搏骤停。

(3)毒性反应的预防

①一次用药量不得超过限量;

②注药时注意防止注入血管内;

③根据具体情况和用药部位酌减剂量,药液内加入适量肾上腺素以延缓吸收。

(4)毒性反应的处理

①立即停止用药;

②吸氧,根据情况辅助或控制呼吸;

③镇静,控制惊厥,如静注地西泮 0.1mg/kg 或硫喷妥钠 1~2mg/kg,对惊厥反复发作者也可静注琥珀胆碱 2mg/kg,并控制呼吸;

④维持血流动力学稳定,一旦呼吸、心跳停止,应立即进行心肺复苏。

2.过敏反应

临床上酯类局麻药过敏者较酰胺类多。临床表现为使用很少量局麻药后,出现荨麻疹、咽喉水肿、支气管痉挛、低血压和血管神经性水肿,甚至危及病人生命。一旦发生过敏反应,应首先中止用药,立即静脉注射肾上腺素 0.2~0.3mg,并给予糖皮质激素和抗组胺药;保持呼吸道通畅,吸氧,适当补充血容量和使用血管加压药。如果病人有对酯类局麻药过敏史,可选用酰胺类局麻药。

## 三、常用局麻方法

(一)表面麻醉

将穿透力强的局麻药施用于黏膜表面,使其透过黏膜而阻滞位于黏膜下的神经末梢,使黏膜产生麻醉现象,称为表面麻醉。眼、鼻、咽喉、气管、尿道等处的浅表手术或内镜检查常用此法,眼用滴入法,鼻用涂敷法,咽喉、气管用喷雾法,尿道用灌入法,常用药物为 1%~2%丁卡因或 2%~4%利多卡因。因眼结膜和角膜组织柔嫩,故滴眼需用 0.5%~1%丁卡因。气管和尿道黏膜吸收较快,应减少剂量。

(二)局部浸润麻醉

将局麻药注射于手术区的组织内,阻滞神经末梢而达到麻醉作用,称为局部浸润麻醉。基本操作方法:先在手术切口线一端进针,针的斜面向下刺入皮内,注药后形成橘皮样隆起,称为皮丘。将针拔出,在第一个皮丘的边缘再进针,如法操作使成为第二个皮丘,如此连续进行下去,在切口线上形成皮丘带。再经皮丘向皮下分层注射局麻药。常用药物为 0.5%普鲁卡因或 0.25%~0.5%利多卡因。

操作时应注意:

1.每次注药前都要回抽,以免注入血管内;

2.为避免用药量超过一次限量,应降低药液浓度,例如用 0.25%普鲁卡因;或分层边浸润边手术切开,以分散用药时间,使单位时间内的药物剂量不会太大;

3.注药应有一定容积,在组织内形成张力,以增强麻醉效果;

4.实质脏器和脑组织等无痛觉,不用注药;

5.药液中含肾上腺素浓度 1:20 万~1:40 万(即 2.5~5μg/ml)可减缓局麻药的吸收,延长作用时间。

(三)区域阻滞

在手术区周围和底部注射局麻药,阻滞通入手术区的神经纤维,称为区域阻滞。

适用于小肿块切除术。优点为:

1.可避免刺入肿瘤组织;

2.不致因局部浸润药液后,小肿块不易被扪及而增加手术难度;

3.不影响手术局部解剖关系。

(四)神经阻滞

在神经干、丛、节的周围注射局麻药,阻滞其冲动传导,使所支配的区域产生麻醉作用,称为神经阻滞。常用神经阻滞有肋间、眶下、坐骨、指(趾)神经干阻滞,颈丛、臂丛神经阻滞,以及诊疗用的星状神经节和腰交感神经节阻滞等。

1.臂丛神经阻滞

将局麻药注射到臂丛神经干,使上肢肩关节部分痛觉消失及肌松弛。包括肌间沟径路、锁骨上径路和腋径路三种阻滞方法。

(1)肌间沟径路

病人去枕仰卧头偏向健侧,手臂贴身旁使肩下垂。在胸锁乳突肌后缘向外滑动摸到前斜角肌、中斜角肌和肩胛舌骨肌,此三条肌构成上窄下宽的肌沟。三角形底边处即为穿刺点,相当于自环状软骨作一水平线与肌间沟的交点。将针头与皮肤垂直进针,刺破椎前筋膜时可有突破感,病人常诉异感,此时回抽无血或脑脊液,即可注射麻醉药,一般用含 1:20 万肾上腺素(5μg/ml)的 1.3%利多卡因 25ml。防止药物注入蛛网膜下隙导致全脊麻,膈神经、喉返神经以及星状神经阻滞。

(2)锁骨上径路

病人体位同肌间沟径路,但患侧肩下垫一小薄枕。穿刺点为锁骨中点上 1cm 处,进针后可触及第一肋骨,沿第一肋骨纵轴向前后探索引出异感后,回抽无血或空气后可注入药液。注意进针方向和深度,防止气胸发生。

(3)腋径路

病人仰卧,患肢外展 90°,前臂再向上屈曲 90°,呈"行军礼"状。在胸大肌下缘与臂内侧缘相接处摸到腋动脉搏动最高点,刺入腋血管神经鞘内,回抽无血后注入局麻药液 25~30ml。穿刺时要防止损伤腋血管。

2.颈丛神经阻滞

常有颈深丛神经阻滞和颈浅丛神经阻滞,可用于颈部手术,如甲状腺手术、气管切开术和颈动脉内膜剥脱术等。

(1)颈深丛神经阻滞

①颈前阻滞法:病人去枕仰卧,头转向健侧,在乳突尖与锁骨中点作一连线,此线中点为进针点,也即胸锁乳突肌与颈外静脉交叉点附近,或 C4 横突处。回抽无血液和脑脊液,注入局麻药液 10ml。

②肌间沟阻滞法:同臂丛神经阻滞的肌间沟径路法,但穿刺点在肌间沟尖端,刺过椎前筋膜后,不寻找异感,注入局麻药液 10ml,并压迫肌间沟下方避免药液下行阻滞腋丛神经。

(2)颈浅丛神经阻滞

体位同上。在胸锁乳突肌后缘中点垂直进针回抽无血后注射 1%利多卡因 6~8ml；或在此点注射 3~4ml，再在胸锁乳突肌后缘向头侧和尾侧各注射 2~3ml。

颈浅丛神经阻滞并发症少见。

颈深丛神经阻滞的并发症有：

(1)局麻药毒性反应；

(2)药液意外注入蛛网膜下隙或硬膜外间隙；

(3)膈神经麻痹；

(4)喉返神经麻痹，故不能同时作双侧颈深丛神经阻滞；

(5)霍纳综合征。

3.肋间神经阻滞

病人侧卧或俯卧，上肢外展，前臂上举。在距脊柱中线 6~8cm 处画一与脊柱平行线，摸清要阻滞神经所处的肋骨，用 7 号针头在肋骨接近下缘处垂直刺入至触及肋骨骨质。滑过肋骨下缘后再深入 0.2~0.3cm，回抽无血或空气后注入局麻药液 3~5ml。

常见并发症有：

(1)气胸；

(2)药液意外注入肋间血管；

(3)阻滞多根肋间神经；

(4)用药量过大和吸收过快所致局麻药毒性反应。

4.指(或趾)神经阻滞

用于手指(或脚趾)手术。指神经阻滞可在手指根部或掌骨间进行。趾神经阻滞可参照指神经阻滞法。

(1)指根部阻滞

用 6 号针头在指根背侧部进针，向前滑过指骨至掌侧皮下，术者用手指抵于掌侧可感到针尖，此时后退 0.2~0.3cm，注射 1%利多卡因 1ml，再退针恰至进针点皮下注药 0.5ml。手指另一侧如法注射。

(2)掌骨间阻滞

针自手背部插入掌骨间，直达掌面皮下。随着针头推进和拔出时，注射 1%利多卡因 4~6ml。

在手指、脚趾以及阴茎等处使用局麻药时禁忌加用肾上腺素，注药量也不能太多，以免血管收缩或受压引起组织缺血坏死。

# 第四节　椎管内麻醉

将局麻药注入蛛网膜下隙和硬脊膜外间隙产生躯体部位麻醉，称为椎管内麻醉。根据局麻药注入的腔隙不同，分为蛛网膜下隙阻滞(腰麻)、硬膜外间隙阻滞及腰麻—硬膜外间隙联合阻滞。椎管内麻醉具有神志清醒、镇痛效果确切、肌松弛良好、对生理功能有一定扰乱、也不能完全消除内脏牵拉反应的特点。

## 一、蛛网膜下隙阻滞

蛛网膜下隙阻滞又称腰麻。适用于腹部、盆腔、下肢和肛门、会阴部手术，如阑尾切除、疝修补、半月板摘除、痔切除、肛瘘切除术等。

禁忌证：

1.中枢神经系统疾患,包括感染、炎症、颅内压增高等;

2.休克;

3.穿刺部位或附近皮肤感染;

4.脓毒症;

5.脊柱外伤或结核;

6.急性心力衰竭或冠心病发作。

对小儿或精神病病人,除非先用基础麻醉,一般不用腰麻。

（一）穿刺方法

穿刺时病人一般侧卧,屈髋屈膝,头颈向胸部屈曲,腰背部尽量向后弓曲,使棘突间隙张开便于穿刺。鞍区麻醉常为坐位,成人穿刺点低于 $L_{2-3}$ 间隙。在两侧髂嵴最高点作一连线,此线与脊柱相交处即为 $L_4$ 棘突或 $L_{3-4}$ 棘突间隙。以 0.5%~1% 普鲁卡因在间隙正中作皮丘,并逐层浸润皮下和棘间韧带。经过皮肤、皮下、棘上与棘间韧带、黄韧带、硬脊膜和蛛网膜到达蛛网膜下隙,拔出针芯有脑脊液滴出,即表示穿刺成功。注入高相对密度局麻药液(常用局麻药物浓度和剂量见表5-4)。

（二）麻醉平面的调节

局麻药注入蛛网膜下隙以后,应在短时间内调节和控制麻醉平面,否则麻醉平面过低将导致麻醉失败,平面过高对生理影响较大,甚至危及病人生命安全。影响麻醉平面的因素很多,如局麻药液的相对密度、剂量、容积,病人的身高、脊柱生理弯曲和腹腔内压力等。但药物的剂量是影响麻醉平面的主要因素,剂量越大,平面越高。假如这些因素不变,则穿刺间隙、病人体位和注药速度是调节麻醉平面的重要因素。调节麻醉平面应在注药后 5~10 分钟内进行。假如手术部位在下肢,可在穿刺时嘱病人向患侧侧卧,注药后继续保持侧卧 5~10 分钟,麻醉作用即偏于患侧。如只需阻滞肛门和会阴区,可使病人取坐位在 $L_{4-5}$ 间隙穿刺,以小量药液(约一般量的 1/2)作缓慢注射,则局麻药仅阻滞骶尾神经,称鞍区麻醉。一般的注药速度为每 5 秒钟注射 1ml。

（三）并发症

1.术中并发症

（1）血压下降、心率减慢

应快速静脉输液 200~300ml,以扩充血容量。必要时可静注麻黄碱 15~30mg。心率过缓者可静注阿托品 0.3~0.5mg。

（2）呼吸抑制

症状为胸闷气促,吸气无力,说话费力,胸式呼吸减弱,发绀。当全部脊神经被阻滞,即发生全脊椎麻醉时,一旦呼吸停止,应立即行气管内插管和人工呼吸。

（3）恶心、呕吐

应针对原因处理。如提升血压,吸氧,麻醉前采用阿托品,暂停手术牵拉等。静脉注射氟哌利多、昂丹司琼镇吐。

2.术后并发症

（1）腰麻术后头痛

特点是抬头或坐起时头痛加重,平卧后减轻。因脑脊液漏出导致颅内压降低和颅内血管扩张而引起血管性头痛。穿刺针较粗和反复穿刺者的发病率较高。处理措施:平卧休息,服用镇痛或安定类药,针灸或用腹带捆紧腹部,补充足够的液体防止脱水。严重者可于硬膜外隙内注入生理盐水,或 5% 葡萄糖液,或右旋糖酐 15~30ml。必要时可采用硬膜外自体血充填疗法。

（2）尿潴留

以热敷、针灸或肌注副交感神经兴奋药卡巴胆碱治疗,必要时留置导尿管。

（3）其他

因机械损伤、化学药物刺激、脑脊液外漏、细菌感染等因素，引起化脓性脑膜炎、脑神经麻痹、粘连性蛛网膜炎、马尾丛综合征。重在预防。

## 二、硬膜外间隙阻滞

将局麻药注射到硬脊膜外间隙，阻滞部分脊神经的传导功能，使所支配区域的感觉或（和）运动功能消失的麻醉方法，称为硬膜外间隙阻滞，又称硬膜外麻醉。有单次法和连续法两种。

（一）硬膜外穿刺

硬膜外穿刺术有直入法和侧入法两种。穿刺体位、进针部位和针所经过的层次均与腰麻基本相同。

在硬膜外穿刺时，用 16~18G 的特制穿刺针刺入皮肤、皮下、棘上和棘间韧带，当抵达黄韧带时阻力增大，并有韧性感。推动注射器芯有回弹阻力感，气泡被压小。继续缓慢进针，刺破黄韧带时有落空感，注液无阻力，小气泡不再缩小，回抽无脑脊液流出，表示针尖已达硬膜外间隙。通过穿刺针置入导管，并留导管在硬膜外间隙内约 3~4cm，退针固定导管，即可按需给药。

（二）常用局麻药和注药方法

常用药物为利多卡因、丁卡因、布比卡因，近年来也用罗哌卡因。如病人无高血压，可在药液内加肾上腺素（浓度为 5μg/ml）。

穿刺置管成功后，第一次先注入试探剂量利多卡因 3~5ml，观察 5~10 分钟。如果导管意外置入蛛网膜下隙，注入试验剂量后 5 分钟内即出现截段性麻醉平面，并伴有明显的下肢运动障碍和血压下降等现象，应立即停止给药，紧急抢救。如确认无腰麻现象，则根据试探剂量的效果决定追加剂量。根据药物特性和病人情况，间断注入第二次量，其剂量约为初量的 1/2~2/3。

（三）麻醉平面的调节

影响麻醉平面的主要因素有：局麻药容积，穿刺间隙的高低与导管置入方向，集中或分散的注药方式，病人情况（如年老、动脉硬化、妊娠、脱水、恶液质等）。此外，药液浓度、注药速度和病人体位等也可产生一定影响。

（四）并发症

1.术中并发症

（1）全脊椎麻醉（Total Spinal Anesthesia）

病人可在注药后几分钟内发生呼吸困难，血压下降，意识模糊或消失，继而呼吸、心跳停止。应立即以面罩加压给氧，或紧急气管内插管进行人工呼吸，加速输液，并以血管加压药维持循环稳定。

（2）局麻药毒性反应

主要原因为硬膜外隙内的静脉丛对局麻药的吸收快；因导管误入血管，局麻药注入血管内；导管损伤血管加快局麻药的吸收。此外，一次用药剂量超过限量，也是发生毒性反应的常见原因。

（3）血压下降、呼吸抑制、恶心呕吐等

处理与腰麻相同。

2.术后并发症

（1）神经损伤

可因穿刺针直接创伤或导管质硬而损伤脊神经根或脊髓，局麻药的神经毒性也应考虑。表现为局部感觉或（和）运动障碍，并与神经分布有关。

（2）硬膜外血肿

硬膜外麻醉后若出现麻醉作用持久不退，或消退后又再出现肌无力、截瘫等。应及早诊断，争取在血肿形成8小时内进行椎板切开减压术,清除血肿。有凝血功能障碍或正在抗凝治疗者容易发生。

(3)脊髓前动脉综合征

一般无感觉障碍,主诉躯体沉重,翻身困难。麻醉中年老、动脉硬化、手术中低血压时间长者应注意。

(4)硬膜外脓肿

临床表现为脊髓和神经根受刺激和压迫的症状,如放射性疼痛、肌无力及截瘫,并伴有感染征象。应给予大剂量抗生素治疗,及早进行椎板切开引流。

(5)导管拔除困难或折断

如导管折断,无感染和神经刺激症状者,残留体内的导管一般不需要手术取出,但应严密观察。

### 三、蛛网膜下隙与硬膜外间隙联合阻滞

蛛网膜下隙与硬膜外间隙联合阻滞又称腰麻—硬膜外联合阻滞。广泛用于下腹部及下肢手术。其特点是既有腰麻起效快、镇痛完善与肌松弛的优点,又有硬膜外阻滞时可控制、调节麻醉平面,满足长时间手术的需要等长处。

病人体位与腰麻相同,穿刺方法有两种:

1.一点法

经 $L_{2-3}$ 棘突间隙用特制的联合穿刺针作硬膜外隙穿刺,穿刺成功后再用配套的25G腰穿针经硬膜外穿刺针的管腔行蛛网膜下隙穿刺,见有脑脊液流出即可注入所需的局麻药(腰麻),然后退出腰穿针,再经硬膜外穿刺针向头端置入硬膜外导管,并固定导管备用。

2.两点法

先选 $T_{12}\sim L_1$ 作硬膜外间隙穿刺并置入导管,然后再于 $L_{3-4}$ 或 $L_{4-5}$ 间隙行蛛网膜下隙穿刺。

# 第六章　心肺脑复苏

心肺脑复苏(Cardio Pulmonary Cerebral Resuscitation，CPCR)是对心跳、呼吸停止病人实施救治而采取的医疗措施。

## 一、心跳、呼吸停止的诊断

及时判断与及时抢救是心肺脑复苏成功的关键。

1.临床征象

心音消失、大动脉搏动消失、意识突然丧失、瞳孔放大、发绀、咳嗽反射消失、自主呼吸停止。

2.心电图特征

心脏完全停搏、心室颤动和电—机械分离的任何一种心电表现均可诊断为心跳停止。

## 二、初期复苏

初期复苏(Basic Life Support，BLS)是呼吸、心跳停止的现场应急措施，主要任务是迅速、有效地恢复生命器官的氧合血流灌注。

初期复苏基本内容为：

1.保持呼吸道通畅；

2.进行人工呼吸；

3.建立人工循环。

1.消除呼吸道梗阻,保持呼吸道通畅

方法包括：

(1)清除呼吸道内异物及分泌物；

(2)采用托下颌法、提颌法或抬颈法,防治舌后坠造成呼吸道阻塞；

(3)借助口咽或鼻咽通气道,或行气管内插管等。

2.建立有效的人工呼吸

(1)口对口(鼻)人工呼吸

此法用于现场抢救。术者一手将病人的下颌向上、后方勾起,另一手压迫病人前额使其保持头后仰,同时以拇指、食指将病人鼻孔捏闭。对准病人口或鼻吹气,吹气时应观察胸廓是否起伏。

(2)借助器械进行人工呼吸

见后期复苏。

3.建立有效的人工循环

其方法为胸外心脏按压与开胸心脏按压两种,后者详见后期复苏部分。

胸外心脏按压：

(1)按压方法

①病人平卧于地板或木板床上。

②术者一手掌跟部置于患者剑突上4~5cm处,或胸骨中下1/3处,另一手跟部置于前者之上,手指向上跷起,两臂伸直。借术者自身重力向胸骨加压,使胸骨下陷4~5cm。

③按压频率为100次/分钟,成人胸外按压与人工通气之比为30:2。

(2)按压有效的特征

①可触及颈或股动脉搏动;

②按压过程中瞳孔缩小,并恢复对光反应。

(3)常见并发症

肋骨骨折,内脏穿孔、破裂及出血。

### 三、后期复苏

后期复苏(Advanced Life Support,ALS)是初期复苏的继续,其内容包括:继续初期复苏;借助设备建立有效的通气和循环功能;监测心电图,识别和治疗心律失常;建立和维持静脉输液,调整体液、电解质和酸碱平衡。

1.呼吸道管理

施行气管内插管术。必要时可施行环甲膜切开或气管切开术以保持呼吸道的通畅。

2.呼吸器的应用

应用简易呼吸器将面罩紧扣于病人口鼻部,另一手将呼吸囊握于掌中挤压,将囊内气体挤压入病人肺内。当松开呼吸囊时,病人的肺被动回缩而将肺内气体"呼"出,呼出气经单向呼出瓣排入大气。呼吸囊上还附有供氧用侧管,与氧气源连接,以提高吸入氧浓度。在ICU病房及手术室内可用多功能呼吸器,它不仅能取代病人的自主呼吸,而且能改善病人呼吸功能,起到治疗作用(详见第七章)。

3.开胸心脏按压

胸外心脏按压无效或有禁忌证者,应行开胸心脏按压。具体方法:

(1)左前胸第4、5肋间,起于距胸骨左缘2~2.5cm处,止于左腋前线开胸,软组织切开后撑开胸腔,必要时可切断肋骨。

(2)术者用手掌将心脏托于掌心,用拇指以外的四指握住心脏对准大鱼际肌群部位进行按压。切忌指端着力,以免损伤心肌。按压频率为60~80次/分钟。

(3)心搏恢复后应认真止血,循环功能稳定后分层缝合切口,放置胸腔闭式引流。

4.后期复苏期间监测

尤应重视呼吸、循环及肾功能的监测,具体方法见第七章。

5.药物治疗

复苏所用药物的目的是为了激发心脏复跳并增强心肌收缩力,防治心律失常,调整急性酸碱失衡。首选给药途径为静脉,次之为气管内。

(1)肾上腺素:是心肺复苏中的首选药物,具有α与β肾上腺素受体兴奋作用,有助于自主心律的恢复;使外周血管阻力增加,而不增加冠脉与脑血管阻力,可使心室纤颤由细颤转为粗颤,增强心肌收缩力。剂量为每次0.5~1.0mg或0.01~0.02mg/kg,必要时每5分钟可重复一次。

(2)阿托品:尤其适用于严重窦性心动过缓合并低血压、低组织灌注或合并频发室性早搏者。心脏停搏时阿托品用量为1.0mg静注;心动过缓时阿托品的首次用量为0.5mg,每隔5分钟可反复注射,直到心率恢复达60次/分以上。

(3)氯化钙:适用于高血钾或低血钙引起的心跳停止。剂量为10%氯化钙2~4mg/kg,缓慢静脉注射。

(4)利多卡因:适用于室性早搏或阵发性心动过速。首次剂量为1mg/kg静脉推注,必要时以2~4mg/min

的速度静脉滴注。

(5)碳酸氢钠:用于复苏时纠正急性代谢性酸中毒,最好根据血液 pH 及血气分析结果,当碱剩余(SBE)低于-10mmol/L 时补碳酸氢钠量可按以下公式计算:

$$碳酸氢钠(mmol)=碱剩余(SBE)\times体重(kg)/4$$

若未能测 pH 及血气分析,首次剂量可按 1mmol/kg 给予,然后每 10 分钟给 0.5mmol/kg,输注速度以 5% 碳酸氢钠 15ml/min 为宜。

(6)其他:复苏时可慎用其他血管活性药物,如多巴胺、去甲肾上腺素、异丙基肾上腺素等。

6.电除颤

电除颤是治疗心室纤颤的有效方法,凡是具有除颤条件者,应尽快施行电除颤。将电极板置于胸壁进行电击为胸外除颤(如图 6-1),将电极板直接放在心壁上进行电击是胸内除颤(如图 6-2)。

具体方法:

①胸外除颤时将一电极板放在靠近胸骨右缘的第 2 肋间,另一电极板置于左胸壁心尖部。

②电极下应垫以盐水纱布或导电胶并紧贴胸壁,以防局部灼伤或降低除颤效果。

③胸外除颤所需电能成人为 200J;小儿为 2J/kg。成人胸内除颤用 20~80J;小儿用 5~50J。

④对一次除颤未成功者,应立即行胸外心脏按压和人工呼吸,再次除颤时应适当加大电能,胸外除颤最大可达 400J。

⑤对影响血流动力学稳定和药物治疗无反应的室上性心动过速或室性心动过速,可行电转复治疗。治疗室上性心动过速和心房纤颤则需 75~100J。

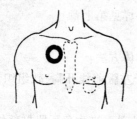　　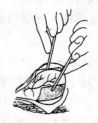

图 6-1　胸外电除颤与电极板放置位置　　图 6-2　胸内电除颤与电极板放置位置

## 四、复苏后治疗

复苏后治疗(Post-Resuscitation Treatment,PRT)的主要内容是加强重要器官的功能监测,去除引起呼吸、心跳骤停的原因,保持呼吸循环功能稳定,防治多器官功能衰竭和缺氧性脑损伤。

(一)维持良好呼吸功能

1.心肺复苏后判断气管插管的位置,有无肋骨骨折、血气胸等。

2.无自主呼吸或有通气功能障碍者,应进行机械通气治疗,并根据血气分析结果调节呼吸参数,维持适当的 $PaO_2$、$PaCO_2$ 及 pH 等。

3.防止呼吸道感染,做好呼吸道护理。

(二)维持循环功能稳定

严密监测循环功能,常用方法包括心电图,有创与无创血压监测,中心静脉压监测,放置 Swan-Ganz 漂浮导管以监测肺动脉脉压、肺动脉毛细血管楔压(PCWP)及心输出量,判断有效循环血量及左心功能状况,针对原因进行扩容、强心及适当的血管活性药物治疗。

(三)防治肾衰竭

1.维持循环稳定,保证肾的灌注压。

2.尽量避免应用使肾血管严重收缩及损害肾功能的药物。

3.肾功能监测包括每小时尿量、尿相对密度、血尿素氮、血肌酐浓度及血、尿电解质浓度。

4.对循环血量已补足而尿少者可用呋塞米利尿。

（四）脑复苏

防治心跳停止后缺氧性脑损伤的措施称为脑复苏。主要目的为防止脑组织的水肿及肿胀,避免及减轻脑组织的继发性损伤,保护脑组织的成活。

1.准确估计心跳停止距心肺复苏开始的时间

根据神经系统的体征对脑缺氧严重程度进行评估,如意识障碍程度、生理反射减弱或消失、肌张力亢进、痉挛、抽搐乃至惊厥等。

2.低温治疗

低温治疗是脑复苏的重要措施之一。心跳停止复苏后病人若出现体温升高、肌紧张、痉挛性麻痹或呼吸久不恢复,瞳孔未见缩小,应施行人工低温治疗。低温治疗方法是以头部为重点的全身降温,头部降温用冰帽,体表降温则用降温毯或在颈、腋下、腹股沟等大血管处外敷冰袋和全身酒精擦浴;维持体温在33~35℃。切忌体温过低而导致心律失常。降温过程中要避免因寒战而引起的代谢氧耗增加,适当应用镇静及肌松弛药物;停止降温的时机以皮层功能恢复(即听觉恢复)为标准。

3.脱水治疗

一般以渗透压利尿药为主,快速利尿药为辅。常用为20%甘露醇0.5~1.0g/kg静注,每日4~6次,必要时加用呋塞米20~40mg。一般在心跳骤停后3~4日脑水肿达到高峰,因此脱水应持续5~7天。脱水程度要根据颅内压、尿量、血渗透压、血细胞比容和电解质测定结果来决定,防止过度脱水造成血容量不足、低血压、心律失常及水、电解质紊乱。

4.使用肾上腺皮质激素

在初期复苏中可用氢化可的松100~200mg静滴,以后可用地塞米松20~30mg/d,一般使用3~4天即可停药,以免出现并发症。

# 第七章　外科重症监测与治疗

重症监测治疗病房(Intensive Care Unit,ICU)是集中各有关专业的知识和技术,对重症病例进行生理功能监测和加强治疗的专门单位。ICU 主要收治那些必须严密监测及积极治疗的危重病人,包括严重创伤、大手术及器官移植术后,各种原因引起的循环功能失代偿;有可能发生呼吸衰竭或需要呼吸器治疗者;严重水、电解质代谢紊乱及酸碱平衡失调者;各种原因引起的心搏骤停复苏后等。

## 一、呼吸系统监测和治疗

（一）呼吸功能监测

呼吸功能监测主要包括如下项目:临床观察、物理检查、放射线检查、动脉血气监测、通气力学监测、氧合监测等。但应根据每一病人的情况选择所需监测项目。

1.临床症状及体征

（1）正常呼吸频率为 10~20 次/min,>20 次/min 即提示有潜在的呼吸功能不全;>30 次/min 常表现为明显的呼吸窘迫,但应排除应激、疼痛及胸腹敷料包扎过紧等因素。

（2）发绀也是缺氧的临床表现之一,但当病人血红蛋白<50g/L 及 CO 中毒时,病人可不表现这一体征。

2.实验室检查与影像学检查

（1）X 线胸部摄片:肺部病变到 X 线下呈现阳性表现一般需 12 小时左右。

（2）动脉血气监测:可监测病人缺氧与二氧化碳蓄积程度。

（3）经皮氧分压和脉搏血氧饱和度监测:优点为无创,使用方便,但要注意在局部血流及温度基本正常时才与动脉血气密切相关。

3.通气与力学监测

常用呼吸功能监测参数见表 7-1。

表 7-1　常用呼吸功能监测参数表

| 参数 | 正常值 | 机械通气指征 |
| --- | --- | --- |
| 潮气量(VT,ml/kg) | 5~7 | — |
| 呼吸频率(RR) | 12~20 | >35 |
| 死腔量/潮气量(VD/VT) | 0.25~0.40 | >0.60 |
| 二氧化碳分压($PaCO_2$,mmHg) | 35~45 | >55 |
| 氧分压($PaO_2$,mmHg) | 80~100 | <70(吸 $O_2$) |
| 动脉血氧饱和度($SaO_2$,%) | 96~100 | — |
| 肺内分流量(QS/QT,%) | 3~5 | >20 |
| 肺活量(VC,ml/kg) | 65~75 | <15 |
| 最大吸气负压(MIF,$cmH_2O$) | 75~100 | <25 |

注:1mmHg=0.13kPa　　1$cmH_2O$=0.098kPa

（二）氧治疗

氧治疗是通过吸入不同浓度的氧,使吸入氧浓度($FiO_2$)和肺泡气的氧分压($PAO_2$)升高以升高动脉氧分压($PaO_2$),达到缓解和纠正低氧血症的目的。给氧装置分高流量、低流量两种,应根据不同病情选择。高流量系统其氧气流速高,可以稳定控制和调节(如表7-2);低流量系统常用的有鼻导管、面罩等,其氧吸入流量不易调节,故 $FiO_2$ 不稳定(如表7-3)。

表7-2　高流量吸氧时 $FiO_2$ 的调节

| $FiO_2$ | $V$(氧):$V$(空气) | 氧流量(L/min) | 总流量(L/min) |
|---|---|---|---|
| 0.24 | 1:25 | 4 | 104 |
| 0.28 | 1:10 | 4 | 44 |
| 0.31 | 1:7 | 6 | 48 |
| 0.35 | 1:5 | 8 | 48 |
| 0.40 | 1:3 | 8 | 32 |
| 0.50 | 1:1.7 | 12 | 32 |
| 0.60 | 1:1 | 12 | 24 |
| 0.70 | 1:0.6 | 12 | 19 |

表7-3　高流量吸氧时 $FiO_2$ 的调节

| 方法 | 氧流量(L/min) | $FiO_2$ |
|---|---|---|
| 鼻导管 | 1 | 0.24 |
| | 2 | 0.28 |
| | 3 | 0.32 |
| | 4 | 0.36 |
| | 5 | 0.40 |
| | 6 | 0.44 |
| 面罩 | 5~6 | 0.40 |
| | 6~7 | 0.50 |
| | 7~8 | 0.60 |
| 贮气囊面罩 | 6 | 0.60 |
| | 7 | 0.70 |
| | 8~10 | >0.80 |

（三）机械呼吸治疗

当通气和换气功能障碍,导致病人低氧血症($PaO_2<60mmHg$、$PaCO_2>50mmHg$)时,应对病人采取综合性治疗措施,包括对原发性疾病治疗、氧治疗、胸部物理治疗及机械通气等。

1.机械通气的适应证

主要有麻醉期间辅助或控制呼吸;心肺复苏后期治疗;各种急性呼吸衰竭,包括换气功能衰竭和通气功能不全或衰竭。

(1)各种原因引起的中枢性呼吸麻痹,如各种感染、高热、中毒、高颅压、颅脑创伤、脊髓创伤;

(2)外周性呼吸麻痹,如多发性神经根炎、呼吸机麻痹、重症肌无力、低钾性麻痹;

(3)胸廓气道解剖性损害,如多发性肋骨骨折、连枷胸、气道部分阻塞;弥散性障碍、换气性障碍,如ARDS和肺水肿;

（4）慢性呼吸系统疾病；

（5）肌痉挛性疾病，如破伤风、癫痫持续状态、产科子痫等不同原因引起的频繁抽搐、肌痉挛以致通气受限时。

2.常用通气模式及呼吸器的设置

（1）常用通气模式：控制通气（Control-Mode Ventilation，CMV）；辅助/控制通气（Assist/Control-Mode Ventilation，A/CMV）；间歇指令通气（Intermittent Mandatory Ventilation，IMV）；压力支持通气（Pressure Support Ventilation，PSV）；呼吸末正压（Positive End Expiratory Pressure，PEEP）。上述通气模式的选择要根据病人有无自主呼吸、潮气量大小及肺部病变情况进行选择。

（2）呼吸器的调置：表7-4可作为进行机械通气时的参考，并根据病情的变化作适当调节。

（3）并发症：机械通气不当可引起肺损伤，表现为肺水肿、肺顺应性下降和氧合功能障碍，并可引起纵隔气肿、皮下气肿和气胸等。

3.呼吸器撤离的指征

病人在原发病已基本控制，循环功能稳定，无严重代谢紊乱和呼吸运动障碍，神志清醒，咳嗽反射灵敏，营养状态及肌力良好，呼吸器频率<25 次/min，静息潮气量>7.5ml/kg，最大吸气负压>30cmH$_2$O（1cmH$_2$O= 98Pa），停止机械通气 1~2 小时复查血气能维持稳定时，可考虑脱离呼吸器。具体脱机过程应参考机械通气实施时间的长短及通气方式而定。原来以 CMV 维持者，应先过渡为 IMV，再逐渐脱机，若机械通气已久者，必须经过一段时间的呼吸肌锻炼方能脱机。

表7-4 呼吸参数的调置

| 通气模式 | IMV,A/CMV |
|---|---|
| 潮气量（VT）（mg/kg） | 10~15 |
| 呼吸频率（RR）（BPM） | 8~12 |
| 吸入氧浓度（FiO$_2$） | 0.4~1.0 |
| 吸/呼时间比（I:E） | 1:1.5~1:2.0 |
| 吸气时间（秒） | 1~2 |
| 吸气停顿时间（秒） | 0~0.6 |
| PEEP（cmH$_2$O）（kPa） | 2~5（0.2~0.5） |

## 二、循环系统监测和治疗

（一）心电图监测

进行心电图监测主要是为了了解心率的快慢、心律失常的类型、对心肌缺血的判断等。

（二）血流动力学监测

血流动力学参数与计算方法见表7-5。

表7-5 血流动力学参数及计算方法

| 参数 | 计算方法 | 正常值 |
|---|---|---|
| 右室做功指数（RVSWI） | SI(MAP-CVP)×1.36/100 | 5~10g·m/m$^2$ |
| 外周血管总阻力（TPR） | (MAP-CVP)×80/CO | 90~150kPa·s/L<br>（900~1500dyn·s·cm$^{-5}$） |
| 肺血管阻力（PVR） | | 15~25kPa·s/L<br>（150~250dyn·s·cm$^{-5}$） |

2.血流动力学监测结果评估与治疗原则见表7-6。

**表7-6 血流动力学监测结果与治疗原则**

| 参数变化 | 临床意义 | 治疗原则 |
|---|---|---|
| 中心静脉压 CVP>16mmHg | 容量↑ | 利尿、限制容量 |
| 中心静脉压 CVP<4mmHg | 容量↓ | 补充容量 |
| 肺毛细血管楔压(PCWP)<10mmHg | 心脏前负荷↓<br>有效循环血量不足 | 补充容量 |
| (PCWP)>18mmHg | 心脏前负荷↑ | 利尿药或扩血管药 |
| 外周血管阻力(TPR)<100KPa·s/L | 心脏后负荷↓ | 补充容量及适量血管收缩药物 |
| 外周血管阻力(TPR)200kPa·s/L | 心脏后负荷↑ | 血管扩展药物 |
| 心脏指数(CI)↓ | 心脏收缩力↓ | 正性肌力药物 |
| 左室做功指数(LVSWI)↓ | 心脏收缩力↓ | 正性肌力药物 |

### 三、维持机体内环境稳定

1.水电解质与酸碱平衡的调控

根据临床检验的血生化数据,维持体液和电解质出入量的平衡,维持血管内晶体与胶体渗透压的正常和稳定,维持酸碱平衡稳定,避免发生呼吸性或代谢性酸碱失衡。

2.营养支持

危重病人往往代谢亢进,又不能正常摄取营养,所以需根据病人对能量的储备情况、营养不良的程度、所处代谢状态及耐受能力来判断病人对能量的需求,同时根据治疗后的反应调整营养支持方案。

# 第八章 多器官功能障碍综合征

## 第一节 概 述

多器官功能障碍综合征(Multiple Organ Dysfuction Syndrome，MODS)是许多急性病人死亡的重要原因。严重创伤、感染、脓毒症、大手术、心搏骤停复苏后等，都可发生 MODS。

### 一、临床表现及诊断

多器官功能障碍综合征，可以是两个以上器官同时发生衰竭，也可以是一个器官先衰竭，然后再相继几个器官衰竭。在临床表现方面，以心、肺、脑、肾衰竭表现明显，而肝、胃肠和血凝系统的衰竭要在其后期才有明显表现。MODS 的初步诊断指标如表 8-1。

表 8-1 MODS 的初步诊断

| 器官 | 病症 | 临床表现 | 检验或监测 |
|------|------|----------|------------|
| 心 | 急性心力衰竭 | 心动过速,心律失常 | 心电图及循环动力失常 |
| 外周循环 | 休克 | 无血容量不足的情况下血压低,肢端发凉,尿少 | 平均动脉压降低,微循环失常 |
| 肺 | ARDS | 呼吸加快、窘迫,发绀,需吸氧和辅助呼吸 | 血气分析有血氧降低等,监测呼吸功能失常 |
| 肾 | ARF | 无血容量不足的情况下尿少 | 尿相对密度持续在 1.010 左右,尿钠、血肌酐增多 |
| 胃肠 | 应激性溃疡 | 进展时呕血、便血,腹胀,肠鸣音弱 | 胃镜检查见病变 |
| | 肠麻痹 | 进展时呈黄疸,神志失常 | |
| 肝 | 急性肝衰竭 | 意识障碍,对语言、疼痛刺激等反应减退 | 肝功能异常,血胆红素增高 |
| 脑 | 急性中枢神经功能衰竭 | 进展时有皮下出血、瘀斑、呕血、咯血等 | 血小板减少,凝血酶原时间和部分凝血活酶时间延长,其他凝血功能试验也可失常 |

### 二、预防

1.全面掌握病史及体检。积极治疗原发病,勿遗漏伴发症的存在,并及时予以处理。

2.重视循环、呼吸系统的状态,保证血容量、心功能,保证氧供,防止低氧血症。

3.防治感染,因为严重感染可使器官功能衰竭,并发展为 MODS。

4.保持内环境稳定是维持器官功能的基本保证,包括水、电解质和酸碱平衡及营养支持等。

5.积极治疗已发生的一个器官的功能衰竭,及时纠正后可望预防连锁恶化反应。一旦两个以上器官功能衰竭,死亡率甚高。

# 第二节 急性肾衰竭

由于大出血、感染性休克、大面积烧伤、挤压伤等致肾缺血和肾中毒，可导致急性肾功能损害。成人24小时尿总量少于400ml称为少尿，不足100ml为无尿，此时伴肾功能恶化，称急性肾衰竭(Acute Renal Failure, ARF)。

## 一、临床表现

1.少尿或无尿期

一般为7~14日。

(1)尿量：由少尿至无尿，尿相对密度为1.010~1.014，含肾衰竭管型。

(2)水中毒：恶心、呕吐、肺水肿、脑水肿、心力衰竭等。

(3)高钾血症：可致心搏骤停。血钾达6.0~6.5mmol/L时必须作紧急处理。

(4)其他：水、电解质紊乱，可有高镁血症、高磷血症、高钙血症、低钠血症及低氯血症。

(5)代谢性酸中毒。

(6)氮质血症：恶心、呕吐、头痛、烦躁、无力、意识模糊，甚至昏迷。血尿素氮、肌酐值明显升高。

(7)出血倾向。

2.多尿期

少尿、无尿期后的7~14日。

(1)尿量：由少尿或无尿转至尿量>400ml/d，可达3000ml/d以上。

(2)肾功能仍未恢复，仍有氮质血症、电解质失衡。

(3)全身衰弱、营养失调，肌萎缩无力，贫血等。

## 二、诊断

1.病史

有烧伤、感染、休克等病因。

2.尿

尿量<400ml/d及<100ml/d，多尿期尿量可达2000~3000ml/d，甚至更多，尿相对密度为1.010~1.014，尿中见肾衰竭管型。

3.肾功能

血肌酐和尿素氮呈进行性升高，尿液渗透压呈等渗性，尿肌酐与血浆肌酐比值常<20。

4.血电解质紊乱

特别是高钾血症的出现。

## 三、鉴别诊断

1.补液试验

用以鉴别肾前性少尿。5%葡萄糖250~500ml在30~60分钟内输入，观察反应。肾前性急性肾衰竭、肾性急性肾衰竭之鉴别见表8-2。

表 8-2  肾前性急性肾衰竭与肾性急性肾衰竭的鉴别

| 诊断指标 | 肾前性 | 肾性(缺血型) |
|---|---|---|
| 尿相对密度 | >1.020 | <1.014 |
| 尿渗透量(压)(mmol/L) | >500 | <300 |
| 尿钠浓度(mmol/L) | <10 | >20 |
| 尿肌酐/血肌酐 | >40 | <20 |
| 尿尿素氮/血尿素氮 | >8 | <3 |
| 血尿素氮/血肌酐 | >20 | <15 |
| 肾衰指数 * | <1 | >1 |
| 氮排泄分数 ** | <1 | >1 |
| 尿沉清 | 透明管型 | 棕色颗粒管型 |

注:* 尿钠/(尿肌酐/血肌酐)

  **(尿钠×血肌酐)/(血钠×尿肌酐)×100

**2.B 超、腹部平片、逆行尿路造影**

可用于判断是否有肾后性梗阻。

**3.必要时肾穿刺活检**

有助于了解病变性质及程度。

## 四、治疗

关键是少尿、无尿期的治疗。

**1.控制入水量**

量出而入,每日补液量参考"显性失水+隐形失水-内生水"的公式,宁少勿多。

**2.营养支持**

给予含蛋白的高热量、高维生素饮食。每天可静脉输注葡萄糖 100~200g。口服摄食蛋白质可达 40g。

**3.抗感染**

选用无肾毒性抗生素,根据药物体内半衰期调节用量。

**4.处理电解质失调**

(1)高钾血症:10%葡萄糖酸钙 20ml 缓慢静滴;25g 葡萄糖及胰岛素(6U)缓慢静滴。

(2)酸中毒:血浆[$HCO_3^-$]低于 15mmol/L 时才用碳酸氢钠。严重酸中毒者需予血液过滤处理。

**5.血液净化**

指征是血肌酐>442μmol/L 或血钾>6.5mmol/L。可酌情作腹膜透析或血液透析。

## 五、预防

1.预防肾缺血,及时纠正血容量不足。

2.大手术前必须纠正水、电解质失衡。

3.麻醉过程防止过长时间低血压。

4.术后少尿时可用呋塞米(速尿)1~3g/d 或 20%甘露醇 100ml 静滴,以保护肾功能。多巴胺 0.5~2μg/(kg·min)可使肾血管扩张。

# 第三节 急性呼吸窘迫综合征

由于大手术(体外循环等)、创伤(大面积烧伤)、感染(化脓性胆管炎)或危重病(急性重症胰腺炎、急性肾衰竭等)导致的通气、换气障碍而致急性低氧血症,称急性呼吸窘迫综合征 (Acute Respiratory Distress Syndrome, ARDS)。

## 一、临床表现

1.初期

有呼吸频率加快、窘迫感。不一定出现明显呼吸困难及发绀。一般吸氧法症状不会好转,X 线胸片无明显异常。

2.进展期

明显呼吸窘迫、困难及发绀。肺部有罗音,X 线胸片示肺弥漫性片状阴影。需机械辅助通气才可能缓解缺氧症状。病情恶化可导致昏迷、死亡。

## 二、诊断

1.病史

有手术、外伤、感染、重病等诱因病史。排除气道阻塞、肺不张、急性心衰等因素而出现呼吸窘迫或困难、发绀是诊断 ARDS 的最基本根据。

2.动脉血气

若动脉血氧分压(PaO$_2$)/吸入氧气浓度(FiO$_2$)≤26.7kPa(200mmHg),则有诊断价值。

3.呼吸窘迫

呼吸频率>30 次/分,用一般吸氧法不能使症状缓解。

## 三、治疗

1.氧疗

可先用面罩加压给氧。若症状不缓解,应及早行气管插管或气管切开,使用机械辅助通气。吸入氧浓度初始可 60%~80%,甚至吸入纯氧。但长时间吸氧时,氧浓度应尽量<40%,只需达到 PaO$_2$≥8.6kPa(65mmHg)即可。无血氧饱和度(SaO$_2$)仪有连续监测之价值,但 SaO$_2$ 应>90%。重症者采用呼气末正压通气(PEEP),以提高氧合。

2.保持循环稳定

补充血容量,必要时使用多巴胺等血管活性物质。

3.限制入水量

为防止肺水肿加重,需使病人处于轻度脱水状态,但不应影响肾灌注血流。

4.感染防治

ARDS 时极易并发肺部感染,需选用适当抗生素治疗。

5.营养支持

可行肠内或肠外营养。

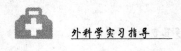

6.治疗原发病

# 第四节　急性胃肠功能障碍

原发于创伤、烧伤、休克等的胃肠急性病理改变,主要表现为胃肠道黏膜损害以及运动和屏障功能障碍,常是多器官功能障碍的一部分。

## 一、临床表现

1.腹胀、腹痛

加重后可影响呼吸,致组织缺氧。

2.消化道出血

可有呕血或便血,大量出血可致休克。

3.腹膜炎

溃疡穿孔所致,出现全腹肌紧张、压痛和反跳痛。

4.肠源性感染

细菌及毒素移位而致全身性感染。

5.急性非结石性胆囊炎

是常见表现之一,常提示病人预后凶险。

## 二、诊断

1.原发病,多有严重感染、休克或创伤等急性危重病基础。

2.出现消化道出血或腹膜炎表现。

3.有胃肠吸收、蠕动障碍。

4.胃镜检查可见散在出血点或溃疡。

## 三、鉴别诊断

应排除胃肠本身疾病和外科急腹症,如坏死性小肠结肠炎、机械性肠梗阻、肠壁坏死致穿孔、出血、腹水等。

## 四、治疗

1.积极治疗原发病,如休克、创伤、感染等。

2.保护胃肠黏膜屏障功能:补充谷氨酰胺,使用思密达以保护肠黏膜。

3.保护胃黏膜:使用硫糖铝等以保护胃黏膜,使用各种制酸剂以降低胃酸。

4.胃肠减压:可减低胃肠道张力而改善胃壁血运。

5.冷冻盐水洗胃。

6.非手术止血措施:经内镜作电凝或激光止血;选择性腹腔动脉注射血管收缩药物;静脉滴注生长抑素;静脉滴注雷尼替丁等。

7.手术治疗。合并急性非结石性胆囊炎、消化道穿孔、弥漫性腹膜炎时宜及时积极行手术治疗,非手术治疗无效的持续出血也需考虑手术止血。

# 第九章　外科手术基本操作

## 第一节　常用手术病人体位

外科手术病人手术时需取一定的体位,以充分显露手术视野,使手术顺利进行。手术体位的安置,既要使病人舒适,不影响麻醉医师的观察和监控,又要预防和避免神经受压、褥疮等并发症的发生。常用手术病人体位有:

1. 仰卧位　又称平卧位,为最常用的手术体位。适用于头面部手术、前胸手术及腹部手术(如图9-1)。

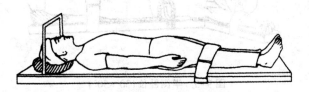

**图9-1　仰卧位**

2. 头后仰卧位　又称垂头仰卧位,适用于颈前部手术,如甲状腺手术或气管切开手术等(如图9-2)。

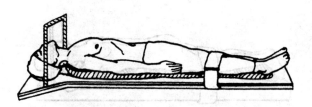

**图9-2　头后仰卧位**

3. 仰卧位

(1)肾侧卧位　又称弓形侧卧位,适用于肾手术、腹部及大腿部手术(如图9-3)。

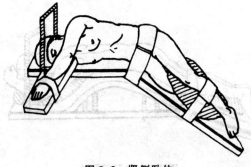

**图9-3　肾侧卧位**

(2)胸侧卧位(90°)　适用于胸腔(肺、食管)手术及侧胸壁手术(如图9-4)。

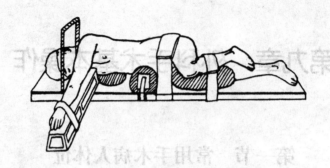

图9-4　胸侧卧位(90°)

(3)半侧卧位(30~50°)　适用于肝手术、脾手术及贲门手术、食管手术,可作经胸腹联合切口(如图9-5)。

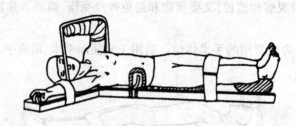

图9-5　半侧卧位(30°~50°)

4.俯卧位

(1)脊椎俯卧位　适用于脊椎手术及背部手术(如图9-6)。

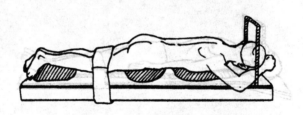

图9-6　脊椎俯卧位

(2)弓形俯卧位　适用于腰椎手术、背部手术及臀部手术(如图9-7)。

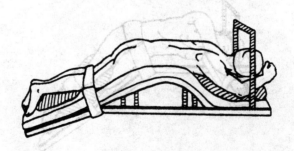

图9-7　弓形俯卧位

(3)头低俯卧位 适用于颈椎手术、头枕部手术(如图9-8)。

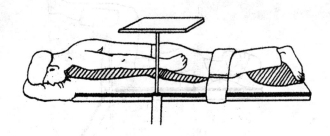

**图9-8 头低俯卧位**

5. 乳腺手术位 适用于乳腺手术及腋区手术(如图9-9)。

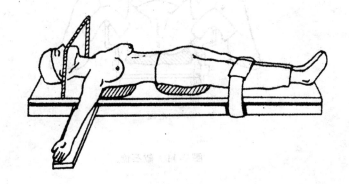

**图9-9 乳腺手术位**

6. 折刀位 为俯卧位的演变术式,适用于肛门手术、直肠手术及臀部手术(如图9-10)。

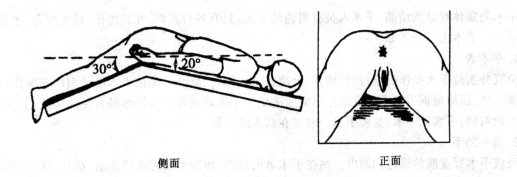

侧面                          正面

**图9-10 折刀位**

7. 截石位 适用于肛门手术、直肠手术及会阴部手术(如图9-11)。

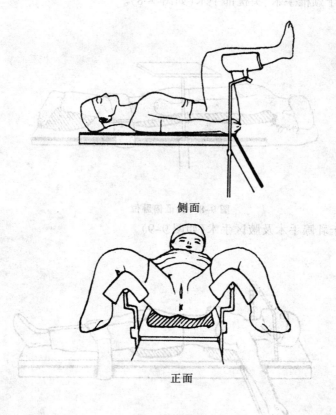

侧面

正面

**图 9-11　截石位**

# 第二节　手术人员的分工

手术是集体智慧的结晶,手术人员有明确的分工。只有各行其职,互相协作,默契配合,才能安全、顺利地完成手术。手术人员分工如下:

1. 手术者

负责并主持手术操作的全过程(切开、分离、止血、结扎、缝合)。除按手术前计划的方案执行手术方法、操作步骤等外,还应根据手术中的发现作出应变决定。手术者站在手术操作最方便的位置,上腹部手术一般站在病人的右侧,下腹部手术、盆腔手术一般站在病人的左侧。

2. 第一助手

完成手术野皮肤的消毒和铺巾。站在手术者的对面,协助手术者进行止血、结扎、拭血、暴露术野等各种操作。

3. 第二助手

站在手术者的左侧,帮助显露视野、拉钩、剪线等,经常维持手术区的整洁。

4. 器械护士

站在手术者右侧器械桌旁,负责手术全过程中的器械、物品、敷料的供给,与手术者主动配合。在手术开始和结束前会同巡回护士一起清点、核对所有器械、物品及敷料的数目,切勿遗漏。

5. 巡回护士

在台下负责手术全过程中的物品、器械、布类、敷料的准备和供给工作;主动与手术者、麻醉师配合,根据手术需要,协助完成输液、输血及手术台上特殊物品、药品的供给;协助手术人员穿衣,调整照明光源、接好电刀、电凝、吸引器;手术开始及结束前与器械护士一道,共同清点、核对手术器械、物品及敷料,并予以登记。术毕协助麻醉师拆除不必要的各种管道和装置,包扎病人伤口,固定各种引流管道,保留手术中采集的各种标本,如胆汁、脓液、穿刺抽吸或切取的病理组织标本等。

6. 麻醉师

负责手术病人的麻醉、给药、监测及处理,保证手术顺利进行,协助巡回护士作好输液、输血等工作。随时观察病人的变化。如病情发生变化,应立即处理,并通知手术者,配合进行抢救。认真记录整个手术过程中病人生命体征变化的数据。全麻病人,术毕拔管后,协同手术室其他人员将病人送回病房。

如遇大手术或疑难手术,除第一、二助手外,还可设立第三助手。第三助手的主要职责是拉钩,协助手术者暴露好手术视野,同第二助手一样,共同维护手术区整洁。

各助手的位置可根据手术需要,作临时调整。

# 第三节 常用手术器械及其使用方法

手术器械是外科手术所必需的工具,手术人员对各种手术器械的结构、基本性能及其使用方法必须进行了解。常用的基本手术器械及其使用方法如下。

1. 手术刀

手术刀由刀柄、刀片两部分组成。刀片多为活动刀片,有圆刀、尖刀、弯刀及大小、长短之分(如图9-12)。使用时,用持针器将刀片安装在刀柄上(如图9-13)。消毒时将刀片与刀柄分开消毒。手术刀主要用于皮肤和组织的切开。

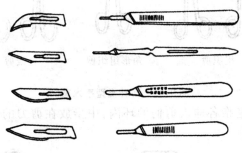

图9-12 手术刀的类型

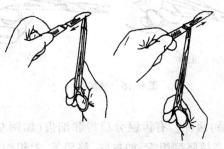

图9-13 手术刀片的安法、取法

持手术刀的方式有以下四种(如图9-14):①抓持式,又称指压式或餐刀式,用于较大的皮肤切口或坚韧组织的切开;②执弓式,最常用,用于胸、腹壁较大的皮肤切口;③执笔式,用于短、小切口或分离精细组织或神经血管;④反挑式,用于各种脓肿切开或气管软骨环切开,以防损伤深部组织器官。

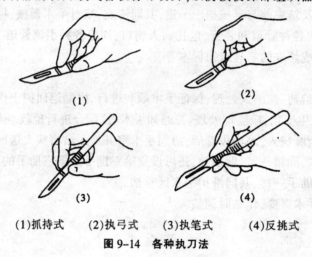

(1)抓持式　(2)执弓式　(3)执笔式　(4)反挑式

图9-14　各种执刀法

### 2. 手术剪

手术剪种类很多(如图9-15)。用来分离、解剖、剪切组织的称为组织剪;用来剪断缝扎线的称为线剪;用来剪伤口缝线的称为拆线剪。长钝头弯剪多用于腹、胸腔深部手术解剖组织时用;长钝头直剪多用于深部剪线。短尖头或钝头直剪多用于浅部组织解剖或剪线、拆线。手术剪一般不用于剪敷料。组织剪不用于剪线,以免损坏其锋利性。

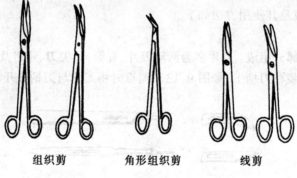

组织剪　　　角形组织剪　　　线剪

图9-15　各种类型手术剪

正确的持剪法是以拇指、无名指各伸入剪柄的环内,中指放在剪刀的前方,示指压在剪轴处(如图9-16)。使用时,剪刃不能张开过大。

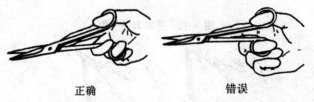

正确　　　　　错误

图9-16　持剪法

### 3. 手术镊

手术镊分有齿镊和无齿镊(平镊)两种。有齿镊分粗齿和细齿(如图9-17),主要用于夹持组织、协助进针,夹持敷料和异物等;粗齿镊用于夹持坚韧组织,如皮肤、筋膜等,对组织损伤较大;细齿镊用于精细的肌腱及整形手术。无齿镊用于夹持脆弱的组织及脏器,如黏膜、血管、神经等。

正确的持镊方法是右手拇、示、中三指握持镊的中部(如图9-18),镊柄外端外露,不能将镊柄握在手掌中。

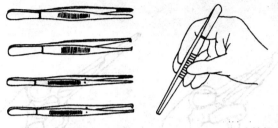

图9-17　各种类型手术镊　　　　图9-18　正确持镊法

4. 血管钳

血管钳主要用于止血,其次可分离、解剖组织,有时可代替手术镊夹持组织或牵拉缝线。因血管钳对组织有压榨作用,故不能钳夹皮肤、脏器及脆弱组织。为了手术操作的需要,血管钳齿槽床可分为直、弯、直角、弧形等多种。用于血管手术的无损伤血管钳,齿槽细而浅,弹性好,对血管内膜损伤轻。对于较厚的坚韧组织及易滑脱组织的出血,一般用尖端带齿的有齿血管钳(Kocher钳),此种钳对组织创伤大,不宜用于皮下止血。血管钳的齿槽分为半齿和全齿。钳端有直、弯、直角及弧形等(如图9-19)。

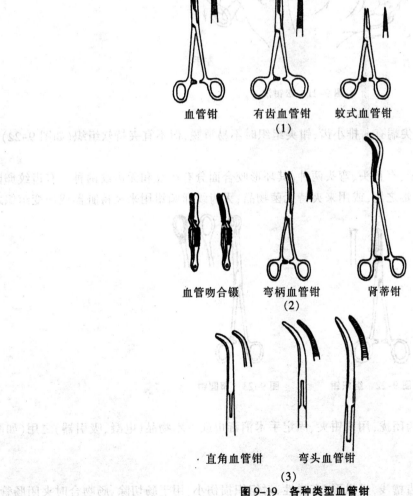

血管钳　　　　有齿血管钳　　　蚊式血管钳

(1)

血管吻合镊　　弯柄血管钳　　　肾蒂钳

(2)

直角血管钳　　　弯头血管钳

(3)

图9-19　各种类型血管钳

持血管钳法与持剪法相同(如图9-20)。松止血钳时,将右手拇指及无名指分别套入柄内环,拇指向内前推柄环即可松开。左手松钳时,拇指、示指持一柄环,第三、四指持另一柄环,两柄环向相反方向用力即可松钳(如图9-21)。

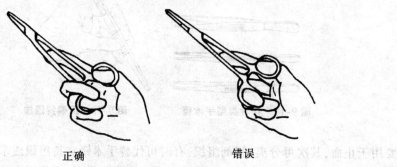

正确　　　　　　　　　　错误

图9-20　持钳法

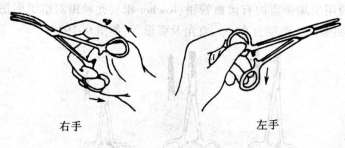

右手　　　　　　　　　　左手

图9-21　松钳法

5. 组织钳

组织钳又称鼠齿钳或Allis钳,尖端有一排小齿,钳夹组织时不易滑脱,但不宜夹持软组织(如图9-22)。

6. 卵圆钳

卵圆钳又称环形钳,前端呈环形,有直头、弯头两种,其环形咬合面分有齿纹和无齿纹两种。有齿纹卵圆钳多用于夹持纱布或棉球作皮肤消毒之用,或用来夹持无菌物品;无齿纹卵圆钳用来夹持脏器或病变组织之用(如图9-23)。

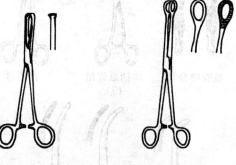

图9-22　组织钳　　　图9-23　卵圆钳

7. 巾钳

巾钳尖端呈半环状,咬合后尖齿闭拢,用来钳夹、固定手术消毒巾或手术物品(电凝、吸引器)之用(如图9-24)。

8. 肠钳

肠钳分直、弯两种,钳叶扁平,齿槽浅,呈纵形,有弹性,对组织损伤小,用于肠切除、肠吻合时夹闭肠管,阻止肠内容物外溢(如图9-25)。

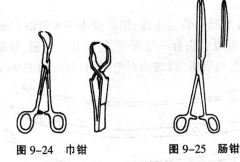

图9-24　巾钳　　　　图9-25　肠钳

9. 阑尾钳

阑尾钳有侧爪,形似肠钳,尖端齿平,有弹性,夹持组织后不损伤组织。用于钳夹较脆弱的组织和脏器如阑尾系膜(如图9-26)。

10. 持针器

持针器又称持针钳,其钳嘴较粗短,钳柄长,钳齿浅,呈交错状(如图9-27)。主要用于夹持缝合组织。执持针器一般用掌握法(如图9-28)。也有与持剪发剪相同者,称指套法,但在缝合操作时其旋转活动幅度不如前法。持针器夹持缝针的方法,应以其尖端夹持缝针的中、后1/3交界处,以便于操作。

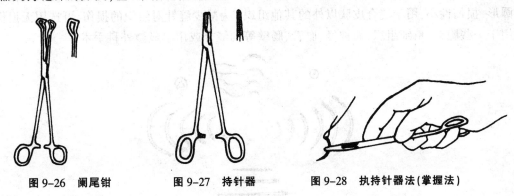

图9-26　阑尾钳　　图9-27　持针器　　图9-28　执持针器法(掌握法)

11. 拉钩

拉钩又称牵引器,主要用于手术野的显露。根据手术部位及深浅不同,可选择不同类型的拉钩,如腹腔方头拉钩、S形拉钩、三翼腹壁拉钩等(如图9-29)。使用时,应用一层纱布垫将拉钩与组织、脏器隔开,牵拉拉钩用力应当均匀,避免损伤组织。

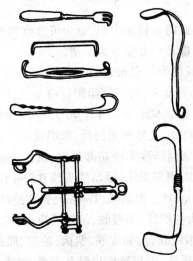

图9-29　各类型拉钩

**12. 吸引器**

吸引器的吸引头以消毒吸引管与吸引装置连接,用以吸净手术野的积血和液体,以利于手术野的充分显露。吸引头有单管和套管之分。套管吸引头有一外套管,可防止大网膜、肠壁堵塞吸引头,影响吸引效果。还有一种带侧孔的吸引头,可调节吸引的负压,以减少对组织的损伤(如图 9-30)。

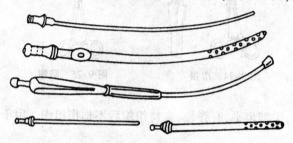

**图 9-30　各种类型吸引头**

**13. 缝合针**

缝合针简称缝针,主要用于缝合各种组织。可分为直针、弯针、三角针和圆针(如图 9-31)。缝合针由针尖、针体、针径及针尾四部分组成。三角针断面呈三角形,锋锐,损伤性较大,用于缝合皮肤及韧性组织。圆针断面呈圆形,损伤性小,用于缝合皮肤以外的其他组织。为减少缝针对组织的损伤,可选用无损伤缝针。无损伤缝针用于一些脆弱、精细组织,如神经、血管、肠壁等的缝合或用于显微外科手术。

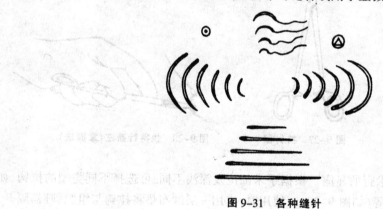

**图 9-31　各种缝针**

**14. 缝线**

缝线主要用于缝合组织和结扎出血的血管和组织,分为可吸收和不可吸收两大类。选择缝线应根据其承受拉力大小、组织反应轻重及制作、消毒是否方便等为原则。

(1)吸收缝线:常用的有人工合成的聚羟己酸(Polyglycolic Acid)、Polydioxanone 和 Polyglactin 910 等及肠线。人工合成的缝线无抗原性,张力强度大,对周围组织反应小,已广泛用于临床。术后约 2~3 个月开始水解被吸收,适于胃肠道、肝胆胰及泌尿道手术缝合。另有 40 天左右被吸收的人工合成线(DEXON Ⅱ),可用于皮内缝合。肠线由羊肠黏膜下层组织制成,属异种蛋白质,组织反应大,分普通和铬制两种。普通肠线抗张力差,7~10 天被吸收,可用于皮肤缝合;铬制肠线系经铬酸处理,抗张力强,14~21 天被吸收,用于胃肠、胆道及泌尿道等黏膜层的缝合。肠线结扎时需用三重结,残留线头约 0.5cm 长。但胰腺手术不宜用肠线。

(2)不吸收缝线:有丝线、尼龙(Nylon)线、泰氟隆(Teflon)、普罗纶(Polypropylene)和不锈钢丝等。

丝线为外科最常用的缝线,一般为扭织线,不吸收,组织反应小,拉力强,质软不滑,做结牢固,价廉易得。除胆道及尿路黏膜层外,适用于各种组织缝合,如皮肤、肌肉、筋膜、肌腱、神经、血管等的缝合。丝线因不吸收,在组织内作为异物存留,若遇创口感染,可导致伤口经久不愈,窦道形成。慕斯(Mersilk)是选用最精细的天然丝线加工而成的编织线,每股编织线表层封有一层蜜蜡,其特点是抗张力强度大,不易折断,柔性强,做结牢靠,组织损伤小,术后感染率低,优于普通丝线,并适用于各种组织的缝合。

尼龙线为高分子材料制成,组织反应小,光滑、不吸收,多用于小血管或整形手术的缝合,但结扎易滑脱,过紧结扎易在线结扎处折断,故不宜用于有张力的深部组织的缝合。

不锈钢丝刺激性小,拉力大,不吸收。主要用于皮肤减张缝合及骨骼固定。但不易打结,有切割或嵌入组织的可能。

15. 探针

探针又称探子或探条,分普通(圆形)探针和有槽探针两种,用来探查窦道、瘘管或组织内异物,并借以引导作窦道切开及瘘管切除。此外,还有特殊用途的探针,如尿道探子、胆道探条等(如图9-32)。

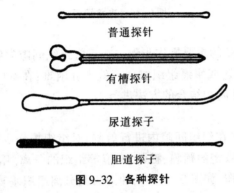

普通探针

有槽探针

尿道探子

胆道探子

**图 9-32　各种探针**

16. 刮匙

刮匙分直、弯两型及锐匙、钝匙两种,用以刮除坏死组织及肉芽组织。用于重要组织和器官时先用钝匙,一般可用锐匙(如图9-33)。

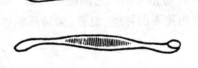

**图 9-33　刮匙**

# 第四节　手术基本操作技术

任何手术,都是通过各种基本操作技术来完成的,且直接影响手术效果。因此,要求外科基本操作技术必须熟练、准确、迅速、轻柔。手术基本操作包括切开、止血、打结、分离与缝合。

1. 切开

切开是手术的第一步。切开的原则是:①按正常的局部解剖结构;②不损伤重要的神经、血管;③不影响局部的生理功能。

切开皮肤时,用力要适当、均匀,先由术者与助手将切口两旁的皮肤固定(如图9-34),或由术者左手将切口皮肤固定,使其有一定紧张度。术者右手持手术刀,刀片与皮肤表面垂直,力求一次全层切开皮肤、皮下,然后再逐层切开深部组织。切口要整齐,内外长短一致。肌肉组织尽可能顺肌纤维方向钝性分开,在肌纤维交错之处,用刀或剪离断,以减少组织的损伤。

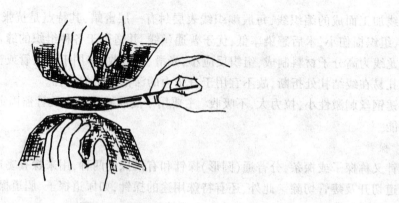

**图9-34　皮肤切开**

2. 分离

分离是显露深层组织、切除病变的重要操作步骤。在正常组织间隙的解剖平面分离容易,且不易损伤神经和血管,出血亦少;在有炎症、粘连或瘢痕组织内分离就十分困难;在有巨大肿瘤压迫之下分离更为困难。分离时一般多用锐性解剖和钝性推离相结合的方法进行。

组织分离有两种:

(1)锐性分离:是用刀或剪直接在组织间隙内进行剪割,对组织损伤少,但必须在直视下进行,且要求动作精细、准确、解剖熟悉。适用于较致密的鞘膜、腱鞘、瘢痕等组织的分离。用刀分离宜将分离组织牵拉在紧张的情况下,利用右手手指的伸缩动作,如图9-35(1),使刀刃与分离组织垂直,作短距离的切割。用剪刀分离,将剪尖闭合伸入组织间隙,不宜过深,然后张开剪尖,轻轻分离组织,在辨明无神经、血管的情况下,剪断组织,有时不直接剪,而是用剪尖推剥的方法将组织分开,如图9-35(2)。

(2)钝性分离:是用血管钳、解剖剪、刀柄、剥离子(如花生米大的小纱布球)或手指进行,如图9-35(3)。适用于疏松组织、腹膜后间隙或良性肿瘤与正常组织之间隙的分离。钝性分离迅速、省时,但要有一定的技巧,动作轻柔、熟悉解剖结构,否则易损伤重要的神经、血管。如局部粘连重或解剖结构不清,不宜采用钝性分离。

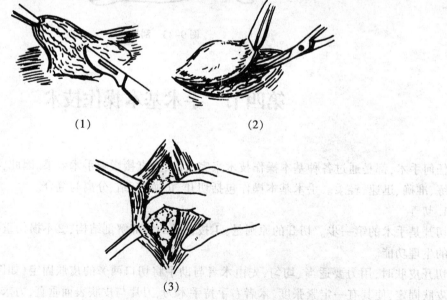

(1)

(2)

(3)

(1)、(2)锐性分离　(3)钝性分离

**图9-35　解剖分离**

3. 止血

常用的止血方法有以下几种:

(1)压迫止血法:适用于毛细血管和微小血管的出血和渗血。对于创面的广泛渗血,用纱布或温盐水纱布垫压迫 2~3 分钟常可止血。对于较大血管的出血亦可用此法暂时止血,然后再钳夹结扎止血。对于深创面出血,难以用其他止血方法者,有时只能采用纱布压迫填塞止血。对于手术中突然发生的紧急出血,先用手指压迫止血,为进一步彻底止血赢得时间,创造条件。对于四肢手术的出血,可用止血带压迫止血,再作局部彻底止血处理。

(2)结扎止血法:是外科手术中最常用、最可靠、最重要的止血方法,适用于活动性血管出血。结扎止血方法有两种:①单纯结扎,适用于细小血管的出血,将缚线绕过止血钳下的血管或组织而结扎,如图 9-36(1)。②贯穿缝扎,适用于较大的血管或重要部位的血管出血,如图 9-36(2)、9-36(3)。若单纯结扎有困难或线结易滑脱时,也可采用此法,其止血效果更为确切、可靠。

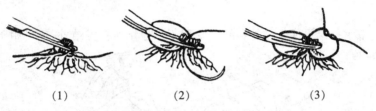

(1)　　　　　　(2)　　　　　　(3)

(1)单纯结扎止血　(2)、(3)贯穿缝扎止血

**图 9-36　结扎止血**

(3)电凝止血法:通过高频电波使出血组织产热、血液凝固而达到止血的目的。主要用于切口和浅部组织的小出血或渗血。特点是止血迅速,节省止血时间,不留线结于组织内。常用高频电凝可达到边切割、边止血的目的。缺点是对较大的血管电凝止血效果欠可靠,可因凝固焦痂脱落而出血;伤口有污染时,易引起感染。故对于深部的明显出血最好不用此法。

(4)局部药物止血:一般用于创面渗血,如肝创面出血、胆囊创面出血可用局部止血剂如凝血酶、明胶海绵、氧化纤维素、纤维蛋白粘合剂等。此外,尚有血管收缩剂如肾上腺素或麻黄碱溶液,以及白药等局部外用止血药。但此法对活动性出血的止血效果不满意。

(5)血管修补法:多用于重要血管损伤所致的出血,如血管为线形裂伤,可用 5-0 带针线直接缝合修补。血管断裂,应将其近远两端壁用锐剪修整后,行血管对端吻合。如血管直接吻合有张力或缺损一段血管时,可用自体静脉或人造血管作血管移植。

(6)其他止血法:如骨髓腔、松质骨出血用骨蜡填塞,颅内手术用银夹止血,骶前静脉出血用图钉按压或纱布填塞止血等。

4. 打结

(1)结的种类

按结的形态,可分为单结、方结、三重结、外科结、假结和滑结(如图 9-37)。常用的结有方结、三重结和外科结三种,而假结为错误结,一般不用。

①单结:为基本结,是各种结的基础。打结时只绕一圈,易松脱,不牢固。一般不用。

②方结:又称平结,为外科手术中最常用的结,由两个方向相反的单结组成。不易滑脱,牢固。

③三重结:又称三叠结,在方结的基础上再加一个单结,即由三个单结组成。其中第一、三个单结方向相同,与第二个单结方向相反。三重结牢固、可靠,又称加强结。用于有张力的组织缝合、大血管的结扎或肠线、

单结　　　　　　方结　　　　　　三重结

　　　　　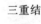

外科结　　　　　　假结　　　　　　滑结

**图 9-37　结的种类**

尼龙线的打结。

④外科结:是将第一个结的线圈绕两次,使线间摩擦面加大,在打第二个单结时不易滑脱和松动,故牢固、可靠。多用于大血管和有张力组织的缝合。一般较少用。

此外,还有两种错误结,一般不用。

①假结:又称十字结,由两个方向相同的单结组成,此结容易滑脱,不牢靠。

②滑结:由两个方向相反的单结组成,形式与方结相似。但在打结过程中,由于双手用力不均,使一侧线过紧,两线交叉不均造成滑结。

(2)打结方法

打结可用手或器械。用手打结可分为单手打结和双手打结。用器械打结可用持针器或血管钳打结。

①单手打结法:为常用、简便、迅速的打结法,左右手均可进行。主要用拇指、示指、中指进行操作(如图9-38)。

②双手打结法:双手打结更便于做外科结。除用于一般结所打方结外,还可用于深部组织或组织张力较大的缝合结(如图9-39)。

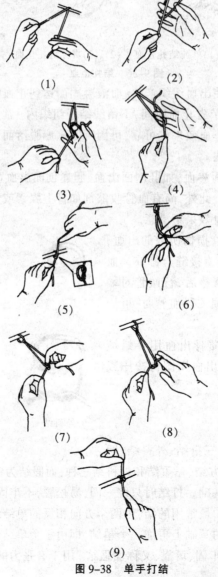

图 9-38　单手打结

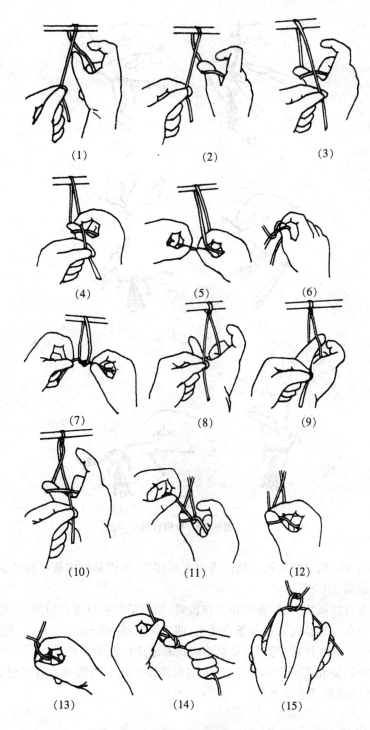

**图9-39 双手打结**

③持钳打结法：一般用持针钳或血管钳打结。此法适用于深部打结或由于线头过短用手打结有困难时（如图9-40）。其缺点是当缝合有张力时，第一个单结易松脱，常需助手用钳夹线，才能扎牢。

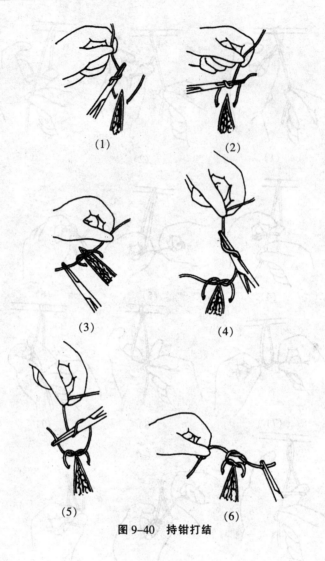

图 9-40　持钳打结

(3)打结注意事项

①不论用哪种方法打结,第一结和第二结的方向必须相反,否则易打成假结而滑脱;打结过程中,两手用力要均匀,否则易造成滑结。

②每打一结时,应先将拉线摆平,顺着结扣方向拉紧,如与结扣相反方向拉紧,易使线在结扣处折断。

③打结时,两手用力点应与结扎点在一条直线上,两手距线结的距离不宜太远,尤其是深部打结时,一手指距线结近处 1~2cm,慢慢收线拉紧,用力过猛易将线拉断或未能扎紧而松脱。

④在打第二个结扣时,防止第一个结扣松开,必要时由助手用无齿镊或血管钳将第一个结扣压住,待第二个结扣扣拢时将无齿镊或血管钳移去。

5. 剪线

应在直视下进行。剪线时要用"靠、滑、斜、剪"四个动作来完成。即剪刀尖部稍张一小缝,以剪的一刃靠紧缚线滑至线结处,使剪刃向上略偏30°,将线剪断(如图9-41)。线头一般留约 2~3mm,如为重要血管结扎线,线头可稍长,约 3~4mm;如为羊肠线,线头约留 5mm,线头过长,在组织内异物反应重,有时可导致感染的发生。

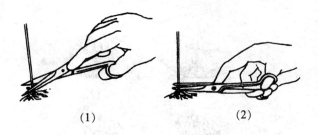

$$(1) \qquad\qquad\qquad (2)$$

**图9-41 剪线方法**

**6.缝合**

缝合的目的是将切开的组织对口靠拢,消灭间隙、残腔,以促进组织愈合。缝合方法很多,根据缝合后切口边缘的形态可分为单纯缝合、内翻缝合及外翻缝合三种。每种缝合又分间断缝合和连续缝合两种。

(1)单纯缝合法:是将切开的两边缘直接对合的方法。常用有以下几种缝合(如图9-42)。

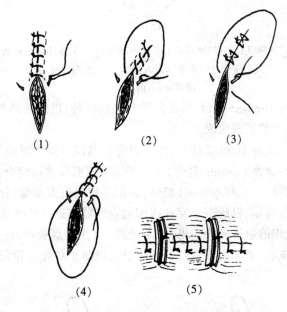

$$(1) \qquad\qquad (2) \qquad\qquad (3)$$

$$(4) \qquad\qquad (5)$$

(1)间断缝合 (2)连续缝合 (3)"8"字缝合 (4)毯边(锁边)缝合 (5)减张缝合

**图9-42 单纯缝合**

①间断缝合:从切口的一端开始先缝一针,打一个结,各结缝线互不相连.常用于皮肤、皮下、筋膜等组织的缝合。

②连续缝合:从切口的一端开始先缝一针打结,缝线不剪断,连续进行缝合,直至切口的另一端打结。

③"8"字缝合:缝针斜着交叉缝合呈"8"字形,常用于张力较大的肌腱缝合。

④毯边缝合:又称锁边缝合。常用于胃肠吻合的后壁全层缝合,或用于游离植皮时边缘的固定缝合。

⑤减张缝合:主要是防止术后切口裂开。常用于切口创缘相距较远时,或单纯缝合后切口张力较大时。

(2)内翻缝合法:将缝合组织的边缘向内翻入,外面光滑。常用于胃肠道吻合。主要有以下几种方法(如图9-43)。

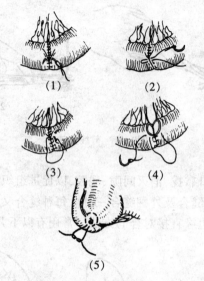

(1)垂直褥式内翻缝合　(2)间断水平褥式内翻缝合　(3)连续水平褥式内翻缝合

(4)连续全层水平褥式内翻缝合　(5)荷包缝合

图9-43　内翻缝合

①垂直褥式内翻缝合:又称 Lembert 缝合,分为间断与连续两种,以间断缝合常用。多用于胃肠吻合或肠吻合时的浆肌层缝合。缝合后是浆膜对浆膜。

②间断水平褥式内翻缝合:又称 Halsted 缝合,用于缝合浆肌层后修补胃肠道穿孔。

③连续水平褥式内翻缝合:又称 Cushing 缝合,多用于肠壁浆肌层连续缝合。

④连续全层水平褥式内翻缝合:又称 Connell 缝合,多用于胃肠道前壁全层缝合。

⑤荷包缝合:用于缝合阑尾残端、胃肠道小穿孔或固定空腔器官造口的插管。

(3)外翻缝合法:将缝合组织的边缘向外翻出,内面光滑。常用于血管吻合、腹膜缝合、减张缝合等。也可用于缝合松弛的皮肤(如阴囊皮肤,老年人或经产妇的腹壁),以防止皮缘内卷而影响愈合。主要有以下几种方法(如图9-44)。

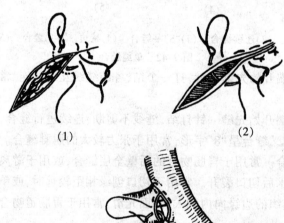

(1)间断垂直褥式外翻缝合　(2)间断水平褥式外翻缝合　(3)连续外翻缝合

图9-44　外翻缝合

①间断垂直褥式外翻缝合：常用于松弛皮肤的缝合。

②间断水平褥式外翻缝合：常用于血管吻合或减张缝合。

③连续外翻缝合：多用于腹膜缝合或血管吻合。

（4）注意事项

①缝线都是异物，应尽量减少缝线的用量和过多残留。选用线的拉力应胜过组织的张力。肠线宜用连续缝合，丝、棉线可用于间断缝合。

②缝合结扎后线的拉力比单线强数倍，缝合后线的抗张力与缝合的密度有关，而不是缝线的粗细。

③连续缝合的力量分布均匀，抗张力较间断缝合强，但如有一处断裂则可使全都缝线松脱，伤口裂开，一旦伤口感染，其处理比间断缝合更困难。因此，如无特别需求应尽量少用连续缝合。

④缝合皮肤，应将创缘对合好，深度合适，不能留下死腔，以免伤口积液、积血，导致伤口感染裂开。结扎线的松紧适度，以创缘对拢为宜。结扎过紧，可使皮缘内卷或影响切口血循环，发生水肿，妨碍愈合。皮肤缝合以间断缝合为佳，针距 1.0~1.2cm，边距 0.5~0.6cm。皮肤松弛者，可用间断垂直褥式外翻缝合。皮肤缝合线头留约 0.5~0.8cm 长，以便于拆线。

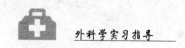

# 第十章　外科常用诊疗技术

## 第一节　清创术

清创术(Debridement)就是用手术的方法处理污染的新鲜伤口。清除伤口内的污物和异物,切除因损伤而失去活力的组织,使彻底止血的伤口变成或接近清洁的伤口,并作初期缝合或延迟缝合。

### 一、清创时机

清创术应在伤后越早越好,一般最好在受伤后 6~8h 内施行。在下列情况下也可适时地延长,争取在伤后 12~24h 内进行清创:①伤口污染较轻、局部血液循环良好或气候寒冷时;②伤后早期已应用广谱抗生素;③头、颈、颜面部血运丰富的部位的伤口或关节附近的伤口,有大血管、神经等重要结构暴露的伤口。

### 二、术前准备

1.判断伤情,以防漏诊。根据受伤机制、临床表现和全面体检,了解创伤的严重程度及全身情况,判断是否有颅脑、胸、腹、四肢深部等不适合在门诊处理的合并伤或多发性损伤。

2.病人如出现休克,应先抢救休克,待病情稳定后再进行清创。

3.观察创伤局部有无骨、血管、神经、肌腱等损伤,如有活动性出血,应在抗休克的同时先行止血。疑有骨折或金属异物存留者,应行 X 线摄片检查。但在清创前一般禁用器械或手指探查伤口。

### 三、麻醉选择

依损伤部位和伤口情况等选择麻醉。

1.体表较浅的伤口多用局部浸润麻醉,大而深或复杂的伤口可依据情况选用神经阻滞麻醉、腰麻、硬膜外麻醉或全身麻醉。

2.四肢如指、趾等较小肢体远端损伤,可用套式封闭加局部神经阻滞麻醉。

3.上肢伤口多采用臂丛神经阻滞麻醉,如条件许可,病人情况良好,也可考虑采用连续硬膜外麻醉。

4.躯干、体表伤口清创多可用局部麻醉;胸壁伤口尚可选用肋间神经阻滞麻醉;大而深的伤口则需全身麻醉。

### 四、清创步骤

1.清洗去污

严重损伤的伤口清洗应在麻醉下进行。

(1)用无菌纱布盖好伤口。剃除或剪去伤口周围毛发,范围要大,以备必要时延长切口。

(2)伤口周围应用肥皂水刷洗,如皮肤上有油垢,可先用汽油或乙醚擦拭干净,然后再用肥皂水和等渗盐水清洗擦干。

(3)用无菌等渗盐水反复冲洗伤口,必要时用3%过氧化氢溶液冲洗,彻底清除伤口内的异物、血块、组织碎片等。

2.清理伤口

(1)用无菌纱布覆盖创面,而后更换手套和器械,按无菌要求消毒皮肤,常规铺盖无菌巾。四肢伤口近段预置充气止血带以备用。

(2)彻底清创后再用无菌生理盐水、0.1%活力碘(聚吡咯酮碘)冲洗创面。如创面污染、损伤严重,且伤后时间较长,则应先用3%过氧化氢溶液冲洗,再用生理盐水、0.1%活力碘依次冲洗一遍,然后进行组织修复工作。

3.各种组织损伤的处理选择

(1)皮肤:切除1~2mm明显受挫伤、失活的创缘皮肤,将皮缘修剪整齐。头、颈、手部血供丰富,可贴近创缘切除损伤的皮肤。过多切除颜面、手指、关节附近的组织,可影响缝合和功能。皮肤大片撕脱,或脱套性撕裂者,可将撕脱的皮肤行一期全层或中厚皮片游离植皮,争取创面全部覆盖。

(2)筋膜:挫伤坏死的筋膜应全部切除。肢体深部软组织有挫伤者,应将筋膜作菱形、十字形或工字形切开,有利于筋膜间隙的减压。

(3)肌:应彻底清除失活的肌组织。判断标准:①夹之不收缩;②切开不流血;③失去固有弹性;④色泽暗红,表面浮肿。

(4)骨、关节:骨折应先予复位、固定,小的游离骨折碎片应清除,但与软组织相连的骨片必须保留;关节囊修补后,一般在关节囊内勿置引流。

(5)血管:较大的或重要的血管损伤或结扎后可能影响远端血供。肢体存活者,应实施血管吻合、修补或移植。一般的血管予以结扎。

(6)神经:应尽早清创后争取一期修复缝合;应避免过多地游离损伤的神经,以防加重损伤;作神经吻合前,须将神经的两断端用锋利刀片修成平整的创面,再作神经外膜或作束膜对端吻合;如修复缝合有困难可将神经两断端固定于邻近软组织上,防止其回缩,以便作二期修复术。

(7)肌腱:清创后尽可能行一期修复。若为钝性拉断,或不能缝合,可将两断端固定在附近肌上,待创口愈合后再行修补。

4. 伤口处理

伤口是否缝合,应根据具体情况而定:

(1)受伤后6~8小时内清创者,应做初期缝合。伤后经过急救处理,局部使用过抗生素,伤后12小时清创后仍可作初期缝合。

(2)伤后超过12小时,或伤口污染严重者,可作延期缝合。

(3)火器伤的伤口一般不作初期缝合,但下列情况例外:①颜面和眼睑伤、头皮伤;②胸部穿透伤有开放性气胸者;③有肌腱或神经暴露的手部伤;④关节囊或滑膜囊损伤,囊腔中应留置塑料或硅胶管,以便术后注入抗生素以及灌洗引流;⑤作血管吻合者,需用肌肉组织覆盖或皮肤缝合;⑥外阴部伤可作缝合,或作定位缝合。

5.伤口引流

根据伤口情况,如伤后时间较长,污染严重等,可在缝合的伤口内放置引流物如橡皮片等,一般术后48小时内拔除。

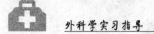

### 五、清创术后的处理

1.包扎固定。骨、关节损伤者,神经、血管、肌腱修补者,广泛软组织损伤者,均需固定。常用的固定方法有石膏托或夹板,并需抬高患肢,密切注意肢体末梢血液循环。

2.根据情况选用抗生素。

3.伤后 24 小时内注射破伤风抗毒素 1500U。

4.注意伤口引流情况,有无出血,引流物有无恶臭等。除伤口大量渗出液外,一般不宜过多地更换内层敷料。

5.注意观察伤口情况,如出现局部严重感染、化脓或引流不畅,应及时扩大伤口引流,同时给予有效抗生素治疗。

# 第二节  外科切口处理和换药

## 一、外科切口分类

1.Ⅰ类切口(无菌切口)

如甲状腺切除术、单纯骨折切开复位术等。

2.Ⅱ类切口(可能污染切口)

如胃大部切除术、肺切除术、创伤 6 小时以内进行清创缝合的伤口。

3.Ⅲ类切口(污染切口)

如阑尾穿孔手术、腹膜炎手术、肠梗阻手术、肠坏死手术等。

## 二、外科切口愈合的分级

1.甲级愈合

伤口愈合优良,没有不良反应的初期愈合。

2.乙级愈合

指伤口愈合过程欠佳,包括局部红肿、硬结等炎症反应及血肿、积液等,但未化脓。

3.丙级愈合

切口化脓,常需敞开伤口换药或切开引流。

## 三、外科切口处理

1. 手术后 24 小时更换一次无菌敷料。一般术后 24~48 小时伤口疼痛减轻。未置引流的手术切口术后 3~5 日更换无菌敷料,如切口无异常情况,也无切口局部疼痛加重、体温升高等疑有切口感染的情况,则可不更换敷料,直至拆线。

2. 有引流的伤口,视引流量的多少,每日一次或多次换药,以防止引流物湿透外层敷料。置引流管处切口保持干燥者,可 2~3 日更换敷料一次。为引流创面渗血、渗液,如甲状腺手术等Ⅰ类切口的乳胶片引流,除非引流量仍多,一般在 48 小时内拔除;Ⅱ、Ⅲ类切口皮下引流,如无切口感染,一般也于术后 48 小时拔除;烟卷引流,术后 12~24 小时应予转动,以后酌情转动或抽动一下,以保持引流效果;其他引流视具体情况处理。

3. 初期愈合良好的头部、面部、颈部手术切口术后 4~5 日拆线;下腹部、会阴部术后 6~7 日拆线;胸部、上腹部、背部、臀部术后 7~9 日拆线;四肢术后 10~12 日拆线,近关节处可适当延长;减张缝线需 2 周以上才可拆线。术后切口有轻度红、肿可用 75% 酒精湿敷或理疗,个别缝线处有炎症反应者可先行拆除该缝线;切口术后有红、肿、热、痛等明显感染者,应提前拆线,如已化脓,应予以敞开,并每日换药。

如有下列情况,应延迟拆线:贫血、消瘦、营养不良、恶病质者;严重失水或电解质紊乱尚未纠正者;老年人及婴幼儿;咳嗽未控制的胸部、腹部手术患者;任何原因所致切口张力大者。上述情况也可采取分期间隔拆线的方法。

### 四、换药和拆线

1.换药前准备

必须穿工作服,戴帽子、口罩,洗净双手;必要时先看一次伤口,估计需多少敷料和何种药物,一次备妥。

2.严格遵守无菌操作原则

应先换清洁的伤口,如 I 类切口或拆线等;再换感染伤口,并应每次洗手,以减少交叉感染机会。换药应用两把镊子,其中一把夹持无菌棉球、敷料等;另一把夹持接触伤口的敷料、污染伤口的敷料等,这把镊子不应再接触伤口其他部位,需置于专用容器内。

3.换药步骤

(1)创面外层敷料可用手轻轻揭开,里层敷料应按无菌操作用镊子取除。手术缝合切口,用碘伏棉球(或碘酊,再用酒精棉球)先消毒切口部位,再由内向外消毒周围皮肤至稍大于纱布敷料覆盖的范围。需要时拔除引流条,引流口分泌物用干棉球擦净,覆盖敷料后用胶布固定或包扎。

(2)有创面者应观察创面分泌物多少、色泽,有无线头、异物及坏死组织,创面肉芽及创缘表皮生长情况。里层敷料如与创面粘住,应先用等渗盐水浸湿后再揭除,以免损伤肉芽组织和引起创面出血。

(3)有创面者,先用盐水棉签拭净创缘周围皮肤上的分泌物和消毒创面周围皮肤 2~3 次。再用盐水棉球蘸吸清除创口内的分泌物。脓液及坏死组织较多或较深的创面,可用等渗盐水或其他消毒液如 0.05% 氯己定溶液、0.1% 依沙吖啶(利凡诺)溶液等冲洗。创面内线头、异物或坏死组织应予以清除。

(4)分泌物过多的创面,应选用等渗盐水或其他溶液的湿纱布引流或湿敷。假单孢铜绿脓杆菌感染可用 1% 醋酸溶液、2% 苯氧乙醇液清洗。有厌氧菌感染者,用 3% 过氧化氢溶液冲洗。

(5)肉芽生长健康、创面分泌物少的创面,应以凡士林纱布覆盖创面或凡士林纱布条引流创面。肉芽组织明显水肿者,用高渗盐水纱布湿敷。高出周围组织皮肤或不健康的肉芽组织,可用剪刀剪平或先用硝酸银腐蚀,再用等渗盐水棉球反复轻擦拭后以凡士林纱布敷盖。

4. 拆线步骤

(1)去除敷料,用碘伏或碘酊、酒精棉球由内向外消毒切口及周围皮肤。

(2)用镊子轻轻提起线结,在靠近线结侧紧贴皮肤处剪断一边缝线,然后自对侧抽出缝线。

(3)拆线完毕,再次消毒皮肤,覆盖无菌纱布,胶布固定或包扎。如切口愈合欠佳,有部分裂开,可用蝶形胶布将伤口拉拢。

# 第三节　引流术

引流术是指采用各种引流物进行外引流的外科医疗技术。其目的有二:一是引流出手术创区的血液、渗出物等,防止术后感染和影响切口愈合,如甲状腺切除术、乳腺癌根治术后的引流和胸心手术的胸腔引流等;

二是外科治疗措施,如脓肿切开引流、外伤性血气胸的闭式胸腔引流等。

## 一、常用的外科引流物

1.纱布引流条

可分为干纱布引流条、水溶液(如等渗盐水等)湿纱布引流条及油(凡士林)纱布引流条。

2.乳胶片引流条

常用乳胶手套剪成不同长度和形状。

3.烟卷式引流条

常用乳胶手套膜卷粘成圆筒状,中间充填稀网格纱布条,形似烟卷。

4.各种引流管

根据制作材料不同有乳胶管、橡皮管、塑料管等;根据用处不同有不同长度、口径以及形状,如半片乳胶管、双套管引流管、T形管或蕈状头导管等(如图10-1)。

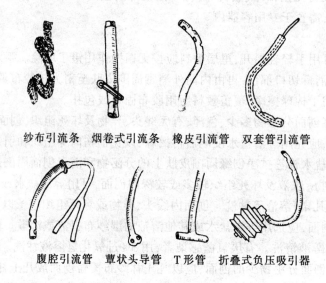

纱布引流条　烟卷式引流条　橡皮引流管　双套管引流管

腹腔引流管　蕈状头导管　T形管　折叠式负压吸引器

图10-1　各种引流物

## 二、使用引流物的注意事项

1.按不同伤口、需要及具体情况,选用引流物,如Ⅰ类切口为防止皮下积血,影响愈合,应采用乳胶片或半片乳胶管引流。胸腔引流采用较粗的和有一定硬度的塑料管,以保证引流通畅和不被压瘪。

2.放置引流物时必须保持引流通畅。如纱布引流条不应紧塞伤口,脓腔引流管必须置于脓腔最低位;相对切开引流的腔隙,引流物可从两切口贯穿引出(对口引流)。

3.引流物末端应留置伤口外,并应用粗丝线绑扎或贯以安全别针,或固定绑扎在切口缝线上,以防滑入伤口或滑脱,还应记录引流物种类和数量。引流管应连接无菌贮液袋或引流瓶;闭式胸腔引流管应连接无菌水封引流瓶等,以保持负压。

4.引流物不宜置于大血管、神经或肌腱附近,骨折断端或关节囊内;引流管不应紧贴肠袢等空腔脏器壁。

5.应根据需要及时更换敷料,防止引流液、分泌物等湿透敷料,增加感染和混合感染的机会。

6.动态观察引流情况,包括引流是否通畅,引流液的数量、颜色、气味,有无沉淀等,并均应记录。

# 第四节 静脉切开

## 一、适应证

1.病情需要快速输液、输血,而静脉穿刺有困难者。

2.作为保证手术中输液、输血通畅的静脉通路。

## 二、操作要点

1.术者戴帽子、口罩、无菌手套。常规消毒,铺无菌孔巾。行局部浸润麻醉。

2.四肢浅静脉均可选作切开部位,通常选用下肢内踝前上方大隐静脉。

3.在待切开静脉处作一与静脉平行或垂直、长约1.5~2cm的皮肤切口,用小弯血管钳分离皮下组织,于深筋膜前的浅组织内显露静脉,紧贴静脉纵向游离其一侧,以小弯血管钳头伸入静脉后侧,将其挑起;撑开血管钳将其后侧稍加游离后,自静脉后侧弓引过两根1号丝线。

4.结扎静脉远端丝线,近端丝线打一单结,暂不结扎。

5.向足侧牵引远端已结扎的丝线,将静脉提起,在两根丝线之间用眼科剪刀剪开静脉前壁,约占其直径的1/3~1/2(图10-2)。

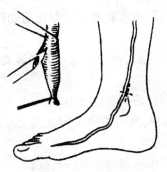

图10-2 静脉切开

6. 经静脉切口迅速向近心侧插入充满等渗盐水的导管约4~5cm,结扎近端丝线,固定导管于静脉腔内。将导管连接输液系统开始输液,观察是否通畅或渗漏。

7. 剪去近、远端结扎丝线,结扎线头尽量留短。全层间断缝合皮下组织和皮肤,并将一根皮肤缝线结扎固定导管,以防滑脱。局部消毒,无菌敷料妥善固定和包扎。

## 三、术后处理

1.保持局部干燥、无菌,每日更换无菌敷料。

2.经常观察输液是否通畅和有无切口渗漏。如因血管痉挛而输液流通不畅可用局部热敷或向导管内注入0.5%~1%普鲁卡因2~5ml,或提高输液平面,增加输注水柱压力。如不见效,则系静脉近端或导管栓塞或阻塞,应更换导管或静脉切开部位。切口渗漏多为近端静脉结扎线结松脱,需拆开皮肤缝线、显露切口,重新结扎处理;如为近端静脉壁损伤,则更应更换静脉切开部位。

3.静脉切开输液一般不超过1周,以2~3天为宜,以免发生静脉炎。

4.结束静脉切开输液后,先作切口部位消毒,剪除固定导管的皮肤缝线,拔除导管,切口处压迫1~2分

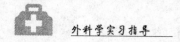

钟,无菌敷料压迫,包扎固定。术后7日拆线。

# 第五节 脓肿切开引流术

组织的化脓性感染局限形成脓肿时,应及时切开引流,以减少毒素吸收,减轻中毒症状;防止脓液向周围蔓延、造成感染扩散。

## 一、适应证

急性化脓性感染已局限形成脓肿。①表浅脓肿,表面有波动感。②深部脓肿,诊断性穿刺可抽吸出脓液或B超提示局部有脓肿存在者。

## 二、术前准备

1.行B超、X线摄影和CT以及诊断性穿刺等检查,明确脓肿部位。

2.病情危重、全身中毒症状明显者,应给予有效抗生素治疗,注意纠正患者水、电解质失衡,重度贫血者应输新鲜血以纠正贫血、低蛋白血症。

## 三、切开引流原则

1.浅表脓肿切口应在波动最明显处;而深部脓肿切开引流前先行穿刺抽液,并以穿刺抽出脓液的针为引导切开脓肿。

2.切开引流的切口要足够大,其位置应低,便于引流。不作经关节区的纵形切口,以免瘢痕挛缩,影响关节运动功能。

3.脓肿切开引流应遵循无菌操作原则,防止混合感染。

4.凡切开引流之脓液均应放置引流物,且引流物应用缝线与皮肤妥善固定,或以安全别针将其固定,防止其坠入脓腔,造成异物存留,影响伤口愈合。

5.穿刺或切开引流,均应取少量脓液作细菌培养和药敏试验。

## 四、操作步骤

1.根据脓肿部位取病人舒适手术方便的体位。

2.麻醉选择:

(1)浅表脓肿可采用利多卡因局部浸润麻醉,但应注意注射药物应从远处逐渐向脓腔附近推进,避免针头接触感染区域;

(2)深部或较大脓肿则宜采用硫喷妥钠或氯胺酮等静脉麻醉。

3.对切开引流部的皮肤区常规消毒、铺无菌孔巾。

4.于脓肿中央用尖刀作一适当的刺入,然后用刀向上反挑切一小切口,即可排出脓液。待脓液排出后,用手指伸入脓腔,探查其大小、位置以及形状,据此考虑延长切口。脓腔内有纤维隔膜将其分隔为多个小房者,应用手指钝性分离,使变为单一大脓腔,以利引流。术中切忌动作粗暴而损伤血管导致大出血;或挤压脓肿,造成感染扩散。

5.软组织深部脓肿,切开皮肤、筋膜后,用紧闭的血管钳插入脓腔,然后将血管钳的尖端缓慢张开,也可先行穿刺抽脓液,并以穿刺针为引导,切开脓肿,弄清脓肿局部解剖关系,再扩大切口,放置引流。

6.引流物不应填塞过紧,以防止引流不畅。

### 五、术后治疗

1.视伤口局部引流液多少及脓液性质而酌情更换敷料或更换不同类型的引流物。待引流脓液显著减少、脓腔显著缩小时,可逐步拔除引流物。

2.针对脓液性质或细菌培养药敏试验的结果选用抗生素。

3.如病人一般情况差,或并存有其他全身性疾病,应给予适当的全身支持和病因治疗。

# 第六节 外周静脉穿刺置管术

### 一、适应证

主要用于短时间内需连续经静脉输液、输血、给药及经常采取血样进行检测者。

### 二、操作要点

1.术者戴帽子、口罩、无菌手套。常规消毒,铺无菌孔巾。

2.体表浅静脉均可选用,常用上臂正中静脉、贵要静脉和头静脉及下肢大隐静脉等较显露、有一定直径又便于固定的静脉。

3.穿刺处近心端肢体扎止血带,使静脉充盈。消毒皮肤后以带有塑料外套管的穿刺针穿刺静脉,成功后松开止血带,拔除金属穿刺针芯,留置塑料外套管并将其向静脉近心端推入数厘米后,连接输液装置,无菌纱布覆盖,胶布固定。

# 第七节 中心静脉穿刺置管术

### 一、适应证

1.监测中心静脉压,了解右心功能。

2.检测血容量,以指导输液、输血。

3.可经此输注高渗或对血管有刺激的液体或药物;行全肠外营养(TPN)。

静脉置管途径和方法以往多为静脉切开置管,现多用穿刺置管术,常用为导引钢丝置管技术(即 Seldinger 法)。颈内静脉、锁骨下静脉、颈外静脉、股静脉、贵要静脉和大隐静脉等均可供穿刺置管,但以前两者最为常见。

### 二、操作要点

(一)颈内静脉穿刺置管术

右侧肺尖及胸膜顶较左侧低,颈内静脉至心房距离短,且不会损伤胸导管,故临床上常选用右侧颈内静脉穿刺置管。

1.病人仰卧位,头低脚高 15°~30°,使颈静脉充盈,且可减少操作中空气栓塞的发生。去枕头后仰,上肢与躯干平行,头转向穿刺对侧,并保持穿刺侧胸锁乳突肌紧张,以显露该肌的锁骨头和胸骨头。

2.术者戴帽子、口罩、无菌手套。常规消毒,铺无菌孔巾。以同侧胸锁乳突肌胸骨头、锁骨头及锁骨为底边构成的三角形的顶点为穿刺点,用手指触扣颈总动脉,将其推向内侧,局麻下用穿刺针头接注射器,针头与皮肤呈 30°~45°角,保持负压回抽状态下,沿胸锁乳突肌锁骨头内缘朝同侧方向穿刺(如图 10-3)。抽得静脉血即表示刺中颈内静脉。嘱病人屏气以防止空气窜入的状态下,取出注射器,迅速放入导引钢丝,拔除针头;再经导引钢丝送入静脉导管,一般成人从穿刺点起约置入 12~15cm 左右,导管远端即可达上腔静脉内。拔除导引钢丝,导管接输液及测压系统。皮肤缝合一针以打结固定导管,局部消毒,无菌敷料覆盖,胶布固定。

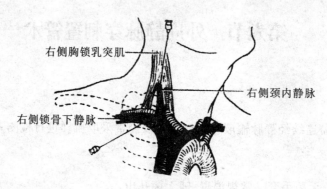

右侧胸锁乳突肌

右侧颈内静脉

右侧锁骨下静脉

**图 10-3   右颈内静脉和右锁骨下静脉穿刺置管术穿刺法**

(二)锁骨下静脉穿刺置管术

常取右侧,理由同颈内静脉穿刺置管术。

1.体位同右侧颈内静脉穿刺置管术。

2.术者戴帽子、口罩、无菌手套。常规消毒,铺无菌孔巾。以锁骨中、内 1/3 交点下约 1cm 为穿刺点,局麻下穿刺针与胸壁呈 20°~30°角,经锁骨与第 1 肋骨之间,朝同侧胸锁关节外侧(如图 10-3),边进针边回抽注射器,穿刺成功后,其他步骤与颈内静脉穿刺置管术相同,一般成人置管约需插入 12cm。

### 三、常见并发症及预防、处理

1.血胸、气胸,或因导管置于静脉外而输液进入纵隔或胸膜腔。故插管结束后应常规行胸部 X 线拍片以明确导管位置及有无血胸、气胸等。发现问题应及时纠正导管位置或行闭式胸腔引流。

2.损伤颈总动脉或锁骨下动脉。当穿刺抽出搏动性鲜红色动脉血时,应立即退出穿刺针,局部至少压迫 5 分钟以上,近期同侧不宜再穿刺。颈总动脉或颈内静脉损伤出血,可形成颈部血肿,严重者压迫气管导致呼吸困难者,需行气管内插管或气管切开术。颈总动脉或锁骨下动脉等严重损伤造成纵隔血肿或心包填塞者,需迅速手术加以解除。

3.导管引起的局部及全身感染,特别是久置导管行肠外营养者尤易发生。除操作及管理中必须严格无菌技术外,穿刺处应每 24 小时更换无菌敷料,一般置管不宜超过一周,发现局部炎症或全身感染征象时,应立即拔除导管,并留置导管顶端作细菌培养。

4.血栓形成或血栓性静脉炎,尤易发生于下肢静脉穿刺置管术。应及时拔除导管。

5.左侧穿刺损伤胸导管可导致乳糜胸。

6.操作过程或导管接头脱落造成空气栓塞或肺梗塞是严重的并发症,重在预防。

# 第八节　拔甲术

## 一、适应证

1.嵌甲。

2.甲沟炎引起的弥漫性甲下脓肿。

3.指(趾)甲癣,药物及局部治疗无效。

## 二、体位

仰卧位,上肢外展;或取坐位,患肢置于托架上。

## 三、麻醉

指(趾)神经阻滞麻醉。

## 四、手术方法

1.手术野皮肤消毒,覆盖无菌孔巾。

2.麻醉生效后,术者用左手拇指和示指捏紧患指(趾)的两侧,控制出血,然后用尖刀分离甲跟部和两侧皮肤。

3.将剥离器或尖刀由指(趾)甲板与甲床之间插入,向两侧切割分离,分离时紧贴甲板,切勿损伤甲床。

4.用血管钳夹紧指(趾)甲,沿水平方向拔除(如图10-4)。拔出的指(趾)应检查是否完整,特别是基部两角。

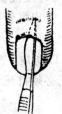
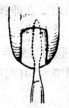

(1)尖刀分离甲根部　　(2)剥离器分离
　　和两侧皮肤　　　　　　甲板与甲床

(3)用血管钳夹持拔除指(趾)甲

**图10-4　拔甲术**

5.用凡士林纱布覆盖甲床,纱布包扎创面。

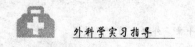

### 五、术后治疗

术后酌情服用去痛片镇痛,服用抗生素 3~5 天,2~3 天后换药。换药前用等渗盐水浸泡 10 分钟使凡士林纱布与甲床分离,避免创面出血,再换药的时间酌情而定。

# 第九节　气管切开术与术后处理

### 一、适应证

1.急慢性喉梗阻引起的喉源性呼吸困难。
2.各种原因引起的呼吸道分泌物潴留,造成呼吸困难。
3.呼吸功能不全需长期辅助呼吸者。
4.喉、颈部外伤或颌部大手术后,用以防治呼吸道梗阻。

### 二、操作要点

1.病人取端正仰卧位,使颏尖、喉结和胸骨切迹处于一直线上,肩部垫高,颈部过伸位。

2.术者戴帽子、口罩、无菌手套。常规消毒,铺无菌孔巾,局部浸润麻醉。从甲状软骨下缘至胸骨切迹上一横指作正中直切口,沿正中线切开颈浅筋膜,分离甲状腺前肌群,显露甲状腺峡部,可将其向上牵拉,必要时两侧丝线结扎后中间切断,以充分显露其下方的气管环。

3.气管前筋膜不作单独分离,环状软骨不应损伤。切开第 2~5 气管环中的任何两个环(一般为第 3、4环)。为避免伤及气管后壁,可先用尖刀切开一环,再插入弯刀反挑切开其他环,迅速以气管扩张器扩开切口放入适当大小的气管套管,以索带固定。立即拔除内套管,吸出气管内血液和分泌物,保持呼吸通畅后,再插回内套管。

4.以碘仿纱条松松填塞创面,皮肤切口缝合不宜过紧,以防皮下气肿、血肿;皮肤切口及气管套管周围以无菌敷料覆盖。固定套管的索带必须缚牢,其与套管两侧孔必须打死结固定,但系于病人颈部的松紧要适度。

### 三、术后处理

1.密切观察病人呼吸和切口局部情况,创口无菌敷料每日更换 1~2 次,必要时增加更换次数,保持干燥。倘发生皮下气肿或血肿,应拔除碘仿纱条等创面内填塞物,必要时拆除 1~2 针缝线;明显的出血点应予以结扎处理。

2.保持呼吸道通畅,及时吸出气道内潴留痰液。但应注意减少污染和气管黏膜损伤,吸痰管粗细、软硬应适度,头端钝而光滑,定期消毒,用后浸入无菌水中;吸痰时应用清洁镊子而不应用手执管操作,动作宜轻柔,吸引负压要适当。

3.保持套管清洁,根据分泌物情况,定时(一般每日 2 次)取出内套管清洗、煮沸消毒后再置入;外套管 2周以内不必更换,较长时间带管者则 2~4 周更换一次。定期经套管滴入抗生素溶液及雾化吸入,湿化痰液使易于咯出或吸出;套管口覆盖 1~2 层无菌湿纱布以增加吸入空气的湿度。

4.当可以拔管时,须先反复间隔试行堵管,经连续堵管 24~48 小时以上无呼吸困难、能平静入睡者,方可拔管。拔管后伤口用无菌敷料或蝶形胶布拉拢包扎固定。

# 第十节　导尿术

## 一、适应证

1.尿潴留,膀胱出口以下尿路无梗阻者。

2.病情需要精确或动态观察排尿量和尿液检查者。

## 二、操作要点

1.导尿前须了解尿道外口有无狭窄,尿道有无狭窄病史;操作必须遵守无菌技术。

2.病人取仰卧位,大腿外展及外旋,臀下最好垫胶布单,以防尿液污染床单。

3.以血管钳或镊子持棉球蘸 0.5%碘伏或 1%苯扎溴铵(新洁尔灭)消毒外阴部及尿道外口,覆盖孔巾,男性病人使阴茎刚从孔巾露出。术者站立病人右侧,戴无菌手套,将导尿管前端 3~4cm 涂以无菌液体石蜡。以左手持无菌纱布执阴茎。对于女性病人则术者以左手拇指和示指分开小阴唇,显露尿道口,以无菌镊持导尿管前端,管端再浸蘸液体石蜡(男性病人可稍分开尿道口,滴入少量液体石蜡),轻轻将其徐徐插入尿道。男性病人如插至后尿道有阻力,可将阴茎稍向腹侧拉直矫正尿道弯曲,使导尿管易于插入。

4.当插管至尿液经导尿管流出时,即表示已进入膀胱,将导尿管缓慢地外拉至刚好无尿液滴出时,表示恰在后尿道,再将其插入 2cm 左右,此位置最适宜;如需留尿液送检,应接中段于无菌试管内;将膀胱内尿液放出到容器内,记录尿量。

5.导尿完毕,徐徐将导尿管拔除;如需留置导尿管,应用胶布将导尿管固定;若为气囊导尿管,当插入膀胱尿液经导尿管流出时,用 15~20ml 无菌等渗盐水充盈气囊后,将导尿管调整到不能再向外拉的位置即可。

# 第十一节　耻骨上膀胱穿刺术及耻骨上膀胱穿刺造口术

## 一、适应证

1.耻骨上膀胱穿刺术

尿潴留经导尿失败,又无施行膀胱穿刺造口术或行手术造口的条件时,作为暂时解除尿潴留的措施。

2.耻骨上膀胱穿刺造口术

尿潴留经橡皮导尿管或金属导尿管导尿失败;膀胱出口以下尿路梗阻需尿液引流的尿潴留者。

## 二、操作要点

(一)耻骨上膀胱穿刺术

1.病人仰卧位,下腹用碘伏或碘酊、酒精消毒,铺无菌孔巾。术者戴帽子、口罩、无菌手套。

2.尿潴留病人充盈的膀胱底较高,穿刺点一般在下腹部正中线距耻骨联合上缘 3cm 处。穿刺点处沿皮内、皮下及肌层作局部浸润麻醉。

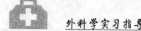

3. 用普通腰椎穿刺针从穿刺点垂直或与腹壁成45°倾斜向耻骨联合下方穿刺，进入膀胱时有突然落空感。也可先穿刺达3~4cm时，拔除针芯，接注射器试行抽吸，如无尿，则在抽吸负压情况下，徐徐向深部刺入至有尿液抽出，此时宜再将穿刺针送入1~2cm。

4. 初次抽得尿液送检。固定穿刺针，保持深度并防止摆动，反复抽吸尿液，并记录尿量。

5. 尿抽尽后拔除穿刺针，局部按压片刻，消毒后覆盖无菌敷料，胶布固定。

（二）耻骨上膀胱穿刺造口术

1. 细针穿刺膀胱同耻骨上膀胱穿刺术。

2. 细针穿刺成功抽得少许尿液后，测量皮肤至膀胱深度。局部浸润麻醉后，在穿刺处作0.5cm之纵形切口，直达腹直肌前鞘，用膀胱穿刺套管针沿细针方向刺入膀胱，拔除针芯，即有尿液流出，自外套管插入适当口径（一般为10~12F）乳胶管或塑料管，调好深度后退出外套管，丝线缝合切口并固定引流管，覆盖无菌敷料。引流管连接无菌贮尿带。

3. 膀胱穿刺套管针有不同形式，有的外套管为硅胶制成，即为引流管，穿刺后只需拔除针芯，外套管接贮尿带即可；另有一种除穿刺针芯和套管以外，外面还有一半圆形管鞘，穿刺膀胱成功，拔除针芯及套管而保留半圆管鞘，立即经此插入适宜粗细的引流管或气囊导尿管，后者可借充盈的气囊固定，深浅又适宜，尤为方便。

## 三、注意事项

1. 必须正确掌握膀胱穿刺的方向，避免穿刺至腹腔；防止穿刺过深，防止穿刺针摆动，以免损伤膀胱后壁。

2. 膀胱造口管放置深度要适当，并保持通畅，防止尿液从造口管旁渗出。

# 第十二节　腹腔穿刺术

## 一、适应证

1. 急性腹膜炎，尤其是胃、十二指肠穿孔、回肠穿孔等空腔脏器穿孔者。

2. 怀疑绞窄性肠梗阻者。

3. 腹壁闭合损伤，怀疑有实质性脏器破裂或空腔脏器穿孔者。

4. 急腹症病因不明，且伴休克者。

5. 帮助鉴别腹内积液是漏出液、渗出液、血性液等。

6. 急性贫血、腹膜刺激征、腹腔积液等。

## 二、禁忌证

1. 腹内肿瘤，尤其是动脉瘤。

2. 肠管高度胀气、肠粘连。

3. 腹部瘢痕或明显肠型处。

## 三、操作要点

1. 向病人耐心说明，取得配合。

2. 术者戴帽子、口罩、无菌手套，严格无菌操作。

3. 先嘱病人右侧卧位10分钟后改变成半卧位，取右侧髂前上棘至脐连线的外中1/3交界处为穿刺点

（病人也可取半卧位）。

4.局部以碘伏消毒,铺无菌孔巾,给局部浸润麻醉,一般用 1%的普鲁卡因。

5.用 8 号空针头,接 5ml 或 10ml 注射器,在穿刺部位先斜行刺入皮肤后与之垂直刺入腹腔,当针经过腹膜时病人有痛感,再将针向腹内刺入少许达腹腔,可立即抽吸。如抽不出液体可变换针头方向,嘱病人鼓肚子,穿刺阳性率可达 90%以上。

6.穿刺液详细记录量、色、性质,并送镜检或(和)作细菌培养加药敏试验。如果抽出液为血,放置 5~10 分钟不凝者,可肯定为腹内实质性脏器破裂;如果穿出之血很快凝固,则可能为穿入腹内血管抽出之血,根据需要可再次穿刺。

7.穿刺完毕后,拔除穿刺针。局部用碘伏消毒,压迫穿刺点片刻。覆盖无菌敷料,胶布固定。嘱病人静卧休息。

8.大量腹水需穿刺放水者,操作方法同前。不过穿刺针应选用口径较粗的腹腔穿刺针。穿刺成功后针后接橡皮管一条,再接 50ml 注射器抽腹水。抽出之腹水应详细记录其量、色泽、浑浊度等。同时送实验室作腹水常规测定及离心后寻找脱落细胞(病理检查)等。

# 第十三节　胸腔穿刺术

## 一、适应证

1.大量胸腔积液(气),需穿刺抽液或抽气以减轻其对肺的压迫。
2.诊断性穿刺抽液,以明确胸腔积液的性质。
3.穿刺抽脓,治疗脓胸。

## 二、操作要点

1.向病人耐心说明,取得配合。
2.术者戴帽子、口罩、无菌手套,严格无菌操作。
3.胸腔穿刺抽气病人取仰卧高坡位或半坐位,穿刺点多取锁骨中线第 2 前肋间。胸腔穿刺抽液病人可反向骑跨坐于靠背椅上,上肢屈肘交叉置于椅背,前额伏于前臂上。病情不允许久坐者,可取仰卧高坡位,背侧稍向前转,显露出胸部后外侧(如图 10-5)。穿刺部位按叩诊实音区或 X 线、B 超检查定位。胸腔穿刺抽液一般常取肩胛下线第 7~9 肋间,腋后线第 7~8 肋间,腋中线第 6~7 肋间。在 B 超引导下穿刺尤为可靠。

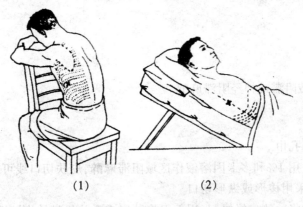

(1)　　　　(2)

**图 10-5　胸腔穿刺病人体位**

4.局部皮肤以碘伏或碘酊、酒精消毒,盖无菌孔巾。经穿刺点肋间的肋骨上缘,自皮下、肋间直至壁层胸膜按层实施局部浸润麻醉,拔针前可试探性刺入胸腔抽吸少许积液,作为胸腔穿刺深度的参考。

5.用16号或18号胸穿针,针座接乳胶管,用血管钳将乳胶管夹闭。术者用一手示指、中指固定穿刺处皮肤,另一手用胸穿针先刺入皮下,再沿肋骨上缘按局部浸润麻醉的径路缓慢刺入,当穿透壁层胸膜时可有突然落空感。将乳胶管末端接50ml注射器,助手用另一把血管钳紧贴皮肤处夹持固定胸穿针,松开夹闭乳胶管的血管钳即可抽液。必须注意,穿刺操作过程中,胸穿针座与乳胶管的连接以及血管钳夹闭乳胶管必须十分可靠;注射器吸满后,必须先用血管钳夹闭乳胶管,才能卸下注射器,排空后再接上乳胶管,再松开血管钳。循环操作规程反复抽液,以防止外界空气进入胸腔。抽液如用三通接管则较简便,但术者必须认清开关控制方向,并应准确操作。

6.抽出的液体应详细记录其量、色泽、浑浊度等,并留取标本送检。

7.胸腔穿刺抽气操作同前,用注射器反复抽气,直至病人呼吸困难缓解;或用气胸箱测压抽气至胸腔内压达到0左右。

8.穿刺抽吸完毕,拔除穿刺针,局部消毒,用手指压迫穿刺处片刻,覆盖无菌敷料,胶布固定,嘱病人静卧休息。

### 三、注意事项

1.胸腔穿刺前阅读胸部X线片等影像学检查资料,严防穿刺错左、右侧。

2.严格无菌操作,操作中防止气体逸入胸腔。

3.抽液(气)过程中,如病人发生连续咳嗽、气短、出汗、心悸、胸部不适感或压迫感,乃至虚脱等,应立即中止抽液(气),并嘱病人静卧休息,严密观察。

4.术后应严密观察有无气胸、血胸、肺水肿及胸腔感染等并发症,并作相应处理。

# 第十四节　体表小肿瘤切除术

### 一、适应证

全身各部位的良性肿瘤,如皮脂腺囊肿、脂肪瘤、神经纤维瘤、表皮样囊肿、皮样囊肿、腱鞘囊肿等。

### 二、体位

依肿瘤所在位置而定。

### 三、麻醉

利多卡因局部浸润、区域阻滞或神经阻滞麻醉。

### 四、手术方法

1.手术野消毒,覆盖无菌孔巾。

2.沿表皮肿瘤周围皮下,用1%利多卡因溶液作区域阻滞麻醉,皮肤切口线可加皮内麻醉。

3.根据肿瘤大小不同而采用梭形或纵形切口。

4.切开皮肤后,用组织钳将一侧皮缘提起,用剪刀将肿瘤或囊肿包膜外作钝性或锐性分离。

5.依同法分离肿瘤或囊肿的另一侧及基部,直到肿瘤或囊肿完全摘除。若分离不慎剥破囊肿,应先用纱布擦去其内容物,然后继续将囊肿壁全部摘除。如果是腱鞘囊肿,则将囊肿连其茎部的病变组织以及周围部分正常的腱鞘及韧带彻底切除,以减少复发的机会。

6.缝合切口,一般不置引流,术后 5~7 天拆线。

7.切取标本置于 90%酒精或 5%福尔马林液中,送病理检查。

# 第十五节　乳房纤维腺瘤切除术

## 一、术前准备

手术野皮肤准备范围应包括患侧前胸壁、同侧腋窝和同侧锁骨上区。

## 二、麻醉

一般采用局部浸润麻醉或同侧肋间神经阻滞麻醉。

## 三、体位

仰卧位,患侧上肢外展 90°。

## 四、操作步骤

手术野常规消毒铺巾。在肿瘤部位作一与乳头呈放射状的皮肤切口,并可切除一条梭形皮肤,而不作皮下分离。切开皮肤后,在肿瘤的一侧直接切开乳房腺体组织,达胸大肌筋膜;可用组织钳钳夹肿瘤包膜或用三角针丝线缝扎肿瘤作为牵引线,将肿瘤提起。同样在另一侧切开乳房腺体组织,完整地取下标本。在腺组织中的小血管不易钳夹止血,则用丝线间断缝合切开的腺组织即可。在腺组织深面置橡皮片引流。表浅的纤维腺瘤可以仅切去浅部腺组织,不需切到胸大肌筋膜,但仍应放置引流条(如图 10-6)。常规切开标本,如果大体标本检查符合临床诊断,则可缝合皮肤。切开标本的刀不应再用。如不符合临床诊断,应作冰冻快速切片明确诊断,决定是否扩大手术范围。包扎切口时,注意将乳房抬起,保护乳头。

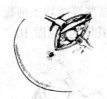 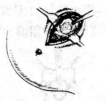

(1)在肿瘤一侧切开腺体组织直至胸大肌筋膜　　(2)在另一侧切开腺体组织取下肿瘤

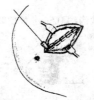 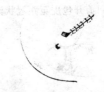

(3)间断缝合切开的腺体组织引流达深部　　(4)缝合切口

图 10-6　乳房纤维腺瘤切除术

切取的标本常规送病理检查。术后48小时换敷料,如无渗血,除去橡皮引流条;不应过早拔除引流,乳房内有积血则可引起疼痛,且积血吸收缓慢,往往达数月之久。术后7天拆去皮肤缝线。

# 第十六节　包皮环切术

## 一、适应证

1.包茎。

2.包皮过长,包皮口过小,虽然可翻转但易嵌顿者。

## 二、体位

平卧位。

## 三、麻醉

阴茎根部神经阻滞麻醉;儿童可采用基础麻醉加局部浸润麻醉或全身麻醉。

## 四、操作步骤

1.常规消毒、铺无菌孔巾。

2.用4把直血管钳夹包皮口部(2把夹于背侧中线两侧,2把夹于系带部两侧)。

3.用直剪刀在背部中线和系带部的两血管钳间剪开包皮,背侧、系带侧均剪开至距冠状沟约0.5cm处为止,但切忌系带侧包皮保留过短。

4.背侧及系带侧包皮被剪开后就形成了左右两侧皮瓣。

5.分别牵开两侧皮瓣的两把血管钳,拉紧皮瓣,用弯剪刀在距冠状沟0.5cm处,将两侧皮瓣剪除。

6.过长的包皮环切除后,迅速将阴茎皮肤向根部推下,显露创面,用3-0丝线结扎出血点,尤其是系带部应彻底止血。

7.将包皮内、外板对好,在切口的背、腹、左、右四处用小圆针、1号线缝合,缝线应留长一点,以作为牵引线和最后固定凡士林纱布之用。

8.在4针缝线之间,再用小圆针、1号线各间断缝合1~2针,这些缝线均予剪短。

9.用凡士林纱布条围绕切口,并用前述之4根较长的缝线结扎固定(如图10-7)。

 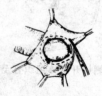

(1)在包皮背侧两钳之间剪开包皮至距冠状沟约0.5cm处　(2)距冠状沟约0.5mm处剪除左右两侧包皮皮瓣

(3)用细丝线或可吸收线缝合环形切口　(4)凡士林纱布条形绕包皮切口处用缝线固定

**图10-7　包皮环切术**

## 五、术后处理

1.术后应用镇静剂和雌激素 3 天,以减少疼痛和阴茎勃起,同时服用抗生素 3~5 天。

2.术后 5~7 天拆线,如用可吸收线则不用拆线。

# 第十七节　血栓性外痔剥离术

## 一、适应证

痔核较大、疼痛剧烈、未机化者。

## 二、体位

截石位,或仰卧位。

## 三、麻醉

局部浸润麻醉。

## 四、手术步骤

1.会阴部肛门区常规消毒,铺盖无菌孔巾。

2.与肛门呈放射状切开血栓痔,将血栓剥除,并剪除部分痔核的皮肤,敞开创面,表面覆盖凡士林纱条,无菌敷料包扎。

## 五、术后处理

1.术后第二天敞开伤口,开始用 1:5000 高锰酸钾液坐浴、换药。

2.术后应保持大便通畅。

# 第十八节　手术活组织检查

## 一、适应证

1.鉴别肿瘤属于良性或恶性或其他病变的诊断。

2.淋巴结的病理诊断。

3.了解或确定慢性溃疡等病变有无恶变。

## 二、术前准备

1.清洁局部皮肤。

2.慢性溃疡者,应加强换药,使创面的渗出物尽量减少。

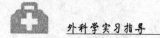

### 三、手术步骤

1.取病人舒适、便于组织显露的体位。

2.手术野常规消毒、铺巾。

3.局部浸润麻醉。若为病变皮肤活检,麻醉药物应从四周正常组织注射,而不应直接注入病变处。

4.依病变位置、大小、形状决定切口。病变皮肤组织切取,可采用梭形切口,全部或部分切除病变组织(直径约 0.5~1.0cm),创面纱布填压止血后丝线间断缝合切口。

5.淋巴结或深部组织活组织检查者,切开皮肤、皮下组织,显露肿块或病变组织。应避免损伤手术范围内的大血管、神经等重要器官、组织。显露肿块后楔形切取直径约 0.5cm 组织块,如肿块较小或为单个淋巴结时,应整块取出。

6.用细丝线逐层缝合皮下各层组织及皮肤。

高度怀疑为恶性肿瘤时,应尽可能将病变组织整块切除或扩大切除范围,以防医源性的肿瘤扩散。

### 四、术后处理

1.标本置于90%酒精中或10%的福尔马林内,送病理检查。

2.切口局部酌情换药,按不同部位皮肤切口适时拆线。

3.服用抗生素 3~5 天。

# 第十九节　输精管结扎术

### 一、适应证

1.绝育。

2.前列腺切除后预防附睾炎。

3.如一侧附睾结核而病人不需保存生育功能者,将健侧输精管结扎。

### 二、术前准备

1.向患者及家属做好解释工作,消除顾虑及不正确认识。

2.如患慢性前列腺炎,症状比较明显,应先行治疗,待病情稳定后再行手术,且术后用抗生素数天。

3.有阴囊皮肤病者,亦应于治疗后施行结扎术。

### 三、体位

平卧位。

### 四、麻醉

局部麻醉。

### 五、手术步骤

1.手术野皮肤以 1%硫柳汞及 75%酒精消毒,或用 1%的活力碘消毒,铺无菌孔巾。

2.手术切口如图 10-8 所示。

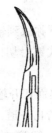

（1）输精管分裂钳

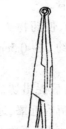

（2）输精管固定钳

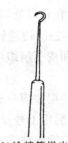

（3）输精管提出钩

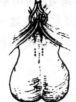

（4）阴囊切口

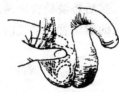

（5）左手于切口处寻找输精管

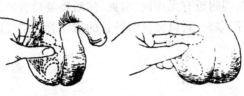

（6）左手拇指、中指固定输精管

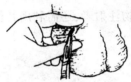

（7）用尖刀片作一小切口

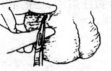

（8）用输精管分离钳或组织钳扩大切口

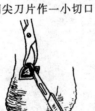

（9）用输精管固定钳或布巾钳
将输精管钳夹固定

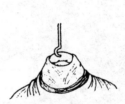

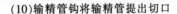

（10）输精管钩将输精管提出切口

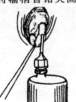

（11）经输精管向精囊内
注入杀灭精子的药物

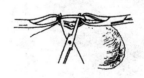

（12）游离输精管 1.5cm 长

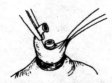

（13）结扎切断的输精管,副
睾侧断端缩于精索筋膜内

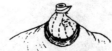

（14）用 1 号细丝线将输精管远侧断端连同精索
筋膜一并结扎,近侧断端埋入精索筋膜内

图 10-8　输精管结扎术

3.左手拇指、示指及中指在切口处固定输精管。

4.用1%利多卡因溶液1~2ml,边进针便注药,使药物从皮肤、皮下弥散到输精管周围。

5.用尖刀纵形切开皮肤和皮下组织(切口长约0.3~0.5cm),以蚊式钳沿切口方向分离,即显露输精管外包裹的各层被膜。

6.用布巾钳将输精管及各层被膜一起钳夹住后提出切口之外。继而切开输精管外的各层被膜,用血管钳小心分离出1.5~2.0cm长,然后用1号丝线将输精管近睾、远睾侧各结扎一道,间距约1.5cm,线尾暂不剪掉。

7.在两结扎线间用剪刀切除输精管约1.0cm,注意观察其中央有一细腔,输精管各层呈同心圆围绕,据此以明确是否为输精管组织。也可采用远睾侧断端结扎,近睾侧断端不结扎,而用精索筋膜被膜包埋。

8.提起结扎线,查看断端附近有无渗血、出血,然后将输精管的两断端结扎线剪短,并纳入阴囊。

9.结扎输精管时应距附睾较远,以便保留较长的输精管。结扎前可向精囊内缓慢注射0.1%的醋酸苯汞溶液2~3ml,杀灭残留精子。

10.切口盖无菌敷料。

## 六、术后处理

1.休息1周,期间避免重体力劳动和剧烈活动。

2.术后2周内避免性生活,若术中未作杀灭精子药物注射者,还需利用其他方法避孕2~3个月。

# 第十一章　创伤

## 第一节　创伤及处理原则

创伤(Trauma)是指机体受到机械力的作用而造成组织破坏和功能障碍,甚至危及生命。处理不及时或欠妥时常导致严重后果。

### 一、临床表现

（一）局部表现

1.疼痛

创伤后即有疼痛,活动时加剧,制动后减轻,通常2~3日后缓解。继发感染时疼痛可再度加重。

2.肿胀

创伤的部位出血或有炎症性渗出可致局部肿胀,该处可发红、青紫,有触痛。肢体肿胀严重时可有远端苍白、皮肤温度降低等。

3.出血

开放性创口可有外出血,而闭合性损伤可有局部血肿或体腔内出血。

4.伤口或创面

开放性损伤均有伤口,伤口的形状、大小、深度不一,伤口内可有出血、凝血块,或异物残留。

5.功能障碍

不同的器官、组织破坏及炎症反应可造成相应的功能障碍。骨折、脱位引起肢体运动障碍;气胸引起呼吸失常;咽喉部创伤可能导致窒息;脊髓损伤可引起瘫痪等。

（二）全身表现

1.损伤的组织分解被机体吸收可致体温升高,也可因颅脑损伤或感染导致体温升高。

2.呼吸、心率和脉搏可加快,舒张压可升高,收缩压接近正常或稍高,脉压缩小,严重的损伤或出血,可致血压降低,甚至发生休克。

3.口渴、尿少、食欲减退等。

（三）并发症

1.感染

开放性创伤可继发感染,局部红肿、疼痛,有脓性分泌物。闭合性损伤如果伴消化道破裂则可引起腹痛、腹胀、呕吐等腹膜炎表现。创伤后还可发生破伤风、气性坏疽等特异性感染。

2.休克

创伤的早期可发生休克,表现为面色苍白、表情淡漠、四肢湿冷、脉搏细弱、血压下降等,是重度创伤引起死亡常见的原因,而创伤后晚期发生的休克则多因细菌感染引发脓毒性休克。

3.多器官功能障碍

严重的创伤合并出血、休克、感染或挤压综合征,多发性长骨骨折的病人可能继发多器官功能障碍乃至衰竭(MOF),出现肾衰竭、急性呼吸窘迫综合征、应激性溃疡等,表现为少尿、无尿、呼吸急促、发绀、呕血、黑便等。

## 二、诊断

创伤的诊断需确定其部位、性质、严重程度,全身改变及并发症。重症创伤,应行全面检查,以免漏诊。

1.外伤的病人,根据神志、体温、呼吸、脉搏等,判断伤情的轻重。

2.检查与创伤有关的局部与全身表现,开放性损伤要注意伤口的大小、深度、出血、异物、污染以及伤口位置等。

3.辅助检查

(1)穿刺及导管检查:胸腔穿刺可诊断血胸、气胸;腹腔穿刺及置管灌洗可判断有无腹内脏器破裂或出血。导管有助于诊断尿道、膀胱、肾脏损伤。

(2)影像学检查:X线检查可诊断骨折、异物存留、血胸、气胸、气腹等;CT、MRI有助于颅脑损伤定位、腹部实质性器官损伤的诊断;B超可发现胸、腹腔积液,肝破裂等;血管造影用于血管损伤等。

(3)实验室检查:血常规、血细胞比容可了解失血情况和有无感染;尿常规可提示有无泌尿系统损伤;血电解质分析、血气分析、血生化检查有助于了解体液和酸碱平衡失调、肺功能以及肝、肾功能状况。

## 三、治疗

治疗创伤的目的在于修复损伤的器官与恢复其生理功能,首要的是抢救生命。有大批伤员时,应将其按伤情分类。暂无生命危险者,可行系统检查,进行确定性治疗。有危及生命的紧急情况时,应紧急抢救,稳定伤情,然后再行检查及处理。

(一)急救

重症创伤的急救可按表11-1所列初步措施与紧急手术处置。现场急救时,应初步止血,包扎伤口,伤部制动,并及时转送。

表11-1 重症伤员的急救

|  | 初步处理 | 急症室处理 |
|---|---|---|
| 气道 | 头部偏向一侧,抬起下颌,口咽吸引,使用口咽通气管 | 经口、鼻气管插管,环甲膜穿刺、切开或气管切开 |
| 呼吸 | 口对口呼吸,呼吸面罩及手法加压给氧 | 气管插管连接呼吸机支持治疗 |
| 循环 | 制止外出血;胸外心脏按压、静脉注射利多卡因/肾上腺素 | 输液、输血,强心剂注射,心电监测下电击除颤,开胸心脏按压、药物去颤 |
| 颅脑伤 | 口咽通气管,给氧 | 气管插管,给氧,脱水剂注射 |
| 颈椎伤 | 颈部长短夹板或硬领固定 | 颅骨钳牵引 |
| 胸部伤 | 开放性气胸伤口闭塞,张力性气胸穿刺排气,连枷型肋骨骨折胸部固定,心包填塞穿刺抽血 | 心包切开缝合心肌伤口,连枷型肋骨骨折使用骨牵引/气管插管连接呼吸机,气胸、血胸闭式引流 |
| 腹部伤 | 内脏脱出者伤口覆盖包扎外固定 | 内脏大出血者开腹止血,钳夹、填塞,输血、输液,胃肠减压外固定 |

(二)全身治疗

1.维持呼吸、循环功能

保持呼吸道通畅、吸氧、维持正常的肺通气与气体交换,保证机体足够氧供。扩充血容量,有效止血,及时纠正休克。

2.防治感染

开放性创伤,腹内、胸内组织器官受损的闭合性创伤,污染较多及组织破坏重者重视感染防治。

(1)伤后早期应用抗生素可起预防作用。

(2)开放性损伤,注射破伤风抗毒素。

(3)及早施行开放性创口的清创处理以及合并内脏损伤的治疗。

3.代谢与营养支持

伤后均有不同程度的体液丢失,应及时补充,重症者可有酸碱失衡与电解质紊乱,应予以纠正,维持体液平衡。创伤使分解代谢加速,导致体质消耗,影响恢复,根据情况选用营养支持措施。

4.其他措施

(1)体位与制动:较重创伤应卧床休息,体位应有利于呼吸及保持伤处静脉回流;受伤部位采取夹板、支架等制动措施,缓解疼痛,有利于组织恢复。

(2)镇痛、镇静:适量使用止痛药,以不影响伤情判断为前提。心理治疗可能消除伤员的恐惧、焦虑等。

(三)局部处理

1.闭合性创伤

(1)软组织挫伤:早期局部冷敷,继之采用理疗或热敷促进炎症消退。亦可用中药外敷、内服。

(2)骨折与脱位:先行复位,采用各种固定方法制动。

(3)头部伤:头皮血肿可加压包扎,穿刺抽吸。脑震荡和脑挫伤,采用脱水疗法、应用皮质激素防治脑水肿和颅内压增高等。颅内血肿及颅压增高脱水治疗无效则需手术。

(4)胸、腹腔内脏损伤:大多需紧急手术治疗,控制出血、修复损伤器官、采取引流措施等。

2.开放性损伤

通过局部处理,改善组织修复条件,促进伤口愈合。

(1)污染伤口:一般伤后 6~8 小时以内的伤口行清创术,当即缝合或延期缝合。头面部伤口伤后 12 小时一般仍可清创缝合。

(2)感染伤口:主要是通过换药,去除坏死组织及异物,充分引流脓液,应用抗菌药控制感染,促进愈合。

(四)功能锻炼与康复治疗

目的在于恢复生理功能。如骨折复位固定后,应采用肌按摩及主动的肌伸缩活动,骨折初步愈合后,逐渐增加运动量,以促进功能康复。

# 第二节　火器伤

火器伤(Firearm Wound)是以火药为动力的武器所造成的创伤。火器发射的高速投射物破坏力强,击中人体后形成伤道,且伤道周边组织因挫伤与震荡亦受损伤。

## 一、临床特点

1.形成火器伤道。伤后所见伤道为不规则腔隙,内有失活组织、异物、血液及血凝块;伤道周边组织有充血、水肿及血栓形成;组织坏死的界限,常需经 3~5 日方能确定。

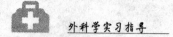

2.伤道几乎均有污染。

3.火器投射物动能大,可造成多部位、多器官损伤。

## 二、诊断要点

1.有火器击中外伤史。

2.体检有弹道伤口,根据弹道伤口可分为:

(1)盲管伤:只有入口无出口,通常体内有弹片残留;

(2)贯穿伤:有入口及出口,多数出口大于入口;

(3)切线伤:入口与出口连成沟状;

(4)反跳伤:出入口在同一处,损伤相对浅表。

3.因损伤血管、器官而造成的失血、相应器官损伤的临床表现。

## 三、治疗

1.维持呼吸、循环功能

保持呼吸道通畅及肺气体交换;积极防治休克,尽可能消除导致休克的病因(如出血、张力性气胸等),输液、输血扩充血容量,吸氧,以备及早手术处理。

2.防治感染

尽早给予抗生素预防感染,给予破伤风抗毒素(TAT)1500~3000U,肌肉注射。

3.清创处理

(1)清创时机:一般在伤后 8~12 小时内进行;如使用抗菌药物且无感染者,伤后 24~72 小时内仍可清创;伤后已有明显感染者,只需引流、换药,去除异物及坏死组织。

(2)清创步骤:与普通清创基本相同,清创适当扩大伤口,显露伤道;充分切开深筋膜、肌膜减压;清除异物,但摘除困难的深部金属异物不可勉强去除,彻底止血,重要血管应修复。清创后放置引流,火器伤通常不作一期缝合。

(3)术后处理:监测呼吸、脉搏、血压、意识等;继续用抗菌药物;抬高伤肢、注意末梢循环;防治休克;发现伤部剧痛、全身情况恶化应注意厌氧菌感染及气性坏疽。

4. 合并内脏损伤的处理

(1)颅脑穿透易形成血肿,有颅内高压表现,需即时开颅手术,止血、清除血肿。

(2)胸腔穿透伤出现气胸、血胸、心包填塞、心脏伤、食管伤等,应及时开胸控制出血、修复器官损伤、引流等。

(3)腹部穿透伤有出血、腹膜炎表现者,应及时探查、手术,止血及修补损伤。腹部器官常有多处损伤,应仔细检查、处理,以免遗漏。

(4)颅脑、胸、腹、关节伤口术后应缝闭体腔,同时放置引流。

5.后继处理

(1)延期缝合:清创后每日换药、检查伤口,如创面清洁,无脓性分泌物及红肿,可在 3~7 日内将创缘作延期缝合。

(2)感染伤口:需更换敷料,待肉芽生长及炎症消退,较小创面可行二期愈合;较大创面可切除肉芽再缝合,或作植皮处理,促进创面愈合,减少畸形与功能障碍。

(3)骨折或深部器官伤:需作整复、固定或施行相应手术治疗,残留弹片可行手术摘除。

# 第三节　挤压综合征

挤压综合征(Crush Syndrome)是指肢体肌丰富部位受重物长时间挤压导致缺血,重压解除后,组织水肿、室间隔压力增高,造成肌组织缺血性坏死,出现以肢体肿胀、肌红蛋白尿、高血钾为特点的肾衰竭。

## 一、临床表现

1.受压肢体在重压解除后出现肿胀、局部压痛,肢体受牵拉时疼痛加重。早期皮肤微红,有皮下瘀斑及水疱,肢体远端脉搏存在。肿胀逐渐加重,感觉减退或麻木,肢体颜色变暗,远端动脉搏动消失,肢体变硬、发冷,转为坏疽。

2.尿呈深褐色或酱油色,继而发展为少尿或无尿。

3.全身不适,烦躁,口渴,脉搏加快,血压降低,可出现休克。发展为急性肾衰竭时,尿少或无尿合并有酸中毒、高血钾及氮质血症。伤员神志淡漠或呈昏睡状,呼吸深大。高血钾或尿毒症可导致死亡。

## 二、诊断要点

1.病史

肢体长时间受重物挤压或掩埋,解压后肢体肿胀、血运障碍,肌缺血坏死。

2.肌红蛋白尿

伤后出现深褐色或酱油色尿,肌红蛋白尿检查阳性是诊断挤压综合征的重要依据。

3.临床表现

有低血压以及少尿、酸中毒、高血钾、氮质血症等急性肾功能衰竭的临床表现。

4.实验室检查

肌酸磷酸激酶(CPK)显著升高至≥2万 U/L;血清钾升高;动脉血 pH 降低、$[HCO_3^-]$降低;血肌酐及尿素氮升高。

## 三、治疗

1.急救措施

迅速移除挤压伤员的重物,伤肢固定制动。给予碱性饮料口服。

2.筋膜室间减压

伤肢严重肿胀,尽快施行筋膜切开术。作皮肤长切口,深至筋膜、肌层,充分减压,减除坏死及无生机的肌组织,以利引流。切开后以湿盐水纱布覆盖,每日换药。一般不能轻易截肢。

3.高压氧治疗

在组织灌流量不变的情况下,使肌组织得到充分氧供,防止进一步缺血坏死。

4.全身治疗

(1)抗休克治疗:宜补充等渗电解质溶液、输血等恢复血容量,改善组织灌注。

(2)保护肾功能:有肌红蛋白尿者应及时给予 5%碳酸氢钠溶液静滴以碱化尿液,静注呋塞米 20~40mg,使尿中酸性正铁血红素溶解度增大,利于排出,预防肾功能不全。

(3)防治酸中毒与高血钾:输注碳酸氢钠,给予 10%葡萄糖酸钙 10ml 静脉缓注,拮抗钾毒性作用;严格限制钾摄入,静滴葡萄糖溶液与胰岛素控制高血钾。

(4)透析治疗:出现肾衰竭时,可采用腹膜透析或血液透析治疗。

## 四、预防

现场急救应早期解除肢体受压,给予碱性液体口服,及时补充细胞外液丢失。肢体解压后,若肌红蛋白尿试验阳性,肌酸磷酸激酶(CPK)>1万U/L,即使有少尿、肾衰竭表现,亦应早期行筋膜切开减压,以减轻组织缺血。

## 五、预后与转归

治疗及时,肾衰竭多可逆转而恢复。如肢体受压时间过长、肢体坏疽,应行截肢术。病情严重、处理不当的伤者可死于休克、高血钾或尿毒症。

# 第四节　绷带卷包扎法

包扎的目的在于保护伤口、减少污染、固定敷料与帮助止血。常用包扎材料有绷带卷、三角巾、多头带等,以绷带卷包扎最为常用。

(一)绷带卷基本包扎方法

1.环形包扎法

用绷带作环形重叠缠绕,适用于肢体较短或圆柱形部位。

2.螺旋形包扎法

用于肢体周径均等部位,如手指、上臂。绷带斜旋上行或下行,每圈盖过前圈的1/3~1/2(如图11-1)。

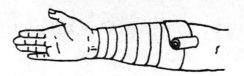

图11-1　螺旋形包扎法

3.螺旋反折包扎法

肢体周径悬殊部位适用。先作2圈环形包扎,再作螺旋包扎,以拇指按住前一圈绷带上方正中,另一手持绷带卷自该处反折向下,盖过前一圈宽度的1/3~1/2,每次反折应整齐,反折部位应避开伤口与骨隆突(如图11-2)。

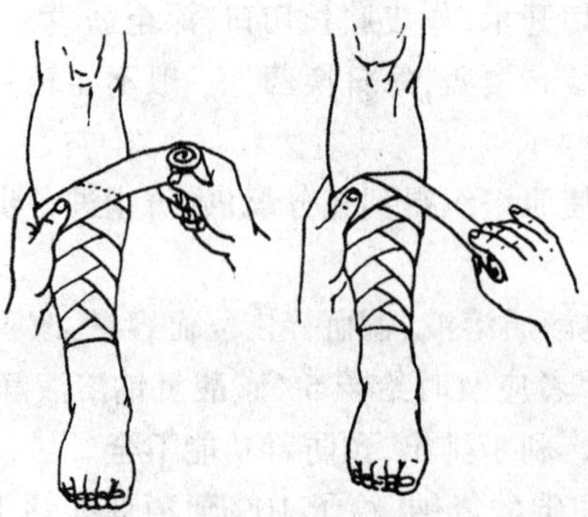

图11-2　螺旋反折包扎法

4."8"字形包扎法

适用于各关节,如肘、腕、膝、踝等处,又称"人"字形包扎法(如图11-3)。

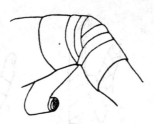

图11-3 "8"字形包扎法

5.回返形包扎法

适用于头部与肢体残端。为一系列的左右或前后反折包扎,直至头部全部遮盖,再作2周环形包扎固定(如图11-4)。

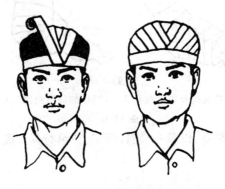

图11-4 头部回返形包扎法

6.蛇形包扎法

绷带两周间留有空隙,用于绷带不足或临时简单固定。

(二)绷带卷包扎注意事项

1.患肢应保持功能位,如肘关节屈曲90°。

2.除开放性创伤、骨折病人,包扎前均应保持皮肤清洁、干燥,皮肤褶皱与骨隆突应加以棉垫保护。

3.一般自内向外,自远心端向躯干部包扎。开始作环形包扎时,第一周可稍倾斜缠绕,第二周作环形缠绕时将第一周斜出圈外的绷带折到圈内,再反复缠绕,这样不易脱落(如图11-5)。

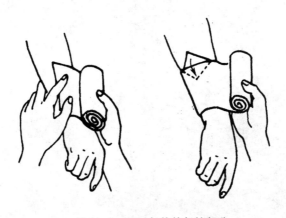

图11-5 环形包扎的起始部分

4.包扎时用力均匀,松紧适中,重点掌握绷带的起点、止点、着力点和走行方向顺序。每圈绷带应遮盖前一圈宽度的1/3~1/2。指、趾端应暴露,以利观察肢体末梢血运(如图11-6)。

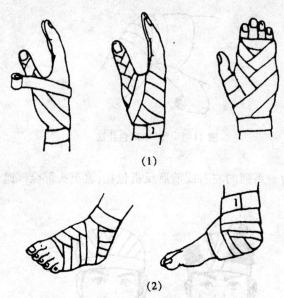

(1)

(2)

(1)拇指包扎及掌部包扎法    (2)足部与足跟部包扎法

图 11-6

5.绷带包扎至末端,作2周环形缠绕,以胶布、别针固定,或纵行撕开绷带打结,注意避开伤口、骨隆突或病人坐卧时受压部位。

# 第十二章　烧伤、冷伤与咬伤

## 第一节　烧伤

烧伤(Burns)可因热能、电流、激光、辐射、化学物质等引起。狭义概念上的烧伤通常指热烧伤,其他则称化学烧伤等。

### 一、热烧伤

热烧伤(Thermal Injury)是平时、战时常见的损伤,致病原因有火焰、热液、炙热固体等。大面积烧伤可引起全身性病理变化,发生休克、感染、脓毒症、多器官功能障碍等并发症,死亡率很高。

(一)诊断要点

烧伤的诊断包括烧伤部位、面积、深度及严重程度。

1.面积计算

(1)新九分法

| 头颈部： | 头部 3% | | 9% |
| | 面部 3% | | |
| | 颈部 3% | | |
| 躯干部： | 前后躯干 13%×2=26% | | 27% |
| | 会阴部 1% | | |
| 双上肢： | 上臂 7% | | 18% |
| | 前臂 6% | | |
| | 双手 5% | | |
| 双下肢： | 大腿 21% | | 46% |
| | 小腿 13% | | |
| | 双足 7% | | |
| 双臀： | | | 5% |

(2)手掌法

以伤员自己并指手掌的面积为 1%来估计烧伤面积。

(3)小儿面积计算

因小儿头部面积相对较大,而下肢面积相对较小,故采用以下公式计算:

头颈部烧伤面积(%)=9+(12-年龄)

两下肢烧伤面积(%)=46-(12-年龄)

2.烧伤深度的鉴别

按热力损伤组织的层次,烧伤分为Ⅰ°、浅Ⅱ°、深Ⅱ°和Ⅲ°,其鉴别要点见表12-1。

表12-1 烧伤深度的鉴别要点

| 烧伤深度 | | 深度 | 病理 | 临床表现 | 愈合过程 |
|---|---|---|---|---|---|
| Ⅰ°(红斑) | | 达表皮浅层,生发层健在 | 局部血管扩张、出血、渗出 | 轻度红、肿、痛、热,感觉过敏,表面干燥无水疱 | 3~5日后痊愈,无瘢痕 |
| Ⅱ°(水疱) | 浅Ⅱ° | 达真皮浅层,部分生发层健在 | 血浆渗出,积于表皮和真皮之间 | 剧痛,感觉过敏,有水疱,疱皮剥脱后可见创面均匀发红、潮湿、水肿明显 | 约2周痊愈,不遗留瘢痕,可有色素沉着 |
| | 深Ⅱ° | 达真皮深层,有皮肤附件残留 | 局部组织坏死,皮下渗出明显 | 早期感觉较迟钝,可有或无水疱,基底苍白,间有红色斑点,创面潮湿,拔毛时痛,数日后,可出现网状栓塞血管 | 3~4周后愈合,易有瘢痕增生 |
| Ⅲ°(焦痂) | | 达皮肤全层,有时可达皮下组织、肌和骨 | 皮肤坏死,蛋白凝固形成焦痂 | 皮肤痛觉消失,无弹性,干燥无水疱,如皮革状,蜡白、焦黄或碳化,拔毛不痛,数日后出现树枝状栓塞血管 | 焦痂脱落形成肉芽创面,小面积创面可由周围上皮爬行而愈合遗留瘢痕;面积大者需植皮方能愈合 |

一般地讲,烧伤深度在伤后48小时左右才能比较准确地判断。在病程中,深Ⅱ°烧伤也可因感染而加深变为Ⅲ°。

3.烧伤的严重程度

(1)轻度烧伤

Ⅱ°烧伤面积<10%。

(2)中度烧伤

Ⅱ°烧伤面积为11%~30%,或Ⅲ°烧伤面积<10%。

(3)重度烧伤

总烧伤面积达31%~50%,或Ⅲ°烧伤面积达11%~20%,或Ⅱ°、Ⅲ°烧伤面积不足上述百分比,但已有休克、呼吸道烧伤或有较重合并伤。

(4)特重烧伤

总烧伤面积>50%,或Ⅲ°烧伤面积>20%,或已有严重并发症。

(二)治疗

1.现场急救与早期治疗

(1)消除致伤原因

迅速脱离热源,脱去着火的衣服,用凉水冲淋等,以清洁布单等覆盖或简单包扎以保护创面清洁。

(2)维持呼吸道通畅

凡有呼吸道烟雾吸入性损伤、头面部严重烧伤等而出现呼吸困难者,都应保持气道通畅和给氧,必要时行气管切开。

(3)处理合并伤

检查有无颅脑损伤、骨折、胸腹部损伤、大血管损伤、一氧化碳中毒等复合伤,如有立即施行相应的急救措施。

(4)初估烧伤面积与深度

具体见表12-1。

（5）建立静脉通道

面积较大烧伤应作静脉穿刺或静脉切开，及早输注电解质和胶体液。

（6）镇静与镇痛

轻度烧伤可口服止痛片，必要时肌肉注射哌替啶（1~2mg/kg），如有周围循环不良，宜经静脉注射。合并有颅脑损伤、胸腹部伤及小儿烧伤者忌用。

（7）防止感染

大面积烧伤应给予广谱抗生素。注射破伤风抗毒素，成人肌注 1500~3000U。

（8）创面处理

见后。

一般深Ⅱ°以上烧伤面积在 10% 以上，小儿在 5% 以上，或是特殊部位烧伤应住院治疗。

2.烧伤的创面处理

Ⅰ°烧伤创面一般只需保持清洁和防止再损伤。Ⅱ°以上烧伤创面按下列处理。

（1）小面积烧伤的创面处理

①清创术

全身情况许可时，在无菌条件下，剃除烧伤创面周围毛发，用纱布或棉球蘸肥皂水清洗创面周围正常皮肤，以无菌水冲洗，再用 1:1000 苯扎溴铵或 0.1% 氯己定溶液消毒创面及周围正常皮肤。以注射器抽出未破水疱，使水疱皮暂作保护创面之用，去除污物及已脱落表皮。但深Ⅱ°及Ⅲ°烧伤创面残留的表皮应除去。

②包扎法

适用于四肢或躯干的Ⅱ°烧伤创面，清创后先用一层凡士林覆盖创面，外用吸水敷料厚约 3~5cm，然后以绷带稍加压力包扎。3 天后如果敷料潮湿，更换外层敷料；如渗出少，无感染迹象，则不需更换。1~2 周后去除外层敷料，浅Ⅱ°创面多能愈合。深Ⅱ°烧伤和Ⅲ°烧伤创面若需包扎，应外用 1% 碘伏或磺胺嘧啶银并勤更换。

③暴露法与半暴露法

暴露法适用于头、面、颈、会阴或躯干等部位，清创后可暴露创面，创面上涂以碘伏或 1% 磺胺嘧啶银，然后采取手术切痂植皮方法治疗。

半暴露法即用一层纱布平敷于创面，以免肢体移位或翻身时磨损创面，该纱布可浸有抗菌药物。

（2）大面积烧伤的创面处理

①清创术

首先应行抗休克治疗，待生命体征平稳后再行清创术。如有环状焦痂压迫，应及时切开减张。

②创面包扎或暴露

四肢的浅Ⅱ°烧伤可采用包扎处理，头面部、会阴部烧伤以及深度烧伤则宜采用暴露疗法。

大面积烧伤的创面应以暴露疗法为宜，用 1% 磺胺嘧啶银糊剂或碘伏涂在创面，每日 2 次，经常拭干创面渗液。病室空间应尽量少菌，保持一定温度、湿度。躯干前后均有创面时可用翻身床定期翻身。

感染明显的创面应每 2~3 天作一次创面细菌培养，以便及时调整抗生素用药。

③切痂与植皮

深度烧伤特别是Ⅲ°烧伤宜采用暴露疗法，在烧伤 48~72 小时后开始手术切痂和植皮。小面积Ⅲ°烧伤切痂后以大块自体中厚皮片移植，中面积Ⅲ°烧伤切痂后可作自体网状植皮或自体小块皮片移植，大面积Ⅲ°烧伤切痂后可作大张异体皮覆盖、自体小皮片嵌植或自体微粒皮移植。早期切痂植皮在深度烧伤病人中减少了全身感染的发生率，提高了大面积烧伤的治愈率。

3.全身治疗

(1)大面积烧伤的液体治疗

为防止低血容量休克,烧伤患者除小面积烧伤可采用口服含盐饮料外,中面积以上烧伤均需输液治疗。

①补液方法

伤后最初 48 小时补液疗法可按表 12-2 计算总量与电解质液、胶体液量。

表 12-2  Ⅱ°、Ⅲ°烧伤的补液量

| | 第一个 24 小时内 | | | 第二个 24 小时内 |
|---|---|---|---|---|
| 每1%面积、千克体重补液量(额外丢失量) | 成人<br>1.5ml | 儿童<br>1.8ml | 婴儿<br>2.0ml | 第一个 24 小时的 1/2 |
| 电解质液:胶体液 | | 中重度 2:1<br>特重 1:1 | | 同左 |
| 基础需要量(5%葡萄糖) | 2000ml | 60~80ml/kg | 100ml/kg | 同左 |

第一个 24 小时总量的 1/2 应在伤后前 8 小时补入,以后 16 小时内补入其余的 1/2 量,休克较重者应加输碳酸氢钠纠正酸中毒。

伤后第三日起补液量可减少,依据病情,适当增加口服补液,维持水、电解质平衡。

②液体治疗的监测内容

a.尿量:要求成人每小时尿量 30~50ml,小儿每千克体重每小时 1ml。

b.心率:成人应维持在每分钟 120 次以下,儿童在 140 次以下。

c.精神状态:保持安静,无口渴。

d.周围循环:血管充盈良好,肢端温度正常。

e.血压:收缩压维持在 90mmHg 以上,脉压 20mmHg 以上。

f.血气:动脉血氧分压($PaO_2$)、二氧化碳分压($PaCO_2$)、pH、[$HCO_3^-$]接近正常水平。

(2)烧伤脓毒症的防治

烧伤脓毒症多发生在伤后 10 天内或是焦痂分离期,即伤后 3~4 周。早期诊断十分重要。

①烧伤脓毒症的表现

a.体温:超过 39℃ 或低于 36℃。

b.心率增快。

c.兴奋、烦躁不安、谵妄、幻觉等;后期表现为淡漠、反应迟钝。

d.呼吸急促。

e.创面骤变,肉芽色暗无光泽,生长停滞,创面腐烂,出现坏死斑。

f.实验室检查:白细胞计数剧增或急降,血培养阳性、也可阴性,后者痂下组织菌量常>$10^5$/克组织。

②脓毒症的防治

a.及时、有效地行抗休克治疗,使病人平稳地度过休克期。

b.尽早开始肠内营养,有助于肠黏膜屏障修复。亦可经肠外途径补充葡萄糖、脂肪乳及氨基酸液等。注意纠正电解质、酸碱平衡失调,补充多种维生素。

c.正确处理创面是关键。对深度烧伤创面尽早切痂、植皮。

d.使用有效的抗生素。时机要早,疗程要短。

4.烧伤病人的监护

(1)临床监测

①监测生命体征,包括体温、脉搏、呼吸、血压以及神智状况等。

②重症烧伤病人,应留置导尿管,记录每小时尿量。

③观察烧伤创面的情况,并予记录。

④对有呼吸道烟雾吸入患者,应加强护理,减少呼吸道并发症的发生。

（2）实验室检查

①血、尿常规检查,特重烧伤早起每日一次。

②重症病人每周 1~2 次肝、肾功能与生化检查;血电解质每日一次,直至正常后改为每周一次。

③创面细菌培养,重症病人每 2~3 天检查一次。

④疑有脓毒症时应及时抽血作细菌培养。

⑤重症患者、呼吸道吸入性热力烧伤患者应作动脉血气分析。

## 二、电烧伤

人体与电源直接接触或是接近高压电弧均可导致电烧伤。

（一）临床特点

1.多部位损伤

电流通过人体有入口和出口,入口处的组织损伤往往重于出口处,表现为皮肤炭化及大片组织坏死。

2.创面口小底大

呈烧瓶样坏死,体表的烧伤范围小,而深部组织坏死范围远较皮肤烧伤范围大。坏死肌肉的范围与平面不均,有时浅部肌束良好,而深部肌束坏死。电流通过肢体时,可引发强烈挛缩,关节曲面因电流短路,常形成深度烧伤。

3.进行性坏死

电流达到一定强度可引起血管壁损伤,导致血管栓塞,肌进行性坏死。也可因血管破裂引起大出血。

4.全身性损伤

轻者有恶心、心悸、短暂性意识丧失;重者有昏迷、心跳骤停等。

（二）治疗

1.现场抢救

迅速切断电源;对呼吸不规则或呼吸停止者,行口对口人工呼吸,或行气管插管,用气囊或呼吸器维持呼吸;心脏骤停者,立即行胸外按压及人工呼吸,实施心肺复苏。

2.补液

补液量取决于肌肉毁损的范围,而不能根据表面烧伤面积计算。抗休克治疗时每小时尿量应维持在 30~50ml 以上,留置导尿管,对有血红蛋白、肌红蛋白者应补充碳酸氢钠溶液碱化尿液,并适当使用利尿剂促进其从尿液中排出。

3.预防破伤风和厌氧菌感染

肌注 TAT 并给予大剂量青霉素 7~10 天。创面以过氧化氢溶液冲洗、湿敷。

4.创面处理（采用暴露法）

电火花和火焰致伤者,局部治疗同一般烧伤。电接触烧伤应于伤后尽早行手术探查和切除坏死组织。组织坏死范围难以确定、一次切除不易彻底、又不能立即进行自体植皮者,可采用异体植皮暂时覆盖,2~3 日后再次清创,创造条件直至伤口可做皮肤或皮瓣修复。伤后发生严重肢体肿胀影响肢体血运者,应切开皮肤和筋膜减压。床旁应准备止血带与手术包,出血时宜缝合结扎近侧健康血管。

### 三、化学性烧伤

可致烧伤的化学物质达数千种,有的可产生高热灼伤组织,部分化学物质还可从伤处被吸收入体内引起全身中毒。应了解致伤物种类,并行相应处理。

(一)临床特点

1.酸烧伤

(1)酸烧伤可引起组织细胞脱水并使蛋白质凝固变性,不形成水疱,皮革样成痂。

(2)硝酸烧伤创面呈黄色;硫酸烧伤创面为黑色或深棕色;盐酸烧伤创面呈白色或黄色;氢氟酸烧伤创面初呈红斑或水疱,疼痛较剧;石炭酸腐蚀性强,易吸收入血损害肾。

(3)创面较为干燥,境界清,肿胀较轻,但氢氟酸烧伤伤处组织坏死会明显扩展加深。

2.碱烧伤

(1)碱烧伤除可使局部细胞脱水外,还可向深层组织侵犯,皂化脂肪组织。皂化严重时产生热量,可使深层组织继续坏死。

(2)创面肿胀明显,失液量大,大面积碱烧伤易造成低血容量性休克。

(3)初期对烧伤创面估计往往不足,后期Ⅲ°烧伤较多。

3.其他化学物质烧伤

(1)氨水引起的皮肤烧伤一般较浅,氨水挥发性强,致伤者常有气急、呼吸困难等呼吸道吸入伤表现。

(2)沥青(柏油)烧伤。热柏油不易除去,可待休克平稳后设法去除,待柏油冷却结成硬块后连同烧毁之表皮整块取除。

(3)磷烧伤。磷接触空气可自燃,可涂1%硫酸铜,显色后,在水下移除磷粒。无机磷可自创面被吸收引起肝、肾、心、肺损害。

(二)治疗

1.创面冲洗

立即用大量清水冲洗创面,一般要求15~30分钟。清水冲洗后根据不同致伤物作进一步处理。石炭酸烧伤可以用70%酒精清洗以消除残留石炭酸;氢氟酸烧伤可用含钙、镁的制剂使残存氢氟酸形成氟化钙或氟化镁等;磷烧伤清洗后则可用1%硫酸铜冲洗或湿敷,可形成磷化铜或磷酸铜以减轻损伤;石灰烧伤时,宜先将石灰粉末从烧伤处掸去或拭干净后再用大量流水冲洗。

2.维持呼吸道通畅

头面部烧伤,特别是石灰、氨水、磷烧伤常累及呼吸道,应维持呼吸道通畅,必要时行气管切开,给氧或使用呼吸机。对症选用肾上腺皮质激素、抗生素、肺血管舒张药、强心药等,减轻与控制呼吸道水肿、窒息以及肺水肿。

3.注意事项

早期处理时注意有无化学物质溅入眼内,若有应立即冲洗,持续半小时以上,用抗生素滴眼,并以油纱布敷贴。

4.解毒

能经创面吸收的化学物质烧伤,在处理局部创面的同时,尽早开始全身治疗。

5.补液

根据烧伤程度适当补液。

### 四、植皮术

植皮术可用以修复深度烧伤创面和其他原因引起的皮肤缺损,还可用于各种矫形手术。

(一)皮肤组织来源

**1.自体皮**

最为常用,分游离皮片移植与皮瓣移植。移植成功后能长期存活。

**2.同种异体皮**

有排斥反应,只能一时存活于受皮区,覆盖时间3周左右。

**3.异种皮**

排斥反应强,只能暂时存活2周左右。

(二)游离皮片移植

**1.皮片厚度分类**

(1)刃厚皮片:仅含表皮和部分真皮乳头层,厚度为0.15~0.25mm,易存活,但成活后功能差,常用滚轴刀取皮。

(2)中厚皮片:含表皮和真皮的1/3~1/2,厚度为0.3~0.75mm,移植后较易成活,外观接近正常,但缺少出汗、生长功能,常用鼓式取皮机取皮。

(3)全厚皮片:含表皮与真皮全层,存活后皮片功能较全。

**2.取皮方法**

(1)徒手取皮:适用于小面积全厚皮片和薄层皮片的切取。

全厚皮片切取时在取皮区画出轮廓,依描线切开全层皮肤,将全层皮与部分皮下脂肪一并切除,修去皮下脂肪即可。

小面积薄层皮片切取时,保持取皮区表面紧张、平坦,刀片与皮肤成一极小锐角,作拉锯样动作,并推动刀片缓慢剪进。

(2)器械取皮:常用滚轴刀或鼓式取皮机。滚轴式取皮刀上有刻度,可调节皮片厚度,取下大张皮片。鼓式取皮机所取皮片较大,具有厚薄均匀、边缘整齐的优点。

(3)头皮取皮:头皮皮层厚,短期内可反复多次供皮,愈合不留瘢痕,不影响头发生长。术前剃净毛发,用滚轴刀取头皮,皮片厚度为0.15~0.2cm,取皮区采用半暴露法处理。

**3.供皮区处理**

小面积全厚皮片供皮区可拉拢缝合面积较大者需移植刃厚自体皮,刃厚皮片供皮区与中厚皮片供皮区先敷以单层油纱布或干纱布,再以湿盐水纱布垫压迫止血,止血后敷单层油纱布,外加多层干纱布加压包扎。不宜包扎的供皮区采用半暴露法处理,保持供皮区干燥及周围皮肤的清洁。

**4.植皮区处理**

新鲜创面应充分止血,肉芽创面应新鲜、致密、无脓性分泌物。肉芽创面只能用刃厚或薄层皮片。植上皮片需紧贴创面,需妥善固定,可采用包扎法或暴露法。

(1)包扎法:包扎肢体应固定制动、抬高,注意肢体远端的血液循环,保持包扎敷料清洁。

(2)暴露法:植皮时应防止病员抓摸植皮区,小儿应予以适当的约束。皮片下如有积液、积血现象,应剪开引流,切忌将积液向植皮片的边缘挤压。皮片有坏死时,及时剪去坏死部分,操作时不要移动皮片。

**5.术后处理**

(1)局部采取制动措施。

(2)包扎的植皮区首次更换敷料,刃厚皮片在术后2~3日,中厚皮片在6~8日,全厚植皮在8~10日。如创面愈合良好,则以保持与防止外伤为主。

(3)供皮区敷料更换,首次在术后1周,创面一般在2~3周后愈合。

（三）皮瓣移植

用于修复软组织严重缺损,肌腱、血管、神经裸露的深度创面。

1.带蒂皮瓣

由带血供的皮肤及皮下组织构成,蒂部与供皮区相连,用于修复邻近或较远处的组织缺损。断蒂常需3~4周。

2.游离皮瓣移植

完全游离的自体皮瓣,其动静脉通过显微手术与缺损区的动静脉吻合,确保皮瓣的血供。

（四）大面积Ⅲ°烧伤的植皮

早期切削痂后植皮是治疗Ⅲ°烧伤的有效方法。创面大、自体供皮不足时,可采用自体皮、异体皮混植方法。

1.大张植皮

大张异体中厚皮片均匀开洞后,张力缝合于创缘、紧贴创面。2日后启视,若皮色良好在皮洞中嵌植自体小皮片。随异体皮被排斥,自体皮扩增融合。

2.微粒植皮

自体刃厚皮片剪成微粒,散铺在大张异体皮片上,真皮面朝向创面,连同异体皮植于创面。

3.网状皮片移植

自体中厚皮片,均匀开洞,拉开后成网状,缝合移植于创面。

# 第二节　冷伤

冷伤(Cold Injury)是低温引起的人体损伤,可分成两类:由10℃以下至冰点以上低温,加上潮湿条件所致的非冻结伤,如冻疮、浸渍足等;由冰点以下的低温导致的冻结性冷伤,如冻伤与冻僵。

## 一、冻疮

冻疮(Chilblain)多发生于冬季及早春,以体表暴露部位及肢体末端常见。在低温条件作用下,局部皮肤血管收缩,血流淤滞,影响细胞代谢。局部复温后,血管扩张、充血并有渗出,可形成水疱。皮下毛细血管甚至小动脉、静脉因受损而形成血栓,导致部分组织坏死。

（一）临床特点

初起时局部有红斑及肿胀,温暖时有痒感或刺痛感。可有水疱,去除水疱表皮创面潮红,有渗出,如并发感染可形成糜烂或溃疡。由于患处皮肤抵抗力下降,冻疮常复发。

（二）治疗

发生冻疮后,局部表皮完整者,可涂冻疮膏,局部每日湿敷数次。有溃烂者,可用抗菌药膏或皮质激素软膏。服用活血化瘀中药如复方丹参片等有助于改善局部循环。

（三）预防

寒冷季节注意手、足、耳等暴露部位的保暖,涂搽防冻疮霜剂。冬季野外工作人员应有防寒、防水服装。

## 二、冻伤

冻伤(Frostbite)可分为局部冻伤及全身冻伤(冻僵),多为意外事故、人接触冰点以下低温或不慎受制冷剂(液氮、干冰等)损伤所致。局部组织接触冰点以下低温,组织内形成冰晶。冻融后局部血管扩张、充血、渗出并形成血栓,组织细胞冻融后坏死,并引起邻近组织炎症反应。全身受低温侵袭时,心血管、脑和其他器官均受损害,可直接致死。

(一)诊断要点

1.病史

有受冻致伤的病因。

2.局部表现

冻融前伤处皮肤苍白、温度低、麻木刺痛,不易区分深度。复温后可按病变程度分四度。

Ⅰ°冻伤:仅伤及表皮,局部红肿,有发热、痒及刺痛。数日后表皮脱落,水肿消退,痊愈。

Ⅱ°冻伤:伤及真皮,局部红肿与水疱。水疱2~3周内干燥结痂,脱痂后愈合,少有瘢痕。

Ⅲ°冻伤:伤及皮肤全层及皮下组织,创面形成黑色干痂,感觉消失。周围组织红肿疼痛,可有血性水疱,坏死组织脱落后形成肉芽创面,愈合慢,且有瘢痕形成。

Ⅳ°冻伤:损伤达肌、骨等深层组织,易并发感染而形成湿性坏疽,常伴畏寒、发热等全身症状。可因病变扩展而使坏死加重,治愈后常有功能障碍或致残。

3.全身冻伤表现

先有寒战、发绀、疲乏,继而出现肢体僵硬、幻觉、意识障碍乃至昏迷、心律失常、呼吸抑制,终致呼吸心跳骤停。若能复温复苏,常出现心室纤颤、休克、肺水肿或肾衰竭。

(二)治疗

1.全身治疗

(1)快速复温。将病人移入15~30℃室温中,或用足量温水(40~42℃左右)浸泡,使局部在20分钟、全身在30分钟内复温,肢体红润,皮温达36℃即可。

(2)心跳、呼吸骤停者立即施行心肺复苏术。

(3)给予TAT1500~3000U肌注,应用抗生素预防感染。

(4)卧床休息,给予高能量、高蛋白、富含维生素饮食。

(5)改善血液循环,使用低分子右旋糖酐或妥拉苏林等扩血管药物。

2.局部治疗

(1)Ⅰ°~Ⅱ°冻伤:复温后保持局部清洁、干燥,吸除水疱内液,干纱布包扎。有感染创面先用抗菌药液湿纱布湿敷,随后使用抗生素软膏后包扎或暴露治疗。

(2)Ⅲ°以上冻伤:采用暴露疗法,保持创面清洁,坏死组织边界清楚后切除,植皮。伴发湿性坏疽时,常需截肢。

3.全身冻伤的治疗

复温及复苏后注意:

(1)维持呼吸道通畅,给予吸氧或行气管插管、辅助呼吸支持。

(2)防治休克、扩充血容量,输注的液体应加热至38℃,纠正电解质与酸碱失衡,给予利尿剂。

(3)低体温时极易出现室性纤颤或心脏骤停,可采用除颤及心肺复苏措施。

(三)预防

在寒冷的环境下工作的人员应注意防寒、防湿、防静。衣着保暖不透风,较少体表外露;保持衣裤、鞋袜干燥,沾湿后应及时更换;寒冷环境中避免久站或静止不动。平时应进行适应性锻炼,饮食保证足够热量。

# 第三节 咬伤

## 一、毒蛇咬伤

我国约有50种毒蛇,剧毒者10余种。毒蛇咬伤(Poisonous Snake Bites)引起中毒的物质主要是蛇毒腺分泌的毒素蛋白与多肽,可分神经毒和血液毒两种。神经毒对中枢神经和神经肌节点有选择性毒性作用,可致呼吸循环骤停等,常见有金环蛇、银环蛇咬伤。血液毒对组织细胞、血细胞、血管内皮细胞有破坏作用,可引起溶血、出血、休克、心衰等,常见于竹叶青、五步蛇等咬伤。此外还有混合毒,兼有神经毒、血液毒的特点,如蝮蛇、眼镜蛇咬伤等。

(一)临床特点

毒蛇咬伤根据临床症状可分为神经毒、血液毒及混合毒三类,其临床特点详见表12-3。

表 12-3 毒蛇咬伤类型及临床症状

| 毒素类型 | 局部症状 | 全身症状 |
|---|---|---|
| 神经毒 | 伤口麻木,稍痛,肿胀及炎症反应较轻 | 麻木范围扩大较快,可先后出现头晕、言语不清、吞咽困难;视力模糊,复视;四肢无力、肢体瘫痪;呼吸困难,紫绀,呼吸循环衰竭 |
| 血液毒 | 伤口肿痛明显,有出血、瘀斑、水疱,局部组织可坏死 | 皮肤、黏膜出血,烦躁不安,谵妄,血尿,可有畏寒、高热,心律失常;常因休克、肾衰竭死亡 |
| 混合毒 | 伤口肿痛明显,有出血、水疱、糜烂 | 兼有广泛出血及神经麻痹表现,病程进展快,常死于呼吸麻痹与循环衰竭 |

(二)诊断要点

1.创口及咬痕

有蛇咬伤史,局部有蛇咬牙痕。毒蛇牙痕深而大,呈点状,两牙相距1~2cm。无毒蛇牙痕均匀、细小,呈相对锯齿状排列。

2.神经毒、血液毒或混合毒所致的临床表现

具体见表12-3。

3.实验室检查

血常规可有白细胞计数增高、血红蛋白下降以及溶血性改变;血红蛋白尿;肝、肾功能生化检查可有血清胆红素增高,血肌酐、非蛋白氮增高等。

(三)治疗

1.急救

救治越早越好。毒蛇咬伤与无毒蛇咬伤,早期不易区分时,应一律按毒蛇咬伤处理。

(1)早期绑扎

伤后立即在患肢的近心端5~10cm处用止血带或就地取材的各种代用品环形绑扎,松紧以能阻断淋巴与静脉回流为度。绑扎应每20分钟松开2~3分钟。注意使肢体制动、下垂以减少毒素吸收、扩散。

(2)清创排毒

用清水、生理盐水(或3%过氧化氢溶液、1:5000高锰酸钾)反复冲洗伤口,去除毒蛇牙和污物。伤口较深

的切开真皮层,或在肿胀处以三棱针平刺皮肤,深达真皮下,使组织液、淋巴液流出即可。也可用拔火罐、吸乳器吸毒,必要时还可用口吸毒,但有口腔黏膜破损或龋齿者不可用口吸毒。

2.药物解救

（1）中药解救

解蛇毒中成药有广州蛇药散、上海蛇药等,均有一定疗效。季德胜蛇药(南通蛇药)较为常用,口服首次20片,以后每6小时10片,至中毒症状控制1~2天后为止。同时将药片制成糊状外敷于伤口周围及肿胀处。此外,可辨证施用中草药,以清热、解毒、凉血为主。

（2）抗蛇毒血清解救

抗蛇毒血清有单价和多价两种,能中和相应的蛇毒,使用越早,效果越好。单价血清对已知蛇类咬伤较好,否则需用多价血清。使用前应做过敏试验,用后应注意血清病反应。

（3）其他解毒措施解救

用0.25%普鲁卡因加地塞米松5mg在伤口近侧肢体作环形封闭;以胰蛋白酶2000~6000U加0.25%普鲁卡因20ml在伤口周围作局部浸润,并在伤口近侧肢体作环形封闭,可降解蛇毒,减少毒素吸收。

3.全身支持治疗

（1）患者应卧床休息,多饮水,静脉输液,加强利尿排毒。

（2）纠正水、电解质和酸碱平衡的紊乱,贫血明显者可酌情输血,有休克者应注意扩充血容量,恢复组织灌注。

（3）常规使用TAT,为预防及控制伤口感染应加用抗生素。

（4）全身出血严重者,使用维生素K、氨甲苯酸(止血芳酸)静滴,亦可以用鱼精蛋白50mg加入葡萄糖液中静滴。

（5）保护肾功能,有血红蛋白尿者,给予5%碳酸氢钠250ml静滴;尿少时除扩充血容量外,还可给呋塞米20mg静注。

（6）呼吸麻痹、休克、心衰、肾衰是毒蛇咬伤的主要死亡原因,必须有效地控制。治疗中禁用中枢神经抑制剂、肌松弛剂、肾上腺素和抗凝剂。

## 二、狂犬病

狂犬病(Rabies)又称恐水病(Hydrophbia),是一种病毒引起的中枢神经系统急性传染病。多因病兽咬伤(平时多见于狗、猫咬伤)。

（一）临床特点

该神经病毒存在于病兽的唾液中,人被咬伤后,并非都要发病,平均发病率为25%。病兽以激动、凶恶为特征,继以麻痹死亡,但也有只以麻痹为主者。该病毒对神经有特殊亲和力,可沿周围神经上行至脊髓和脑,并在脑部繁衍。潜伏期为10天~1年,一般为30~50天。

（二）诊断要点

1.对咬人的动物进行关闭,观察10天,如动物无异常表现,可认定该动物咬人时不含有传染性病毒。

2.感染该病毒的患者,其前驱症状为发热、头痛、恶心、呕吐、吞咽困难、声音嘶哑、烦躁不安等,继则发展为难以控制的躁动,大量流涎,喉部痛性痉挛,光、声刺激均能诱发,特别是在极渴欲饮时,因诱发吞咽中枢反射,咽喉部痉挛而无法下咽,以致见水或闻水声时,也可出现痉挛,恐水病因而得名。

（三）预防与治疗

对疑似被狂犬病动物咬伤者,立即行预防处理:

1.彻底冲洗伤口,最好用高效价的抗狂犬病的免疫血清注入伤口或创周浸润注射,伤口应敞开。

2.接种免疫。因本病潜伏期长,接种疫苗可防止发病。人二倍体细胞疫苗(HDCV)只需注射 3 次(间隙 3~4 天),主动免疫效果可达 100%。

3.被动免疫。尽早注射人狂犬病免疫球蛋白或抗狂犬病马血清一次,但 72 小时后无效。

一旦发病,治疗只能对症,可参照破伤风的各项治疗。

# 第十三章 外科感染

## 第一节 软组织急性化脓性感染

### 一、疖

疖(Furuncle)是单个毛囊及其周围组织的急性化脓性感染,好发于颈项、面部、背部、腋窝等毛发丛生或皮脂腺较多处。病原菌多为金黄色葡萄球菌或表皮葡萄球菌。

(一)临床表现

初起皮肤表面红肿、痛性硬结,逐渐肿大,呈锥样隆起,顶部出现黄白色脓栓。排出脓液,炎症消退愈合。小的疖一般无全身症状。大的疖可引起发热、畏寒、全身不适等。口鼻三角区的疖受挤压、挑刺后,感染可沿内眦静脉或眼静脉进入颅内,引发化脓性海绵状静脉窦炎,出现眼周红肿、硬结,并趋于扩大,伴明显头痛、呕吐、发热,甚至昏迷。

(二)诊断

有毛囊或皮脂腺化脓性感染的局部临床表现即可诊断。若全身散发多个疖,或一段时间内反复生疖,称疖病(Furunculosis)。

(三)治疗

1.早期炎症硬结可局部热敷或理疗,疖顶部可涂 2%碘酒,或外敷鱼石脂软膏,也可敷中药金黄散、玉露散。

2.疖顶有脓栓时可摘除,或在其顶部点蘸石炭酸灼烧。出现波动感时切开引流。

3.头面部疖、疖病或全身症状明显者,应给予抗感染药物,复方新诺明口服,或以青霉素肌注。

4.合并糖尿病者,同时治疗糖尿病。

(四)预防

注意个人卫生,勤洗澡,保持皮肤清洁。

(五)预后

一般预后良好,营养不良小儿、糖尿病患者可反复发作。

### 二、痈

多个相邻毛囊及其周围组织的急性化脓性感染,或是多疖的融合称痈(Carbuncle)。金黄色葡萄球菌为主要致病菌。发病与皮肤不洁、擦伤、机体抵抗力不足相关。

(一)临床表现

初起时皮肤红肿、稍隆、张力增高,继之皮肤呈大片红肿区、坚硬、疼痛明显,出现多个小脓头,或有发热;随后肿胀进一步加重,脓栓破溃后呈蜂窝状,中央皮肤坏死、溃烂,有较多脓液或坏死组织,局部淋巴结有肿痛。患者常有畏寒、发热;白细胞计数增高。治疗延误,病变加重,可致脓毒症。

（二）诊断

1.皮肤呈紫红色浸润区,坚硬,疼痛明显,中央有多个脓栓或呈坏死溃烂。

2.有全身症状,如发热、寒战等,白细胞计数增高。

3.常见于糖尿病病人、低蛋白血症病人。

（三）治疗

1.全身治疗

选用青霉素、头孢类等有效抗菌药物。注意休息,加强营养,多饮水。给予多种维生素等。如有糖尿病,应予控制。

2.局部处理

早期可以 50%硫酸镁湿热敷、鱼石脂软膏外敷。红肿范围大,中央坏死组织多,脓液引流不畅时应予手术行"+"或"++"形切口,深达筋膜,注意打通脓腔间隙,清除坏死组织,伤口内填塞生理盐水纱布或碘仿纱布止血,以后每日换药。面、唇部痈禁忌切开。

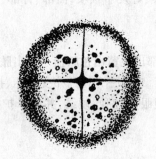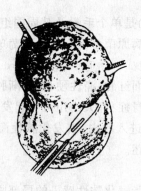

**图 13-1  痈切开引流术**

（四）预后及转归

痈局部病变较疖重,可引发脓毒症,应及早使用抗菌药物。痈创面较大时,可待肉芽生成后行植皮治疗。唇痈可引发颅内海绵状静脉窦炎,病情凶险,预后差。

### 附:化脓性海绵状静脉窦炎

因面部化脓性感染经静脉传播至颅内海绵状静脉窦,引起静脉窦炎及栓塞所致。死亡率高。

（一）诊断

1.有颜面、上唇局部感染以及不当处理史。

2.海绵窦静脉阻塞所致的颜面水肿及眼部体征,有上唇、眼周、鼻梁红肿,眼睑、结膜水肿,眼球突出,继之出现眼底水肿、视力下降,甚至眼肌麻痹、眼球固定。

3.全身毒血症状明显,有寒战、高热、多汗,嗜睡或谵妄、昏迷等。可有头痛、恶心、呕吐以及颈项部强直等脑膜刺激征。

4.白细胞计数显著升高,核左移,脑脊液白细胞增多;血细菌培养可阳性。

（二）治疗

1.早期使用足量广谱抗生素,静脉途径给药,根据细菌培养结果及药敏报告选用有效抗生素。

2.绝对卧床,静脉输液,加强支持治疗及护理,高热者应予物理降温。

3.明确有海绵窦栓塞时,可试用低分子右旋糖酐、尿激酶或链激酶,防止血栓进一步扩大,使用时需监测血液凝集指标。

### 三、皮下急性蜂窝织炎

急性蜂窝织炎(Acute Cellulitis)指疏松结缔组织的急性感染。皮下疏松结缔组织受病菌感染,致病菌主要是乙型溶血性链球菌、金黄葡萄球菌、大肠杆菌或厌氧菌。

(一)临床表现

根据发病年龄、部位、感染原因及病菌毒性,可有不同类型。

1.一般性皮下蜂窝织炎

初起有皮肤损伤,局部红肿、疼痛,红肿边缘界限不清。病变近侧淋巴结常有肿痛,可有畏寒、发热与全身不适。

2.产气性皮下蜂窝织炎

由厌氧菌如肠球菌、多种肠道杆菌、拟杆菌等所致。炎症局限于皮下结缔组织,不侵及肌层。局部肿胀明显、病变进展快,扪之有皮下捻发音,脓液臭,全身症状严重。

3.新生儿皮下坏疽

病变多见于背部、臀部受压处,初起皮肤发红、变硬,继而范围扩大,中心区色暗变软,可起水疱,严重时皮肤变灰黑色、破溃。患儿有发热、精神差、不进乳,全身情况不良。

4.下颌下急性蜂窝织炎

小儿多见,下颌下肿胀明显。感染起源于口腔时,表皮轻度红热,口底肿胀;面部感染所致者,局部红肿痛热,全身反应重,病儿可有发热、呼吸急促以及吞咽困难。

(二)诊断与鉴别诊断

依据皮肤黏膜受伤病史及体征可明确诊断。需与下列情况相鉴别:

1.硬皮病

新生儿皮肤质地变硬,但不发红、体温不高,可与新生儿皮下坏疽区别。

2.急性咽峡炎

在小儿引起呼吸急促与无法进食。下颌下肿胀较轻,而口咽红肿明显。

3.气性坏疽

应与产气性皮下蜂窝织炎区别,气性坏疽常有肌肉严重损伤,病变以产气荚膜梭菌肌炎为主,脓液涂片有粗大杆菌,X线摄片肌间隙有气体。

(三)治疗

1.抗菌药先用青霉素或头孢类抗生素,疑有厌氧菌感染时,加用甲硝唑。

2.早期局部热敷或以金黄散、玉露散中药敷贴。

3.病变进展时及时切开引流。颌下、颈部急性蜂窝织炎宜及早切开,以防喉头水肿。对于产气性皮下蜂窝织炎,伤口处应以3%过氧化氢液冲洗、湿敷,并采取隔离治疗措施。

4.支持治疗,高热者给予降温;不能正常饮食者给予输液及营养支持。

### 四、丹毒

丹毒(Erysipelas)是皮肤网状淋巴管的急性炎症,致病菌为乙型溶血性链球菌,好发于面部及下肢,蔓延较快,但很少化脓。

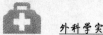 

（一）临床表现

1.起病急，常有突发畏寒、发热、全身不适及头痛。

2.局部皮肤呈片状红斑，略隆起，色鲜红，边缘清楚，炎症向周边蔓延时，中央红肿消退而转为棕黄色，可有脱屑，极少化脓。有烧灼痛，附近淋巴结常有肿痛。

3.躯体、下肢丹毒常复发，下肢丹毒反复发作可导致肢体肿胀，甚至发展成象皮肿。

4.白细胞计数增高。

（二）治疗

1.休息，抬高患处，局部以50%硫酸镁湿热敷。

2.青霉素800万U，每日两次肌注，或480万U静滴，每日1~2次；症状消失后，继续应用3~5日，以防复发。

3.同时患足癣者，局部应使用抗真菌药物治疗控制。

（三）预防

注意皮肤清洁，及时处理小创口；在接触或给丹毒患者换药后，应洗手、消毒，防止接触性传染；下肢丹毒合并足癣者，应同时治疗。

**五、脓肿**

急性化脓性感染局限化、脓液积聚且有完整腔壁者，称为脓肿（Abscess）。致病菌以金黄色葡萄球菌最为常见。

（一）诊断

1.浅表脓肿局部红、肿、热、痛，可扪及波动；深部脓肿则有局部压痛或皮肤凹陷性水肿。

2.深部脓肿时全身反应较明显，可有发热，白细胞计数增高。

3.超声波检查可发现液性暗区，穿刺可抽出脓液。

（二）治疗

1.使用抗菌药物，常选用青霉素、氨苄西林，或依据细菌培养、药敏选用。

2.脓肿一旦形成，应及时切开引流，切开前先行穿刺确诊。

3.切开引流时应注意：

（1）选择麻醉，常用0.5%~1%普鲁卡因或0.25%~0.5%利多卡因浸润麻醉；

（2）应在脓肿最低部位切开，以利于引流；

（3）切口方向应与大血管、神经走向平行，避免跨越关节；

（4）脓腔内如有间隔，应以手指钝性分开，以利于充分引流，异物或坏死组织应尽量去除；

（5）大型脓肿切开时，需防发生休克，可适当输液，使用镇痛药；

（6）放置引流应予记录，注明数目、部位。

# 第二节 手部急性化脓性感染

手部急性化脓性感染比较常见，微小损伤有时可引起严重感染，以致影响手的功能。因此，手部损伤应及时处理。

## 一、甲沟炎

指甲两侧皱襞的感染称甲沟炎(Paronychia)。多因刺伤、逆剥、修指甲时损伤而引起,致病菌为金黄色葡萄球菌。

（一）临床表现

1.初起时,指甲一侧软组织红、肿、热、痛。

2.炎症沿甲根部蔓延到对侧,炎症加重,形成半环型脓肿。

3.化脓后可形成黄白色脓点,脓液侵入甲下成为甲下脓肿。

4.治疗不当可形成慢性甲沟炎,甲沟旁有脓窦口,肉芽组织外突,常有稀薄脓性分泌物。

（二）治疗

1.早期可用热敷、理疗,抬高并固定患指,外敷碘伏或鱼石脂软膏等。

2.口服抗菌药物。

3.出现化脓则作切开引流,可沿甲沟作纵形切开或同时切除指甲根部。甲下积脓则应拔除指甲。

## 二、脓性指头炎

手指末节掌面皮下组织化脓性感染称脓性指头炎(Felon),俗称"蛇头疔",常因刺伤引起。指头末节掌面皮肤与指骨骨膜间有纤维索相连,发生感染时,指内压力高,易引起指骨坏死或骨髓炎。

（一）诊断

1.指头末节针刺样疼痛后转为搏动性跳痛,患肢下垂时加剧。指头轻度肿胀、发红。皮肤有时反可呈黄白色,有剧烈触痛。

2.可有发热、全身不适、白细胞增高等全身症状。

3.指头组织坏死后,疼痛反减轻。

4.引起指骨坏死、感染时,X线检查可见末节指骨骨髓炎或死骨。形成慢性骨髓炎后,伤口愈合迟缓。

（二）治疗

1.初起时悬吊前臂,平置患手,局部热敷后以鱼石脂软膏外敷。全身使用抗生素。

2.出现跳痛或指肚张力增高,即应切开引流、减压。应采用指神经阻滞麻醉。患指侧面纵形切口,皮下组织内纤维索应切断,脓腔大时可作对口引流。脓液作细菌培养及药敏试验。

3.当末指节骨有死骨形成时,切开引流时应注意去除死骨。

## 三、急性化脓性腱鞘炎

细菌侵入腱鞘引起的急性化脓性感染称化脓性腱鞘炎(Tenosynovitis)。多因深部刺伤后或邻近组织感染蔓延所致,致病菌多为金黄色葡萄球菌。

（一）诊断

1.患指疼痛剧烈,有发热等全身反应。

2.患指除末节外均匀肿胀,呈半弯曲状,沿腱鞘有明显压痛,伸指运动引起剧痛。

3.炎症蔓延扩散可引起掌深间隙感染,尺侧、桡侧滑囊炎。

4.肌腱如坏死、粘连,患指功能受影响或丧失。

（二）治疗

1.局部金黄散外敷。全身应用抗生素。

2.短期非手术治疗无好转应及时切开腱鞘引流,脓液作细菌培养及药敏试验。

3.切口选中、近两指节侧面,拇指在尺侧,余指在桡侧,避开血管神经束,打开腱鞘。切口内置乳胶片引流。亦可在腱鞘或滑囊上作两个短纵形切口,排出脓液,分别置入 2 根细塑料管,一根持续滴注抗生素液,另一作引流。

4.以石膏托或塑料托板将患指与关节固定于功能位,5~7 天后去除,鼓励患指活动。

### 四、手掌深部间隙感染

掌深间隙感染可因直接刺伤发生,或继发于手指腱鞘感染。

(一)临床表现

1.掌中间隙感染(Mid-Palmar Space Infection)

(1)掌心凹陷消失,皮肤隆起、发白,有压痛,手背肿胀较明显。

(2)中指、无名指与小指处半曲状,活动受限。被动伸指引起剧痛。

2.鱼际间隙感染(Thenar Space Infection)

(1)大鱼际及拇指、示指指蹼处明显肿胀、压痛。

(2)拇指外展略屈、不能对掌,示指半屈、伸直时剧痛。

(二)诊断

1.局部临床表现,穿刺液呈脓性或涂片见脓细胞。

2.发热、头痛、白细胞增高等全身症状。

(三)治疗

1.全身使用抗生素。

2.短期非手术治疗无好转时应及早切开,鱼际间隙感染切口选掌面肿胀有波动处;掌中间隙感染切口在中指、无名指的指蹼掌面,不超过掌横纹。置乳胶片引流。

## 第三节　脓毒症

脓毒症(sepsis)是指因感染引起的全身炎症反应。

全身性外科感染常伴有的发热、心率增加、呼吸加快、白细胞计数增高、血管阻抗降低等表现,实质上是病菌与毒素引发多种炎症介质释放所致, 即感染引起的全身炎症反应综合征 (Systemic Inflammatory Response Syndrome, SIRS)。常引发多器官功能障碍,乃至发展为多器官功能衰竭。当血培养检出病原菌时,称菌血症(Bactermia)。

脓毒症常继发于严重创伤后的感染、大面积烧伤、疖、痈、弥漫性腹膜炎、化脓性胆管炎等,也见于长期留置深静脉导管的病人中。常见致病菌有大肠杆菌、克雷伯杆菌、金黄色葡萄球菌、溶血性链球菌等。厌氧菌也可致脓毒症。真菌在特定条件下也可引发脓毒症,常发生在长期使用广谱抗生素治疗感染的基础上。

(一)临床表现

1.发热最为常见,多在 38℃以上,可高达 40~41℃,伴寒战、出汗。稽留热型或弛张热型。亦可见体温不升而低于 36℃。发病通常较急、进展快。

2.心动过速,呼吸加快,头痛、头晕、恶心、呕吐、腹胀亦常见,可有神志淡漠、烦躁甚至昏迷等精神状态改变。

3.可有贫血,肝、脾轻度肿大,皮下瘀点和皮疹,重者可出现黄疸。可有骨、关节疼痛。脓毒症可在身体各处发生转移性脓肿,如四肢皮下和深部软组织脓肿,肺、肝脓肿及骨髓炎等。

4.重症者可出现感染性休克,收缩压<90mmHg,少尿;血乳酸水平增高,出现代谢性酸中毒;呼吸深快,动脉血氧分压降低,甚至有急性呼吸功能不全。

(二)诊断

1.脓毒症的诊断标准

(1)有原发感染病灶的证据。

(2)伴有感染的全身反应,表现为以下两种或更多情况:①体温>38℃;②心率>90 次/min;③呼吸>20 次/min 或 $PaCO_2$<4.3kPa;④外周血白细胞计数>12×10⁹/L,或未成熟中性白细胞>10%,或白细胞计数<4×10⁹/L。

(3) 感染性休克除需符合上述脓毒症的诊断条件外,还有低血压及器官灌注不足的表现:①收缩压<90mmHg,或较正常基础值低 40mmHg;②临床以及实验室检测有:动脉低氧血症;血乳酸水平超过正常上限;尿量低于 0.5ml/(kg·h);有神志及精神状况改变。

2.血培养及细菌检测

血培养阳性是菌血症的证据,有助于致病菌的确认。血培养报告未到之前,根据脓液、瘀点穿刺涂片革兰染色可对致病菌作一估计。怀疑厌氧菌感染时,应抽血作厌氧菌培养。考虑真菌血行扩散者,可作尿及血液真菌培养或涂片检查。

(三)治疗

1.感染病灶的处理

及时处理原发感染灶。若怀疑导管相关感染,去除静脉导管,导管顶端剪下作细菌培养。

2.抗生素治疗

早期大剂量使用抗生素。对诊断明确但病原菌未肯定时,采集脓液、瘀点穿刺涂片作革兰染色,初步区分革兰阳性、阴性菌以指导抗生素使用。如不能区分而病情急需时,应联合使用半合成青霉素与氨基糖苷类抗生素,或使用头孢菌素类抗生素。抗生素以二联使用为主,以静滴、静注给药,确保血中药物的有效浓度。在致病菌确定后,应结合药敏结果,选择合适抗生素。抗生素治疗疗程宜足,一般待体温降至正常、局部感染灶控制后 3~5 日停药。

3.提高全身抵抗力

纠正水电解质和酸碱失衡;补充多种维生素;给予易消化、高热量饮食,或给予肠内、肠外营养支持;严重贫血者,应输血纠正。

4.对症处理

高热者应采用药物或物理降温措施;中毒症状严重者可短期使用糖皮质激素。发生休克时,积极抗休克治疗。有低氧血症时,应予吸氧,或辅助呼吸支持。

(四)预防

及时处理一切损伤,以免感染。及时治疗化脓性感染病灶。临床诊疗操作,如留置各种导管、穿刺、切开等,应严格遵守无菌操作规则。勿滥用抗生素与皮质激素。慢性病患者,高龄者,幼儿,营养不良者,接受放疗治疗者以及有免疫缺陷者抵抗力低,属易感人群,尤应注意加强支持治疗,增加抵抗力。

(五)预后及转归

脓毒症死亡率为 20%~50%,革兰阴性菌所致者约占 2/3,其中约 20%发展为感染性休克。革兰阳性菌脓毒症约 5%发展为休克。预后随休克的发生而趋恶劣。

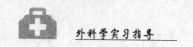 

# 第四节　特异性感染

## 一、破伤风

破伤风梭菌侵入人体伤口,繁殖并生成毒素所引起的急性特异性感染称为破伤风(Tetanus)。破伤风梭菌是革兰染色阳性厌氧菌,有芽孢,抵抗力强,广泛分布于泥土与人、畜粪便中。自伤口、创面处侵入体内,局部生长繁殖,产生痉挛毒素和溶血毒素,引发特征性的全身横纹肌阵发性痉挛和紧张性强直。

（一）临床表现

1.一般均有皮肤、黏膜外伤史。也见于如新生儿脐带处理和人工流产消毒不严等。

2.潜伏期一般为 6~10 天,亦可短至伤后 24 小时或长达数月。

3.肌持续强直性痉挛。最初是张口困难及牙关紧闭;面部、咽喉、颈项肌痉挛时,出现"苦笑"面容,吞咽困难,颈项强直,痉挛由上向下扩展,背腹肌痉挛出现"角弓反张"、呼吸困难等。轻微的刺激均可诱发全身横纹肌群的强烈收缩、阵发性痉挛。

4.病人神志清醒,通常无高热。可有颈部强直,伴乏力、头痛、烦躁不安。病程一般为 3~4 周,自第二周起强制性痉挛症状减轻。

（二）诊断

1.有外伤史。

2.具有上述临床表现与体征,特征性的紧张性强直与阵发性痉挛。

3.如有创口分泌物,细菌学检查为革兰阳性厌氧性芽胞菌。

（三）鉴别诊断

1.化脓性脑膜炎

有颈项强直,但无肌痉挛。有高热、头痛、喷射性呕吐等颅内压增高表现,白细胞计数增高,皮肤有瘀点,脑脊液压力增高。

2.狂犬病

有犬、猫咬伤史,以吞咽肌痉挛为主,饮水不能下咽,并流大量口涎。

（四）治疗

治疗原则为:中和游离毒素;处理伤口,清除毒素来源;制止痉挛;防止并发症。

1.中和游离毒素

（1）破伤风抗毒素:通常以 TAT 2 万~5 万 U 加入 5%葡萄糖液 500~1000ml 内,缓慢静滴,同时肌内注射 5 万 U。

（2）破伤风免疫球蛋白(TIG):3000~6000U 肌内注射,注射部位可选在创口周围,或受创肢体的近端。仅需注射一次。

2.创口处理

免疫治疗开始后,在控制痉挛的情况下,创口清创处理。以 3%过氧化氢溶液冲洗,以敞开伤口方便引流。创口以 1:5000 高锰酸钾外敷,已愈伤口不再处理。

3.控制痉挛

（1）隔离病人,室内保持安静,避免搬动与声、光等刺激。

(2)应用镇静剂或冬眠药,轻症者可用镇静安眠药物,地西泮(安定)10mg 静注,每日 1~2 次;巴比妥钠 0.1~0.2g 肌内注射,每日 3 次;或 10%水合氯醛 20~40ml 灌肠,每日 3 次。病情较重者,以氯丙嗪、异丙嗪各 50mg,哌替啶 100mg,加入 5%葡萄糖液 250ml 中静脉缓慢滴注。

(3)严重者抽搐时,可用硫喷妥钠 0.25~0.5g 静注或肌松弛剂氯化筒箭毒碱肌注。宜在气管切开及控制呼吸条件下使用。解除痉挛,对防止窒息与肺部感染起重要作用。

4.防治并发症

(1)代谢及营养支持:轻症者供给高热量、富含维生素的流质、半流质饮食;重症者可采用管饲、肠外营养支持治疗。

(2)使用抗生素:青霉素 800 万~1000 万 U 分次静滴,或甲硝唑 0.2~0.4mg 口服,每日 3 次,可抑制破伤风杆菌,并有助于预防其他感染。

(3)气管切开:痉挛频发不易控制,呼吸道分泌物多、排出困难者,宜早作气管切开,及时清除气管内分泌物,也可减少发生肺炎、窒息的可能。床旁应备有吸引器、氧气等急救设备。

(五)预防

1.创伤的妥善处理

开放性伤口应早期清创;污染重的伤口应清除坏死组织、异物,敞开伤口,作延期缝合。

2.被动免疫

未行自动免疫者在伤后早期肌注破伤风抗毒素 1500U,伤口污染重或受伤时间超过 12 小时者,剂量可加倍,一周内有预防效应。TIG 免疫效能更强,250~500U 肌内注射,体内半衰期约 3 周。

注射抗毒素前,应以抗毒素的 10 倍稀释液作皮内过敏试验。如出现:①皮丘直径超过 1cm;②红晕直径>2cm;③皮丘有"伪足"隆起,为阳性反应,需改用破伤风免疫球蛋白,或行脱敏注射。

TAT 抗毒素脱敏注射法:将 TAT 稀释成 6ml,每隔半小时皮下或肌内注射 1ml、2ml、3ml,直到注射完毕。如有心慌、气急、发绀、皮疹等,应立即停止注射,皮下注射肾上腺素(1:1000)1ml。

## 二、气性坏疽

气性坏疽(Gas Gangrene)是由厌氧的革兰阳性梭状芽孢杆菌引起的肌坏死或肌炎。致病菌产生的外毒素能破坏毛细血管和肌组织。多见于肌组织破坏广泛的战伤病员,亦可见于腹部、会阴部手术后的病人。全身中毒症状重,局部有产气、水肿、坏死、恶臭等特征。

(一)临床表现

1.有外伤史,潜伏期通常 1~4 天,最早为伤后 8~10 小时。

2.初起全身症状有淡漠、头痛等。中毒症状在晚期加重,出现进行性贫血、脱水,可有黄疸,甚至血压下降、外周循环衰竭,体温突然升高,可达 40℃左右。呼吸急促,脉搏快速,可出现恶心或呕吐等。

3.局部受伤部位常见胀裂样疼痛,伤口周围水肿、皮肤苍白,挤压时伤口有大量浆液性渗出液,恶臭。随病变进展皮肤由暗红转为黑紫,或有暗红液的水泡。轻触伤口周围有捻发音,压迫时气体、液体同时溢出。创缘发黑或有腐败组织碎块脱落。

4.肌颜色呈暗红色或土灰色,失去弹性及收缩力,切面不出血呈煮熟肉样,进一步发展,软化形同腐肉。

(二)诊断

1.伤口剧痛,创口周围捻发音,全身中毒症状。

2.X 线摄片肌群间积气。

3.创口渗液稀、恶臭,涂片大量革兰染色阳性粗大杆菌。

4.红细胞计数低,白细胞计数不超过 $15×10^9/L$,脓液培养为厌氧梭状芽孢杆菌。

（三）鉴别诊断

1.芽孢菌性蜂窝织炎

感染仅限于皮下蜂窝组织,不侵犯肌组织,全身症状轻。伤口周围可有捻发音,但水肿轻,皮肤很少变色。

2.其他产气性感染

由革兰阴性杆菌(大肠杆菌)、革兰阳性球菌(如厌氧链球菌)或其混合感染引起的蜂窝织炎,创口可有气体浸润,涂片检查脓液中可发现革兰阴性杆菌或链球菌,白细胞多。毒性反应相对为轻,施行切开、引流治疗效果明显。

（四）治疗

1.隔离病人,防止交叉感染

病人应置单人病室,用过的敷料焚毁,换药用具专用、并行彻底消毒处理。

2.手术治疗

目的在于控制感染,减少毒素吸收。

(1)一经诊断立即手术处理,在良好麻醉下进行,不用止血带。充分暴露伤口,作多个长切口,切开深筋膜,使张力高的筋膜室减压。

(2)彻底清除丧失生机的肌组织、坏死组织、异物、碎骨片等。

(3)大量3%过氧化氢溶液冲洗,伤口敞开、湿敷。

(4)肢体肌坏死广泛,完全丧失血供且中毒症状严重者,应考虑截肢。

(5)结肠、直肠穿通伤引起的气性坏疽,施行损伤结肠近端造口,控制创面污染,并作多处引流。

3.高压氧疗法

提高组织氧含量、抑制气性坏疽杆菌生长。高压氧治疗,每次1~2小时,一般需3~5次。在高压氧舱行清创治疗,可保存较多肌组织,后期患肢功能恢复较好。

4.抗生素

大剂量青霉素2000万U/d,分次静滴,感染控制,毒血症减轻、局部情况好转后减量、停用。青霉素过敏可用克林霉素(Clindamycin)。使用抗厌氧菌抗生素如0.5%甲硝唑100ml,每日3次静脉滴注。

5.支持治疗

给富含维生素、高蛋白、高热量饮食或行肠内、肠外营养支持。反复多次输注红细胞可纠正贫血,提高全身抵抗力。

（五）预防

1.彻底清创是预防气性坏疽最可靠的方法。污染重的损伤应早期清创,清除异物及无活力的组织,以3%过氧化氢溶液冲洗,必要时敞开引流。

2.早期使用青霉素可抑制梭状杆菌,有预防作用,但不能替代清创处理。

（六）预后

平均死亡率在20%左右。治疗延缓、原有其他严重疾病者以及病变侵及重要器官者预后差,患肢功能往往受较大影响。

# 第十四章 颅脑损伤的诊断及治疗

## 第一节 头皮损伤

头皮损伤(Scalp Injury)包括头皮擦伤、挫伤、裂伤、撕脱伤及头皮下血肿。

(一)临床表现

1.头皮擦伤

损伤表浅,仅表皮脱落,创面有少量渗血。

2.头皮挫伤

除表层局部擦伤外,局部肿胀、淤血和压痛,触之坚实。

3.头皮裂伤

头皮组织断裂,深及皮下各层或帽状腱膜,出血较多。

4.头皮撕脱伤

大片头皮或整个头皮自帽状腱膜下层甚至连同颅骨骨膜完全撕脱,创面大,出血多,常导致出血性休克。

5.头皮下血肿

(1)皮下血肿:比较局限,局部隆起,较硬,中心常呈凹陷。

(2)帽状腱膜下血肿:范围较大,可延及全头,触诊较软而有波动感。

(3)骨膜下血肿:血肿局限于骨缝范围之内,因张力大,波动感不明显。

(二)诊断

1.头部外伤史及临床表现。

2.根据上述头皮擦伤、挫伤、裂伤、撕脱伤及头皮下血肿的临床表现进行诊断。

3.发生头皮下血肿时,中央凹陷,周边组织肿胀高起,故致上述表现与凹陷性骨折混淆,而骨膜下血肿常伴有颅骨线性骨折,必要时需摄颅骨 X 线片或 CT 诊断。

(三)治疗

1.头皮擦伤、挫伤

可行局部清洗消毒,然后用无菌敷料包扎或暴露疗法。

2.头皮裂伤、撕脱伤

因出血多,常不能自行止血,初期处理时,应结扎出血的血管,以防失血性休克。若已有休克,则应积极治疗。急诊处理时要彻底清创,清除伤口内异物及坏死组织,创缘切除 1~2mm 或略加修整而进行缝合,头皮裂伤 24h 时亦可清创缝合。

帽状腱膜和皮肤分层间断缝合方法:假使头皮缺损不能分层缝合时,可潜行分离伤口两侧的帽状腱膜下层 3~4cm,或减张缝合,或行 S 形减张切口行皮瓣转移等方法缝合(图 14-1、14-2、14-3、14-4、14-5)。

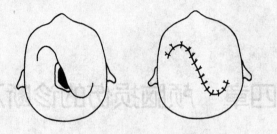

图 14-1　头皮缺损缝合法,伤口 S 形延长法

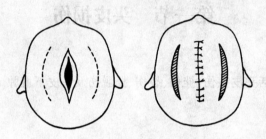

图 14-2　减张切口缝合法

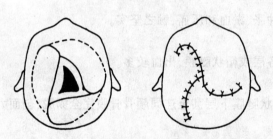

图 14-3　三股切口整形法

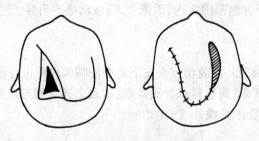

图 14-4　皮瓣转移法

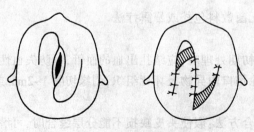

图 14-5　转移皮瓣法

3.头皮撕脱伤

对于头皮部分撕脱伤,如血供良好,可缝合包扎;对于完全性撕脱伤,应行显微手术,吻合头皮血管、头皮再植术。若不能吻合血管,可将撕脱头皮制成中厚皮片,移植到骨膜或筋膜上。对于骨膜撕脱、颅骨暴露者,可在颅骨外板多处钻孔,暴露板障,1~2周后在新肉芽组织上植皮或转移皮瓣覆盖。如伤口污染严重,则先清创包扎,待肉芽形成后再植皮。头皮清创术后抗菌治疗并肌注 TAT1500~3000U(皮试阴性后)。皮试阳性者脱敏注射。

4. 头皮血肿

头皮血肿较小者,一般2~3周后可自行吸收,不必特殊处理。血肿较大或逐渐扩张者,在头部备皮和无菌操作下,用粗针头抽除积血后加压包扎。经反复穿刺抽吸仍不缩小者,在排除颅骨骨折及颅内损伤后,必要时可考虑切开清除血肿,放置引流。头皮血肿合并感染者,应尽早切开引流,并用抗生素治疗。

# 第二节　颅骨骨折

颅骨骨折(Fracture of Skull)按骨折发生的部位可分为颅盖骨折和颅底骨折。按骨折形态分为颅骨线性骨折、凹陷性骨折和粉碎性骨折。颅底骨折属于线性骨折并且多具有开放性颅脑损伤的性质。

(一)临床表现

1.颅盖骨折

闭合性颅盖骨折头皮肿胀疼痛,可有头皮挫伤和血肿。外伤性颅缝分离骨折小儿多见。

2.颅盖凹陷骨折

局部可触及骨质下陷或骨片浮动,广泛的凹陷性骨折可压迫静脉窦,或造成颅腔容积减少而引起颅内压增高。

3.开放性颅盖骨折

可为粉碎性或多发性线性骨折,常伴有严重颅脑损伤。

4.颅底骨折

(1)颅前窝骨折:一侧或双侧眼眶周围淤血斑,称为"熊猫眼征",脑脊液鼻漏,可伴视神经或嗅神经损伤和功能障碍。

(2)颅中窝骨折:颞部头皮肿胀,脑脊液耳漏或鼻漏,外耳道出血,可伴面神经或听神经损伤,出现周围性面瘫和听力障碍及眩晕等。

(3)颅后窝骨折:枕下及乳突部皮下淤血斑(Battle 征),咽后壁淤血及吞咽困难、声音嘶哑等后组脑神经受损表现。

5.颅骨骨折伴颅内血肿

可有头痛、呕吐、瞳孔变化、瘫痪及昏迷。

(二)诊断

1.头部外伤史及上述临床特点。颅底骨折多为间接暴力所致或颅盖骨折延伸而来。

2.凹陷性或粉碎性骨折,如压迫脑功能区可出现局灶体征,如失语、偏瘫、嗅觉缺失或视觉缺损等。

3.X 线摄片。根据骨折部位不同,摄取颅骨正侧位或附加头颅切线位及颅底片,可明确诊断。

4.CT 扫描。但一般阳性率低于颅骨 X 线平片检查。

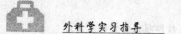

（三）治疗

1.单纯性线性颅骨骨折

单纯性线性颅骨骨折,无需特殊处理。若骨折线跨过硬脑膜血管沟及静脉窦者,应注意发生硬脑膜血肿可能性。

2.凹陷性颅骨骨折

（1）凹陷深度不足0.5cm并且无局灶性症状和体征者不必手术治疗。婴幼儿表浅的乒乓球样凹陷性骨折,无脑组织受压症状者,多可自行恢复。

（2）凹陷性骨折陷入较深者,或引起神经系统局灶症状和体征者,应手术复位。手术适应证:①骨折位于脑部运动区;②骨折凹陷深度>1cm;③骨折片刺入脑组织内;④骨折引起偏瘫、失语及局限性癫痫者。位于静脉窦区凹陷性骨折应为手术禁忌,以防骨折复位手术引起大出血。

3.颅底骨折

（1）颅底骨折若伴有脑脊液鼻漏或耳漏,应保持局部清洁,头部抬高,忌填塞、冲洗鼻孔或外耳道,禁止擤鼻,不得作腰椎穿刺。

（2）用抗菌素预防感染。

（3）脑脊液漏持续一个月以上,应考虑行硬脑膜漏孔修补。

（4）合并脑神经损伤时,可肌注维生素$B_1$、$B_6$及$B_{12}$,亦可行理疗、针灸。视神经受骨片或血肿压迫者,应及时行视神经减压术。

# 第三节  脑震荡

脑震荡(Concussion of Brain)是指头部受到暴力作用所导致的一过性、广泛性脑组织功能障碍。

（一）临床表现

1.短暂性意识障碍:神志不清或完全昏迷,持续数秒、数分钟不等,但一般不超过半小时。面色苍白,出汗,血压下降,心动缓慢,呼吸浅慢,肌张力降低,各种生理反射迟钝或消失等,随意识恢复很快趋于正常。

2.逆行性遗忘(近事遗忘):患者清醒后不能回忆受伤当时乃至伤前一段时间内的事情。

3.头痛,头昏,乏力,恶心,呕吐,畏寒,耳鸣,失眠,心悸,烦躁,思维和记忆力减退等。一般持续数日,数周后症状多可消失,有些患者症状可持续数月或数年,即称为"脑外伤后综合征"。

4.神经系统检查无阳性体征。

（二）诊断

1.根据头部外伤的病史和临床表现,一般诊断较易。

2.神经系统检查无定位体征。

3.头部CT扫描无异常发现。

（三）鉴别诊断

1.癔病:有既往发作的病史和精神刺激诱发因素,但神志清楚,瞳孔对光反应正常,暗示治疗有效。

2.轻度脑挫伤:意识障碍较重,有神经系统局限性体征。头部CT、脑电图、腰穿检查可有阳性体征。

（四）治疗

脑震荡属脑损伤,有可能同脑挫伤及颅内出血合并存在,应观察治疗。

1.卧床休息1~2周,保持安静和充足的睡眠。

2.向患者解释病情,解除思想顾虑,进行精神安慰。

3.对症处理:

(1)头痛、头晕、焦虑意识表现者,可服用颅痛定、茶苯海明(晕海宁)、维生素 $B_6$、安定或利眠宁等;

(2)可服用谷维素、脑复康或谷氨酸以改善脑细胞代谢;

(3)不能进食、频繁呕吐的患者,应酌情补充液体和电解质。

# 第四节　脑挫裂伤

脑挫裂伤(Cerebral Contusion and Laceration)指脑组织由于受暴力作用而产生的肉眼可见的器质性损伤,脑组织挫伤或结构断裂。

(一)临床表现

1.意识障碍:其程度和持续时间与脑挫裂伤的程度和范围有关,多数昏迷达半小时以上,重症者昏迷数日,甚至持续性昏迷或呈植物生存状态。

2.局灶性症状与体征:可有单瘫、失语、偏盲、脑神经功能障碍、肢体瘫痪及癫痫、病理症阳性等。

3.头痛、恶心、呕吐、记忆力和定向力障碍、智力减退、反应迟钝。

4.生命体征变化:伤后昏迷,或神志不清、躁动不安。当颅内压增高时,则出现血压升高,脉搏缓慢,呼吸深慢及体温升高。生命体征紊乱程度与病情轻重有关。轻度脑挫裂伤,伤后只出现短时间生命体征紊乱,而重症者则表现明显而持久。极重的脑挫裂伤,早期可因中枢性呼吸衰竭而致死。

5.蛛网膜下腔出血:可出现颈项强直、头痛、呕吐等脑膜刺激症状和体征。

(二)诊断要点

1.头部受伤病史和临床特点。

2.脑挫裂伤病情轻重,可根据意识障碍及格拉斯哥(Glasgow)昏迷评分法加以判断(如表14-1)。

表 14-1 格拉斯哥(Glasgow)昏迷评分法

| 睁眼反应 | 计分 | 言语反应 | 计分 | 运动反应 | 计分 |
| --- | --- | --- | --- | --- | --- |
| 正常睁眼 | 4 | 回答正确 | 5 | 遵嘱运动 | 6 |
| 呼唤睁眼 | 3 | 回答错误 | 4 | 刺痛定位 | 5 |
| 刺痛睁眼 | 2 | 语无伦次 | 3 | 躲避刺痛 | 4 |
| 无反应 | 1 | 只能发声 | 2 | 刺痛肢屈 | 3 |
|  |  | 无反应 | 1 | 刺痛肢伸 | 2 |
|  |  |  |  | 无反应 | 1 |

13~15分为轻度意识障碍,9~12分为中度意识障碍,3~8分为重度意识障碍。

3. 辅助检查

(1)腰穿检查:脑脊液呈血性,压力轻度升高,但如压力大于 $2.9kPa(300mmH_2O)$,应警惕颅内血肿之可能性。已出现颅内高压征象者,腰穿应慎重,以防诱发脑疝。

(2)头颅 X 线平片:可显示颅骨骨折的部位、类型,有助于分析病情和预测颅内血肿发生的可能性。

(3)CT 扫描:可了解脑挫裂伤的具体部位和病变程度。

（三）治疗

1.急救观察

(1)保持呼吸道通畅,及时清除口腔及呼吸道内分泌物。长时间深昏迷的病人,应行气管切开。

(2)严密观察瞳孔及生命体征的变化。

(3)尽早明确是否伴发其他内脏及躯体损伤,应及时纠正由此引起的呼吸、循环功能紊乱。

(4)控制躁动和癫痫,可肌注苯巴比妥,静注或静滴地西泮等。

2. 防治脑水肿

(1)床头抬高 10°~15°,以利于脑部静脉回流。

(2)应用脱水药物,如口服氢氯噻嗪、氨苯蝶啶、50%甘油盐水。严重者应采用 20%甘露醇 250ml 静滴,每日 2~4 次,连续 3~5 天。白蛋白 10~20g 静滴。

(3)应用激素类药物,如地塞米松,每日 20~40mg,静滴,连续 3~5 天。

(4)适当限制液体入量,成人每日输液量 1500~2000ml,持续 5~7 天。尿量维持 1000ml 以上,并监测电解质及酸碱平衡和肾功能。应用脱水疗法要注意补充液体和电解质。

(5)冬眠低温疗法:适用于广泛重度脑挫裂伤、脑干损伤、丘脑下部损伤所致深度昏迷、去脑强直、中枢性高热的病例。一般应在伤后尽早使用。目前常用亚低温疗法,可适当使用冷却毯体表降温及冰帽。

(6)吸氧疗法和高压氧舱疗法。

3. 对症处理

(1)维持营养:昏迷者伤后 3~5 天,如肠蠕动恢复,可开始鼻饲流质食物。但合并脑脊液鼻漏,不宜插胃管鼻饲者,可经静脉补给营养。清醒者可以给予易于消化、热量较高的流质或半流质饮食。

(2)防治感染:对昏迷病例可使用抗生素预防感染。开放性颅脑损伤或伤口有明显感染者,给予抗生素治疗,依据细菌培养和药敏试验选用有效抗菌药物。

（四）预后

脑挫裂伤依据伤情程度预后不同。

# 第五节　脑干损伤

脑干损伤(Injury of Brain Stem)是指中脑、脑桥和延髓的损伤。根据发生机制不同,分为原发性脑干损伤和继发性脑干损伤。前者为暴力直接作用所致,后者为脑疝进行性发展所造成的病理结果。

（一）临床表现

1.伤后立即陷入深度而持久的意识障碍,可持续数天、数周乃至数月。

2.生命体征紊乱出现早且严重,重症者可因呼吸衰竭致死。

3.早期出现去脑强直发作,表现为双上肢旋前伸直,双下肢直挺内收,双足过度屈曲,躯干呈角弓反张状态。开始可为间断性发作,轻微刺激即可诱发,以后渐转为持续性去脑强直状态。

4.眼部体征:

(1)瞳孔时大时小,也可为双瞳孔不等大,对光反射消失;

(2)出现眼球分离,双眼同向凝视及眼球运动障碍。

上述表现于伤后立即出现多为原发性脑干损伤,但应与颅脑血肿及脑疝所致的继发性脑干损害相鉴别。

（二）诊断

**1.头部外伤史**

暴力性质,严重程度,作用部位。

**2.症状与体征**

伤后昏迷,交叉性瘫痪或去脑强直状态,双侧锥体束征阳性,瞳孔极度缩小或眼球向外侧分离,呼吸障碍。

**3.脑 CT 或脑 MRI 检查**

显示脑干内挫伤或出血灶,脑干肿胀,四叠体池受压或闭塞。

（三）治疗

治疗措施与重度脑挫裂伤相同。尽早气管切开,低温疗法,防治并发症。

（四）预后

原发性脑干损伤病情危重,死亡率高。损伤较轻的小儿及青年一般恢复良好。长期昏迷者,多出现并发症。

# 第六节　颅内血肿

颅脑损伤后颅内出血,血液聚集于颅腔,达到一定体积(一般幕上在 20ml 以上,幕下在 10ml 以上),即可引起脑受压症状,称为颅内血肿(Intracranial Hemotama)。

根据在颅腔内所在的位置可分为:硬脑膜外血肿(图 14-6)、硬脑膜下血肿(图 14-7)、脑内血肿(图 14-8)和脑室内血肿;根据血肿与小脑幕的关系可分为:幕上血肿和幕下血肿;按血肿出现症状的时间早晚可分为:特急性血肿、急性血肿、亚急性血肿和慢性血肿;按血肿数目的多少可分为:单发血肿和多发血肿。

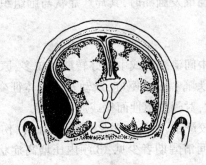

图 14-6　硬脑膜外血肿

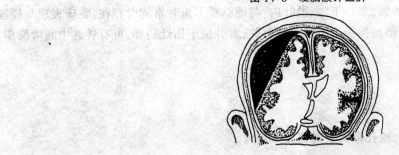

图 14-7　硬脑膜下血肿

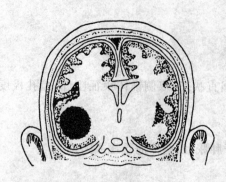

图 14-8  脑内血肿

(一)临床特点

**1.意识障碍**

伤后意识障碍进行性加重是颅内血肿最突出的表现,常有以下几种形式:

(1)清醒转入昏迷;

(2)伤后昏迷数分钟或数小时后,逐渐清醒或昏迷程度转浅,再度昏迷或加深;

(3)伤后浅昏迷转为深昏迷;

(4)伤后昏迷 → 中间清醒 → 再昏迷,为颅内硬膜外血肿的特征。

**2.颅内压增高征象**

(1)剧烈头痛、频繁呕吐、躁动不安或继剧烈头痛后出现意识障碍。

(2)呼吸变慢、脉搏变慢、血压升高,即所谓"两慢一高"。

(3)亚急性血肿或慢性血肿,眼底可呈现乳头水肿。

**3.局灶症状**

随出血及血肿的形成,症状呈渐进性,这与脑挫裂伤后立即出现的局灶症状截然不同。其症状与体征因血肿压迫的部位不同而表现各异。当继发脑疝时,其局灶症状与脑组织疝出的部位有关,常表现为一侧瞳孔散大,对侧肢体偏瘫。

**4.不同类型血肿的临床特点**

(1)急性硬脑膜外血肿:①出现中间清醒期或中间好转期者较多,原发性昏迷的时间较短;②颅内高压症状明显,在中间清醒期内,常有剧烈头痛、恶心、呕吐、躁动及生命体征变化;③局灶症状,血肿多位于运动区和其临近部位,可有血肿侧瞳孔散大,对侧中枢性面瘫或肢体偏瘫。

(2)急性硬脑膜下血肿:①症状较严重,且迅速恶化,特急性血肿,伤后仅 1~2 小时即可出现濒危状态;②多数为持续昏迷,程度逐渐加重,中间清醒期者少见;③颅内压增高症状明显;④局灶症状可出现偏瘫等;⑤脑疝症状出现早、发展快。

(3)急性脑血肿:①因对冲性损伤所致,多位于额、颞叶内,与硬脑膜下血肿常同时存在,临床表现与硬脑膜下血肿相似;②凹陷性骨折造成的局部脑挫裂伤所致颅内血肿,血肿位于伤灶局部,可有昏迷中间清醒期,有时与硬脑膜外血肿临床特点相似。

(二)诊断

**1.颅脑外伤史**

**2.颅内压增高症状及局灶体征**

意识障碍,中间清醒期及脑疝症状,瞳孔散大及对侧肢体偏瘫。

**3.头部 CT 扫描**

CT是诊断本病主要手段,血肿表现为高密度区,必要时可作增强扫描。常需动态观察,多次检查。

4.颅骨X线平片

可显示骨折、骨缝分离,硬脑膜下血肿约50%有骨折,硬脑膜外血肿约95%可见颅骨骨折,且常与线性骨折相伴发,骨折线常通过脑膜中动脉沟或静脉窦。

5.脑血管造影

可显示血肿区占位性病变及邻近脑血管受压移位。

6.颅脑CT检查

显示颅内血肿及脑中线结构向血肿对侧移位。

(三)治疗

1.非手术治疗

(1)适应证:①无症状和体征的颅内小血肿;②颅内压增高轻微,血肿量少于35ml者;③年老体弱或有严重心脏、肝、肾、血液等疾病者。

(2)治疗方法:①脱水治疗,20%甘露醇静滴,成人每次125~250ml,每日2~4次;②止血药和对症治疗;③严密临床观察和CT动态检查,如血肿增大或病情加重,应尽早手术。

2.手术治疗

(1)适应证:①颅内血肿有明显症状和体征者;②血肿量>35ml或硬脑膜外血肿使中线结构移位大于1cm者。

(2)手术方法:①骨瓣成形开颅血肿清除术;②钻颅引流术,适用于慢性硬脑膜下血肿或脑室内出血者。

3.对症治疗和防治并发症

(1)躁动者应用水合氯醛或地西泮(安定)。

(2)高热者物理降温。

(3)抗生素治疗,防治肺炎、褥疮、泌尿系统及伤口感染等并发症。

(4)使用促神经代谢药物,常用药物包括:①三磷酸腺苷(ATP)40mg及辅酶A(Coenzyme-A)100U静滴,每日1次;②胞磷胆碱(胞二磷胆碱,Citicoline)500~750mg静滴,每日1次,持续5~10天。

(5)防治癫痫及消化道出血并发症:可用①苯妥英那100mg,每日3次,口服或鼻饲;②西米替丁800mg静滴,每日1次,持续3~5天。

(6)维持能量和水、电解质平衡。

# 第十五章 颅内压增高和脑疝

颅内压增高(Increased Intracranial Pressure)是指颅内压持续增高,压力超过 2.0kPa(200mmH₂O)的病理状态。颅内压增高是颅脑损伤、肿瘤、血肿或颅内炎症共有的征象。脑疝(Brain Herniation)是指颅内压增高到一定程度,部分脑组织移位而挤入硬脑膜间隙或枕骨大孔内,从而压迫脑干、脑神经及血管而造成的一系列严重危及生命的症状和体征。

(一)病因

1.全身性疾病

感染、中毒、脑缺血及缺氧性疾病等造成脑水肿而致颅内压增高。

2.颅内占位性病变

颅内肿瘤、脑出血、血肿、脑脓肿、脑寄生虫病等。

3.颅内病变或畸形

狭颅症、颅底凹陷症、骨瘤等。

4.脑积水

先天性梗阻性或交通性脑积水。

(二)临床表现

1.主要症状

头痛、呕吐、视神经乳头水肿是颅内压增高三主症。

2.意识障碍及生命体征变化

精神烦躁,嗜睡,甚至昏迷。血压升高、脉搏缓慢、呼吸变慢或表浅、体温升高,是严重颅内压增高晚期表现。

3.局灶性症状和体征

偏瘫,癫痫或肢体强直性发作,展神经麻痹,病理征阳性等。

4.脑疝

颅内压升高到一定程度,部分脑组织移位而挤入小脑幕切迹或枕骨大孔内,压迫动眼神经、中脑或延髓等重要结构即称为脑疝。常见脑疝有两种:

(1)小脑幕切迹(即颞叶钩回疝):表现为病变同侧瞳孔散大、眼睑下垂、瞳孔对光反应迟钝或消失、对侧肢体瘫痪和病理反射阳性。

(2)枕骨大孔疝(即小脑扁桃体疝):表现为颈肌强直、枕颈疼痛、强迫头位、嗜睡或昏迷、大小便失禁。严重者瞳孔散大,对光反应消失,呼吸衰竭甚至突然停止。

(三)诊断

1.病史

患有可致颅内压增高的疾病。

2.症状和体征

头痛、呕吐及视神经乳头水肿三主症,同时伴有局灶性体征。

3.病因检查

进一步检查颅脑 CT、MRI、脑血管造影(DSA)等以查寻病因。

4.腰穿测压

脑脊液压力持续大于 2.0kPa(200mmH$_2$O)即可诊断颅内压增高。但对颅内压已较高者,不应放出脑脊液,以防止诱发脑疝。疑诊脑疝者,应禁作腰穿。

(四)治疗

1.一般治疗

卧床休息,头部抬高 15°,吸氧并保持呼吸道通畅,必要时尽早行气管切开。控制静脉输液量,一般成人每日 1500~2000ml,以输入 10%葡萄糖高渗液为主,同时注意补充电解质和保持酸碱平衡。

2.脱水、降颅压治疗

(1)20%甘露醇 250ml 静滴,30 分钟滴完,每日 2~4 次。

(2)呋塞米(速尿),成人 40mg 肌内注射或静滴,每日 2~4 次。

(3)20%人血清白蛋白 20~40ml,静滴,每日 1 次。

3.手术治疗

(1)颅手术去除病因:对急性脑疝病人,必须分秒必争,予以抢救。快速脱水治疗下,尽快去除病因,降低颅内压,解除脑疝。

(2)开颅减压手术:如颞肌下减压术或内减压术。

(3)脑积水分流术:如脑室—腹腔分流术(VPS)。

(4)脑室体外引流术及脑脓肿引流术等。

4.其他

(1)激素治疗有助于减轻脑水肿;抗生素防治感染。

(2)辅助过度换气:在控制呼吸情况下使体内 CO$_2$ 排出增加,降低脑血流量,以降低颅内压。

(3)大剂量苯巴比妥治疗:初次剂量 3~5mg/kg 体重,静滴,每日 1 次,维持 3~4 天。

(4)高压氧舱疗法:特别用于脑疝后昏迷病人或脑干受到损害的病例。

(5)营养及支持疗法:20%脂肪乳剂 500ml,复方氨基酸 250ml,早期静脉输入,每日 1 次。3 天后插胃管,给予鼻饲流质饮食。

(6)促神经代谢及促醒药物:常用为胞磷胆碱 500~750mg,静滴,每日 1 次。盐酸纳洛酮及 GM-1 等亦可选择应用。

(7)防治应激性溃疡及消化道出血:常用药物包括西咪替丁 400~800mg,静滴,每日 1 次。奥美拉唑(洛赛克)(Omeprazole)40mg,静注,每 8~12 小时 1 次。

(8)加强护理,必要时行气管切开,并对症治疗高热、尿崩及水电解质紊乱等。

(五)预后

伤情较轻,经及时抢救,预后良好。若脑干损伤严重,呈去脑强直状态持续时间长,则预后不佳。

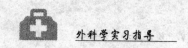

# 第十六章　颅脑及脊髓先天性畸形

## 第一节　先天性脑积水

脑积水(Hydrocephalus)是由于脑脊液循环受阻或产生和吸收平衡障碍,脑脊液在脑室系统内大量潴留,而引起的脑室系统扩张。病因多为先天畸形或蛛网膜下腔出血、颅内感染继发粘连所致脑脊液循环受阻。

(一)临床表现

1.头围或前囟扩大,头皮静脉怒张,双眼出现"落日征"。

2.头痛,呕吐,视力障碍,眼内斜,并有喉鸣,吮吸或进食困难。

3.患儿晚期头部下垂,四肢无力或痉挛性瘫痪,智力发育障碍,惊厥,嗜睡。

4.较大儿童可出现颅内压增高或视神经乳头水肿等。

(二)诊断

1.头围测量

主要测量额枕周径。

2.透光试验

重度脑积水,当脑皮层厚度<1cm时,头皮透光试验呈阳性。

3.颅骨 X 线平片

头颅增大,骨缝分离,颅面比例失调,颅骨变薄,囟门扩大、延迟闭合,蝶鞍扩大,后床突骨质吸收等颅内高压征象。

4.颅脑 CT

若中脑导水管狭窄,仅有侧脑室和第三脑室扩大;交通性脑积水,整个脑室系统包括第四脑室和枕大池均扩大。

5.颅脑 MRI

除显示脑积水表现外, 还可以直观显示中脑导水管狭窄部位和小脑扁桃体下疝畸形, 有助于诊断 Dandy-Walker 畸形。

6.放射性核素检查及脑室造影

有助于了解脑室形态、结构,但已少应用。

(三)治疗

1.手术治疗

(1)脑室系统梗阻者手术解除梗阻病因或直接行分流术。

(2)交通性脑积水行脑室—腹腔分流(VPS)或脑室—心房分流术(VAS)。

(3)婴儿先天性脑积水,分流术后为防止颅缝早闭合,可选用高压阀门(0.93~1.23kPa 压力)分流管。

2.非手术治疗

使用利尿或脱水药物。适用于手术禁忌证或不同意手术的病例。常用药物如氨苯蝶啶，乙酰唑胺(Diamox)等。

（四）预防

孕妇保健,怀孕期间防止外伤、感冒,禁止应用致畸药品等。加强围生期保健,注意分娩时对婴儿的保护。

（五）预后

根据脑积水病情及病因,预后差别较大。轻度脑积水,预后较好。

# 第二节 颅底陷入症

颅底陷入症(Basilar Invagination)属于先天性的颅颈交界处畸形之一,主要特点是枕骨大孔周围的颅底结构向颅内陷入,枢椎齿突高于正常。还包括寰枢椎脱位(Atlanto-Axial Dislocation)、扁平颅底(Platy Basia)及寰椎枕化(Occipitalization of Atlas)等,常合并有 Dandy-Walker 畸形。

（一）临床表现

1.颈项粗短,枕部后发际低,面颊不对称。

2.颈神经根、颈髓、延髓及小脑受压症状,如眩晕、眼球震颤、共济失调、行走不稳、痉挛步态等。

3.部分病人表现出颅内压增高症状,头痛,呕吐及视神经乳头水肿。

4.后组脑神经障碍,声音嘶哑、吞咽发呛、舌肌萎缩、言语不清及第 9~12 脑神经障碍等。

（二）诊断

1.临床症状和体征

颈短,后发际低,眼球震颤,颅神经障碍,小脑症状,步态蹒跚及语言不清。

2.颅颈部 X 线平片

侧位片可见枕骨大孔边缘内翻,枢椎齿突上移,高出腭枕连线 3mm 以上。

3.颅脑 CT 及 MRI 检查

可以诊断颅底凹陷症及枕骨大孔区各种畸形。

（三）治疗

1.一般治疗

症状和体征轻微、病情无明显进展者,应防止外伤,应用促神经代谢药物治疗观察。

2.手术治疗

(1)手术适应证

出现明显临床症状,如:①延髓及上颈髓受压;②颈神经根受累伴有脊髓空洞;③小脑症状及脑神经障碍进行性加重,严重影响生活和工作;④脑脊液循环障碍,颅内压增高者。

(2)手术目的及要点

广泛枕下减压术,降低颅后窝压力,缓解对延髓、上颈髓及脑神经、颈神经根的压迫。

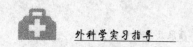

# 第三节　先天性颅裂

颅裂(Cranial Bifidum)是由于胚胎发育障碍所致的一种先天性颅脑畸形。根据膨出物的内容可分为脑膜膨出(如图 16-1)、脑膨出、脑膜脑囊状膨出和脑囊状膨出。

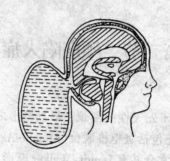

**图 16-1　脑膜膨出**

（一）临床表现

1.颅裂多发于颅骨中线部位,呈囊状肿块,有搏动感,以枕部及鼻根部多见。有时囊状膨出物可以压缩,触之前囟可有波动感,婴儿哭泣吵闹时膨大。

2.可扪及颅骨缺损,偶有局部皮肤缺如,脑组织外露。

3.位于枕部的脑膜囊状膨出,其颅骨缺损直径可达数厘米,肿块有时巨大,实质感,不透光,不能压缩;若为脑膜膨出,一般颅骨缺损和肿块较小,呈囊性感,囊内仅有脑脊液者,透光试验阳性。

4.颅底的囊性颅裂常在鼻根部,表现为眼距增宽,眼眶变小,有时可堵塞鼻腔或类似鼻息肉。

5.位于颅底的颅裂往往伴相应的脑神经损害症状和体征。

6.位于颅盖部的脑膜脑囊状膨出者,有时合并脑发育不全和脑积水等其他脑部畸形。

（二）诊断

1.患儿具有上述颅裂临床症状和体征。

2.X 线平片显示脑膨出部位的骨缺损。

3.CT、MRI 检查可显示膨出的囊内组织及是否合并其他脑部畸形或脑积水等。

（三）治疗

1.外科治疗切除膨出囊壁,修补颅骨缺损并尽量保存神经功能。一般在患儿出生后半年到一年手术较为安全。

2.若囊壁变薄有破裂危险或脑膜膨出已有破溃感染者,应尽早手术并应用抗生素治疗。

3.伴脑积水者,宜先行脑脊液分流术,再处理脑膜膨出。若有大块脑组织突出,应禁忌手术切除。

4.颅裂位于颅底部者,常需开颅修补颅骨裂孔和硬脑膜缺损。

（四）预后

单纯性脑膜膨出颅裂患儿,膨出物较小,术后预后良好。脑膜脑囊状膨出合并脑积水者,预后差。若脑膜膨出已破溃合并感染和脑积水者,预后不佳。

# 第四节　先天性脊柱裂

脊柱裂(Spinal Bifidum)最常见表现为棘突及椎板缺如,好发于腰骶部,椎管向背侧开放。脊柱裂包括脊膜膨出(如图16-2)、脊髓脊膜膨出和脊髓膨出。

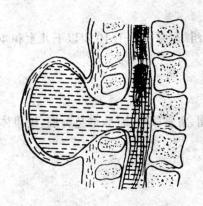

图16-2　脊膜膨出

(一)临床表现

1.局部表现

出生后背部中线可见囊状肿物,有波动感,表面皮肤可正常或有毛发及异常色素沉着。囊壁较薄、囊腔较大者透光试验呈阳性。脊髓膨出则表面皮肤缺损,脊髓外露。

2.神经系统表现

神经系统表现为不同程度的下肢感觉和运动障碍。由于膀胱及肛门括约肌功能障碍而致大小便失禁。某些隐形脊柱裂由于终丝在脊柱裂处形成粘连牵拉脊髓,可表现为脊髓栓系综合征,在成长过程中出现进行性排尿障碍。

(二)诊断

1.上述脊柱裂临床表现。

2.脊柱X线平片可见棘突、椎板缺损;脊柱CT和MRI检查显示脊柱与脊髓的畸形改变。

3.穿刺囊腔可抽到脑脊液。

(三)治疗

1.显性脊柱裂均需手术松解脊髓和神经根粘连,将其还纳入椎管内,切除多余的囊壁,修复软组织缺损。

2.单纯脊膜膨出可在出生后2~3个月行手术治疗,如囊壁菲薄,有破裂可能者须提前急诊手术,脊髓脊膜膨出应在出生后尽早手术。

3.有脊髓栓系综合征者,可行椎管探查,松解粘连及切断终丝。

(四)预后

轻度或较小脊柱裂,预后良好。巨大或开放性脊柱裂,合并感染和脑积水者,预后差。

# 第十七章　颅内和椎管内肿瘤

颅内肿瘤起源于脑组织或其表面组织。常发生于 10 岁以下儿童和 40 岁以上成人，儿童期肿瘤常见于中线部位及幕下区，成年人幕上区多见。

（一）分类

1.神经上皮组织肿瘤

包括星形细胞瘤、少突胶质细胞瘤、室管膜肿瘤、脉络丛肿瘤、松果体肿瘤、神经节细胞肿瘤、胶质母细胞瘤、髓母细胞瘤。

2.脑膜肿瘤

包括各类脑膜瘤、脑膜肉瘤。

3.神经鞘细胞肿瘤

包括神经鞘瘤、恶性神经鞘瘤、神经纤维瘤、恶性神经纤维瘤。

4.垂体前叶肿瘤

包括嫌色性腺瘤、嗜酸性腺瘤、嗜碱性腺瘤、混合性腺瘤。

5.先天性肿瘤

包括颅咽管瘤、上皮样囊肿、三脑室粘液囊肿、畸胎瘤、肠源性囊肿、神经错构瘤等。

6.血管性肿瘤

包括血管网状细胞瘤（又称血管母细胞瘤）。

7.转移性肿瘤

8.邻近组织侵入到颅内的肿瘤

包括颈静脉球瘤、圆柱细胞瘤、软骨及软骨肉瘤、鼻咽癌、中耳癌等侵入颅内的肿瘤。

9.未分化的肿瘤

（二）临床表现

1.颅内压增高

头痛、呕吐，视神经乳头水肿。

2.局灶症状

（1）额叶肿瘤：包括思维、情感、行为及人格的改变，50%出现癫痫，分为大发作或局限发作。如中央前回和语言中枢受累可出现肢体瘫痪和失语。

（2）颞叶肿瘤：病变累及颞叶前端尤其是海马沟回，可出现精神运动性癫痫；累及颞叶上回出现感觉性失语；累及视神经可引起同侧偏盲。

（3）顶叶肿瘤：以感觉障碍为主，出现感觉性局限性癫痫，主侧顶叶后部受累产生失语失写、手指失认等。

（4）枕叶肿瘤：主要表现为视觉障碍，出现对侧象限性偏盲。

（5）小脑肿瘤：主要表现为眼球震颤、共济失调和肌张力降低等。

（三）诊断

1.根据病人有颅内压增高症,病情进行性加重,结合定位症状可提供诊断依据。

2.CT扫描准确性高,应为首选。

3.核磁共振、脑血管造影和脑室造影也是重要的辅助检查。

（四）治疗

目前根本性治疗是手术全切除肿瘤。无法全部切除肿瘤的可辅以放射疗法和化学疗法,控制肿瘤生长,延长存活期,也可行减压或脑脊液分流术等姑息治疗,以缓解症状。应用脱水剂常是必不可少的减轻脑水肿、降低颅压的药物治疗。

# 第十八章 颅内和椎管内血管性疾病

## 一、颅内动脉瘤

颅内动脉瘤破裂是自发性蛛网膜下腔出血的重要原因。80%动脉瘤发生于 Willis 动脉环的前部,即包括颈内动脉、大脑中动脉、大脑前动脉、前交通动脉及后交通动脉;20%动脉瘤发生于 Willis 动脉环的后部,包括左右椎动脉、基底动脉及大脑后动脉。动脉瘤可分为先天性、动脉硬化性、感染性及挫伤性四种。

(一)临床表现

动脉瘤的主要危害是破裂出血。发病突然,无任何诱因,也可在体力劳动、情绪激动、酒后、解便时突然发病,出现剧烈头痛,伴呕吐、意识不清、抽搐、大量出汗、脑膜刺激征、颈项强直、Kermis 征阳性;腰穿为血性脑脊液,压力升高,可有昏迷、失语、偏瘫;出血后,释放的血管活性物质,可使脑血管痉挛,出现全面性或区域性缺血,血栓形成、脑梗死;动脉瘤压迫邻近血管神经,出现病侧动眼神经麻痹。

(二)诊断

诊断动脉瘤主要靠脑血管造影,一般做双侧,有时需做全脑血管造影,可显示动脉瘤部位、形态、大小及数目,CT 扫描(增强)可见中央呈高密度圆形块影。

(三)治疗

动脉瘤主要为手术治疗,有间接手术和直接手术。间接手术指结扎颈部大血管以预防脑缺血,术前加作颅内外搭桥。直接手术是指开颅夹闭动脉瘤颈的方法,应属首选。

## 二、出血性脑卒中

出血性脑卒中多发生于 50 岁有高血压、动脉硬化的病人,出血主要是由于硬化的小动脉破裂,形成出血灶,随着出血量的增多形成血肿,破坏脑组织,甚至形成脑疝。

(一)常见出血部位

1.外侧型:位于内囊外侧,包括大脑皮质层内、外层及壳核;

2.内侧型:位于内囊内侧,包括丘脑及脑桥、脑干;

3.小脑型:位于小脑半球及各核附近。

(二)临床分级

1.Ⅰ级,轻型,病人意识尚清醒或浅昏迷,轻偏瘫;

2.Ⅱ级,中型,完全昏迷,完全性偏瘫,双瞳孔等大或不等;

3.Ⅲ级,重型,深昏迷,完全偏瘫及去脑强直,双瞳孔散大,有生命体征紊乱。

(三)手术指征

1.对于外侧型及小脑型血肿经非手术治疗后,症状加重者应手术治疗,清除血肿,解除脑受压。

2.对于内侧血肿,手术效果差。

3.年龄过大,有心、肺、肝、肾严重疾病者,不宜手术。

### 三、缺血性脑卒中

又称脑动脉血栓形成、脑梗死，是由于脑的主要供血动脉狭窄或闭塞所导致的脑组织大块缺血坏死。

（一）分类

1.短暂性缺血脑缺血发作

颈内动脉缺血表现为突发肢体无力或瘫痪，感觉障碍，失语，单眼失明；如椎基动脉缺血，表现为眩晕复视，步态不稳，耳鸣，听力障碍，吞咽困难。症状持续短暂，可重复发作，甚至一天数次或数十次。可自行缓解，不留后遗症。脑内无明显梗死灶。

2.可逆性缺血性神经功能障碍

症状同前型，持续时间超过 24 小时，数天恢复，脑 CT 可有小的梗死灶。

3.完全性卒中

症状较以上两型严重，有意识障碍，脑 CT 示大块脑梗死灶，神经功能障碍，长期不恢复，有不同程度残废。

（二）治疗

1.首先采用非手术疗法：卧床休息补充液体，维持血压。给予扩血管及改善脑微循环的药物。

2.手术治疗：最好在发病 3 周以后实施，常用手术有：颈动脉内膜剥脱术；颈部动脉旁路手术；颅内、外动脉吻合术；大网膜颅内移植术；颅内动脉血栓内剥离术。

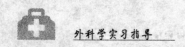

# 第十九章　颈部疾病

## 第一节　甲状腺疾病

甲状腺的多种疾病可致甲状腺肿大或肿块形成。其临床特点、诊治原则有所不同,分述如下。

### 一、甲状腺炎

(一)亚急性甲状腺炎

亚急性甲状腺炎(Subacute Thyroiditis)常继发于上呼吸道感染,可能因病毒所致。

1.临床表现

(1)甲状腺弥漫性肿大,有压痛。

(2)体温升高,血沉加快。

2.诊断

(1)有上呼吸道感染史。

(2)甲状腺肿大伴压痛。

(3)发热。

(4)$^{131}$I 摄取量降低。

(5)试验性泼尼松治疗有速效。

3.鉴别诊断

(1)单纯性甲状腺肿

仅有甲状腺弥漫性肿大,无疼痛、发热等症状。

(2)慢性淋巴细胞性甲状腺炎

无发热及甲状腺压痛,血清促甲状腺素(TSH)升高,血清抗甲状腺球蛋白抗体或抗微粒抗体阳性,穿刺细胞学检查有鉴别意义。

4.治疗

(1)泼尼松 5mg,每日 4 次,2 周后减量,疗程为 1~2 月。

(2)放射治疗:主要用于激素治疗后复发者。

5.预后

病程约为 3 个月,预后不影响甲状腺机能。

(二)慢性淋巴细胞性甲状腺炎

慢性淋巴细胞性甲状腺炎(Chronic Lymphocytic Throiditis)又称桥本甲状腺肿(Hasimoto Goiter),属自身免疫性疾病。

1.临床表现

(1)弥漫性甲状腺肿大,少数为不对称肿大。

(2)早期可有轻度甲状腺功能亢进(甲亢)症状,后期为甲状腺机能减退。

2.诊断

(1)甲状腺肿大、质硬。

(2)$^{131}$I 摄取量下降。

(3)血清促甲状腺素(TSH)升高。

(4)血清抗甲状腺球蛋白抗体或抗微粒抗体阳性。

(5)穿刺细胞学检查可见大量淋巴细胞浸润。

3.鉴别诊断

(1)单纯性甲状腺肿或结节性甲状腺肿

单纯性甲状腺肿无全身症状。结节性甲状腺肿虽可伴甲状腺功能亢进,但甲状腺常呈多发结节表现,与本病不同。穿刺细胞学检查及抗体检查有助于鉴别。

(2)甲状腺癌

肿块多为单发、固定、质硬,可有声音嘶哑或颈淋巴结转移,细针穿刺细胞学可帮助鉴别。

4.治疗

(1)甲状腺粉片以 40mg/d 起,逐渐增加至 120~180mg/d,治疗 3~6 个月。

(2)泼尼松 30~40mg/d,服用 3~4 周后减至 5~10mg/d,维持 2~3 个月。

(3)仅有气管受压或疑有癌变时才考虑手术。

5.预后

可使甲状腺功能减退,少数可有癌变。

## 二、单纯性甲状腺肿

甲状腺肿(Goiter)有弥漫型和结节型两种。

(一)临床表现

1.弥漫型

甲状腺呈弥漫性肿大,无全身症状。

2.结节型

甲状腺肿大伴单发或多发结节。肿大的腺体质软,随吞咽活动,无血管杂音及震颤。巨大的单纯甲状腺肿或结节可压迫邻近组织而出现呼吸或吞咽困难、声音嘶哑等。

(二)诊断

1.甲状腺弥漫性肿大或伴单发、多发结节。除巨大肿块致邻近组织受压而产生的症状外,一般均无全身症状。

2.肿块质软,边界清,随吞咽活动。

3.B 超或 $^{131}$I 扫描可发现结节、肿大。

4.$T_3$、$T_4$、TSH 可基本正常或偏低。

(三)鉴别诊断

1.甲亢

原发性甲亢常有突眼、情绪易激动、食欲亢进、消瘦、多汗等全身症状,甲状腺可闻及血管杂音,$T_3$、$T_4$ 明显升高。

2.甲状腺腺瘤或甲状腺癌

甲状腺腺瘤呈甲状腺单发结节。甲状腺癌者肿块硬、固定,有时可致声音嘶哑。但须注意结节性甲状腺肿本身有可能形成腺瘤或癌变。

（四）治疗

1.弥漫型甲状腺肿大者一般无需手术,可口服甲状腺粉片 40~60mg/d,每日 2 次,每个疗程 3~6 个月。

2.有压迫症状的结节性甲状腺肿,或疑有腺瘤形成或癌变者,以及继发甲亢者,需手术治疗。一般采用甲状腺次全切术。

（五）预防

坚持使用加碘盐和含碘食品。

（六）预后

结节型单纯性甲状腺肿可继发甲亢,可有腺瘤形成或癌变。

## 三、甲状腺肿瘤

（一）甲状腺腺瘤

甲状腺腺瘤（Thyroid Adenoma）是最常见的甲状腺良性肿瘤。

1.临床表现

（1）甲状腺单纯性肿块表面光滑,边界清楚,可随吞咽活动,质地中等。

（2）增长缓慢,无全身症状。

（3）B 超、$^{131}$I 扫描可见甲状腺占位性病变。

2.鉴别诊断

（1）甲状腺癌

肿块质地硬、固定,可伴颈淋巴结转移。ECT、肿块或颈淋巴结穿刺细胞学检查或术中冰冻切片检查可资鉴别。

（2）结节性甲状腺肿

常呈多发性肿块,质地中等,颈淋巴结不肿大,ECT、穿刺细胞学检查或术中冰冻切片可予鉴别。

3.治疗

需行患侧甲状腺叶部分或大部分切除。

4.预后

甲状腺腺瘤 20%可引起甲亢,10%可癌变。

（二）甲状腺癌

甲状腺癌（Thyroid Carcinoma）分为乳头状癌、滤泡状癌、未分化癌和髓样癌。

1.临床表现

（1）多为甲状腺单侧性结节,质硬,表面不平,增长较快。

（2）癌变后期可有声嘶、吞咽或呼吸困难。肿块大,不可推动,伴颈淋巴结肿大,硬而固定。

（3）可发生远端转移,以骨、肺转移多见。

2.诊断

（1）甲状腺肿大,质硬,固定,可有邻近组织受压症状,甚至出现 Horner 综合征。

（2）ECT 检查、$^{131}$I、$^{99m}$Tc 扫描为冷结节。

（3）肿块细针穿刺活检发现恶性细胞时可确定诊断。

（4）术中取甲状腺肿块组织,快速冰冻切片检查。

3.鉴别诊断

(1)慢性淋巴细胞性甲状腺炎

为弥漫性肿大,血清 TSH 升高,有关抗体(抗甲状腺球蛋白抗体或抗微粒抗体)检查阳性,细针穿刺活检有助于鉴别。

(2)甲状腺腺瘤

单发结节,质地中等,生长缓慢,无颈淋巴结转移。穿刺细胞学检查及术中冰冻切片检查可鉴别。

4.治疗

患侧甲状腺叶连同峡部切除,对侧腺叶大部分切除,并作中央区淋巴结清扫。若伴淋巴结转移者,则应加作颈淋巴结清扫术。术后给予口服甲状腺片 80~120mg/d,长期服用。或用左旋甲状腺素片 100mg/d。未分化癌宜用放射治疗。

5.预后

乳头状腺癌术后 5 年生存率可达 90%以上,而未分化癌预后很差。

# 第二节　甲状腺功能亢进症

甲状腺功能亢进(简称甲亢)(Hyperthyroidism),分为原发性、继发性和高功能腺瘤。临床表现有共通之处,但亦有各自特点。

(一)临床表现

1.发病年龄

原发性甲亢以 20~40 岁女性多见,儿童亦可发病,而继发性甲亢以 40 岁以上患者多见。

2.甲状腺肿大

原发性甲亢呈弥漫性肿大;继发性甲亢可先有结节数年甚至数十年,常为多发结节;而高功能腺瘤则为单发结节,甲状腺上极处可闻及血管杂音。

3.眼征

50%原发性甲亢可有突眼,而另两种甲亢则无。

4.植物神经系统

精神兴奋,情绪不稳定,易激动、失眠,手震颤,多汗,畏热,食欲亢进,消瘦,乏力,心悸,脉压增大。

(二)诊断

1.临床表现及体征。

2.BMR 增高:BMR=(脉率+脉压)−111,正常值可偏离±10%。BMR 增高 20%~30%者为轻度甲亢,增高 30%~60%者为中度,增高 60%者以上为重度。

3.$^{131}$I 吸收率:2 小时大于 25%、24 小时大于 50%者提示甲亢。

4.血清 $T_4$、$T_3$ 测定:甲亢患者 $T_4$ 增高 2.5 倍,$T_3$ 增高 4 倍,均有诊断价值。

5.$^{99m}$Tc 扫描:示甲状腺有核素浓集。

(三)鉴别诊断

1.甲状腺肿

青春期或妊娠期妇女可有甲状腺肿,但无突眼,无甲亢症状,$T_3$、$T_4$ 正常,$^{131}$I 吸收率正常。

2.慢性淋巴细胞性甲状腺炎

虽早期有甲亢症状,但很快消失,$T_3$、$T_4$正常,TSH升高,有关抗体阳性。

(四)治疗

1.手术指征

(1)继发性甲亢、高功能腺瘤;

(2)中度以上的原发性甲亢;

(3)甲状腺肿大产生压迫症状者,胸骨后甲亢;

(4)药物治疗后复发;

(5)妊娠早、中期甲亢。

2.手术禁忌证

(1)青少年患者;

(2)症状较轻者;

(3)老年患者或有严重器质性疾病者。

3.术前准备

(1)甲基硫氧嘧啶300~600mg/d,分3~4次口服;或他巴唑30~60mg/d,分3~4服用等,以控制甲亢症状。

(2)服药期间每日晨测BMR。

(3)BMR接近正常后停抗甲亢药物,改服复方碘化钾溶液(卢戈氏碘液),每日3次,每次3滴,逐日每次增加1滴,至16滴维持5~7天,进行手术。

(4)采用术式为甲状腺次全切除术。

(5)术前用药中的阿托品可以东莨菪碱替代。

(五)术后处理

1.半卧位,伤口冰袋压敷。

2.流质饮食。

3.测BP、P,半小时1次,T则2小时1次。

4.给予止血剂及抗生素预防感染。

5.卢戈氏碘液16滴,每日3次,逐日每次减少1滴,至3滴维持。

6.一般6~7天可拆线出院。

(六)术后并发症的预防和处理

1.窒息

可能的原因有:

(1)喉头水肿;

(2)残留腺体出血;

(3)喉头痉挛。

术后止血要彻底,术后床头备拆线器械、敷料及气管切开器械、吸引器,缝合前创面留置引流。

2.喉上神经损伤

结扎甲状腺上动脉时应紧贴甲状腺上极。

3.喉返神经损伤

术中坚持包膜内操作的原则,保留甲状腺后部腺体组织。遇出血时,切勿胡乱钳夹,缝合操作要规范。

4.甲状腺危象

甲亢术后12~36小时易发生。表现为:P大于120次/分,BP大于140mmHg,T大于38℃,并有烦躁、腹泻、大汗等。应作如下处理:

(1)静脉给予复方碘化钾溶液或氢化可的松 200~300mg。

(2)降温。

(3)给予利血平降压。

(4)冬眠合剂(杜冷丁、非那根、安得静混合液),每次半量,6 小时 1 次。

(5)吸氧。

(6)口服卢戈氏碘液 30 滴,每日 3 次,危象缓解后改为 16 滴,常规服用。

5.手足抽搐

静脉给予 10%葡萄糖酸钙。若半年后仍不恢复者,为永久性甲状旁腺损伤,应考虑行甲状旁腺移植或 AT₁₀ 治疗。术中注意保护甲状旁腺。

6.甲亢复发

术中残留腺体过多,以保留 5g 为宜。

7.甲低

切除腺体过多,应保留 5g 腺体或保留病人末节拇指大小腺体。若发生甲低,则口服甲状腺素片替代治疗。

8.伤口感染

手术后要经常换药,术中严格无菌操作。

(七)预防

诊断明确的结节性甲状腺肿及甲状腺瘤应及时手术,以防继发甲亢。

(八)预后

如不及时治疗,重度甲亢可致劳动力丧失、心衰等。手术治疗可治愈 90%~93%的甲亢,术后复发率为 4%~5%,注意保留残留腺体以 5g 为宜,可防止复发或甲低。

# 第三节　原发性甲状旁腺功能亢进

原发性甲状旁腺功能亢进(Primary Hyperparathyroidism)国内不常见。

(一)病因

1.甲状旁腺腺瘤:单发者占 80%,多发者占 5%~10%。

2.甲状旁腺增生:仅占 1%~2%。

(二)临床表现

1.无症状型

仅有骨质增生。

2.有症状型

可分为三型:

(1)Ⅰ型。为骨型。以骨病为主,最多见,表现为骨痛、易于骨折、骨膜下骨质吸收。

(2)Ⅱ型。为肾型。以肾结石为主。

(3)Ⅲ型。兼有骨骼改变及尿路结石。

3.其他症状

消化性溃疡,腹痛,神经精神症状,虚弱及关节痛。

（三）诊断

1.根据临床表现。

2.实验室检查：

（1）血钙>3.0mmol/L。

（2）血磷<0.65mmol/L。

（3）甲状旁腺素（PTH）测定示增高。

（4）尿 CAMP 排出增高。

（5）B 超、CT、核素扫描定位、定性检查。

（四）治疗

手术切除，术中冰冻确认。若为甲状旁腺增生，即切除 1/2 枚腺体。腺瘤、癌应规范切除，即癌者应全部切除，并包括一定范围的正常组织。

# 第四节　颈部肿块的鉴别诊断及处理

颈部各种肿块见表19-1。

表 19-1　颈部各区常见肿块

| 部位 | 单发性肿块 | 多发性肿块 |
|---|---|---|
| 颌下、颏下区 | 颌下腺炎，颏下皮下囊肿 | 急、慢性淋巴结炎 |
| 颈前正中区 | 甲状舌骨囊肿，甲状腺疾病 | |
| 颈侧区 | 胸腺咽管囊肿，囊状淋巴管瘤，颈动脉体瘤，血管瘤 | 急、慢性淋巴结炎，淋巴结结核，转移性肿瘤，恶性淋巴瘤 |
| 锁骨上窝 | | 转移性肿瘤，淋巴结结核 |
| 颈后区 | 纤维瘤，脂肪瘤 | 急、慢性淋巴结炎 |
| 腮腺区 | 腮腺炎，腮腺混合瘤或癌 | |

## 一、甲状舌骨囊肿（Thyoglossal Cyst）

属先天性畸形。

（一）临床表现

多见于 15 岁以下儿童，位居颈前区中线，舌骨下方圆形肿块。边界清楚、光滑、囊性，可随伸舌而上下活动。可继发感染破溃形成瘘。

（二）治疗

手术切除，必须切除囊肿连同的一段舌骨，直至舌根，以防复发。

## 二、颈部急、慢性淋巴结炎

颈部淋巴结炎（Neck Lymphadenitis）有急性与慢性两种表现。

（一）临床表现及诊断

1.常继发于头、面、颈部炎症病灶。急性期可有发热。

2.肿大的淋巴结分布于颌下、颏下区，绿豆大至蚕豆大小不等，急性炎症时边界不清，有红、肿，伴压痛。慢性炎症时边界清楚，活动，质中等，无压痛。

3.穿刺细胞学检查或切取活组织病理检查可确诊。

（二）治疗

1.急性期给予抗生素治疗,脓肿形成者需切开引流。

2.处理原发灶。

3.慢性淋巴结炎无需特殊治疗。

## 三、颈淋巴结结核

淋巴结结核(Tuberculosis of Lymphnode)好发于颈部。

（一）临床表现及诊断

1.颈侧单个或多个肿大淋巴结,质中等硬度,可融合成团,后期穿刺可获得干酪样物质或可破溃,形成不愈的瘘道。

2.低热、盗汗、食欲不振、消瘦等全身症状。

3.可继发化脓性细菌混合感染,表现类似急性淋巴结炎。

4.必要时穿刺细胞学检查或切取活检。

（二）治疗

1.全身抗痨治疗,异烟肼 100mg,每日 3 次,持续 6~12 个月。

2.少数活动的淋巴结结核可完整切除。

3.已形成冷脓肿者,可穿刺抽脓,注入 5%异烟肼冲洗,可反复进行,切忌切开引流。

4.冷脓肿自行破溃者,充分引流后行瘘道刮除术。

## 四、恶性淋巴瘤

恶性淋巴瘤(Malignant Lymphoma)常表现为颈部肿块。

（一）临床表现

1.壮年男性较多见。

2.颈部散在肿大的淋巴结,亦可融合成团,质稍硬,无压痛,生长迅速。

3.可伴肝、脾肿大,腋窝、腹股沟淋巴结亦可肿大。

4.不规则发热。

（二）诊断

1.根据上述病史、症状及体征。

2.淋巴结活组织病理检查。

（三）治疗

行化疗或放疗。

## 五、转移性肿瘤

颈部肿块中有相当数量为转移性肿瘤(Metastatic Tumor)所致。

（一）临床表现

1.颈侧区及锁骨上淋巴结肿大,质硬、固定。初为单发,后期可呈团,甚至破溃、出血。

2.有原发灶之临床表现,如鼻咽癌常致鼻出血;甲状腺癌致声嘶;肺癌致咯血;胃癌致呕血等。

3.有食欲减退、消瘦等全身症状。

（二）诊断

1.检查鼻咽部以明确有无鼻咽癌。

2.检查甲状腺、乳腺有无癌。

3.胃镜检查有无胃癌、食管癌。

4.B超检查肝、胆、胰等有无肿瘤。

5.X线胸片或CT检查肺、胰腺有无癌。

6.必要时行颈部肿块穿刺细胞学活检或切取活检。

（三）治疗

按照原发病之治疗原则治疗。

## 六、囊状水瘤

囊状水瘤（Cystic Hygroma）是囊状淋巴管瘤，为先天性疾病。

（一）临床表现

1.50%~60%在1岁内发现，2岁内发现者占80%~90%。

2.颈后三角多见，为柔软的包块，无压痛，表面皮色正常。

3.穿刺抽出淡黄色液或淡的血性液。

4.可向胸壁甚至胸腔内延伸生长。

（二）诊断

1.根据病史及上述表现。

2.穿刺涂片检查。

3.X线胸片可明确肿块是否延伸入胸腔。

（三）治疗

早期手术治疗。

# 第二十章　乳房疾病

## 第一节　乳房肿块的鉴别诊断和处理

良性乳房疾病及恶性乳房疾病以乳房肿块为主要特征。乳房肿块的病史采集、临床检查和辅助检查方法的正确选择及操作对鉴别诊断至关重要。

(一)病史采集

1.所有病人应询问月经初潮年龄,妊娠次数与分娩次数,首次分娩年龄及哺乳状况;家族史中包括乳癌史及发病年龄、是否双侧发病,有无乳房手术及活检史及病理诊断。

2.绝经期前的病人应询问末次月经日期,月经周期规律性及时间;避孕药物使用状况。

3.绝经后的病人应询问绝经日期与激素替代治疗的应用状况。

(二)临床检查

病人端坐,双臂松弛下垂,脱去上衣。视诊与触诊应注意双侧对比。坐位视诊检查应注意有无乳头内陷、皮肤红肿及"橘皮样"变,乳头及乳晕糜烂。触诊腋窝时取坐位,使触诊手较易达腋顶部。乳房内肿块触诊时应取坐位与卧位相结合。卧位时将上臂充分外展,使乳房变平坦。

(三)辅助检查

1.B超检查

可区别实性肿块与囊性肿块。但对于良性肿块与恶性肿块,超声检查包括彩色多普勒探测均不能做出可靠的鉴别。

2.乳房X线影像检查

主要用于高危及>40岁人群的普查以及乳房过大不易触诊的病人。必须行双侧对比。此项检查可发现早期不能触到的乳癌。其影像特点为点状、小棒状集簇成团的钙化点及边界不规则的毛刺状肿块影。但无异常X线影像不能排除恶性病变之可能。

3.细针针吸细胞学检查(Fine-Needle-Aspiration-Biopsy, FNAB)

使用6.5号针头,不用局麻,必须吸得细胞成分,并要求有经验的细胞病理学家做出判断。此法简单易行,但对于临床可疑病变,针吸细胞学不确定时,仍应行术中冰冻切片活检。

4.切除活检

在麻醉下切除全部肿块。若疑为恶性病变时,还应包括少量肿块周围组织。乳房中央区良性病变可取乳晕边缘切口。其他部位宜取与皮纹一致的切口。手术医生应检查切除标本,确认包含病变组织,且手术区内无病变或可疑病变遗留,方可缝合切口,尽量恢复乳房外观。

(四)几种常见乳房肿块的特点

1.纤维腺瘤(Fibroadenoma)

触诊为界限清晰、表面光滑、实体、质坚韧、易推动的圆形肿块。多见于青春期及青年妇女。一般发展缓慢,直径一般不大于3.0cm。

2.乳房导管扩张和导管周围乳腺炎(Mammary Duct Ectasia and Periductal Mastitis)

可出现乳房痛,乳头溢液和回缩及乳房肿块。有时可发生脓肿或瘘道。其肿块常与乳癌难以鉴别,但迁延与反复的病史在鉴别诊断中最为重要。

3.乳腺囊性增生病变

突出表现是乳房胀痛和肿块。胀痛常呈周期性。肿块常为多发性,结节状,质实而不硬。月经后肿块可能缩小。

# 第二节 乳腺癌

乳腺癌(Breast Cancer)是女性常见恶性肿瘤,多发于40~60岁。近30年来,国内外乳腺癌发病率普遍呈上升趋势。早期确诊、及时合理地治疗是提高本病治愈率的关键。

(一)临床表现

1.乳腺癌无特异性症状,不易早期发现。

2.以无痛性乳房肿块为主要表现,多数病程较长,又与乳房内多见的结节及肿块性病变不易鉴别。

3.治疗后复发与转移的发生期限不一(长者可达35年),晚期可发生肺、骨等转移,致使本病治疗标准较难确定。

(二)诊断标准

1.乳房内无痛性肿块,边缘不规则,质地较硬,肿块与皮肤边缘粘连或引起相应皮肤凹陷。

2.不明原因的乳头回缩或内陷常标志其深部有病变。

3.乳房X线片可见毛刺状肿块阴影,或无肿块影而出现短棒状或团簇状、点状钙化。临床无肿块时也应对钙化区行定位活检。

4.乳头乳晕区非外伤及感染因素所致的浅表溃疡或糜烂,应考虑乳头Peget病。

5.乳房区域出现大片红或暗红斑与水肿,触之发热,整个乳房实变或深部可及肿块,应考虑为炎性乳癌。

6.腋窝出现可疑为恶性的肿大淋巴结也是乳腺癌的首发体征,对乳房应行进一步检查。

(三)鉴别诊断

1.导管扩张或导管周围乳腺炎

又称浆细胞性乳腺炎。此病多位于中央区,病程迁延并反复发作,肿块有触痛可资鉴别。

2.乳房囊性增生症或小叶增生

常出现大小不一的肿块,伴胀痛,且常有实性及囊性,或该肿块随月经周期出现大小改变。但遇有坚实的结节仍应行病理活检。

(四)临床分期

$T_0$:原发癌瘤未查出;

$T_{is}$:原位癌(非浸润性癌及未查到肿块的乳头湿疹样癌);

$T_1$:癌瘤长径≤2cm;

$T_2$:癌瘤长径>2cm且≤5cm;

$T_3$:癌瘤长径>5cm;

$T_4$:癌瘤长径大小不计,但侵及皮肤或胸壁(肋骨、肋间肌、前锯肌);炎症乳癌亦属之。

$N_0$:同侧腋窝无淋巴结肿大;

$N_1$:同侧腋窝有肿大淋巴结,尚可推动;

$N_2$:同侧腋窝肿大淋巴结彼此融合,或与周围组织粘连;

$N_3$:有同侧胸骨旁淋巴结转移或患侧锁骨上淋巴结转移;

$M_0$:无远处转移;

$M_1$:有远处转移。

根据以上情况进行组合,可把乳腺癌分为:

0 期:$T_{is}N_0M_0$;

Ⅰ期:$T_1N_0M_0$;

Ⅱ期:$T_{0-1}N_1M_0$,$T_2N_{0-1}M_0$,$T_3N_0M_0$;

Ⅲ期:$T_{0-2}N_2M_0$,$T_3N_{1-2}M_0$,$T_4$ 任何 $NM_0$;任何 $TN_3M_0$;

Ⅳ期:包括 $M_1$ 的任何 TN。

(五)治疗

手术治疗仍为主要方法,应尽早实施,并辅以化疗、放疗、内分泌及生物治疗等综合治疗。

1.手术治疗

常用手术方法有保留胸肌的乳腺癌改良根治术、乳癌根治术、乳房单纯切除术、保留乳房乳腺癌根治术,还有扩大根治术。Ⅰ、Ⅱ期乳腺癌常采用乳腺改良根治术或保留乳房乳腺癌根治术。在综合辅助治疗条件差的情况下,乳腺癌根治术仍较适合。采用保留乳房的乳腺癌切除术后,必须辅以放疗、化疗。

2.化学药物治疗

常用方案如:

(1)CMF 方案:环磷酰胺 $400mg/m^2$,静注,第 1 天、第 8 天、第 15 天、第 22 天。

甲氨喋呤 $20mg/m^2$,静注,第 1 天、第 8 天、第 15 天、第 22 天。

氟脲嘧啶 $500mg/m^2$,静注,第 1 天、第 8 天、第 15 天、第 22 天。

每 4 周为 1 周期,共用 6 周期。

(2)CAF 方案:环磷酰胺 $400mg/m^2$,静注,第 1 天、第 8 天、第 15 天、第 22 天。

阿霉素 $40 mg/m^2$,静注,第 1 天、第 8 天、第 15 天、第 22 天。

氟脲嘧啶 $500 mg/m^2$,静注,第 1 天、第 8 天、第 15 天、第 22 天。

每 4 周为 1 周期,共用 6 周期。

3.放射治疗

适用于手术时已有淋巴结转移的乳腺癌。放疗对孤立性的局部复发灶及骨转移有一定姑息性疗效。

4.内分泌治疗

三苯氧胺(Tamoxifen)可降低术后复发及转移。口服,20mg,每日 1 次,常规使用 3~5 年,作为辅助治疗。

5.生物治疗

$HED_2$ 阳性的乳腺癌可采用曲珠单抗注射液。

(六)预防

1.低脂肪、高纤维饮食。

2.对生育年龄妇女推广预防性普查。

(七)预后

Ⅰ期:5~10 年生存率 90%。

Ⅱ期:5年生存率70%,10年生存率60%。

Ⅲ期:5年生存率50%。

# 第三节 急性乳腺炎

急性乳腺炎多发生于产褥期哺乳的女性,常继发于乳管阻塞,乳汁淤滞,呈急性炎症并有全身感染中毒症状,治疗不当或不及时可发生脓毒症。

(一)临床表现

1.全乳或部分乳房出现红、肿、热、痛。

2.可合并全身感染、中毒症状,如寒战、高热、白细胞计数显著升高等。

3.同侧腋窝淋巴结肿大并有触痛。

(二)诊断

1.乳房皮肤红、肿,局部触痛明显,可触及边界不清的肿块。

2.体温升高,白细胞计数及中性粒细胞比例增高。

3.患侧腋窝淋巴结显著增大,触痛明显。

4.皮肤红肿外出现明显之严重水肿,表明深层脂肪组织内脓肿形成。

5.脓肿形成时,可查出局部波动感。疑有深层脓肿形成时可行穿刺或B超检查。

(三)鉴别诊断

1.炎性乳腺炎

本病较少见,乳房内肿块质硬,可有轻度压痛,不伴有高热及白细胞计数升高。同侧腋窝淋巴结肿大、质硬、无触痛等可资鉴别。

2.乳腺导管扩张症

又名浆细胞性乳腺炎,起病较缓慢,不伴有全身感染、中毒症状。炎症多局限于乳晕区。

3.乳汁淤滞

可出现乳房胀痛、红肿及发热,与早期急性乳腺炎不易区别。经哺乳或乳汁吸吮后胀痛消失。

(四)治疗

1.早期可行局部热敷或理疗。

2.选用广谱抗生素,如头孢菌素类。

3.早期不必停止哺乳,或应用吸奶器尽力帮助乳汁排出。

4.若脓肿已形成,行脓肿切开引流。手术时为避免损伤乳管,应行放射状切口。应分开脓腔内的间隔,保持引流通畅。

(五)预防

1.哺乳期保持乳头乳晕区皮肤卫生,防止发生乳头损伤。

2.产后保持产妇摄入充足的水分,使初乳中脱落之细胞碎屑不致阻塞乳管。定时哺乳。

3.孕期有乳头内陷者,应常挤捏、提拉矫正。

4.乳头破损或皲裂要及时治疗。注意婴儿口腔卫生。

5.感染严重或切开引流后并发乳漏者,停止哺乳。可口服溴隐亭1.25mg,2次/d,服用7~14天。己烯雌酚1~2mg,每日3次,共2~3日,或苯甲酸雌二醇,每日2mg,每日1次,至乳汁停止分泌。

178

# 第二十一章 胸部损伤

## 第一节 肋骨骨折

肋骨骨折(Rib Fracture)多为胸骨受钝器撞击或重物挤压所致,在胸骨骨折中最为常见。因第4~7肋较长而且固定,故最易骨折。肋骨骨折的原因可分为直接暴力和间接暴力。目前,交通意外所致者最为常见。

### 一、临床表现

1.伤侧胸痛,深呼吸、咳嗽、体位改变时疼痛加剧。

2.因胸痛不敢用力咳嗽,致呼吸道分泌物增多、潴留,导致肺不张和肺部感染。

3.若合并肺损伤,可产生气胸、血胸或咯血等。

4.多根、多处肋骨骨折可因局部胸壁软化而出现反常呼吸及其相应征象。

5.体检时局部胸部损伤处可有肿胀、畸形,有压痛,甚至可有摩擦音。

6.挤压前后胸部正中处可使局部疼痛加重甚至产生摩擦音。

### 二、诊断

1.胸部外伤史及其临床表现。

2.胸部X线片可见肋骨骨折线或骨折断端错位,但肋软骨骨折不能显示。

### 三、治疗

(一)闭合性单根肋骨骨折

1.单根肋骨骨折可局部外敷骨伤膏药(如伤湿膏等),口服消炎痛、布洛芬、可待因等或中药三七片、云南白药对症治疗。

2.有明显错位或单根肋骨多处骨折者,可叠瓦式胶布或胸带给予固定。

(二)闭合性多根肋骨骨折

1.多根肋骨骨折胸壁软化范围较小者,因对呼吸影响不甚明显,可以厚敷料压盖胸壁软化区,并以胶布或胸带固定胸壁。

2.如果胸壁软化范围大,出现明显的反常呼吸时,应行肋骨牵引,牵引固定1~2周。

3.如骨折有明显的错位,且引起严重并发症者,可采用不锈钢丝(或钛合金肋骨环抱器)固定手术治疗。

(三)开放性肋骨骨折

1.对于单根肋骨骨折常彻底清创,对好骨折断端后分层缝合伤口,固定包扎。如胸膜破损者,尚需做胸腔闭式引流,给予抗生素(口服或静脉)。

2.对于多根多处肋骨骨折要彻底清创,尽量对好骨折断端,并用钢丝(或钛合金肋骨环抱器)固定;有游

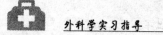 

离骨折片应予去除。有胸膜损伤者应行胸腔闭式引流,静脉给予抗生素。

# 第二节　气胸

气胸(Pneumothorax)的发生率仅次于肋骨骨折。常为胸壁伤口穿破胸膜或肺、支气管破裂,空气进入胸膜腔所致,分为闭合性气胸、开放性气胸和张力性气胸三类。

## 一、临床表现

1.闭合性气胸(Closed Pneumothorax)可因肺萎陷程度的不同,出现胸闷、胸痛、气促等症状。

2.气管向健侧移位,伤侧胸部呈鼓音,听诊呼吸音减弱或消失,有时可产生皮下气肿或胸腔少量积液。

3.开放性气胸(Open Pneumothorax)可出现气促、呼吸困难和口唇发绀,颈静脉怒张以致休克,并可听到空气从伤口出入的吸吮样声音。

4.张力性气胸(Tension Pneumothorax)可出现极度呼吸困难、端坐呼吸、重度发绀、烦躁不安、昏迷甚至窒息。体格检查见伤侧胸部饱满,肋间隙增宽,呼吸幅度减低,并可见颈、面、胸部皮下气肿,叩诊呈高度鼓音。听诊呼吸音消失。

## 二、诊断

1.胸部外伤史及气胸的临床表现。

2.胸部 X 线片可显示不同程度的肺萎陷和胸膜腔积气,气管、心脏、纵隔向健侧移位。

3.伤侧胸穿抽出气体。

4.开放性气胸胸壁有伤口,且有气体血沫随呼吸出入。

5.张力性气胸时胸膜腔穿刺有高压气体向外冲出。

## 三、治疗

(一)闭合性气胸

1.胸腔气体量少,肺萎陷在 30%以下者可以观察并对症治疗,一般可自愈。

2.大量气胸需行胸穿抽气,通常在伤侧锁骨中线第 2 肋间穿刺,尽量抽尽气体,促使肺尽量膨胀,同时全身应用抗生素。

3.如胸腔积气较多,反复抽不尽时可作胸腔闭式引流术。

(二)开放性气胸

1.急救时用无菌敷料封盖伤口,再用胶布或绷带包扎固定,使开放性气胸转为闭合性气胸,然后穿刺抽气或行闭式胸腔引流术。

2.应给予吸氧,有休克时应输血、补液,纠正休克,清创、缝合伤口,做胸腔闭式引流术。

3.同时合并有胸壁血管或胸内脏器损伤者、经对症治疗无效者,则需剖胸探查止血,修复损伤或摘除异物,同时行胸腔闭式引流,给予抗生素。

(三)张力性气胸

1.急救时用一粗注射针头在伤侧锁骨中线第 2 肋间刺入胸膜腔排气减压。在转送过程中,可在针头接头处缚扎一橡皮手套手指套,并指套顶端剪一 1cm 的开口,可起活瓣作用,防止空气进入胸膜腔。

2.有条件时行胸腔闭式引流术,给予抗生素。

3.闭式引流后,一般肺伤口多在3~7日闭合。经X线检查,若肺已膨胀,待漏气停止24小时后可拔除引流管。如长时间持续漏气,肺不能膨胀,应行剖胸手术修补肺或支气管裂口,或作肺段、肺叶切除。

# 第三节　血胸

血胸(Remothorax)即为胸腔内积血,可与气胸同时存在。外伤性血胸其积血常来自肺、肋间血管、心脏大血管等。胸膜腔短期内大量积血凝固成块变成凝固性血胸,也可胸腔积血感染而形成感染性血胸。

(一)临床表现

1.成人血胸血量500ml以下者可无明显症状,而血量达500ml以上时,可出现气促和脉搏快而弱,血压下降等休克症状。

2.体检时可见伤侧肋间隙饱满,气管向健侧移位,叩诊呈鼓音,心界移向健侧,呼吸音减弱或消失。

3.血胸若合并感染时,则出现高热、寒战、疲乏、出汗等症状。

(二)诊断

1.胸部外伤史及典型的临床表现。

2.胸部X线检查:若为少量积血时,仅显示肋膈窦消失;中量以上血胸时伤侧胸膜腔内有大片积液阴影,纵隔可向健侧移位;合并气胸时则显示液平片。

3.胸腔穿刺抽出血液。

4.有下列征象提示为进行性血胸:

(1)脉搏逐渐增快,血压持续下降;经输血补液后,血压不回升或升高后又迅速下降;

(2)胸腔闭式引流血量每小时大于200ml,连续3小时;

(3)血红蛋白、红细胞计数和红细胞比积等重复测定示持续降低;胸膜腔穿刺因血凝固抽不出血液,但连续X线检查示胸膜腔阴影继续增大。

5.胸膜腔穿刺抽出的血液作涂片检查,红细胞与白细胞计数比例达到100:1,或涂片检查检出或培养出致病菌,可诊断血胸并发感染。

(三)治疗

1.进行性血胸血量<500ml时,可自行吸收,仅需观察,对症处理。

2.对于血胸中量血(500~1000ml),应行胸穿或闭式引流,抽出胸腔积血使伤侧肺尽早膨胀,同时应用抗生素。如有贫血症状应予输血、补液,维持正常血容量,并密切观察有无进行性出血。

3.对于胸腔积血量>1000ml或进行性血胸者,应尽快输血,边纠正休克边作剖胸探查准备,尽快开胸止血。

4.对于凝固性血胸,应开放清除血凝块,尽早促进肺膨胀,同时给予抗生素。

5.对于血胸并发感染,按脓胸处理,行胸腔闭式引流,给予有力的全身支持和抗生素治疗。若疗效不佳则尽早手术清除感染性积血,剥离脓性纤维板(膜),以利肺复张。

# 第四节　胸腹联合伤

胸腹联合伤(Thoraco-Adominal Injury)常为锐器、子弹穿透或为挤压、坠落、碾轧所致的下胸部损伤,可为开放性损伤或闭合性损伤,同时合并腹腔脏器损伤。受伤的器官多为肺、心脏、血管、食管,腹部器官常为肝、脾、胃、结肠、小肠等,介于胸腹部之间的膈肌也常受损伤。

(一)临床表现

1.胸痛、气短、咯血和腹痛、恶心、呕吐等。

2.胸腹部有开放性伤口或无伤口而局部有皮下淤血、皮下气肿、压痛、血胸、血气胸或心包积血(填塞)等体征。

3.脉搏增快、血压下降、口唇发绀、四肢发凉等休克征象。

4.腹部压痛、腹肌紧张或腹部膨胀、肝浊音界上界升高、腹部移动性浊音等征象。

(二)诊断

1.根据外伤史和临床表现。

2.X线胸片可示肋骨骨折、金属异物、血气胸等,如膈下有游离气体则提示腹腔空腔脏器损伤;如膈上见胃泡、肠管或肝、脾致密影,提示为膈疝。

3.B超检查可确定有无胸腔积液,并可为胸穿确定穿刺部位。

4.胸、腹腔穿刺抽出血液可明确血胸和腹部实质脏器损伤。

(三)治疗

1.开放性气胸者应先封闭伤口。胸膜腔积气、积液需行闭式引流术。进行性血胸或疑有支气管损伤者应行剖胸探查术。

2.有腹部开放性伤口或贯穿伤者,应行剖腹探查术。

3.病人有失血性休克时需输血、补液,在纠正休克的同时迅速剖胸探查或剖腹探查。

4.无论手术与否,都应给予广谱抗生素以控制和预防感染。

# 第五节　胸腔闭式引流术

## 一、适应证

1.气胸、血胸或脓胸需持续排气、排血或排脓者。

2.开胸探查者。

3.拔除胸腔闭式引流管后气胸或血胸复发者。

## 二、手术方法

1.根据体征和胸部X线检查,确定胸内气体、液体的部位,选择插管的肋间隙。如为液体则选择低位,一般在腋中线与腋后线之间的第6~7肋间插管引流;而气体则选择高位,一般选择锁骨中线第2肋间插管引流。

2.病人取半卧位,胸部消毒铺巾,在选定插管的肋间用1% Procaine 3~5ml 做浸润麻醉。切一长约2cm的小口,插入血管钳分开肌层,沿肋骨上缘分离入胸腔,再用另一止血钳夹持有侧孔的硅胶管经切口插入胸腔内,引流管侧孔应深入胸腔 2~3cm。

3.引流管外端接引流装置或水封瓶。缝合切口一针并用缝合线固定引流管。引流装置可为一次性塑料闭式引流瓶或引流袋。标准引流瓶为一数升容量大口瓶,橡皮塞上打两个孔,分别插入长、短两个玻璃管。长玻璃管下端插至水面下 3~4cm,短玻璃管远离水面,使瓶内空间与大气相通。使用时,将引流管连接水封瓶长玻璃管。接通后长玻璃管内水柱高出水面 8~10cm,并随呼吸上下移动(如图 21-1)。

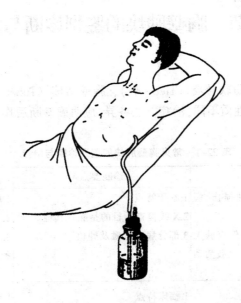

图 21-1 胸腔闭式引流

4.记录每小时或每日引流量,注意水柱有无波动。如水柱无波动,提示引流管不通,或肺已膨胀。应经常挤压引流管,以防管腔堵塞。

5.胸腔引流 24 小时或更长时间水柱停止波动,且不再有气体、液体排出,经 X 线检查肺膨胀良好时,即可拔除引流管。拔管时,嘱病人深吸气后屏气,剪除固定缝线,迅速拔除引流管,先用凡士林纱布与敷料紧密盖住引流口,再用胶布固定。

# 第二十二章 胸部疾病

## 第一节 胸壁肿块的鉴别诊断与治疗

胸壁肿块常见者有非特异性肋软骨炎（Tietze 病）、胸壁结核（Tuberculosis of Chest Wall）、胸壁肿瘤（Tumor of Chest Wall）。因疾病的性质不同,治疗方法各异,应明确诊断后作相应的治疗。常见的胸壁肿块鉴别诊断与治疗见表 22-1。

表 22-1　常见胸壁肿块的鉴别诊断与治疗

| 肿块类型 | 临床特点 | 诊断要点 | 治疗方法 |
|---|---|---|---|
| 非特异性肋软骨炎 | 1.发病可能与劳损、慢性损伤、病毒感染有关<br>2.局部肋软骨轻度隆起,但皮肤无红肿,局部有压痛,咳嗽、上肢活动时疼痛加重,反复发作 | 1.临床特点<br>2.X 线检查的目的是除外其他病变<br>3.部分病人可触及肿块 | 1.局部理疗或封闭治疗<br>2.口服镇痛剂或布洛芬,外敷止痛膏<br>3.长期治疗无效且症状加重或不能排除肿瘤时,可手术切除肋软骨 |
| 胸壁结核 | 1.继发于肺或胸膜结核<br>2.可有疲倦、盗汗、低热、虚热等症状<br>3.胸壁局部肿块,皮肤不红不热,无压痛,触之可有波动感或实体感,亦可有瘘道 | 1.临床特点<br>2.肿块穿刺抽出脓汁或查到抗酸杆菌<br>3.X 线检查有时可发现肺、胸膜或肋骨结合病变 | 1.给予抗结核药物或穿刺抽脓,穿刺部位应在脓肿上方<br>2.无活动性结核,可手术彻底切除病变<br>3.寒性脓肿合并化脓性感染时可先切开引流,待感染控制后再手术 |
| 胸壁肿瘤 | 1.可来源于骨、软骨及胸壁软组织<br>2.胸壁肿块,皮肤色正常,良性无痛,生长慢;恶性多有疼痛且生长较快,肿块处皮肤可有血管扩张 | 1.临床特点<br>2.肿块穿刺活检<br>3.X 线可明确骨实质和骨膜改变 | 1.良性肿瘤可切除肿瘤<br>2. 恶性肿瘤应行彻底的胸壁整块切除,缺损面积大时行胸壁成形术 |

## 第二节 脓胸

脓胸(Empyema)是指胸膜腔化脓性感染及积脓。常见致病菌为肺炎球菌、链球菌、金黄色葡萄球菌,其次为大肠杆菌、绿脓杆菌、真菌及厌氧菌。致病菌进入胸膜腔的途径有:

1.化脓病灶侵入或破入胸膜腔,或因外伤、手术污染。

2.经淋巴途径,如膈下脓肿、肝脓肿、纵隔脓肿等。

3.血缘性播散,如脓毒症。

根据病理进程可分为急性脓胸和慢性脓胸;按致病菌的种类可分为化脓性脓胸、结核性脓胸和特异病原性脓胸;按波及的范围可分为全脓胸和局限性或包裹性脓胸。

## 一、急性脓胸

（一）临床表现

1.病人表现为高热、脉快、呼吸急促、食欲不振、胸痛、全身无力。严重者可伴有发绀和发生休克。

2.胸腔积液多时可有胸闷、咳嗽、咯痰症状。

3.患侧语颤减弱,叩诊呈浊音,听诊呼吸音减弱或消失。

4.有气管、食管瘘时可咯出脓样物质。

（二）诊断

1.常继发于肺部感染、外伤或手术后及邻近器官感染。

2.白细胞计数升高,中性粒细胞明显增多。

3.急性脓胸的临床表现。

4.X线胸部摄片示患侧胸腔积液,大量积液使患侧胸部呈大片浓密影,纵隔向健侧移位。脓液局限在某一处时,可见包裹状。合并有气胸时可见液平面。

5.胸穿可抽出脓液而确定诊断。

（三）鉴别诊断

1.包裹性脓胸需与肺脓肿鉴别。CT检查可明确诊断。

2.全脓胸应与肺不张鉴别。前者纵隔向健侧移位,而后者向患侧移位。B超检查有助于鉴别。

（四）治疗

1.抗生素治疗。根据病因和致病菌选用敏感有效抗生素。如脓液培养阴性,一般根据原发病多选用青霉素、头孢菌素、氨基糖苷类等。

2.早期行胸腔穿刺抽液,每日1次或数次,抽液后可向胸内注入抗生素。

3.全身支持治疗,输液,输血,维持水、电解质及酸碱平衡。

4.反复穿刺抽出脓液量不减少或合并气胸,疑有食管、气管瘘者应作胸腔闭式引流。

（五）预防

1.积极治疗原发性、化脓性感染病灶。

2.正确处理胸外伤,防止开胸手术感染。

（六）预后

1.急性脓胸如果及时正确处理,一般预后较佳。

2.若延误诊断和治疗不当,重者可导致死亡,也可转为慢性脓胸。

## 二、慢性脓胸

常因急性脓胸治疗不当,或者有异物残留,合并有气管或食管瘘,特殊病原菌感染等所致。可表现为胸膜脏层、壁层纤维性增厚,肺膨胀不全或有慢性窦道形成等征象。

（一）临床表现

1.长期低热、食欲不振(或减退)、消瘦,或有咳嗽、气短、咯脓痰、贫血等症状。患侧胸廓塌陷、肋间隙变窄、纵隔向患侧移位。

2.部分病人有杵状指。

3.胸壁可有引流口瘢痕和瘘管。

(二)诊断

1.病史及临床表现。

2.胸腔穿刺液作细菌培养加药敏试验。

3.X线胸部摄片可显示胸膜肥厚、肺膨胀受限。脓腔及瘘管造影可明确诊断及病变范围。疑有支气管胸膜瘘时可给瘘口注入美蓝,若经口咯出者可确定诊断。亦可行瘘管造影。

(三)治疗

1.全身支持治疗以及积极处理原发病。

2.改进引流,保持引流通畅。

3.胸膜增厚明显,有明显的脓腔或合并支气管扩张、肺结核空洞、支气管胸膜瘘等,应手术治疗。主要手术方法有胸膜纤维板剥除术、胸廓成形术和胸膜肺切除术。

(四)预防

1.积极治理原发性化脓性感染。

2.及时、正确地治疗急性脓胸。

(五)预后

1.及时、正确处理者预后较好。

2.胸膜纤维板剥离术成功者,肺功能可改善;行胸廓成形或胸膜肺切除者,由于出血多、创伤重,有一定的手术死亡率。

# 第三节 肺部肿瘤

肺部肿瘤有原发性和转移性。原发性恶性肿瘤以肺癌最为常见;良性肿瘤以错构瘤、炎性假瘤为多见。转移性肿瘤可见于胃癌、肝癌、乳腺癌、肾癌等。

本节主要讲述有关肺癌问题。

肺癌(Lung Cancer)大多源于支气管黏膜上皮。近年来发病率明显升高,男性多于女性,发病年龄大多在40岁以上。但随着吸烟人群的年轻化和人数增加,年轻人发病率亦有增加之势。肺癌的常见病理型为鳞癌,其次为腺癌和小细胞癌,大细胞癌少见。细支气管肺泡癌是腺癌的一种类型。此外尚有少数肺癌病例同时存在不同类型的癌组织,这一类癌称为混合型肺癌。

(一)临床表现

1.早期周围型肺癌常无症状,多在X线检查时发现肺内块影。CT检查分辨率高。

2.典型的临床症状为咳嗽,一般呈刺激性干咳,咯痰带血丝或血点,合并阻塞性炎症或肺不张时有发热、胸闷、气短、胸痛等症状。

3.晚期因侵犯邻近器官或转移时可有下列征象:声音嘶哑,面部、颈部、上肢和上胸部静脉怒张,皮下组织水肿,胸痛,胸腔积液,吞咽困难,同侧上眼睑下垂,瞳孔缩小、眼球内陷、面部无汗等颈交感神经综合征(Horne氏综合征),同侧膈肌麻痹等。

4.肺外征:可引起骨关节病综合征,如杵状指(趾)、骨关节节痛、骨膜增生等,库欣(Cushing)综合征,重症肌无力,男性乳腺发育,多发性肌肉神经痛等,此等症状在切除肺癌病变后可能消失。

(二)诊断

1.上述临床表现

2.胸部 X-ray 检查

(1)中心型肺癌:一侧肺门类圆形阴影或因癌肿阻塞支气管,主支气管呈肺段肺叶、一侧全肺不张或阻塞性肺炎,肺门或纵隔淋巴结转移显示肺门影增大或纵隔影增宽。X-ray 断层片显示支气管内肿块影。

(2)周围型肺癌:肺野周围呈孤立性结节或圆形、类圆形肿块阴影,可伴厚壁偏小性空洞改变。有肺门或纵隔淋巴结转移时可见肺门增大或纵隔影增宽。

3.CT 检查

可确定肿块的部位、形态、密度、与周围脏器的关系,对肺门、纵隔有无淋巴结转移的判定优于 X 线检查。

4.纤维支气管镜检查

中心型肺癌可直接看到肿瘤,诊断阳性率高。还可通过细胞毛刷刷检和活检进行定性和区分不同组织类型。

5.痰细胞学检查

可确定有无癌细胞及判断病理类型。

6.其他检查

如纵隔镜检查,放射性核素扫描检查,经胸壁肺穿刺活检,转移灶活组织检查,胸水癌细胞检查等可能有助于某些肺癌的诊断,目前临床比较常见。

(三)肺癌的分期和 TNM 分类

T 为肿瘤大小,N 为淋巴结转移情况,M 为有无远近转移。肺癌可分为四级。

(四)鉴别诊断

1.肺结核

(1)肺结核多见于青年人,一般病程较长,病变常位于上叶尖后段或下叶背段。胸部 X 线检查有助于鉴别诊断。

(2)粟粒性肺结核多见于青年人,全身中毒症状明显,病变可散布全肺野,抗结核治疗有效。

(3)肺门淋巴结结核常见于青少年,多有结核感染症状,很少有咯痰带血者。

2.肺部炎症

(1)支气管肺炎,需与肺癌伴阻塞性肺炎相鉴别,发病急,感染症状重。X 线检查见肺内有片状或点状阴影,分布极广泛,抗炎治疗时该病变可吸收消失。

(2)肺脓肿急性期有明显的感染症状。X 线片上空洞壁较薄而光滑,常有液平面,脓肿周围肺组织或胸膜常有炎性病变。可咯大量脓性痰。

(3)肺良性肿瘤临床上常无症状,胸部 X 线片见近圆形的块影,密度均匀,可有钙化点,轮廓清楚整齐,多无分叶。

3.支气管腺瘤

为低度恶性肿瘤,女性多见,纤维支气管镜活检可确定诊断。

4.纵隔淋巴肉瘤

生长迅速,常有发热或其他部位浅表淋巴结肿大。X 线检查可见肺门、气管旁淋巴结肿大,对放疗、化疗敏感。纵隔镜检查有助于诊断。

5.肺转移性肿瘤

胃癌、肾癌、肺癌、乳腺癌和软组织肉瘤等可以发生肺转移。X 线检查多呈大小不一的多发性结节样改变,少数为单个转移结节。应通过病史和 X 线检查加以区别。

(五)治疗

肺癌的治疗主要为外科手术、放疗、化疗及免疫治疗。

1.手术疗法

适用于Ⅰ、Ⅱ、Ⅲ期肺癌,但Ⅱ、Ⅲ期手术应加作化疗、放疗等综合治疗。中心型肺癌一般施行肺叶、肺支气管袖状或全肺切除术;周围型肺癌一般行肺叶切除术;肺功能不良或高龄患者可行单纯病灶切除。已有胸外淋巴结转移、广泛肺门淋巴结转移、胸膜转移和心、肺、肝、肾功能不全及全身情况很差者,禁忌手术。

2.放射治疗

可单纯应用,亦有手术前或后作为手术的辅助治疗。小细胞肺癌对放疗最为敏感;鳞癌次之;腺癌和细支气管肺泡癌敏感性差。临床常可用 $^{60}$Co 和加速器等。

3.药物疗法

(1)化疗:小细胞性肺癌疗效较好,可以同手术及放疗等结合应用,临床上常见的化疗药物有:环磷酰胺、氟脲嘧啶、长春新碱、阿霉素、丝裂霉素、甲氨嘌呤、顺铂、卡铂、洛莫司汀(环己亚硝脲)、紫杉醇、吉西他滨等。

(2)中药治疗:根据病人的症状、脉象、舌苔等表现,辨证施治。

4.免疫治疗

可用病菌、白介素、肿瘤坏死因子等特异性免疫疗法;而非特异性免疫疗法可用小棒状杆菌、转移因子和干扰素、胸腺肽等。

(六)预防

1.控制主动吸烟及被动吸烟。

2.控制环境污染。

3.加强自身锻炼,保持良好的心理卫生。

(七)预后

肺癌关键在于早期发现、早期诊断、早期治疗,Ⅰ期、Ⅱ期肺癌手术后 5 年生存率可达 40% 以上;Ⅲ期肺癌预后不佳,多在术后 1~3 年内转移或复发。

# 第四节　肺棘球蚴病

肺棘球蚴病(Pulmonary Echinococcuosis)也称肺包虫病(Hyditid Disease),为细粒棘球蚴绦虫的蚴体侵入人体所致。在肝、肺等脏器中寄居并呈囊状生长,可产生各种并发症。

(一)临床表现

1.生长缓慢,如无并发症,多年无症状。

2.囊肿长大后,可产生咳嗽、胸痛、咯血、气急等症状。

3.若囊肿穿破支气管,阵发性咳嗽后咯出大量"粉皮样"之内囊碎片及囊液。

4.合并感染者,可发热、咯浓痰及咯血。

5.囊肿穿破胸膜腔,则形成液气胸,继而形成脓胸。

6.部分病人可出现皮疹、发热、恶心、呕吐、腹痛、支气管痉挛等过敏反应,甚至休克而死。

(二)诊断

1.包虫病流行区生活史及狗、牛、羊密切接触史和上述临床表现。

2.病变区叩诊呈浊音,呼吸音减低或消失。巨大包虫囊肿可压迫使纵隔向健侧移位。

3.X 线胸片、CT 检查显示密度均匀、边界清楚的团形或椭圆形阴影,如囊肿破裂分离后,可出现如下征象:

(1)外囊破裂,少量气体进入使之与内囊分离,呈"新月"形透亮区,如图 22-1(1);

(2)内、外囊均破裂,囊液部分排出,空气进入,则呈液平面,上方有两层弧形透亮带,如图 22-1(2);

(3)内、外囊均破裂,且内囊漂浮在囊液表层,且呈"水上浮莲"征,如图 22-1(3);

(4)囊壁破裂,内容物全部排空,出现囊状透亮影,类似肺大疱,如图 22-1(4)。

4.B 超检查显示肺内囊性病变。

5.实验室检查结果:

嗜酸性粒细胞比例升高,有时可达 25%~30%,合并感染者白细胞计数升高,中性粒细胞比例升高;

Casoni 试验阳性,ELISA 及 IHF 等检查有较高的准确率。

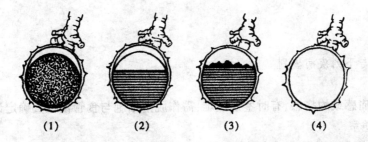

(1)外囊破裂,顶部有"新月"形透亮区 (2)内、外囊破裂,内有液平面,顶部有两层弧形透亮带

(3)内、外囊破裂,内囊陷落,呈"水上浮莲"征 (4)囊壁破裂,内容排空,呈囊状透亮影

**图 22-1 肺棘球蚴囊肿破裂后的各种 X 线征象**

(三)治疗

外科手术是治疗本病唯一有效的方法。

1.内囊摘除术。

2.囊肿摘除术。

3.肺叶或肺段切除术。

(四)预防

流行区注意饮食卫生,保护水源,对牧犬定期驱虫,加强屠宰场管理等。

# 第五节 食管癌

食管癌(Cancer of the Esophagus)是临床上常见的恶性肿瘤,多发生在食管黏膜上皮。发病年龄多在 40 岁以上,男性多于女性。食管癌病理多为鳞癌,腺癌和未分化癌较少见。发病部位胸中段多见,下段次之,上段较少。

## 一、临床特点

1.早期可有咽下食物哽噎感、胸骨后针刺样痛或烧灼感、食管内异物感。

2.典型的症状为进行性咽下困难。吐黏液样痰、消瘦、脱水、无力。

3.晚期可因癌肿侵犯食管外而引起胸背痛、声音嘶哑、气管食管瘘和大呕血等症状。

4.有转移时可有胸水、腹水或锁骨上淋巴结肿大。

## 二、诊断要点

1.早期症状不明显,但可有进食后哽噎感,胸骨后灼烧样、针刺样或牵拉摩擦样疼痛,并可有停滞感、异物感。中晚期食管癌典型的症状为进行性咽下困难。

2.食管吞钡X线检查:早期改变呈现出局限性黏膜皱襞紊乱、增粗、断裂、管壁僵硬、蠕动中断、小的充盈缺损或小龛硬。晚期改变则显示充盈缺损、管腔狭窄和梗阻狭窄、上方食管不同程度扩张。

3.纤维食管镜检查:可作黏膜染色诊断,若直接见到肿物,可行活组织检查。

4.脱落细胞学检查:用带网气囊行食管拉网检查瘤细胞,早期病理尤其适用,阳性率较高。

5.CT检查和超声内镜检查(EUS):有助于食管癌向腔外侵犯和有无纵隔、淋巴结和腹腔内脏器转移的判断。

## 三、鉴别诊断

(一)早期食管癌需与下列疾病鉴别

1.食管炎

进食后有胸骨后刺痛感或灼痛感,有时鉴别困难,需作脱落细胞与食管镜检查确定诊断。

2.食管中断牵引型憩室

有胸闷和胸骨后灼痛感,X线检查或食管镜检查可确诊。

3.食管静脉曲张

有门脉高压的症状与体征。吞钡X线检查显示食管黏膜呈串珠样改变,无黏膜破坏。

(二)中晚期食管癌需与下列疾病鉴别

1.贲门失弛症或贲门痉挛(Achalasia of Cardia or Cardiospasm)

青壮年女性多见,吞咽困难时轻时重。吞钡X线检查可见食管下端呈鸟嘴样狭窄,上方食管扩张。食管镜检可予鉴别。

2.腐蚀性食管烧伤(Erosive Burn of Esophagus)

多有化学性灼伤史。吞钡X线检查可见食管呈不规则的线样狭窄,食管镜不能通过。

3.食管良性肿瘤

病史长,症状轻,吞钡X线检查显示食管腔呈局限性外压改变,黏膜无破坏。食管镜检可予鉴别。

## 四、治疗

食管癌治疗应采用手术、放疗、药物等综合治疗。

(一)手术治疗

1.适应证

(1)早期食管癌;

(2)中期Ⅱ期,胸上段癌长度在4cm内、胸下段食管癌病变在5cm内、颈段在3cm内,全身情况好者;

(3)中期Ⅲ期,病变在5cm以上、无明显远处转移和主动脉受侵者,若全身情况允许,可术前放疗后再手术切除。

2.禁忌证

临床及吞钡X线检查、CT检查显示病变广泛累计邻近器官;已有锁骨上淋巴结等远处转移者;有严重心、肺或肝功能不全者或严重恶病质者。

3.手术方法

(1)贲门癌和下段食管癌可行胃、食管部分切除,食管、胃吻合术,切除范围应在距肿瘤5~8cm以上。贲门癌吻合口可在主动脉弓下。下段癌吻合口应在主动脉弓上或颈部,常用胃代食管,亦可用结肠、空肠替代。

(2)食管上、中段癌根治切除后多采用食管—胃颈部吻合术。

(3)食管内翻拔脱术可用于心肺功能差、患早期癌而不宜开胸手术者。

(4)肿瘤晚期不能根治切除或放射治疗,又不能进食者可作腔内置管术或胃造瘘术、食管—胃转流术,亦可采用激光、电化学治疗。

(二)放射治疗

术前或术后照射可提高切除率和减少肿瘤复发率;单纯放射治疗,用于不适合手术且一般状况较好的病人。

(三)药物治疗

抗癌药物治疗可与手术、放疗相结合。常用抗癌药物有氟脲嘧啶、丝裂霉素、紫杉醇、顺铂、环磷酰胺等。有时用中药治疗辅助。

## 五、预防

1.控制和减少饮水及食物中的亚硝胺含量,防止真菌污染,注意饮食卫生,少饮或不饮烈性酒。

2.改变喜食硬与过热食物等不良饮食习惯,提高营养水平,增加食物中维生素、微量元素硒的含量。

3.积极治疗癌前疾病,如食管上皮增生、食管炎、息肉、憩室等。

4.加强锻炼,增强体质,提高机体免疫力,节制烟、酒。

5.健全抗癌组织,加强现场宣传和防治工作。

## 六、预后

早期发现、早期诊断、早期治疗效果好。国内外统计切除术后5年和10年生存率分别为8%~30%和5.2%~24%。晚期预后不良。

# 第六节 纵隔肿瘤

纵隔肿瘤(Mediastinal Tumer)起源于纵隔内的多种组织与器官。可分布于纵隔的不同部位,以前纵隔肿瘤、后纵隔肿瘤多见。常见的有神经源性肿瘤、畸胎瘤、皮样囊肿、胸腺瘤、纵隔囊肿、胸骨后甲状腺和淋巴源肿瘤等。

## 一、临床表现

1.肿瘤较小时一般无明显症状,多在体检行X线检查时发现。

2.多数纵隔肿瘤为良性,病程较长,恶性肿瘤较少。

3.肿瘤较大,压迫邻近组织时可出现胸闷、胸痛、气短等症状。

## 二、诊断

1.本病临床表现。

2.某些肿瘤的特异性症状,如有肌无力症状时提示胸腺瘤,咯出毛发样物提示畸胎瘤破裂。

3.胸部 X 线检查、超声扫描、同位素扫描、内镜、CT 和磁共振检查有助于诊断。

### 三、鉴别诊断

1.胸骨后甲状腺肿

位于前上纵隔。胸部 CT 和放射性核素 [131]I 扫描有助于诊断。

2.畸胎瘤与皮样囊肿(Teratoma,Dermoid Cyst)

多位于前纵隔靠近心脏大血管的前方。X 线和 CT 可见有钙化影,CT 和超声扫描有助于与囊肿鉴别。

3.胸腺瘤(Thymoma)

多位于前上纵隔,少数可位于前下纵隔,常合并有重症肌无力。CT 检查可显示肿瘤与邻近器官的关系。

4.神经源性肿瘤(Neurogenic Tumor)

多位于后纵隔。瘤体过大可压迫神经而出现 Horner 综合征、声音嘶哑、上臂麻木、截瘫等。

5.淋巴源性肿瘤

位于中纵隔。多为恶性,有时伴发热,放疗、化疗可使肿瘤缩小或消失。

6.纵隔囊肿(Mediastinal Cyst)

常见的有支气管囊肿、食管囊肿和心包囊肿,多呈圆形或椭圆形,壁薄,边缘界限清楚。

### 四、治疗

1.良性肿瘤应手术切除,胸腺瘤并肌无力者应同时行纵隔脂肪清扫。

2.恶性肿瘤能手术切除者行手术治疗,如恶性胸腺瘤等,并行放、化疗补充治疗,不能手术切除者,应行化疗和放射治疗。

### 五、预后及转归

良性肿瘤预后较好,但切除应彻底;神经源肿瘤残留可复发,恶性胸腺瘤术后可复发或转移;来源于淋巴的恶性肿瘤预后不良。

# 第七节　心脏疾病

## 一、动脉导管未闭

动脉导管未闭(Patent Ductus Arteriousus,PDA)是先天性心脏发育畸形,约占先天性心脏病的 12%~15%。未闭的动脉导管位于左锁骨下动脉开口远端的降主动脉峡部与左肺动脉根部之间,粗细长短不等,大多外径为 10mmm 左右,长 6~10mm。外形可呈管状、漏斗状,粗短者可呈窗状。

(一)临床表现

1.导管细、分流量少者可无症状或仅觉剧烈活动后疲乏。

2.导管粗、分流量大者易患感冒或上呼吸道感染,发育不良,甚至出现左心衰竭。

3.胸骨左缘第 2 肋间听到粗糙连续性机器样杂音,向左锁骨下窝或颈部传导,局部可扪及震颤;肺动脉明显高压者则仅可听到收缩期杂音,肺动脉瓣第二音亢进。分流量较大者,心尖部还可听到柔和的舒张期杂音。

4.脉压增宽、宏大，颈部血管搏动增强，四肢动脉可扪及水冲脉，听诊时闻及枪击音。

（二）诊断

1.病史及临床征象

2.X线检查

心脏中度增大，左心缘向下、向外延长；纵隔增宽；主动脉结突可呈漏斗状；肺动脉圆锥平直或隆出，肺门血管阴影增粗，肺纹增多。

3.心电图检查

分流量大者示左心室高电压或左室肥大。肺动脉明显高压者示左、右心室肥大或右室肥大。

4.超声心动图

左心房、左心室内径增大。二维切面可显示沟通主动脉的动脉导管，并可测量出其内径和长度。多普勒示有湍流对判断分流的大小有很大诊断价值。

（三）鉴别诊断

有些不典型病例需与高位室间隔缺损合并主动脉瓣关闭不全、主动脉窦瘤破裂、冠状动静脉瘘相鉴别。超声心动图及右心导管检查和逆行主动脉造影检查有助于鉴别。

（四）治疗

确诊后除有禁忌证外，均应手术治疗。无症状者最适宜的年龄是学龄前择期手术。婴幼儿有心衰者应提前手术，合并肺动脉高压者更应及早手术。成年后手术危险性增大。手术方法包括结扎法、切断法、内口缝合法及导管封堵法。

（五）预后

动脉导管未闭的手术死亡率低于0.5%。经手术治疗后病人可恢复健康；少数术前合并有严重肺动脉高压和肺血管病变者，术后仍有残余症状。

## 二、房间隔缺损

房间隔缺损（Atrial Septal Defect，ASD）是最常见的先天性心脏病之一。可分为原发孔缺型和继发孔缺型两类，以后者居多。

（一）临床表现

1.继发孔缺损早年多无症状，青年后常在劳累后气促、心悸，可有右心衰竭或呼吸道感染。原发孔缺损者症状出现较早，可早期出现明显的肺动脉高压和右心衰竭。

2.右心室明显肥大，病人左侧前胸廓略隆起，可扪到心搏动增强。

3.胸骨左缘第2~3肋间肺动脉瓣区可听到Ⅰ~Ⅲ级吹风样收缩期杂音，伴第二心音亢进、分裂。分流量大者心尖区可听到柔和舒张期杂音。

（二）诊断

1.根据临床表现

2.X线检查

右房、右室增大，肺动脉圆锥突起，主动脉结缩小，肺门影增大，肺纹理增多。原发孔缺损者示左室大，肺门阴影明显增大。

3.心电图检查

继发孔缺型者电轴右偏，不完全性或完全性右束支传导阻滞，右室肥大，P波高大。原发孔缺型者电轴左偏，P—R间期延长，可有左室高电压与肥大，晚期出现心房纤颤。

4.超声心动图

右房、右室增大,室间隔与左心室后壁同向运动。剑突下四心腔切面,继发孔型在心房间隔中部连续中断,原发孔型则在心膜垫处。多普勒可证实左右心房间有分流。

5.右心导管检查

右房血氧含量高于上、下腔静脉;心导管可通过缺损进入左房。

(三)治疗

外科治疗是本病的有效治疗方法,但近年来也有用心脏介入疗法治疗本病的。

1.手术适应证

(1)继发孔缺型病人,X线显示心影增大、肺动脉干突出、肺充血明显,即使无症状者;

(2)心电图检查提示电轴右偏或右室肥大,右束支传导阻滞者;

(3)心导管检查肺循环血流量为体循环的1.5倍以上者。

2.手术方法

多主张体外循环下行房间隔缺损修复术。近年开展的导管伞封堵术,适用于有选择的病例。

### 三、室间隔缺损

室间隔缺损(Centricular Septal Defect,VSD)是左、右室之间存在的异常交通。其原因为胎儿期先天性发育异常所致。

(一)临床表现

1.缺损小者无症状,缺损大者可在出生后2~3个月时出现反复呼吸道感染,症状加重可导致左心衰竭。

2.婴幼儿如能度过心衰,2岁后症状减轻,但劳累后有气促、心悸、发育不良。活动耐力较同龄人差。

3.有进行性肺动脉高压病者,幼年期可出现紫绀和右心衰竭。

(二)诊断

1.临床表现

2.常规检查

心前区常有轻度隆起。胸骨左缘第2~4肋间可扪及收缩期震颤,并听到Ⅲ~Ⅳ级全收缩期杂音,肺动脉瓣区第二心音亢进。分流量大者,心尖部可听到柔和的功能性舒张中期杂音。

3.心电图检查

缺损小者正常或电轴左偏。缺损较大者可有左心室高电压、肥大或左右心室肥大。严重肺动脉高压者显示右心肥大、劳损。

4.X线检查

缺损较大时心影轻度到中度增大,左心缘向左、向下延长,肺动脉圆锥增大,主动脉结变小,肺血增多。

5.超声心动图

左心房、左心室内径增大。二维切面可示缺损部位和大小。多普勒超声能证实有左心室向右心室分流。

6.右心导管检查

右心室血氧含量比右心房高出0.5%以上有诊断意义,并可计算出肺动脉压力。

(三)治疗

缺损小者有时可自行闭合,一般不需手术,但并发细菌性心内膜炎者除外。较大的缺损分流量大者或伴有肺动脉压增高的婴幼儿应早日手术。手术需在全麻下建立体外循环,然后行缺损修补术。

(四)预后

巨大的室间隔缺损50%在1岁内因合并症死亡。早期手术如成功,疗效良好,症状可逐渐改善和消失。

但室间隔缺损合并肺动脉高压者手术死亡率较高。

### 四、风湿性二尖瓣狭窄

风湿性二尖瓣狭窄(Rheumatic Mitral Stenosis)是风湿性心脏瓣膜病中最常见的一种。女性较多见。

(一)临床表现

1.瓣口面积<1.5cm² 时出现气促、咳嗽、咯血、发绀、心悸、心前区闷痛、乏力等症状。

2.重症者可有阵发性气促、端坐呼吸或急性肺水肿症状。

3.体格检查可见面颊、口唇轻度紫绀(二尖瓣面容)。

4.并发心房颤抖者有脉率不齐。右室大者心前区可扪及收缩期抬举样性搏动。多数在心尖区扪及舒张期震颤。

5.心尖区可听到第一心音亢进和舒张中期隆隆样杂音,胸骨左缘第3~4肋间可听到二尖瓣开瓣音。

(二)诊断

1.风湿病病史及临床征象

2.心电图

中度以上狭窄电轴右偏、P波增宽,呈双峰或电压增高。肺动脉高压病者可示右束支传导阻滞,或右室肥大。病程长时可有心房颤动。

3.X 线检查

中度或重度狭窄,常见左心房扩大。食管吞钡检查可发现向后压迫食管,心影右缘呈现左、右心房重叠的双心房阴影。主动脉结缩小、肺动脉段膨出、左心房隆起、肺门血管影增粗。

4.超声心动图

M 型超声心动图显示瓣叶活动受限,大瓣与小瓣呈同向活动。左心房前后径增大。二维或切面超声心动图可直接显示二尖瓣瓣叶增厚和变形、活动异常、瓣口狭小、左房增大。并可检查左房内有无血栓、瓣膜有无钙化及估算肺动脉压增高的程度。

(三)治疗

心功能Ⅱ级以上者均需手术治疗。手术方法有闭式二尖瓣交界扩张分离术和体外循环直视下行交界切开分离术或瓣膜成形术。病变严重已挛缩、钙化者则需行人工瓣膜二尖瓣替换术。

### 五、风湿性二尖瓣关闭不全

风湿性二尖瓣关闭不全(Rheumatic Mitral Insufficiency)较为多见,半数以上病例同时合并狭窄。

(一)临床表现

1.轻者无症状,病变较重时有乏力、心悸、劳累后气促等症状。

2.心尖搏动增强并向下、向左移位。心尖区可听到全收缩期杂音,常向左侧腋中线传导。肺动脉瓣第二心音亢进,第一心音减弱或消失。

3.晚期病例可出现肝大、腹水等右心衰竭体征。

(二)诊断

1.病史与临床表现

2.心电图检查

重者显示电轴左偏,二尖瓣型 P 波、左心室肥大和劳损。

3.X 线检查

左房、左室明显扩大。侧位吞钡食管受压向后移位。

**4.左心室造影**

心脏收缩时可以见到造影剂返流入左心房。关闭不全程度重者造影剂返流量多,但左室排血分数降低。

**5.超声心动图检查**

二维或切面超声心动图可直接显示心脏收缩时二尖瓣瓣口未能完全闭合。M 型检查可见二尖瓣大瓣曲线呈双峰或单峰形,上升及下降速率均增快。左室、左房前后径明显增大。左房后壁出现明显凹陷波。

**6.心导管检查**

右心导管检查可见肺动脉和毛细血管压力升高,心排血指数降低。

**(三)治疗**

二尖瓣关闭不全临床症状明显者,心功能受影响、心脏扩大时即应及时在体外循环直视下作二尖瓣修复成形术或二尖瓣替换术。

## 六、风湿性主动脉瓣狭窄

风湿热累及主动脉瓣导致瓣口狭窄称为风湿性主动脉瓣狭窄(Rheumatic Aortic Stenosis)。

**(一)临床表现**

1.中度以上狭窄可有乏力、眩晕或晕厥、心绞痛、劳累后气促、端坐呼吸、急性肺水肿等症状,并可并发细菌性心内膜炎或猝死。

2.胸骨右缘第 2 肋间可扪及收缩期震颤。主动脉瓣区有粗糙喷射性收缩期杂音,向颈部传导,主动脉区第二心音延迟并减弱。重度狭窄者呈现脉搏细小、血压偏低和脉压小。

**(二)诊断**

1.病史及临床表现

2.心电图检查

电轴左偏、左室肥大伴劳损、T 波倒置。部分病例有左束支传导阻滞、房室传导阻滞或心房颤动。

3.X 线检查

重度狭窄示左室增大,心脏左缘向左、向下延长,升主动脉显示狭窄后扩大。

4.超声心动图检查

M 型检查示主动脉瓣叶开放振幅减小,瓣叶曲线增宽,舒张期可呈多线。二维或切面超声图像可见主动脉瓣叶增厚、变形或钙化、活动度减小、瓣口缩小等征象。

5.心导管检查

左心导管检查可测定左心室与主动脉间的收缩压力阶差,明确狭窄程度。左心室造影可显示狭窄的瓣口、左心室腔大小以及是否伴有二尖瓣关闭不全。

**(三)治疗**

确定诊断后应尽早采取手术治疗,作人造瓣膜替换术。

**(四)预后**

病情重者可迅速恶化、死亡。手术有一定的死亡率。早期治疗,预后较好。

## 七、风湿性主动脉瓣关闭不全

风湿性主动脉瓣关闭不全(Rheumatic Aortic Insufficiency)常伴有主动脉狭窄。

**(一)临床表现**

1.早期常有心悸、心前区不适、头部强烈搏动感。关闭不全严重者常有心绞痛发作、气促,并可出现阵发性呼吸困难、端坐呼吸或急性肺水肿症状。

2.心界向左下方增大，心尖处有抬举样性搏动。胸骨左缘第3~4肋间及主动脉瓣区有叹息样舒张早、中期和全舒张期杂音，并向心尖区传导。重症者有水冲脉、动脉枪击音和毛细血管搏动征象。

（二）诊断

1.病史及临床表现

2.心电图检查

电轴左偏，左室肥大、劳损。

3.X线检查

左心室明显增大，向左下方延长。主动脉结隆起，升主动脉和弓部增宽。左室和主动脉波动幅度增大。逆行升主动脉造影可见造影剂从主动脉返流入左室。

4.超声心动图检查

主动脉瓣开放与关闭速度增快，舒张期呈多线。可见二尖瓣大瓣高速颤动。左室内径增大，流出道增宽。二维或切面超声心动图显示主动脉瓣叶在舒张期未能完全闭合。超声多普勒检测可估计返流程度。

（三）治疗

症状轻者可暂时观察，对症治疗，症状明显者应尽早施行人工瓣膜替换术。

（四）预后

如有心绞痛、左心衰或心脏逐渐扩大，则预后不佳，可在数年内死亡。手术治疗，预后较好。

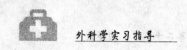

# 第二十三章 腹部外科急诊(急腹症)

## 第一节 急腹症的诊断与鉴别诊断

急腹症(Acute Abdomen)是以急性腹痛为主要表现,需要早期诊断和紧急处理的腹部疾病的总称。它包括内科、外科、妇科及儿科等科的腹部疾病,涉及范围广,内容多。而外科急腹症是腹部器质性病变引起的急性腹痛,多为急需以手术为主要治疗手段的腹部疾病,其特点是起病急、病情重、变化快,如延误诊断及治疗,会失去抢救机会,可给病人带来严重后果,甚至危及生命。

### 一、临床表现

(一)症状

1.腹痛

腹痛是急腹症最突出的表现。

(1)腹痛发生的诱因

剧烈活动后腹痛,多考虑为肠扭转或尿路结石;进油腻食物后腹痛,应考虑胆结石、胆囊炎;暴饮暴食及饮酒后腹痛,应考虑为急性胰腺炎;饱食或饥饿后腹痛,应考虑为胃十二指肠溃疡穿孔;腹部外伤后腹痛,应考虑为腹腔内出血或胃肠道破裂;驱虫后腹痛,应考虑为胆道蛔虫。

(2)腹痛发生的缓急

开始较轻,逐渐加重,多为炎性病变;突然腹痛,且甚为剧烈,病情迅速恶化者,多考虑空腔器官穿孔,实质性脏器破裂出血,空腔器官梗阻、扭转、绞窄或重症胰腺炎等。

(3)腹痛的性质

①持续性疼痛多为炎症病变,或空腔脏器内容物和血液刺激腹膜所致。

②阵发性绞痛多由于空腔脏器梗阻或痉挛。

③持续性腹痛阵发性加剧,多为空腔脏器炎症与梗阻并存所致。

④腹痛的程度:急性炎症初起腹痛程度一般较轻,管腔梗阻的绞痛则较重,而重症胰腺炎、胃十二指肠溃疡穿孔等腹痛剧烈难忍,有时甚至会发生休克。

⑤腹痛的部位:腹痛的部位一般为病变所在部位。如胃十二指肠溃疡穿孔,疼痛开始在上腹部,继而波及全腹,但查体时最痛的压痛点仍在上腹部;急性阑尾炎,开始腹痛在上腹部,继而到脐周,但数小时后固定点是在右下腹,压痛最明显之处为右下腹;急性胆囊炎,疼痛明显之处在右上腹;急性胰腺炎疼痛则在左上腹等。

⑥腹痛的放射:腹膜炎症、出血等刺激,通过腹腔神经和相应的脊髓段反射在距病变器官有一定距离的体表部位。如胆囊炎,肝脓肿,刺激膈肌,可产生肩胛下或右肩背部放射痛;胰腺炎的疼痛可放射到腰背部或左肩部;输尿管结石的疼痛可放射到同侧下腹部、大腿内侧及会阴部。

⑦腹腔以外的疾病如肺炎、胸膜炎亦可引起上腹痛,有时可能误诊为胆囊炎或阑尾炎。

**2.消化道症状**

**(1)恶心、呕吐**

急腹症病人在腹痛发作之后常出现恶心、呕吐。如呕吐物有蛔虫又伴有上腹部钻顶样阵发性绞痛,应考虑为胆道蛔虫症;如呕吐物为咖啡样物或暗红色血,多为急性胃黏膜病变等上消化道出血;呕出粪便样物,多为低位肠梗阻或麻痹性肠梗阻。

**(2)大便情况**

对于急腹症病人应注意观察大便颜色、性状及次数。果酱样大便多为小儿肠套叠的特征。有腥臭味血便提示为急性坏死性小肠炎。柏油样大便多为上消化道出血所致。

**3.其他的伴随症状**

腹部绞痛伴畏寒、发热、黄疸者,应考虑急性梗阻性化脓性胆管炎(AOSC);伴有尿频、尿痛、血尿,应考虑肾输尿管结石或泌尿系统感染;女性病人伴有月经周期变化、阴道流血者,应考虑宫外孕、卵巢滤泡或黄体破裂等。

**(二)体征**

**1.一般情况**

除注意病人的 T、P、R、BP、神志外,还应注意病人的姿态、体位及表情。面色苍白、表情淡漠的病人注意腹内出血;胃十二指肠溃疡穿孔、腹膜炎病人常屈膝弯腰,静卧不动;而胆道蛔虫病人在发作时辗转不安,满床翻滚;胆道疾病应注意有无皮肤、巩膜黄染。

**2.腹部体征**

腹部外形、轮廓,有无手术瘢痕、隆起、静脉曲张、肠型及蠕动波,腹式呼吸有无限制,腹股沟部有无包块。扣诊腹部压痛、肌紧张和反跳痛,包块的有无及其位置、形态、大小、活动度、光滑度、软硬程度等。还应扣肝、脾、肾。叩肝浊音界及有无移动性浊音,叩痛最明显的部位往往为病变所在的部位。听诊注意肠鸣音有无亢进、减弱或消失,有无气过水声、金属音。直肠检查应常规进行,有妇科情况者作腹壁阴道双合诊检查。

**(三)辅助检查**

**1.常规实验室检查**

血尿常规、血生化、血尿淀粉酶等对诊断有帮助。腹腔穿刺液、引流液送涂片、培养,有助于进一步确诊。

**2.X 线检查**

摄胸腹部正位片,可了解有无肺炎、胸膜炎、膈下有无游离气体、腹腔有无积液、结石、钙化影、肠充气扩张及阶梯状气液面等。

**3.内镜检查**

对原因不明的消化道出血及胆、胰疾病的诊断有一定的意义,还可用于胃肠道息肉切除及止血治疗。

**4.B 超检查**

对肝、胆、胰、肾及腹腔、盆腔的肿块及占位性病变有较大诊断价值,尤其对结石、脓肿、积液的诊断及部位有决定性意义。

**5.CT 检查**

对实质性脏器病变的诊断有重要意义。

**6.诊断性腹腔穿刺**

对诊断不明的急腹症可采用此法协助诊断。腹胀明显或有肠梗阻者应慎重从事。

## 二、诊断及鉴别诊断

1.首先确定是否是急腹症;

2.其次确定是否为外科急腹症;

3.最后确定急腹症的病因和性质。

(1)急性炎症

临床上最多见,如急性阑尾炎、急性胆囊炎、急性胰腺炎等。一般起病较慢,腹痛开始较轻,逐渐加重,为持续性钝痛。病变部位有固定性压痛,随炎症的发展,可出现腹膜刺激征。病人常伴体温升高、白细胞计数升高及中性粒细胞比例增高、核左移等。

(2)急性穿孔

如胃十二指肠溃疡穿孔,外伤性及病理性(伤寒、结核、痢疾、癌等)肠穿孔等。一般表现为起病急骤,腹痛突然发生,为持续性剧痛,常伴休克,腹膜刺激征明显。

(3)急性梗阻

急性机械性肠梗阻,胆道梗阻,泌尿系统结石梗阻等。多发病急骤,腹痛为阵发性绞痛,间歇期有腹痛,常伴呕吐、腹痛,早期一般无腹膜刺激征。机械性肠梗阻可有气过水声、金属音。胆道梗阻可出现黄疸。泌尿系统梗阻可有腰痛、血尿。

(4)急性扭转

如肠扭转、卵巢囊肿蒂扭转,胆囊扭转等。其表现为起病急骤,腹痛剧烈,持续性疼痛阵发性加剧。早期可无腹膜刺激征,但随病情加重,腹膜刺激征逐渐明显,常伴有中毒性休克。腹内可扪及压痛明显的包块。

(5)急性出血

可在腹内器官原有病变的基础上发生,亦可由损伤所致。其特点是起病突然、腹痛及腹膜刺激征较炎症性轻,常伴面色苍白、冷汗、手足发凉、脉速、血压下降等失血休克征象。腹穿可抽出不凝集血液,血红蛋白及红细胞计数有进行性下降。

(6)急性血管栓塞

如肠系膜动脉栓塞。其特点是起病突然、绞痛剧烈,易致中毒性休克。早期无腹膜刺激征,晚期可有明显腹胀、肠鸣音减弱或消失。腹部一般无肿块。

以上各型急腹症,可两类以上同时存在,亦可相互转化。

4.常见外科急腹症的鉴别诊断如表23-1。

对诊断暂时难以确定者,应留诊观察,待症状、体征典型时,常可确诊。

## 三、治疗

(一)非手术治疗

1.适应证

发病>72h,病情稳定无恶化者;症状、体征已局限或好转,全身情况好者;腹膜刺激征明显减轻或已不明显者。

2.治疗方法

(1)禁食,胃肠减压,营养支持,补液,纠正水、电解质酸碱平衡失调。

(2)使用有效抗生素。

(3)诊断不明者,禁用吗啡、哌替啶类止痛药,以免掩盖病情。解痉、镇静药用于对症治疗。怀疑胃肠道穿孔者,禁用泻药和灌肠。

非手术治疗中一定要严密观察病情,生命体征及腹部体征的变化,若病情加重应及时手术治疗。

表 23-1 常见外科急腹症的鉴别诊断

| | 临床症状 | 体格检查 | 辅助检查 |
|---|---|---|---|
| 急性阑尾炎 | 转移性腹痛;胃肠反应;全身症状可有可无 | 麦氏点固定压痛;严重时可有局限性或弥漫性腹膜炎体征 | 白细胞计数及中性粒细胞比例增高;B超有助于阑尾周围脓肿及积液的诊断 |
| 急性胆囊炎 | 发病与饮食、精神等因素有关;右上腹痛,常放射至右肩背部;伴有消化道症状;严重时可有发热等全身症状 | 右上腹压痛,Murphy 征阳性;严重时可有肌紧张 | 白细胞计数及中性粒细胞比例增高;B超可见胆囊增大,壁厚,内常有结石,周围渗出 |
| 胆囊结石(胆绞痛) | 右上腹阵发性剧烈绞痛,可向右肩背部放射,伴恶心、呕吐。继发感染时,表现如急性胆囊炎 | 右上腹压痛,Murphy 征阳性,或可扪及肿大胆囊。继发感染时右上腹压痛、肌紧张等体征加重 | B超可见胆囊内结石或胆囊肿大。继发感染时白细胞计数及中性粒细胞比例增高 |
| 急性肠梗阻 | 腹痛,呈阵发性;腹胀;呕吐,尤其在高位梗阻时;肛门停止排气、排便;严重时有全身中毒症状,甚至休克 | 腹部膨隆,可见肠型;腹部压痛,严重时有腹膜刺激征;肠鸣音亢进,可闻气过水声或金属声 | 立位、卧位腹部平片可见肠腔扩张、积气、有气液平面;白细胞计数及中性粒细胞比例增高提示有感染存在;诊断性腹腔穿刺为血性液体时提示为绞窄性肠梗阻 |
| 急性胰腺炎 | 上腹痛为持续性剧痛,常发生于暴饮暴食或饮酒以后,有时放射至左肩或左腰背部;重症胰腺炎时常合并其他器官功能障碍 | 剑突下或上腹部压痛,严重时表现为弥漫性腹膜炎体征,且腹胀明显 | 血淀粉酶和脂肪酶升高,腹腔穿刺液淀粉酶显著增加;合并感染时有白细胞计数及中性粒细胞比例增高;B超或 CT 可见胰腺肿胀、坏死或胰腺周围积液 |
| 急性消化性溃疡穿孔 | 常有消化性溃疡病史;急骤发作性全腹痛;伴有消化道症状;数小时后出现全身感染中毒症状 | 全腹压痛、肌紧张,腹肌呈板样;肠鸣音减弱或消失 | 白细胞计数及中性粒细胞比例增高;立位腹平片常有膈下游离气体;腹腔穿刺为脓性分泌物或胃内容物 |
| 急性化脓性胆管炎 | 常有胆道疾病史;Charcot 三联征,严重时合并神志障碍和休克 | 右上腹压痛,常伴有肝区叩痛;皮肤、巩膜明显黄染;脉速、血压下降 | 白细胞计数及中性粒细胞比例增高;B超、CT 可见胆囊增大、肝内外胆管扩张,常合并胆囊、胆管结石或胰头部肿物 |

(二)手术治疗

1.适应证

(1)经非手术治疗,腹痛及腹部体征未减轻者;

(2)炎性疾病,在发病 24~48h 内,腹痛未减轻或出现腹膜刺激征者;

(3)穿孔性病变,腹痛加重,腹膜炎体征发展者;

(4)梗阻性疾病疑有绞窄或扭转者;

(5)腹腔内出血,作姑息治疗无效或出血量大,给输血治疗血压不能维持正常者。

2.治疗方法

应根据不同的病理类型和病人的具体情况决定。对于炎性病变,原则上切除病灶和(或)引流。对于梗阻性病变,若为肠管且无绞窄、坏死时,仅去除梗阻的病因,使肠腔恢复通畅;若肠管已绞窄、坏死,则切除坏死肠管行肠吻合。对于出血性病变,原则上要清除腹腔积血,缝合出血灶或切除出血脏器达到止血的目的;伴有休克者,应边抗休克边止血治疗。

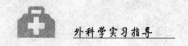

# 第二节　急性阑尾炎

急性阑尾炎(Acute Appendicitis)是最常见的外科急腹症。其病因主要是管腔阻塞及细菌入侵,依病理变化可分为单纯性阑尾炎、化脓性阑尾炎、坏疽性阑尾炎及穿孔性阑尾炎和阑尾周围脓肿。

## 一、临床表现

1.约 70%~80%的病人具有转移性腹痛的特点,即腹痛开始于上腹部,后至脐周,数小时至十余小时后固定于右下腹。

2.胃肠道症状

较轻,早期仅有厌食或恶心、呕吐,后期部分病人可出现麻痹性肠梗阻。

3.全身症状

早期不明显,后期可有发热、脉速增加、口渴等,个别病人可合并门静脉炎,此时可出现寒战、高热、肝肿大及轻度黄疸。

4.右下腹有固定压痛;阑尾坏疽、穿孔时可出现腹肌紧张、反跳痛、肠鸣音减弱或消失等;大网膜包裹时,右下腹可叩及压痛性包块。

5.其他体征

包括结肠充气试验(Rovsing 征)阳性;腰大肌试验(Psoas 征)阳性,提示为盲肠后位阑尾炎;闭孔内肌试验(Obturator 征)阳性,提示为近闭孔内肌的低位阑尾炎;直肠指诊时,若为盆位阑尾炎或炎症波及盆腔时,于直肠右前壁有触痛。

6.白细胞计数和中性粒细胞比例多增高,阑尾化脓、坏疽、穿孔时尤为明显,如阑尾在盲肠后位,刺激右输尿管时,尿中有少许红细胞和白细胞。

## 二、诊断

1.转移性右下腹痛。

2.右下腹阑尾区有固定压痛。

3.体温、白细胞计数升高。

## 三、鉴别诊断

早期应同急性胃炎区别。急性胃炎多有饮食不洁或饮酒史,腹痛在上腹或剑突下,为持续性灼痛,恶心、呕吐较明显,查体上腹部有轻压痛,肌张力不高,无反跳痛。

阑尾炎腹痛转移至右下腹时,注意同下列疾病作鉴别:

1.胃、十二指肠溃疡穿孔

有溃疡病史,穿孔前加重,全腹压痛,肌紧张,呈"板状"腹,腹膜刺激征明显,肝浊音界缩小或消失,肠鸣音减弱或消失,腹部 X 线平片见膈下游离气体可助诊断,腹腔穿刺可确诊。

2.急性胆囊炎

有反复发作右上腹痛史,可有右肩部牵涉痛。可伴有高热、黄疸、右上腹压痛、Murphy 征阳性。B 超检查可见胆囊肿大、壁水肿变厚,周围可有渗出液及胆囊内结石。

3.美克尔(Meckel)憩室炎

腹痛酷似急性阑尾炎,但常靠近脐部。

4.急性肠系膜淋巴结炎

儿童常见。常有咽痛、发热等上呼吸道感染史,咽部充血明显,腹部压痛在脐周,可随体位而变,无腹肌紧张。

5.右肾、右输尿管结石

为突发性右腰或右下腹绞痛,可有反复发作史。绞痛可向会阴部、外生殖器放射。尿中有多量红细胞。X线腹部平片、B超检查显示右肾或右输尿管走行部位可见结石影。

6.妇产科疾病

(1)宫外孕:常有停经史,腹痛突然发作,由一侧盆腔发展到全腹,病人常有失血表现。查体下腹部压痛、反跳痛,但肌紧张不明显。查血清 β-HCG 阳性。宫颈有举痛,附件可触及肿块,阴道后穹隆穿刺抽出鲜血。

(2)卵巢滤泡破裂:临床表现与宫外孕相似,但病情较轻,多发生于排卵期。

(3)卵巢囊肿蒂扭转:腹痛突然,疼痛剧烈,腹部可扪及压痛及肿块。B超检查有助于诊断。

(4)急性输卵管炎和急性盆腔炎:腹痛逐渐发生,伴发热及白细胞计数升高,有脓性白带或白带增多史。压痛以盆腔为主,双侧对称。阴道后穹隆穿刺抽出脓液。

(5)另外还有过敏性紫癜(腹型)也容易误诊为急性阑尾炎而手术,应注意鉴别。

### 四、治疗

一旦确诊为急性阑尾炎,原则上应早期行手术治疗。

1.急性单纯性阑尾炎,行阑尾切除术。

2.急性化脓性或坏死性阑尾炎:阑尾切除,同时清除腹腔内脓液,必要时放置腹腔引流。

3.阑尾周围脓肿:如脓肿已局限,病情稳定,可先给足量抗生素、全身支持等治疗,脓肿吸收后 3 个月再行阑尾切除术。但若脓肿不局限,则可行脓肿穿刺抽脓,以抗生素冲洗脓腔,假使仍不吸收,应行脓肿切开引流。如阑尾已坏疽、脱落,应将其取出。妥善缝合残端或盲肠壁,以防肠瘘。

### 五、预后

急性阑尾炎早期诊断,及时手术治疗,可在短期内康复。阑尾坏疽,穿孔,病人年老体弱,如未能及时有效地治疗,可能发生腹腔脓肿、内外瘘等并发症。

# 第三节 急性化脓性腹膜炎

急性化脓性腹膜炎(Acute Suppurative Peritonitis)是由细菌感染或胃肠道化学性刺激所致的急性化脓性感染。分为原发性和继发性两类;按炎症范围又可为弥漫性和局限性两类。

原发性腹膜炎多见于女性,因其腹腔借助于输卵管和外界相通,致病菌多为溶血性链球菌和肺炎双球菌。而继发性腹膜炎则最为多见,多继发于腹内脏器的化脓性感染、空腔脏器穿孔、腹部外伤等,致病菌多为革兰阴性杆菌,一般为混合性感染。

## 一、临床表现

**1.腹痛**

为持续性剧痛,随深呼吸、咳嗽而加重。腹痛从原发病灶开始,随炎症加重而向全腹扩散。

**2.恶心、呕吐**

早期为反射性,吐出物为胃内容物;后期为炎症、毒血症或肠麻痹所致,吐出物为胆汁或肠内容物。

**3.全身症状**

与病情变化有关。开始体温不高,以后逐渐升高。脉搏一般随病程发展与体温成比例加速,当腹膜炎进入严重阶段时,可出现寒战、高热、脉速、呼吸浅快。如脉搏加快,体温反下降,提示病情恶化。

**4.腹部症状**

腹胀明显,腹式呼吸减弱或消失。腹部压痛、反跳痛、肌紧张或呈板状腹,尤以原发病灶部位为最明显。肠鸣音减弱或消失。空腔器官穿孔者肝浊音界缩小或消失。

**5.直肠症状**

直肠指检,直肠前窝饱满、触痛。

## 二、诊断

**1.病史及典型体征**

**2.实验室检查**

白细胞计数增高,中性粒细胞比例增高或核左移。如白细胞计数不高,而中性粒细胞比例增高或出现中毒颗粒,提示病情危重或机体反应能力低下。

**3.B 超及 CT 检查**

可帮助判断腹内液体量及部位。腹部 X 线检查,如膈下有游离气体,提示为胃肠穿孔;肠腔内有多个气液平面,提示为肠麻痹或肠梗阻。

**4.腹腔穿刺**

根据抽出液颜色、浑浊度、气味可辅助诊断。

## 三、鉴别诊断

**1.原发性腹膜炎**

腹腔无原发病灶,由血行或淋巴途径感染所致。多见于 10 岁以下儿童,常在并发肾病、猩红热或营养不良等情况下发生。

**2.继发性腹膜炎**

多由腹腔器官感染、穿孔、损伤或手术污染、吻合口瘘所致。腹腔内有原发灶可寻。

**3.其他**

上呼吸道感染、急性心包炎、急性心肌梗死等均可出现上腹痛;带状疱疹,脊髓、椎体病变,刺激相应的神经根,亦可出现腹痛,但均无腹膜刺激征。

## 四、治疗

**1.非手术治疗**

适用于原发性腹膜炎或继发性腹膜炎病灶局限、病情较轻、有好转者,或腹膜炎晚期、病情严重、不能耐受手术者。治疗方法为病人半卧位,禁食,胃肠减压,输液,纠正水电解质及酸碱失衡,选用足量、有效抗生素及加强营养支持。

病人在观察期,禁用镇痛剂,对原因不明,症状、体征明显者,易及早剖腹检查,以免延误病情。

**2.手术治疗**

凡继发性腹膜炎病情严重或经非手术治疗无效者,宜尽早手术治疗。其目的是去除病灶、修补穿孔、吸尽或引流腹腔渗出液。

## 五、预后

1.病情较轻、能及时正确处理者,一般预后较佳,或局限形成腹腔脓肿。部分病人腹膜炎治愈后,腹腔内形成粘连,易发生粘连性肠梗阻。

2.年老体弱、病情严重或治疗不当者可并发DIC、休克而死亡。

# 第四节 急性肠梗阻

肠内容物的正常运行发生障碍,不能顺利通过肠道时,称为肠梗阻(Intestinal Obstruction)。按梗阻发生的原因分为机械性、动力性和血运性三类;按肠壁有无血运障碍分为单纯性和绞窄性两类;按梗阻部位分为高位和低位;按梗阻的程度分为完全性和不完全性;按梗阻发展的快慢分为急性和慢性。

## 一、临床表现

**1.腹痛**

机械性肠梗阻的腹痛为阵发性绞痛,腹痛时伴肠鸣音亢进,可见肠型及肠蠕动波;麻痹性梗阻的腹痛为持续性胀痛,伴肠鸣音减弱或消失,无肠型及肠蠕动波。

**2.腹胀**

高位肠梗阻腹胀不明显,但有时可见胃型;低位肠梗阻及麻痹性肠梗阻腹胀明显,遍及全腹;结肠梗阻常为闭袢型梗阻,腹胀以腹周明显,且呈不对称性。

**3.呕吐**

早期呕吐呈反射性,吐出物可为胃液或食物。高位小肠梗阻,呕吐早且频繁,吐出物为胃及十二指肠内容物;低位肠梗阻,呕吐出现迟而且少,吐出物可为粪样。绞窄性肠梗阻,吐出物为棕褐色或血性;麻痹性肠梗阻,呕吐呈溢出性。

**4.肛门停止排气、排便**

在梗阻早期,高位肠梗阻或不完全性肠梗阻,肛门仍有少量气、便排出。完全性肠梗阻,肛门完全停止排气、排便。肠绞窄时,可排出血性黏液样粪便。

**5.全身变化**

肠梗阻早期,病人全身无明显改变,随病情发展,可出现唇舌干燥、皮肤弹性差、眼眶凹陷、尿少等水、电解质紊乱和酸碱平衡失调表现。肠绞窄时,可出现脉细速、血压下降等中毒、休克的表现。

**6.腹部体征**

肠扭转时腹胀不对称。单纯性肠梗阻,腹部有轻压痛,无腹膜刺激征。绞窄性肠梗阻,腹部有固定压痛和腹膜刺激征,并可扪及绞窄肠袢。肠套叠、蛔虫性肠梗阻,可扪及长圆形或条索状团块。机械性肠梗阻,可见肠型和蠕动波,肠鸣音亢进,有气过水声或金属音。麻痹性肠梗阻,腹胀均匀,肠鸣音减弱或消失。

## 二、诊断

**1.临床特点**

腹痛,腹胀,呕吐,肛门停止排便、排气。

**2.实验室检查**

肠梗阻早期,血象、电解质无明显变化,晚期可出现白细胞、血红蛋白、血细胞比容升高,尿相对密度增加,血清 $Na^+$、$K^+$、$Cl^-$ 下降,$CO_2CP$ 下降。

**3.X线检查**

示肠腔内积气及多个气液平面。结肠梗阻作造影剂灌肠或 CT 检查有助于诊断。

在肠梗阻诊断过程中,不能只满足于肠梗阻的诊断,必须明确:

(1)是机械性还是麻痹性;

(2)是高位还是低位;

(3)是完全性还是不完全性;

(4)是单纯性还是绞窄性;

(5)梗阻原因。

绞窄性肠梗阻表现为:

(1)腹痛为持续性剧痛,亦可有阵发性加重;

(2)早期出现顽固性休克;

(3)腹胀不对称,腹膜炎体征明显;

(4)呕血、黑便或腹腔穿刺为血性液体;

(5)积极的非手术治疗无效。

## 三、鉴别诊断

**1.急性坏死性肠炎**

有不洁饮食史,以青少年常见,起病急,腹痛为持续性,伴阵发性绞痛加重,有发热、恶心、呕吐、腹泻、排腥臭血便。X线腹部检查有助于鉴别。

**2.肠系膜上动脉栓塞**

多见于老年、有心血管疾病患者。起病急,突发性剧烈腹部绞痛,伴恶心、呕吐、腹泻、便血,腹部体征轻且与剧烈腹痛不相称。肠坏死时出现腹膜炎及血性腹腔液。X线腹部平片有助于鉴别。

**3.急性假性肠梗阻**

多见于 50 岁以上老年人,有脑血管意外、心力衰竭、产后及手术史者。腹胀、腹痛较明显,恶心、呕吐少,X线检查无机械性肠梗阻的征象。

## 四、治疗

**1.非手术治疗**

适用于单纯性、粘连性肠梗阻,动力性肠梗阻,粪块、蛔虫堵塞及肠结核等所致的不完全性肠梗阻。

非手术治疗方法包括禁饮、禁食、胃肠减压、解痉止痛、中医中药,补液纠正水、电解质紊乱和酸碱失衡,应用抗生素防治感染,并密切观察病情变化。

**2.手术治疗**

适用于各类型绞窄性肠梗阻,肿瘤及先天性肠畸形所致的肠梗阻以及非手术治疗无效者。

手术目的是在最短的手术时间内,以最简单的方法解除梗阻,恢复肠道的通畅。手术方法应根据梗阻的部位、病因及性质而定。具体方法有肠粘连松解,肠套叠或肠扭转复位,肠切除肠吻合术,肠短路及肠造口或肠外置术。

## 五、预后

早期、正确的治疗,一般预后较佳。发生肠绞窄、肠坏死、腹膜炎,尤其是年老体弱或并发休克者,其死亡率仍较高。

# 第五节　急性胆道感染

急性胆道感染(Acute Infection of Biliary Tract )是指胆囊和胆道的急性炎症,常与胆石病互为因果。急性梗阻性化脓性胆管炎(Acute Obstructive Suppurative Cholangitis,AOSC)又称急性重症胆管炎,易并发脓毒症、感染性休克及多器官功能衰竭而死亡。感染细菌多为革兰阴性杆菌如大肠杆菌、绿脓杆菌(铜绿假单胞菌)、肠球菌及厌氧菌亦常见。

## 一、临床表现

(一)急性胆囊炎

1.发病与进食油腻食物、精神因素有关。

2.右上腹剧痛,阵发性加重,可放射至右肩背部,伴恶心、呕吐、呃气。

3.病情严重时可有寒战、发热(38~39℃)。

4.右上腹有压痛、肌紧张,可触及肿大的胆囊,Murphy 征阳性。胆囊坏疽、穿孔者,可出现腹膜炎体征。

(二)急性梗阻性化脓性胆管炎

1.多数病人曾有胆道疾病反复发作和胆道手术史。

2.剑突下或右上腹突发性绞痛,伴寒战、高热(39~40℃),黄疸(Charcot 三联征),病情重者可出现神志淡漠、昏迷、休克等(Reynolds 五联征)。

3.皮肤、巩膜出现黄染,剑突下有明显压痛和肌紧张、肝肿大、肝区叩击痛,部分病人可扪及肿大的胆囊。

4.病情严重者,脉搏增快达 120~140 次/分钟,血压下降,呼吸浅快。

## 二、诊断

1.根据病史及临床特点。

2.实验室检查见白细胞计数明显升高,出现核左移。

3.B 型超声波检查可见胆囊肿大、胆道扩张、结石或蛔虫影,确诊率较高。

4.必要时行 ERCP、CT 有助于诊断。

## 三、鉴别诊断

急性胆道感染应注意与以下疾病鉴别。

1.胃十二指肠溃疡穿孔,急性肠梗阻,急性胰腺炎

鉴别点详见有关章节。

2.肝内型胆管炎

因病变在肝内,故腹痛轻、黄疸轻、无腹膜刺激征,但全身感染症状如寒战、发热较明显。

3.重症病毒性肝炎

有肝炎传染接触史,发病突然,以肝区痛为主,有发热但无畏寒,肝肿大,有压痛,血清转氨酶升高,碱性磷酸酶正常。肝功能指标有严重改变。

## 四、治疗

1.急性胆囊炎诊断确立后,原则上应行外科手术治疗。

(1)病情轻者,先行非手术治疗,控制感染,待病情缓解后再行择期手术。

(2)病情危重,并发胆囊穿孔、急性化脓性胆管炎,应积极短时间内做好术前准备,尽早手术治疗。手术方法为胆囊切除术。有少数病情危急、胆囊炎症严重、不能耐受胆囊切除术者,可行胆囊造口术。

2.急性梗阻性化脓性胆管炎诊断明确,原则是紧急手术解除胆道梗阻,及时有效地降低胆管内压,以挽救病人的生命为首要目的。

(1)手术方法力求简单有效,行胆总管切开探查、取石、T形管引流。

(2)胆囊为继发改变,一般不作急诊切除,可二期手术治疗。胆囊造口术难以达到减低胆管压力的目的,一般不宜采用。

3.胆道感染的非手术治疗,一般作为手术前的准备。治疗方法包括禁饮、禁食、持续胃肠减压、补液纠正水、电解质和酸碱平衡紊乱,给予足量有效的抗生素、维生素K,解痉止痛及全身营养支持治疗等。还可采用PTCD或ENBD治疗。

## 五、预防

积极治疗胆囊或胆道结石,防止发生胆囊管或胆总管的梗阻。

## 六、预后

1.及时正确地治疗,一般预后较好。

2.胆囊化脓、穿孔,可酿成急性化脓性腹膜炎,预后较差。

3.急性梗阻性化脓性胆管炎可并发肝内急性化脓性感染、胆源性肝脓肿、胆源性脓毒症、感染休克及多器官功能衰竭而导致死亡。

# 第六节　急性胰腺炎

急性胰腺炎(Acute Pancreatitis)是常见的外科急腹症之一。病因较复杂,主要与胆道下端梗阻、酒精中毒、暴饮暴食、十二指肠液反流、创伤及胰腺缺血等因素有关。急性胰腺炎可分为水肿性、出血坏死性。按临床类型可分为轻型胰腺炎和重症胰腺炎。重症胰腺炎病情凶险,并发症多,死亡率高达30%左右。

## 一、临床表现

1.腹痛是主要症状,为持续性剧痛伴阵发性加重,可向腰背部放射。

2.恶心、呕吐、腹胀、发热。合并胆管炎者可伴寒战、高热。

3.腹部体征主要为腹膜炎,以左上腹为明显。移动性浊音可呈阳性,腹胀,肠鸣音减弱或消失。

4.后期可并发胰周脓肿、革兰阴性杆菌脓毒症、急性呼吸窘迫综合征、胰性脑病、DIC、急性肾功能衰竭等。

## 二、诊断

1.病史及临床特点。

2.B超检查、CT检查及腹部X线平片有助于诊断。

3.白细胞计数增高。血清淀粉酶在发病3~12小时后即升高,>300U(Somogyi法);尿淀粉酶在发病12~24小时后开始升高,>500 U(Somogyi法);或血清脂肪酶>300U/L。但病情严重者,淀粉酶反而下降。重症胰腺炎者白细胞计数>16×10⁹/L,血糖>11mmol/L,血钙<1.87mmol/L。

4.出血、坏死性胰腺炎,腹腔穿刺液为血性,送查淀粉酶和脂肪酶升高很有诊断价值。

## 三、鉴别诊断

急性胰腺炎应与急性胆囊炎,胆囊结石,急性肠梗阻,胃、十二指肠溃疡急性穿孔,急性肾绞痛,急性胃肠炎及冠心病急性发作等区别。

## 四、治疗

1.非手术治疗

适于水肿性胰腺炎。

(1)禁饮、禁食、持续胃肠减压。

(2)补液,纠正水、电解质及酸碱平衡失调,防治休克。

(3)早期使用抗生素,以防止肠道细菌移位感染和真菌感染。

(4) 重症病人, 给 H₂ 受体拮抗剂, 如雷尼替丁、噢美拉唑等以减少胃酸分泌; 或生长抑素、如奥曲肽(Octreotide Sandostatain)0.1mg,皮下注射,每6~8小时1次,3~7天。施他宁(Stilamin)能有效地抑制胰腺的分泌。

(5)中医中药,以通为用,促进排气排便,减轻腹胀。

2.手术治疗

适用于急性出血性坏死性胰腺炎合并胆道疾病或继发感染者。

手术方法有:①坏死组织清除术;②继发肠瘘,可将瘘口外置或近端造瘘术;③胆源性胰腺炎应行胆道探查、T形管引流术。

3.EST 同时取石

适用于合并胆总管下端结石者。

4.营养支持

急性胰腺炎,早期行肠外营养 (Total Parenteral Nutrition, TPN), 后期 (恢复期) 行肠内营养(Enteral Nutrition, EN)。病情痊愈后,恢复正常饮食。

## 五、预防

及时治疗胆道结石、胰管结石,以防止胰、胆管开口梗阻;勿暴饮暴食,忌嗜酒;行胃、胆道手术时,防止胰管损伤等。

## 六、预后

1.急性水肿性胰腺炎如能及时、正确治疗,效果较好。

2.重症胰腺炎并发胰周脓肿或多器官功能衰竭者,死亡率高,预后较差。

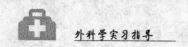

# 第二十四章 腹外疝

体内某个器官或组织离开其正常解剖部位,通过先天或后天形成的薄弱点、缺损或孔隙进入另一部位,即称为疝(Hernia)。

腹腔内脏器或组织连同腹膜壁层通过腹壁先天性或后天性薄弱点、缺损或孔隙向体表突出,在局部形成一肿块者称为腹外疝。如脏器或组织进入原有腹腔内间隙囊内,则称腹内疝。

## 一、病因

1.腹壁强度降低

(1)某些组织穿过腹壁的部位,如精索或子宫圆韧带穿过腹股沟管。

(2)腹白线发育不全。

(3)手术切口愈合不良、外伤、感染、腹壁神经损伤、年老、久病、肥胖所致肌萎缩;胶原代谢异常致坚实的筋膜组织为疏松而有微孔的结缔组织层或脂肪所代替。

2. 腹内压力增高

如慢性咳嗽、慢性便秘、排尿困难、腹水、妊娠、举重、小儿过度啼哭等是一种诱发因素。

## 二、解剖

典型的腹外疝由疝囊、疝内容物、疝外被盖等组成。

1.疝囊

由疝囊颈(疝门——疝命名的依据)和疝囊体组成。

2.疝内容物

进入疝囊的脏器或组织,以小肠最多见,大网膜次之。

3.疝外被盖

指疝囊以外的各层组织。

## 三、临床类型

1.易复性疝(Reducible Hernia)

凡疝内容物很容易回纳腹腔的,称为易复性疝。

2.难复性疝(Irreducible Hernia)

疝内容物不能回纳或者不能完全回纳腹腔但并不引起严重症状的,称为难复性疝。

(1)疝内容物反复突出,致疝囊颈受摩擦而损伤,并产生粘连,是导致疝内容物不能回纳的常见原因。

(2)病程长、腹壁缺损大的巨大疝,腹壁已完全丧失抵挡内容物突出的作用。

(3)滑动性疝(腹腔后位的脏器,在疝的形成过程中,可随后腹膜壁层而被下牵,也滑经疝门,遂构成疝囊的一部分,称为滑动性疝)属于难复性疝的一种。

3.嵌顿性疝(Incarerated Hernia)

当疝门狭小,而腹内压突然增高时,疝内容物强行扩张囊颈进入疝囊,而被囊颈卡住,使疝内容物不能回纳到腹腔,产生腹痛等一系列症状者,称为嵌顿性疝或箝闭性疝。如嵌顿的内容为小肠,则产生急性肠梗阻症状。

嵌顿性疝的主要病理特征是肠腔受压梗阻,但其供应的动静脉血运尚未受阻。

如果嵌顿的疝内容物仅为肠壁的一部分,系膜侧肠壁及其系膜并未进入疝囊,肠腔并未完全梗阻,称为肠管壁疝,或称瑞契(Richter)疝。

如果嵌顿的疝内容物为 Meckel 憩室,则称为里脱(Littre)疝。

有时嵌顿的疝内容物为两个以上肠袢使肠袢呈 W 形状,此疝称逆行性嵌顿疝或 Maydl 疝。

嵌顿性疝如不及时解除,致使疝内容物因被箝闭后使疝内容物发生血循环障碍甚至坏死,称为绞窄性疝(Strangulated Hernia)。

绞窄疝是嵌顿性疝的进一步发展,是不能截然分开的两个连续性阶段。手术处理嵌顿性疝和绞窄性疝时,腰要确判断肠管活力,特别要注意有无逆行性嵌顿。

# 第一节　腹股沟疝

腹股沟区是前外下腹壁的三角形区域,左右各一,其上界是髂前上棘至腹直肌外缘的水平线,下界为腹股沟韧带,内界为腹直肌外缘。发生在这个区域的腹外疝称为腹股沟疝。

腹股沟疝可分为腹股沟斜疝和腹股沟直疝两种。

腹股沟斜疝(Indirect Inguinal Hernia):疝囊经腹壁下动脉外侧的腹股沟管深环(内环)突出,向内、向下、向前斜行经腹股沟管,再穿出腹股沟管浅环(皮下环),并可进入阴囊。占95%。

腹股沟直疝(Direct Inguinal Hernia):疝囊经腹壁下动脉内侧的直疝三角区直接由后向前突出,不经内环,也从不进入阴囊。占 5%。

腹股沟斜疝是最常见的腹外疝,腹股沟疝男多于女(15:1),右侧比左侧多见。

## 一、腹股沟管解剖

腹股沟管在正常情况下为一潜在的管道,位于腹股沟韧带的内上方,大体在于腹内斜肌、腹横肌的弓状下缘与腹股沟韧带之间。成人管长 4~5cm,有内、外两口和上、下、前、后四壁。

1.内口

即深环(内环或腹环),是腹横筋膜的卵圆形裂隙。

2.外口

即浅环(外环或皮下环),是腹外斜肌腱膜下方的三角形裂隙。

3.前壁

皮肤、皮下组织、腹外斜肌腱膜,外侧 1/3 部尚有腹内斜肌覆盖。

4.后壁

腹横筋膜和腹膜,其内侧 1/3 尚有腹股沟镰(联合腱)。

5.上壁

腹内斜肌、腹横肌的弓状下缘。

6.下壁

腹股沟韧带和腔隙韧带。

腹股沟管内有髂腹股沟神经和生殖股神经的生殖支。男性还有精索,女性还有子宫圆韧带通过。

## 二、直疝三角

又称 Hesselbach 三角,亦称腹股沟三角。直疝三角是由腹壁下动脉构成外侧边、腹直肌外缘构成内侧边、腹股沟韧带构成底边的一个三角形区域。此处腹壁缺乏完整的腹肌覆盖,且腹横筋膜又比周围部分薄,所以是腹壁的一个薄弱区。腹股沟直疝即在此由后向前突出,故称直疝三角。直疝三角与腹股沟管内环之间有腹壁下动脉和凹间韧带(腹横筋膜增厚而成)。

## 三、腹股沟斜疝

腹股沟斜疝有先天性和后天性两种。

(一)发病机制

1.先天性(解剖异常)

腹膜鞘状突未闭锁或闭锁不完全。

2.后天性(腹壁薄弱或缺损)

腹横筋膜和腹横肌发育不全或腹内斜肌弓状下缘发育不全、位置偏高。

(二)临床表现及诊断

可复性疝的基本症状是腹股沟区出现一可复性肿块,仅在病人站立、劳动、行走、跑步、剧咳或婴儿啼哭时出现,平卧或用手压时块肿可自行回纳,消失不见。一般无特殊不适,仅偶尔伴局部胀痛和牵涉痛。疝块回纳后,检查者可用食指尖轻轻经阴囊皮肤沿精索向上伸入扩大的外环,嘱病人咳嗽,则指尖有冲击感。

难复性疝在临床表现方面除胀痛稍重外,其主要特点是疝块不能完全回纳。滑动性斜疝除了肿块不能完全回纳外,尚可有"消化不良"和便秘等症状。

嵌顿性疝常发生在强力劳动或排便等腹内压骤增时,临床上常表现为疝块突然增大,并伴有明显疼痛。平卧或用手推送肿块不能使之回纳。肿块紧张发硬,且有明显触痛。嵌顿的疝内容物为大网膜,局部疼痛常较轻微;如疝内容物为肠袢,不但局部疼痛明显,还可伴有阵发性腹部绞痛、恶心、呕吐、便秘、腹胀等机械性肠梗阻的临床表现。

绞窄性疝的临床症状多较严重。绞窄时间较长者,由于疝内容物发生绞窄坏死、继发感染,侵及周围组织,可引起疝外被盖组织的急性炎症,甚至穿孔,形成疝囊皮肤瘘(肠瘘),严重者可发生脓毒症。

(三)鉴别诊断

1.腹股沟直疝

表 24-1　腹股沟斜疝和直疝的鉴别

|  | 斜疝 | 直疝 |
| --- | --- | --- |
| 发病年龄 | 多见于儿童及青壮年 | 多见于老年 |
| 突出途径 | 经腹股沟管突出,可进入阴囊 | 由直疝三角突出,不进入阴囊 |
| 疝块外形 | 椭圆或梨形,上部呈蒂柄状 | 半球形,基底较宽 |
| 回纳疝块后压住深环 | 疝块不再突出 | 疝块仍可突出 |
| 精索与疝囊的关系 | 精索在疝囊后方 | 精索在疝囊前外方 |
| 疝囊颈与腹壁下动脉的关系 | 疝囊颈在腹壁下动脉外侧 | 疝囊颈在腹壁下动脉内侧 |
| 嵌顿机会 | 较多 | 极少 |

**2.睾丸鞘膜积液**

完全在阴囊内,肿块上缘可触及,无蒂柄进入腹股沟管内。发病后,从来不能回纳,透光试验检查呈阳性。肿块呈囊性、弹性感。睾丸在积液之中,故不能触及,而腹股沟斜疝时,可在肿块后方扪到实质感的睾丸。

**3.交通性鞘膜积液**

肿块于每日起床或站立活动后慢慢出现逐渐增大,平卧和睡觉后逐渐缩小,挤压肿块其体积也可缩小,透光试验阳性。

**4.精索鞘膜积液**

肿块位于腹股沟区睾丸上方,无回纳史,肿块较小,边缘清楚,有囊性感,牵拉睾丸时,可随之上下移动。透光试验阳性。

**5.隐睾**

多位于腹股沟管内,肿块小,边缘清楚,用手挤压时有一种特殊的睾丸胀痛感,同时,患侧阴囊内摸不到睾丸。

**6.急性肠梗阻**

有时急性肠梗阻由疝引起,不可忽略,故在作腹部检查时,应注意双侧腹股沟区。

**7.髂窝部寒性脓肿**

肿块往往较大,位置多偏右腹股沟外侧,边缘不清楚,但质软而有波动感。腰椎或骶髂关节有结核病变。

(四)治疗

**1.非手术治疗**

(1)婴儿在长大过程中,腹肌逐渐强壮,部分有自愈可能,一般主张对于半岁内的婴儿,若无反复嵌顿可暂不手术,先用棉线束带或绷带压迫腹股沟管内环,以防疝的突出。

(2)对于年老体弱或伴其他严重疾病不宜手术者,可配用疝带。方法是回纳疝内容物后,将疝带一端的软压垫对着疝环顶住,可阻止疝块突出。

**2.手术治疗**

手术的基本原则是关闭疝门及紧缩(男)内环口,加强或修补腹股沟管管壁。术前如有慢性咳嗽、排尿困难、便秘、腹水、妊娠等腹内压增加情况,应先予处理,否则,手术治疗后易复发。腹股沟斜疝的手术方法很多,但可归为高位结扎术和疝修补术两类。

(1)高位结扎术

显露斜疝囊颈,予以高位结扎或贯穿缝合。适用于婴幼儿,因其在发育中腹肌逐渐强壮可使腹壁加强;也适用于斜疝绞窄发生肠坏死局部有严重感染的病例。

(2)疝修补术

是治疗腹股沟斜疝最常见的手术。

①传统的疝修补术

加强腹股沟管前壁的方法有佛格逊(Ferguson)法:在精索前方将腹内斜肌下缘和联合腱缝至腹股沟韧带上。

加强腹股沟管后壁的方法有四种:

a.Bassini法——在精索后方将腹内斜肌下缘和联合腱缝至腹股沟韧带上。适用于成人腹股沟斜疝、腹壁一般性薄弱者。

b.Halsted法——将精索移至皮下,腹外斜肌腱膜也在精索后方缝合。不适用于儿童与青年患者,适用于老年人大斜疝。

c.McVay 法——精索后方把腹内斜肌下缘和联合腱缝至耻骨梳韧带上。适用于腹壁肌肉重度薄弱的成人大疝、老年人和复发性斜疝。

d.Shouldice 法——将腹横筋膜自耻骨结节处向上切开,直至内环,然后将切开的两叶予以重叠缝合,外下叶缝于内上叶的深面,再将内上叶的边缘缝于髂耻束上,然后按 Bassini 法缝。

②无张力疝修补术(Tension-Free Hernioplasty)

是利用人工合成材料网片, 在无张力情况下进行疝修补。当前可供选用的修补材料主要有聚丙烯(Marlex)、聚丙二醇酯(Polypropylene)、聚四氟乙烯(Polyfluoroethylene 或 Teflon)等编织成的网片。

③经腹腔镜疝修补术

目前腹腔镜手术方法较多,最常用的有以下四种:

a.经腹腹膜前网片疝修补术(Transabdominal Preperitoneal Laparoscopic Inguinal Herniorrhaphy)

b.腹腔置网腹股沟疝修补术(Intraperitoneal Onlay Mesh Laparoscopic Herniorrhaphy)

c.完全腹膜外腹腔镜疝修补术(Totally Extraperitoneal Laparoscopic Herniorrhaphy)

d.经腹腹腔镜单纯内环口关闭术(Ring Closure Technique) 此法其实是疝囊高位结扎,故适用于小儿腹股沟疝及没有后壁缺损的成人隐性疝。

(五)嵌顿性疝和绞窄性疝的处理原则

1.手法复位指征:

(1)嵌顿时间在 3~4 小时以内,局部压痛不明显,也无腹部压痛或腹肌紧张等腹膜刺激征者;

(2)年老体弱或伴有其他较严重疾病而估计肠袢尚未绞窄坏死者。

回纳后,应反复严密观察 24 小时,注意有无腹痛、腹肌紧张以及大便带血现象,也须注意肠梗阻现象是否得到解除。

除上述情况外,嵌顿性疝需要紧急手术以防止疝内容物坏死,并解除伴发的肠梗阻;绞窄性疝的疝内容物已坏死,更需手术。

手术的关键在于正确判断疝内容物的生命力,然后根据病情确定处理方法.判断嵌顿肠管的生命力应先扩张或切开疝环,在解除疝环压迫前提下,根据肠管的色泽、弹性、蠕动能力以及相应肠系膜内是否有动脉搏动等情况加以判定。如果检查后认为肠袢生命力可疑,可在其系膜根部注射 0.25% 普鲁卡因 60~80ml,再用温热等渗盐水纱布覆盖该段肠管,或将该段肠管暂时送回腹腔,10~20 分钟后,再行观察。如果肠壁转为红色,肠蠕动和肠系膜内动脉搏动恢复,则证明肠管尚具有生命力,可回纳入腹腔。如肠管确已坏死,或经上述处理后病理改变未见好转,或一时不能肯定肠管是否已失去生命力时,则应在病人全身情况允许的前提下,切除该段肠管并进行一期吻合。病人情况不允许肠切除吻合时,可将坏死或生命力可疑的肠管置于腹外,并在其近侧段切一小口,插入一肛管,以期解除梗阻;7~14 日后,全身情况好转,再施行肠切除吻合术。

2.手术处理中的注意事项

(1)如嵌顿的肠袢较多,应特别警惕逆行性嵌顿的可能。不仅要检查疝囊内肠袢的生命力,还应检查位于腹腔内的中间肠袢是否坏死。

(2)切勿把生命力可疑的肠管送回腹腔,以图侥幸。

(3)少数嵌顿性疝或绞窄性疝,临手术时因麻醉的作用而回纳腹内,以致在术中切开疝囊时无肠袢可见。遇此情况,必须仔细探查肠管,以免遗漏坏死肠袢于腹腔内。必要时另作腹部切口探查之。

(4)凡施行肠切除吻合术的病人,因手术区污染,在高位结扎疝囊后,一般不宜作疝修补术,以免因感染而致修补失败。

### 四、腹股沟直疝

腹股沟直疝系指从直疝三角区突出的腹股沟疝。其发病率较斜疝为低，约占腹股沟疝的5%，多见于老年男性，常为双侧。

腹股沟直疝绝大多数属后天性，主要病因是腹壁发育不健全、腹股沟三角区肌肉和筋膜退化、薄弱。

（一）临床表现及诊断

主要为腹股沟区可复性肿块。位于耻骨结节外上方，呈半球形，多无疼痛及其他不适。当站立时，疝块即刻出现，平卧时消失。肿块不进入阴囊，由于直疝颈部宽大，极少嵌顿。还纳后可在腹股沟三角区直接扪及腹壁缺损，咳嗽时指尖有膨胀性冲击感。

（二）治疗

直疝多采用手术疗法。手术要点：加强腹内斜肌和腹横筋膜的抵抗力，以巩固腹股沟管的后壁。

直疝修补方法基本上与斜疝相似，现多采用无张力疝修补。

# 第二节　股疝

凡经股环、股管而自卵圆窝突出的疝，叫做股疝（Femoral Hernia）。股疝多见于中年以上的经产妇女，右侧较多见。临床上较少见，约占腹外疝的3%~5%。股疝容易发生嵌顿和绞窄。

### 一、股管解剖

股管是一个狭长形潜在性间隙，长约1.0~1.5cm。股管有上、下两口，上口为股环，椭圆形，直径约1.5cm，上覆盖有股环隔膜；下口为卵圆窝，在耻骨结节的下外侧约2cm处，是阔筋膜的一个缺陷，呈椭圆形，上有一层薄膜覆盖，称为筛状板（筛筋膜），大隐静脉也在此穿过筛状板而汇入股静脉。股管前缘是腹股沟韧带，内缘是陷窝韧带，后缘是耻骨梳韧带，外缘是股静脉。

### 二、临床表现及诊断

易复性股疝的症状较轻，病人常不注意，尤其肥胖者更易被疏忽和漏诊。疝块通常不大，主要表现为卵圆窝处有一半球形隆起，大小通常似一枚核桃或鸡蛋。质地柔软，为可复性。由于囊外有丰富的脂肪组织，平卧回纳疝内容物后有时疝块并不完全消失。一部分病人可在久站后感到患处胀痛、下坠不适。

约半数病例可发生嵌顿，如果嵌顿，则引起局部明显疼痛，出现急性肠梗阻症状时才来就诊。故对急性肠梗阻病人，尤其是中年妇女，应注意检查有无股疝，以免漏诊。

### 三、鉴别诊断

股疝应与下列疾病相鉴别：

1.腹股沟疝

腹股沟斜疝位于腹股沟韧带的上内方，呈梨形；而股疝则位于腹股沟韧带之下外方，多呈半球形。疝块回纳后，用手指紧压腹股沟管内环，嘱病人站立或咳嗽，为腹股沟斜疝时疝块不再出现，而股疝则复现。腹股沟直疝位于腹股沟韧带上方，手指检查腹股沟直疝三角，腹壁有缺损。

2.大隐静脉曲张结节

在病人站立或咳嗽时可增大，平卧时消失，可误为可复性股疝。鉴别要点在于用手指压住股静脉近侧端，可使大隐静脉曲张结节膨胀增大,而股疝则否。静脉曲张者常伴有下肢其他部位的静脉曲张,对鉴别诊断有重要意义。

**3.淋巴结肿大**

嵌顿性股疝应与急性淋巴结炎相鉴别,后者常呈椭圆形,虽有压痛,但没有剧烈腹痛等急性肠梗阻症状。常可在同侧下肢找到原发感染灶。

**4.髂腰部寒性脓肿**

因有咳嗽冲击感,平卧时肿块也能部分缩小,可与股疝相混淆,但它多位于腹股沟外侧偏髂窝处,有较明显的波动征。X 线片可见腰椎或骶髂关节结核。

## 四、治疗

股疝易嵌顿,又易发展为绞窄性,因此,股疝诊断确定后,应及时进行手术治疗,对于嵌顿性和绞窄性股疝应紧急手术治疗。

最常见的手术方法是 McVay 修补术。有两种手术径路:腹股沟上切口和腹股沟下切口。也可采用无张力疝修补术和经腹腔镜疝修补术。

嵌顿性或绞窄性股疝手术时,因疝环狭小,回纳疝内容物常有一定困难。遇有这种情况时,可切断腹股沟韧带以扩大股环,但在疝内容物回纳后,应仔细修复切断的腹股沟韧带。

# 第三节 切口疝

切口疝(Incisional Hernia)是发生于腹壁手术切口处的疝。临床上比较常见,为腹外疝的第三位。切口疝是指腹腔内脏自腹部手术切口突出的疝。腹部手术后,如切口一期愈合,切口疝的发病率通常在1%以下,但切口感染时发病率可达 10%,伤口哆开者甚至可高达 30%。

在各种常用的腹部切口中,最常发生切口疝的是经腹直肌切口,下腹部因腹直肌鞘后层不完整而更多;其次为正中切口和旁正中切口。

## 一、病因

**1.解剖因素**

(1)除腹直肌外,腹壁各层肌及筋膜、鞘膜等组织的纤维大体上都是横向走行的,纵形切口势必切断这些纤维。

(2)在缝合这些组织时,缝线容易在纤维间滑脱。

(3)已缝合的组织又经常受到肌肉的横向牵引力而容易发生切口哆裂。

(4)纵形切口虽不至切断强有力的腹直肌,但因肋间神经可被切断,其强度可能因此而降低。

**2.创口愈合不良**

原因很多,如切口内形成血肿、肥胖、老龄、营养不良或某些药物(如皮质激素等)。

**3.操作技术及其他因素**

(1)切口感染所致腹壁组织破坏(由此引起的腹部切口疝占全部病例的 50%左右)。

(2)引流过久,切口过长以至切断肋间神经过多,腹壁切口缝合不严密,手术中因麻醉效果不佳、缝合时强行拉拢创缘而致组织撕裂等情况均可导致切口疝的发生。

(3)手术后腹部明显胀气或肺部并发症导致剧烈咳嗽而致腹内压骤增,也可使切口内层哆裂而发生切口疝。

## 二、诊断要点

1.有腹部手术史。

2.手术瘢痕区有可复性肿块。肿块通常在站立位或用力时更为明显,平卧休息时则缩小或消失。较大的切口疝有腹部牵拉感,伴食欲减退、恶心、便秘、腹部隐痛等表现。多数切口疝无完整疝囊,故疝内容物常可以与腹膜外腹壁组织粘连而成为难复性疝,有时还伴有部分性肠梗阻。检查时可见切口疤痕处肿块,小者直径数厘米,大者可达 20cm,甚至更大。有时疝内容物可达皮下,此时常可见到肠型或蠕动波,扣之则可闻及肠管的“咕噜”声。肿块复位后,多数可扪到腹肌裂开所形成的疝环边缘。

## 三、治疗

主要为手术治疗,仅在年迈体弱、不能耐受手术或者顽固性咳嗽不能控制时可使用弹性绷带包扎。

手术步骤包括:

1.切除切口疤痕;

2.显露疝环后,沿其边缘清楚地解剖出腹壁各层组织;

3.回纳疝内容物后,在无张力的条件下拉拢疝环边缘,逐层细致地缝合健康的各层腹壁组织,必要时可用重叠缝合法加强之。

对于较大的切口疝,因为腹壁组织萎缩的范围过大,在无张力前提下拉拢健康组织有一定困难,则需内置移植物(人工合成网片材料、自体阔筋膜)填补缺损,才能获得满意的修补。

巨大的切口疝修补术后,因腹腔容积缩小,影响膈肌运动及腹式呼吸,故术后应加强呼吸管理。

# 第四节 脐疝

疝囊通过脐环突出的疝称脐疝(Umbilical Hernia)。脐疝有小儿脐疝和成人脐疝之分,两者发病原因及处理原则不尽相同。

## 一、小儿脐疝

小儿脐疝的发病原因是脐环闭锁不全或脐部瘢痕组织不够坚强,在腹内压增加的情况下发生。小儿腹内压增高的主要原因有经常啼哭和便秘。小儿脐疝多属易复性,临床上表现为啼哭时脐疝脱出,安静时肿块消失。疝囊颈一般不大,但极少发生嵌顿和绞窄。有时,小儿脐疝覆盖组织可以穿破,尤其是在受到外伤后。

【治疗】

临床发现没有闭锁的脐环迟至 2 岁时多能自行闭锁。因此,除了嵌顿或穿破等紧急情况外,在小儿 2 岁之前可采取非手术疗法,非手术疗法的原则是在回纳疝块后,用一大于脐环的、外包纱布的硬币或小木片抵住脐环,然后用胶布或绷带加以固定勿使移动。6 个月以内的婴儿采用此法治疗,疗效较好。

满 2 岁后,如脐环直径还大于 1.5cm,则可手术治疗。原则上,5 岁以上儿童的脐疝均应采取手术治疗。

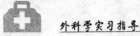

## 二、成人脐疝

成人脐疝为后天性疝,较为少见,多数是中年经产妇女、孕妇或肝硬化腹水者,如伴发脐疝,有时会发生自发性或外伤性穿破。

【治疗】

由于疝环狭小,成人脐疝发生嵌顿或绞窄者较多,故应采取手术疗法。脐疝手术修补的原则是切除疝囊,缝合疝环;必要时可重叠缝合疝环两旁的组织。手术时应注意保留脐眼,以免对病人(特别是小儿)产生心理上的影响。

# 第二十五章 腹部损伤

腹部损伤(Abdominal Injury)无论是在平时还是在战时都是较为常见的严重创伤,其发生率在平时约占各种损伤的 0.4%~1.8%。

## 一、病因及分类

腹部损伤可分为开放伤和闭合伤两大类:

**1.开放伤**

以战时最多见,主要由火器引起,亦可见于利器所致。腹壁伤口穿破腹膜者为穿透伤(多伴内脏损伤);无腹膜穿破者为非穿透伤(有时伴内脏损伤)。其中投射物有入口、出口者为贯通伤;有入口无出口者为盲管伤。

**2.闭合伤**

系坠落、碰撞、冲击、挤压、拳打脚踢等钝性暴力所致,也可分为腹壁伤和腹腔内脏伤两类。与开放伤比较,闭合伤具有更为重要的临床意义。

此外,临床上行穿刺、内镜、钡灌肠或刮宫等诊治措施引起的腹部损伤,称医源性损伤。

## 二、临床表现

由于致伤原因、受伤的器官及损伤的严重程度不同,以及是否伴有合并伤等,腹部损伤的临床表现差异很大。轻微的腹部损伤,临床上可无明显症状和体征;而严重者可出现重度休克甚或处于濒死状态。一般来说,单纯腹壁损伤的症状和体征较轻,可表现为受伤部位疼痛、局限性腹壁肿胀和压痛,有时可见皮下瘀斑。内脏损伤如仅为挫伤,伤情也不重,可无明显的临床表现。

总的来说,腹部内脏损伤临床表现可因受伤器官性质的不同而异。

实质性器官,如肝、脾、胰、肾等或大血管损伤时,主要临床表现是腹腔内(或腹膜后)出血。病人面色苍白、脉搏加快、细弱,脉压变小,严重时血压不稳甚至休克;腹痛呈持续性,一般不很剧烈,腹肌紧张及压痛、反跳痛也不严重。肝破裂伴有较大肝内或肝外胆管断裂时,因发生胆汁性腹膜炎而出现明显的腹痛和腹膜刺激征。胰腺损伤时,如伴有胰管断裂,胰液溢入腹腔可对腹膜产生强烈刺激而出现明显的腹膜炎症状和体征。体征最明显处常是损伤所在的部位。右肩部放射痛,提示可能有肝损伤;左肩部放射痛则提示有脾损伤。肝、脾破裂出血较多者可有明显腹胀和移动性浊音。肝、脾包膜下破裂或系膜、网膜内出血则有时可表现为腹部包块。泌尿系统脏器损伤时可出现血尿。

空腔脏器,如胃肠道、胆道等破裂或穿孔,则以腹膜炎的症状和体征为主要表现。胃、十二指肠或上段空肠损伤时,漏出的消化液(含胃液、胰液及胆汁)对腹膜产生强烈的化学刺激,立即引起剧烈疼痛,出现腹肌紧张、压痛、反跳痛等典型的腹膜炎表现。下消化道破裂时,漏出物引起的化学刺激较轻,腹膜炎体征出现较晚,程度也较轻。随着腹膜炎的发展,逐渐因肠麻痹而出现腹胀,严重时可发生感染性休克。空腔脏器破裂后腹腔内可有游离气体,因而肝浊音界缩小或消失。胃、十二指肠损伤后可有呕血。直肠损伤常出现鲜红色血便。腹膜后十二指肠破裂的病人有时可出现睾丸疼痛、阴囊血肿和阴茎异常勃起等症状和体征。

如果实质性脏器和空腔脏器两类器官同时破裂,则出血和腹膜炎两种临床表现可以同时出现。

多发性损伤的临床表现则更为复杂,例如,合并严重颅脑损伤者,会出现意识障碍;胸部损伤、脊柱或骨盆骨折的症状往往很明显,因此可能会掩盖腹部损伤的表现,应予以注意。

# 第一节　腹部闭合性损伤

皮肤保持完整、无开放性伤口者称闭合性损伤(Closed Injury)。

腹部闭合性损伤诊断中最关键的问题是确定是否有内脏损伤,其次是什么性质的脏器受到损伤和是否有多发性损伤。如果不能在早期确定内脏是否受损,很可能贻误手术时机而导致严重后果。因此,腹部闭合性损伤的诊断应包括以下各点。

(一)有无内脏损伤

多数伤者由于临床表现较为典型,要确定内脏是否受损一般并不困难。但是对于不少伤者诊断却并不容易,这种情况常见于早期就诊而腹内脏器损伤的体征尚不明显者。为了解决这方面的困难,进行短时间的严密观察是十分必要的。值得注意的是,有些伤者在腹部以外有较严重的合并损伤掩盖了腹腔内脏器损伤的表现。例如合并颅脑损伤时,伤者可因意识障碍而无法提供腹部损伤的自觉症状;合并胸部损伤时,因明显的呼吸困难使注意力被引至胸部;合并长骨骨折时,骨折部的剧痛和运动障碍使人们忽略了腹部情况。为了防止漏诊,必须做到:

1.详细了解受伤史

包括受伤时间、受伤地点、致伤条件、伤情、受伤至就诊前的伤情变化和就诊前的急救处理。伤者有意识障碍或因其他情况不能回答问话时,应向现场目击者或护送人询问。

2.重视全身情况的观察

包括脉率、呼吸、体温和血压的测定,注意有无休克征象。

3.全面而有重点地进行体格检查

包括腹部压痛、肌紧张和反跳痛的程度及范围,是否有肝浊音界的改变或移动性浊音,直肠指检是否有阳性发现等。还应注意腹部以外部位有无损伤。

4.进行必要的实验室检查

腹内有实质性脏器破裂而出血时,红细胞、血红蛋白和红细胞压积下降,白细胞计数则略见升高;空腔脏器破裂时,白细胞计数可明显上升。尿常规检查有助于发现泌尿器官的损伤。胰腺损伤时,血、尿淀粉酶多有升高。

当有以下情况之一时,应考虑有腹内脏器损伤:

(1)早期出现休克征象者(尤其是出血性休克);

(2)有持续性剧烈腹痛伴恶心、呕吐和腹胀等消化道症状者;

(3)有明显的腹膜刺激征者;

(4)腹腔积有气体、肝浊音界缩小或消失者;

(5)腹部有移动性浊音者;

(6)有呕血、尿血或便血者;

(7)直肠指诊在直肠前壁有触痛、波动或指套有血迹者;

(8)受伤当时临床症状不明显,但以后逐渐加重者。

(二)什么脏器损伤

要解决这一问题,首先要确定是哪一类脏器受损,然后考虑具体脏器。单纯实质脏器损伤时,腹痛一般不重,压痛和肌紧张也不很明显。出血量多时常有腹胀和移动性浊音。空腔脏器破裂主要表现为腹膜炎,临床上出现剧烈腹痛、恶心、呕吐,全腹有明显的压痛、反跳痛和肌紧张,肝浊音界消失,肠鸣音减弱或消失,但下消化道破裂时腹膜炎体征通常出现得较迟。如果实质性脏器和空腔脏器同时破裂,则出血和腹膜炎两种临床表现可以同时出现。

以下各项表现对于确定哪一类脏器破裂有一定价值:

(1)有恶心、呕吐、便血、气腹者多为胃肠道损伤,再结合暴力作用部位,腹膜刺激征最明显的部位和程度确定损伤是在胃、上段小肠、下段小肠还是结肠;

(2)有排尿困难、血尿、外阴或会阴部牵涉痛者,提示泌尿系统脏器损伤;

(3)有膈面腹膜刺激表现同侧肩部牵涉痛者,提示上腹部脏器损伤,其中尤以肝和脾的破裂多见;

(4)有下位肋骨骨折者,提示有肝或脾破裂的可能;

(5)有骨盆骨折者,提示有直肠、膀胱、尿道损伤的可能。

(三)是否有多发性损伤

各种多发损伤可能有以下几种情况:

(1)腹内某一脏器有多处破裂;

(2)腹内有一个以上脏器受到损伤;

(3)除腹部损伤外,尚有腹部以外的合并损伤;

(4)腹部以外受损累及腹内脏器。

不论哪一种情况,在诊断和治疗中,都应注意避免漏诊,否则必将导致严重后果。提高警惕和诊治中的全面观点是避免这种错误的关键。

(四)诊断遇有困难怎么办

以上检查和分析未能明确诊断时,可采取以下措施:

1.其他辅助检查

(1)诊断性腹腔穿刺术及腹腔灌洗术

阳性率可达90%以上,对判断腹腔内脏有无损伤和哪一类脏器的损伤有很大帮助。

腹腔穿刺的部位:

①脐和髂前上棘连线的中、外 1/3 交界处;

②脐水平线与腋前线交界处。

抽出不凝固的血液、胃肠内容物、胆汁、混浊腹水、尿液则为阳性。

若诊断性腹腔穿刺阴性而又高度怀疑腹内有严重损伤,可采取诊断性腹腔灌洗术进一步检查。

灌洗液检查结果符合以下任何一项者为阳性:

①肉眼观为血液、胃肠道内容、胆汁或尿液;

②显微镜下红细胞计数超过 $100 \times 10^9/L$ 或白细胞计数超过 $0.5 \times 10^9/L$;

③淀粉酶含量超过 100 Somogyi 单位;

④灌洗液中发现细菌。

(2)X 线检查

有选择的 X 线检查对腹部损伤的诊断是有帮助的。常用的有胸片、平卧位腹部平片及左侧卧位腹部平片,根据需要拍骨盆片。

①大多数胃、十二指肠破裂和少数结肠、小肠破裂者,腹部平片显示膈下新月形阴影,提示有游离气体;侧卧位时的"穹窿征"和"镰状韧带征",或仰卧位时的"双肠壁征"(在肠腔内外气体衬托下,肠管的内、外壁清晰可见),也是腹腔内积气的表现。

②腹膜后十二指肠或结肠、直肠穿孔时,腹膜后有气体积聚,腹部平片上可见典型的花斑状阴影。

③肠间隙增大,充气的左、右结肠与腹膜脂肪线分离,是腹腔内积血量大的表现。

④腹膜后血肿时,腰大肌影消失。

⑤脾破裂时,可表现为胃向右移、横结肠向下移、胃大弯有锯齿形压迹(脾胃韧带内血肿)。

⑥右季肋部肋骨骨折、右膈抬高和肝正常外形消失,提示有肝破裂的可能。

⑦左侧膈疝时多能见到胃泡或肠管突入胸腔。

(3)B超检查

对于肝、脾、肾等实质性脏器损伤,B超检查的确诊率达90%左右。可发现直径1~2cm的实质内血肿,并可发现脏器包膜连续性中断和实质破裂等情况。B超检查对腹腔积液的发现率很高。

(4)CT检查

CT检查能清晰地显示肝、脾、肾的包膜是否完整,大小及形态结构是否正常,对实质性脏器损伤的诊断帮助较大。

(5)其他检查

选择性血管造影对实质性器官破裂和血管损伤的诊断帮助很大。可见动脉相的造影剂外漏、实质相的血管缺如及静脉相的早期充盈。

MRI检查对血管损伤和某些特殊部位的血肿有较高诊断价值。

腹腔镜检查可以提高诊断准确率,避免不必要的剖腹探查。

2.进行严密观察

对于一时不能确定有无内脏损伤而生命体征尚平稳的病人,严密观察也是诊断中的一个重要步骤。观察期间要反复检查伤情的变化,并根据这些变化,不断综合分析,以便尽早作出结论性诊断,及时抓住手术治疗的时机。

观察内容一般包括:

(1)每15~30分钟测定一次呼吸、脉率和血压;

(2)每30分钟检查一次腹部体征,注意有无腹膜炎的体征及其程度和范围的改变;

(3)每30~60分钟检查一次血常规,了解红细胞数、血红蛋白、血细胞比容和白细胞计数的变化;

(4)必要时可重复进行诊断性腹腔穿刺术或灌洗术。

观察期间需要特别注意的是:

(1)不要随便搬动伤者,以免加重伤情;

(2)不注射止痛剂,以免掩盖伤情;

(3)禁食、禁水。

(五)治疗措施

1.输血、补液,防治休克。

2.应用广谱抗生素,预防或治疗可能存在的腹内感染。

3.疑有空腔脏器破裂或有明显腹胀时应行胃肠减压。

(六)处理

对于已确诊后高度怀疑腹内脏器损伤者要做好紧急术前准备,力争早期手术。

如腹部以外有伴发损伤,首先处理对生命威胁最大的损伤。解除呼吸道阻塞,对开放性气胸和张力性气胸、明显的外出血等立即威胁生命的情况迅速予以处理。休克发生前应积极预防休克,如有休克,应快速输液补充血容量。合理补充有效血容量,会使大多数病人情况好转,此时进行手术,可增加手术安全性。

麻醉应选择气管内插管麻醉,既能保证麻醉效果,又能根据需要供氧,并防止手术中发生误吸。

切口选择常用正中切口,进腹迅速,出血少,能满足彻底探查腹腔内所有部位的要求,还可根据需要向上、下延长,或向侧方附加切口甚至联合开胸。

切开腹膜时,首先应注意有无气体溢出,若有则提示有胃肠道破裂。然后根据腹内积液的性质,初步估计是哪一类脏器的损伤。有出血者,尽快根据血块集中处寻找受损脏器,并迅速控制活动性出血。如有空腔脏器穿破迹象,则可借助大网膜移行方位和纤维蛋白较集中的部位找到穿破所在,暂时夹住破口以阻止其内容物继续污染腹腔。

在以上初步处理(主要控制活动性出血)后或未找到明确损伤时,应吸去腹内积液,开始有步骤地全面探查。探查次序原则上应先探肝、脾等实质性器官,同时探查膈肌有无破损。接着从胃开始,逐段探查十二指肠第一部、空肠、回肠、大肠以及它们的系膜。然后探查盆腔器官。再后则切开胃、结肠韧带显露网膜囊,检查胃后壁和胰腺。如属必要,最后还应切开后腹膜探查十二指肠第二、三、四部。在探查过程中发现的出血性损伤或脏器破裂,应随时进行止血或夹闭破口。

待探查结束,对探查所得伤情作一全面估计,然后按轻重缓急逐一予以处理。原则上是先处理出血性损伤,后处理穿破性损伤;对于穿破性损伤,应先处理污染重(如下消化道)的损伤,后处理污染轻的损伤。

腹腔内损伤处理完后,彻底清除腹内残留的异物(如遗留的纱布等)、组织碎块、食物残渣或粪便。用大量生理盐水冲洗腹腔,污染严重的部位应反复冲洗,然后将冲洗液吸净。根据需要放置引流管或双腔引流管。腹壁切口污染不重,可予分层缝合;污染较重者,皮下应留置乳胶片引流。

# 第二节　常见腹部内脏损伤及处理

## 一、脾破裂

脾是腹部内脏最容易受损的器官,在腹部闭合性损伤中,脾破裂(Splenic Rupture)占 20%~40%。有慢性病理病变(如血吸虫病、疟疾、黑热病、传染性单核细胞增多症、淋巴瘤等)的脾更易破裂。

(一)分级

按病理解剖脾破裂可分为中央型破裂(破在脾实质深部)、被膜下破裂(破在脾实质周边部分)和真性破裂(破损累及被膜)三种。

第六届全国脾外科学术研讨会(天津,2000 年)制订的脾损伤Ⅳ级分级法为:

Ⅰ级　脾被膜下破裂或被膜及实质轻度损伤,手术所见脾裂伤长度≤5.0cm,深度≤1.0cm;

Ⅱ级　脾裂伤总长度>5.0cm,深度>1.0cm,但脾门未累及,或脾段血管受累;

Ⅲ级　脾破裂伤及脾门部或脾部分离断,或脾叶血管受损;

Ⅳ级　脾广泛破裂,或脾蒂、脾动静脉主干受损。

(二)临床特征

临床表现以内出血及血液对腹膜引起的刺激为其特征,症状轻重取决于脾脏损伤程度、就诊早晚、出血量多少及合并伤的类型。临床所见脾破裂,约 85%是真性破裂。破裂部位较多见于脾上极及膈面,有时在裂口对应部位有下位肋骨骨折存在。破裂如发生在脏面,尤其是邻近脾门者,有撕裂脾蒂的可能。有些血肿(特别是被膜下血肿)在某些微弱外力影响下,可以突然转为真性破裂(延迟性脾破裂),导致诊治中措手不及的局面。一般发生在 2 周以内,但也有迟至数月以后的。

(三)处理

处理原则是"抢救生命第一,保脾第二",在不影响抢救生命的前提下,才考虑尽量保留脾。

1.无休克或容易纠正的一过性休克,影像学检查(B 超、CT)证实脾裂伤比较局限、表浅,无其他腹腔脏器合并伤者,行非手术治疗。治疗期间严密观察血压、脉搏、腹部体征、红细胞比容及影像学等变化。若病例选择得当,非手术治疗成功率可达 80%以上,而且小儿的成功率明显高于成人。

2.观察中如发现继续出血或有其他器官损伤,应立即手术。不符合非手术治疗条件的伤员,应尽快剖腹探查,以防延误。

3.彻底查明伤情后明确可能保留脾者(主要是Ⅰ、Ⅱ级损伤)尽可能保留脾。方法有生物胶粘合止血、物理凝固止血、单纯缝合修补、脾破裂捆扎、脾动脉结扎及部分脾切除等。

4.脾中心部碎裂,脾门撕裂或有大量失活组织,高龄及多发伤情况严重者需行全脾切除术。为防止小儿日后发生脾切除后凶险性感染(OPSI),可将 1/3 脾组织切成薄片或小块埋入大网膜囊内进行自体移植。成人多无此必要(OPSI 发生率小于 1%)。

5.以往已呈病理性肿大的脾发生破裂应予切除。

6.延迟性脾破裂应行脾切除。

## 二、肝破裂

肝破裂(Liver Rupture)在各种腹部损伤中约占 l5%~20%,右肝破裂较左肝多见。

(一)分级

肝损伤的分级方法,目前尚无统一标准。l994 年美国创伤外科协会提出如下分级法:

Ⅰ级　血肿:位于被膜下,<10%肝表面积。裂伤:被膜撕裂,肝实质破裂,深度<1cm。

Ⅱ级　血肿:位于被膜下,10%~50%肝表面积;实质内血肿直径<10cm。裂伤:肝实质裂伤深度 1~3cm,长度小于 10cm。

Ⅲ级　血肿:位于被膜下,>50%肝表面积或继续扩大;被膜下或实质内血肿破裂;实质内血肿>10cm 或仍在继续扩大。裂伤:肝实质裂伤深度>3cm。

Ⅳ级　肝实质破裂累及 25%~75%的肝叶,或在单一肝叶内有 l~3 个 Couinaud 肝段受累。

Ⅴ级　裂伤:实质破裂超过 75%肝叶,或在单一肝叶超过 3 个 Couinaud 肝段受累。血管伤:近肝静脉损伤,即肝后下腔静脉/肝静脉主支损伤。

Ⅵ级　血管:肝撕脱。

以上分级如为多发性肝损伤,其损伤程度则增加Ⅰ级。

国内黄志强提出如下简洁、实用的肝外伤分级:

Ⅰ级　裂伤深度不超过 3cm;

Ⅱ级　伤及肝动脉、门静脉、肝胆管的 2~3 级分支;

Ⅲ级或中央区伤　伤及肝动脉、门静脉、肝总管或其一级分支合并伤。

(二)临床特征

临床表现主要为内出血,但因肝破裂后可能有胆汁溢入腹腔,故腹痛和腹膜刺激征常较明显,肝破裂后,血液有时可通过胆管进入十二指肠而出现黑便或呕血,诊断中应予注意。肝被膜下破裂也有转为真性破裂的可能,而中央型肝破裂则更易发展为继发性肝脓肿。

（三）处理

1.肝破裂处理的基本要求是彻底清创、确切止血、消除胆汁溢漏和建立通畅引流。

2.刺伤和钝性伤则主要根据伤员全身情况决定治疗方案。血流动力学稳定或经补充血容量后保持稳定的伤员,可在严密观察下进行非手术治疗,约有30%可经非手术方法治愈。

（四）手术治疗

1.暂时控制出血,尽快查明伤情

开腹后发现肝破裂并有凶猛出血时,可用纱布压迫创面暂时止血,同时用手指或橡皮管阻断肝—十二指肠韧带以控制出血,以利探查和处理。常温下每次阻断肝血流的时间不宜超过30分钟,若需控制更长时间,应分次进行。

在探明肝破裂伤情之后,应进行清创。其具体方法是清除裂口内的血凝块、异物以及离断粉碎或失去活力的肝组织。清创后应对出血点和断裂的胆管逐一结扎。

2.术式选择

（1）肝单纯缝合

对于裂口不深、出血不多、创缘比较整齐的病例,在清创后可将裂口直接予以缝合。

如在缝合前将大网膜、明胶海绵或氧化纤维填入裂口,可提高止血效果并加强缝合线的稳固性。

肝损伤如属被膜下破裂,小的血肿可不处理,张力高的大血肿应切开被膜,进行清创,彻底止血和结扎断裂的胆管。

（2）肝动脉结扎术

如果裂口内有不易控制的动脉性出血,可考虑行肝动脉结扎。

（3）肝切除术

对于有大块肝组织破损,特别是粉碎性肝破裂,可将损伤的肝组织整块切除或行肝叶或肝段切除术。应尽量多保留健康肝组织。

（4）纱布块填塞法

对于裂口较深或肝组织已有大块缺损而止血不满意、又无条件进行较大手术的病人,有时可在用大网膜、明胶海绵、氧化纤维或止血粉填入裂口之后,用长而宽的纱条按顺序填入裂口以达到压迫止血的目的。纱条尾端自腹壁切口或另作腹壁戳孔引出作为引流。手术后第3~5日起,每日抽出纱条一段,7~10日取完。此法有并发感染或在抽出纱条的最后部分时引起再次出血的可能,故非不得已,应避免采用。

肝破裂如累及肝静脉主干或肝后下腔静脉,出血多较凶猛,且有并发空气栓塞的可能,死亡率高达80%。直接修补静脉破裂口因术野出血多,且显露不佳而十分困难。通常需将切口扩大为胸腹联合切口改善显露,并将一带有气囊的硅胶管经肾静脉下方下腔静腔前壁小切口置入下腔静脉内,通气囊的侧管从切口引出。气囊插至膈肌上方时,即向气囊注水,同时在肾静脉上方用纱带缚住下腔静脉,以建立暂时性静脉血流的内转流,这样可大大减少肝静脉破裂处的出血,有利于肝静脉裂口的修补。

不论采用以上何种手术方式,外伤性肝破裂术后,均应在创面或肝周放置引流管以引流渗出的血液和胆汁。

### 三、胰腺损伤

胰腺损伤(Pancreatic Injury)约占腹部损伤的1%~2%,因其位置深而隐蔽,早期不易发现,甚至在手术探查时也有漏诊可能。胰腺损伤后常并发胰液漏或胰瘘。因胰液侵蚀性强,又影响消化功能,故胰腺损伤的死亡率可高达20%。

（一）临床特征

1.胰腺闭合性损伤常系上腹部强力挤压所致。

2.胰腺破损或断裂后，胰液可积聚于网膜囊内而表现为上腹明显压痛和肌紧张，还可因膈肌受刺激而出现肩部疼痛。外渗的胰液经网膜孔或破裂的小网膜进入腹腔后，可出现弥漫性腹膜炎。部分病例渗液被局限在网膜囊内未及时处理，日久则形成胰腺假性囊肿。

3.胰腺损伤所引起的内出血量一般不大，可有腹膜炎体征。血淀粉酶可升高，但血清淀粉酶和腹腔液体淀粉酶升高并非胰腺创伤所特有。

4.B超可发现胰腺回声不均和周围积血、积液。

CT能显示胰腺轮廓是否整齐及周围有无积血、积液。

（二）处理

1.高度怀疑或诊断为胰腺损伤者，应立即手术治疗。

2.凡在手术探查时发现胰腺附近有血肿者，应将血肿切开，检查出血来源。

3.手术的目的是止血、清创、控制胰腺外分泌及处理合并伤。

（三）手术方式

1.被膜完整的胰腺挫伤，仅作局部引流便可。

2.胰体部分破裂而主胰管未断者，可用丝线作褥式缝合修补。

3.胰颈、体、尾部的严重挫裂伤或横断伤，宜作胰腺近端缝合、远端切除术。

4.胰腺头部严重挫裂或断裂，为了保全胰腺功能，此时宜作主胰管吻合术，或结扎近端主胰管、缝闭近端腺体并行远端与空肠 Roux-en-Y 吻合术。

5.若胰头部胆总管断裂而胰管完好，可缝合胆总管断裂的两端，修补十二指肠及胰腺裂口，另作胆总管空肠 Roux-en-Y 吻合。若胆总管、胰管同时断裂但胰腺后壁完整，可以空肠 Roux-en-Y 袢覆盖其上与胰腺和十二指肠裂口吻合；胰头严重毁损确实无法修复时才施行胰头十二指肠切除。

各类胰腺手术之后，腹内均应留置引流物，因为胰腺手术后有并发胰瘘的可能。引流物不仅要做到引流通畅，而且不能过早取出，最好是同时使用烟卷引流和双套管负压吸引。

如发现胰瘘，应保证引流通畅，多在4~6周内自愈，少数流量大的瘘可能需引流数月之久，但很少需要再次手术。

生长抑素对胰腺和整个消化道外分泌有很强的抑制作用，可用于预防和治疗外伤性胰瘘。

## 四、胆囊和胆总管损伤

胆囊和胆总管单纯损伤极少见，往往与肝损伤、十二指肠损伤、胰腺损伤合并存在，损伤时有大量胆汁进入腹腔，引起严重的胆汁性腹膜炎。胆囊或胆道损伤后，可根据伤情作胆囊切除术、胆总管吻合术或胆总管引流术。

## 五、胃损伤

腹部闭合性损伤时胃很少受累，只在胃膨胀时偶可发生胃损伤(Gastric Injury)。胃镜检查及吞入锐利异物也可引起穿孔，但很少见。

（一）临床特征

若损伤未波及胃壁全层(如浆膜或浆肌层裂伤、黏膜裂伤)，可无明显症状。若全层破裂，由于胃酸有很强的化学刺激性，立即出现剧痛及腹膜刺激征。但单纯后壁破裂时症状、体征不典型，诊断有时不易。肝浊音界消失、膈下有游离气体、胃管引出血性液均提示胃有破裂的可能。

（二）处理

探查必须彻底，手术探查时应切开胃横结肠韧带探查后壁，1/3 的病例胃前后壁都有穿孔；特别应注意检查大小网膜附着处以防遗漏小的破损。边缘整齐的裂口，止血后直接缝合；边缘有挫伤或失活组织者，需修整后缝合。广泛损伤者，宜行部分胃切除术。

### 六、十二指肠损伤

十二指肠的大部分位于腹膜后，十二指肠损伤(Duodenal Injury)的发病率很低，约占整个腹部损伤的 3.7%~5%；该损伤较多见于十二指肠降部、水平部(3/4 以上)。伤后早期死亡原因主要是严重合并伤，尤其是腹部大血管损伤；后期死亡则多因诊断不及时和处理不当引起十二指肠瘘致感染、出血和脏器功能衰竭。

（一）临床特征

1.十二指肠损伤如发生在腹腔内部，破裂后可有胰液和胆汁流入腹腔而早期引起腹膜炎；术前临床诊断虽不易明确损伤所在部位，但因症状明显，一般不致耽误手术时机。

2.腹膜后十二指肠破裂诊断较困难，下述情况可为诊断提供线索：

(1)右上腹或腰部持续性疼痛且进行性加重，可向右肩及右睾丸放射；

(2)右上腹及右腰部有明显的固定压痛；

(3)腹部体征相对轻微而全身情况不断恶化；

(4)有时可有血性呕吐物出现；

(5)血清淀粉酶升高；

(6)腹部平片可见腰大肌轮廓模糊，有时可见腹膜后呈花斑状改变(积气)并逐渐扩展；

(7)胃管内注入水溶性碘剂可见外溢；

(8)CT 显示右肾前间隙气泡更加清晰；

(9)直肠指检有时可在骶前触及捻发音，提示气体已达到盆腔腹膜后间隙。

（二）处理

抗休克和及时得当的手术处理是治疗的两大关键。

手术探查时如发现十二指肠附近腹膜后有血肿，组织被胆汁黄染或在横结肠系膜根部有捻发音，应高度怀疑腹膜后十二指肠破裂的可能。此时应切开十二指肠外侧后腹膜或横结肠系膜根部后腹膜，以便探查十二指肠降部与横部。

手术方法较多，归纳起来主要有下列六种：

1.单纯修补术

70%~80%以上的十二指肠损伤可用此法治疗，此法适用于裂口不大，边缘整齐，血运良好且无张力者。

2.带蒂肠片修补术

裂口较大、不能直接缝合者，可游离一小段带蒂空肠管，将其剖开修剪后镶嵌缝合于缺损处。

3.损伤肠段切除吻合术

十二指肠水平部、升部严重损伤不宜缝合修补时，可切除该肠段行端端吻合。若张力过大无法吻合，则将远端关闭，利用近端与空肠行端侧吻合；或缝闭两个断端，作十二指肠空肠侧侧吻合。

4.十二指肠憩室化

适用于十二指肠球部、降部严重损伤或同时伴胰腺损伤者。手术包括胃窦切除、迷走神经切断、胃空肠吻合、十二指肠残端和胆总管造瘘。

5.胰头十二指肠切除术

只宜用于十二指肠降部严重碎裂殃及胰头、无法修复者。

6.浆膜切开血肿清除术

十二指肠损伤的一个特殊类型是十二指肠壁内血肿,除上腹不适、隐痛外,主要表现为高位肠梗阻,若非手术治疗 2 周梗阻仍不解除,可手术切开血肿清除血凝块,修补肠壁,或行胃空肠吻合术。

## 七、小肠破裂

小肠占居着中、下腹的大部分空间,故受伤的机会比较多。

(一)临床特征

小肠破裂(Small Intestine Rupture)后可在早期即产生明显的腹膜炎,故诊断一般并不困难。小肠破裂后,只有少数病人有气腹;如无气腹表现,并不能否定小肠穿孔的诊断。一部分病人的小肠裂口不大,或穿破后被食物残渣、纤维蛋白甚至突出的黏膜所堵塞,可能无弥漫性腹膜炎的表现。

(二)处理

小肠破裂的诊断一旦确定,应立即进行手术治疗。手术时要对整个小肠和系膜进行系统、细致的探查,系膜血肿即使不大也应切开检查以免遗漏小的穿孔。

手术方式以单纯修补为主。

有以下情况时,则应作部分小肠切除吻合术:

(1)裂口较大或裂口边缘部肠壁组织挫伤严重;

(2)小段肠管有多处破裂;

(3)肠管大部分或完全断裂;

(4)肠管严重挫伤、血运障碍;

(5)肠壁内或系膜缘有大血肿;

(6)肠系膜损伤影响肠壁血液循环。

## 八、结肠破裂

结肠损伤发病率较小肠为低。结肠内容物液体成分少但细菌含量多(每克粪便含细菌 $10^{14}$ 个),故腹膜炎出现得较晚,但较严重。一部分结肠位于腹膜后,受伤后容易漏诊,常常导致严重的腹膜后感染。

由于结肠壁薄、血液供应差、含菌量大,故结肠破裂(Colon Rupture)的治疗不同于小肠破裂。

除少数裂口小、腹腔污染轻、全身情况良好的病人可以考虑一期修补或一期切除吻合(限于右半结肠)外,大部分病人应先采用肠造口术或肠外置术处理,待 3~4 个月后病人情况好转时,再行关闭瘘口。

对比较严重的损伤一期修复后,可加作近端结肠转流性造口,确保肠内容物不再进入远端结肠。

一期修复手术的主要禁忌为:

(1)腹腔严重污染;

(2)全身严重多发性损伤或腹腔内其他脏器合并伤,须尽快结束手术;

(3)伴有其他严重疾病,如肝硬化、糖尿病等。

## 九、直肠损伤

直肠损伤(Rectal Injury)平时多为工农业生产外伤、交通事故、生活意外及斗殴所致,以腹部闭合性损伤为多见。

(一)临床特征

直肠上段在盆底腹膜反折之上,下段在反折之下。它们损伤后的表现有所不同:如损伤在腹膜反折之上,其临床表现与结肠破裂引起的腹膜炎相似;如发生在反折之下,则将引起严重的直肠周围感染,并不表现为腹膜炎,容易延误诊断。

腹膜外直肠损伤可表现为：

(1)血液从肛门排出；

(2)会阴部、骶尾部、臀部、大腿部的开放伤口有粪便溢出；

(3)尿液中有粪便残渣；

(4)尿液从肛门排出。

直肠指诊可发现直肠内出血，有时可摸到直肠破口。

(二)处理

1.腹膜反折以上破裂

应剖腹探查。破口小、污染轻可行修补，近端乙状结肠造瘘或术后置肛管排气；毁损性严重损伤，可切除后端端吻合，同时行乙状结肠造瘘为宜，2~3月后关瘘。

2.腹膜反折以下破裂

充分引流直肠周围间隙，行乙状结肠造瘘，待直肠伤口愈合后关瘘。

## 十、腹膜后血肿

外伤性腹膜后血肿(Retroperitoneal Hematoma)多系从高处坠落、挤压、车祸等所致胰损伤、肾损伤、十二指肠损伤、骨盆骨折或下段脊柱骨折和腹膜后血管损伤引起。出血后，血液可在腹膜后间隙广泛扩散形成巨大血肿，还可渗入肠系膜间。

(一)临床特征

腹膜后血肿因出血程度与范围不同而异，临床表现不尽相同，并常因有合并损伤而被掩盖。一般说来，除部分伤者可有腰肋部瘀斑(Grey Turner 征)外，突出的表现是内出血征象、腰背痛和肠麻痹；伴尿路损伤者常有血尿。血肿进入盆腔者可有里急后重感，直肠指诊触及骶前区伴有波动感的隆起。有时因后腹膜破损而使血液流至腹腔内，故腹腔穿刺或灌洗具有一定诊断价值。

(二)处理

除积极防治休克和感染外，多需行剖腹探查，因腹膜后血肿常伴大血管或内脏损伤。

手术中如见后腹膜并未破损，可先估计血肿的范围和大小，在全面探查腹内脏器并对其损伤作相应处理后，再对血肿的范围和大小进行一次估计。如血肿有所扩展，则应切开后腹膜，寻找破损血管，予以结扎或修补；如无扩展，可不予切开，因完整的后腹膜对血肿可起压迫作用从而使出血得以自控，特别是盆腔内腹膜后血肿，出血多来自压力较低的盆腔静脉丛，出血自控的可能性较大。

如血肿位置主要在两侧腰大肌外缘、膈肌脚和骶骨岬之间，血肿可来自腹主动脉、腹腔动脉、下腔静脉、肝静脉以及肝的裸区部分、胰腺或腹膜后十二指肠损伤，此范围内的腹膜后血肿，不论是否扩展，原则上均应切开后腹膜予以探查，以便对受损血管或器官作必要的处理。剖腹探查时如见后腹膜已破损，则应探查血肿。探查时，应尽力找到并控制出血点；无法控制时，可用纱条填塞，静脉出血常可因此停止。填塞的纱条应在术后 4~7 日内逐渐取出。

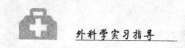

# 第二十六章 胃十二指肠疾病

## 第一节 胃十二指肠溃疡

胃十二指肠溃疡(Gastroduodenal Ulcer)因其发病与胃酸有关而统称消化性溃疡或溃疡病,常合并幽门螺杆菌感染。

胃十二指肠溃疡是最常见的多发病之一,一般认为约10%的人在其一生中曾患此病,其发病率虽日趋降低,但因发病年龄趋向老龄化,并发症引起的病死率并未降低。胃十二指肠溃疡有急、慢两种类型。急性胃十二指肠溃疡多能经内科短期治疗而愈合;慢性胃十二指肠溃疡多持续较久,非经特殊治疗很难愈合,有可能发生各种严重的并发症,临床上常见多属此型。多数溃疡病发生在十二指肠球部,少数发生在胃的幽门与小弯,两者之比为3:1~4:1。

### 一、临床特点

1.多数胃十二指肠溃疡患者具有典型临床表现。症状主要特点是:慢性、周期性、节律性上腹痛,体征不明显。部分患者(约10%~15%)平时缺乏典型临床表现,而以大出血、急性穿孔为其首发症状。少数特殊类型溃疡其临床表现又各有特点。

2.溃疡经内科治疗愈合后有易于复发的倾向。

3.患病过程中可以引起出血、急性穿孔、幽门梗阻等并发症,胃溃疡可以发生恶变。

4.反复发作者,应考虑胃泌素瘤(Zolinger-Ellison 综合征)的可能。胃泌素瘤是胰腺非 β 细胞瘤分泌大量胃泌素所致,特点是高胃泌素血症,高胃酸分泌和多发性、难治性消化性溃疡。

### 二、诊断要点

1.上腹部疼痛伴反酸,有明显周期性、节律性,餐后延迟痛、空腹痛和夜间痛。进食后可使疼痛缓解。

2.胃溃疡在上腹剑突下正中或偏左,十二指肠溃疡在上腹正中或偏右有局限性压痛。

3.X 线钡餐检查特别是气钡双重对比造影,溃疡可见胃小弯侧有突出腔外的龛影或十二指肠球部变形。

4.纤维及电子胃镜不仅可清晰、直接观察胃、十二指肠黏膜变化及溃疡大小、形态,还可在直视下刷取细胞或钳取组织作病理检查,对消化性溃疡可作出准确诊断及良性、恶性溃疡的鉴别诊断,此外,还能动态观察溃疡的活动期及愈合过程,观察药物治疗效果等。

### 三、鉴别诊断

1.胃癌

胃溃疡与溃疡型胃癌之区别极为重要,但有时比较困难。一些溃疡型胃癌在早期其形态和临床表现可酷似良性溃疡,甚至治疗后可暂愈合(假愈),故主张对所有胃溃疡患者都进行胃镜检查,在溃疡边缘作多点取活组织检查,明确溃疡的性质。最重要的鉴别方法是 X 线钡餐和胃镜检查。

2.胆囊炎及胆石症

本病中年女性较多见,也可引起慢性、复发性上腹痛,有时误诊为消化性溃疡。疼痛一般缺乏溃疡的节律性,往往因进食而发作,如有典型胆绞痛,Murphy 征可阳性,急性发作时可有发热及黄疸。B 超检查可以确诊。

3.慢性胰腺炎

反复腹痛发作,呈持续性,伴消瘦与营养不良。

## 四、治疗

大多数胃十二指肠溃疡可以经内科综合治疗获得痊愈,但据文献报道,在住院治疗的溃疡病病例中约25%患者在最终或一开始就必须用外科治疗。有些适应证是明显的,这些多是胃十二指肠溃疡的并发症,对手术的要求往往是很迫切的;有些病例的手术适应证则是相对的,这些大部分是内科治疗无效的病例,往往需择期手术。

**胃大部切除术的适应证**

1.手术绝对适应证

(1)胃十二指肠溃疡急性穿孔,形成弥漫性腹膜炎。

(2)胃十二指肠溃疡急性大出血,或反复呕血,有生命危险者。

(3)胃十二指肠溃疡并发瘢痕性幽门梗阻,严重影响进食及营养者。

(4)胃溃疡有可疑恶变者。

2.手术相对适应证

(1)多年的胃十二指肠溃疡反复发作,病情逐渐加重,症状剧烈者。

(2)虽然经严格的内科治疗而症状不能减轻,溃疡不能愈合,或暂时愈合而短期内又复发者。

(3)其他社会因素,如病人的工作性质、生活环境、经济条件等,要求较迅速而根本地治疗者。

根据国内文献统计,经外科胃大部切除术治疗的溃疡病人中,急性穿孔最多见,占 36%;幽门梗阻占21%;急性大出血占 12%;疑有恶变占 1%;其余 30%为内科治疗无效而有相对的手术适应证的病例。

## 五、预后及转归

对已有并发症的胃十二指肠溃疡行手术治疗的效果均较好,复发率较低。

# 第二节 胃十二指肠溃疡穿孔

急性穿孔是胃十二指肠溃疡的严重并发症之一。溃疡穿孔绝大部分为十二指肠前壁溃疡穿孔。与胃溃疡穿孔的比为 15:1。溃疡急性穿孔后,胃十二指肠内容物流溢至腹腔内,由于高度酸性或碱性液体引起化学性腹膜炎,经 6~8 小时后转为化脓性腹膜炎,病原菌以大肠杆菌多见。溃疡病急性穿孔发病急,变化快,如不及时治疗,可由于腹膜炎而危及生命。

## 一、诊断要点

1.在溃疡病急性穿孔的病人中,约 70%有长期的溃疡病史。

2.突然发生剧烈腹痛,疼痛最初开始于上腹部或穿孔的部位,常呈刀割或烧灼样痛,一般为持续性,很快扩散至全腹部。多伴有休克症状。

3.腹肌紧张如木板样(板状腹),全腹有压痛和反跳痛,肝浊音区缩小或消失。

4. X 线检查

在站立位 X 线检查约有 80%~90%病人膈下可见到半月状的游离气体影,对诊断帮助很大。

5.可伴有发烧、脉快、白细胞计数增高。

## 二、鉴别诊断

1.急性阑尾炎

胃十二指肠溃疡穿孔时,内容物可沿升结肠旁沟流到右下腹,引起右下腹疼痛,可与阑尾炎相混淆。但急性阑尾炎症状一般较胃十二指肠溃疡穿孔轻,压痛以右下腹为著,不伴有休克症状,罕有气腹征。

2.急性胰腺炎

相似之处为突然发生上腹剧烈疼痛,伴有呕吐,也有腹膜炎症状,但急性胰腺炎疼痛偏于左上腹,可向腰部放散。发病前多有高脂餐、暴饮暴食或饮酒史。早期腹膜刺激征一般不明显,无气腹征。血清淀粉酶测定升高。超声波检查 85%以上的急性胰腺炎病人可发现胰腺肿大。

3.急性胆囊炎

既往多有胆道系统疾病史。疼痛多局限于右上腹部,向右肩背部放射。右上腹多能触及肿大的胆囊,Murphy 征阳性。超声波检查可发现胆囊肿大或胆囊内有结石。

## 三、治疗

胃十二指肠溃疡急性穿孔,根据具体病情,可选用非手术治疗及手术治疗。

1.非手术治疗

适用于腹腔渗出少,全身情况好,就诊时腹膜炎已有局限趋势,无严重感染及休克,发病时间较短的空腹穿孔病人。应禁食,胃肠减压,半卧位,输液、输血,维持水、电解质平衡,使用广谱抗生素。需要指出的是在治疗过程中必须严密观察病情,如治疗 6~8 小时后症状、体征不见好转或反而加重者,应立即改为手术治疗。穿孔愈合后,对于 HP 感染阳性者,应予治疗。

2.手术治疗

凡发生于饱餐后的穿孔、顽固性溃疡穿孔、伴有幽门梗阻的穿孔、并发出血及高龄患者、疑有癌变者,或经非手术治疗无效者,应及早进行手术治疗。

手术方法有两种:

(1)单纯穿孔缝合术

优点是操作简便易行,手术时间短,危险性小。适用于穿孔时间超过 8 小时,腹腔内污染及炎症较重、病人一般情况不能耐受较长时间手术者及溃疡病史短的年轻病人。

(2)彻底性手术

若病人一般情况较好,穿孔时间在 12 小时以内,腹腔炎症较轻,或已有不全梗阻或出血史者可行彻底性手术。包括胃大部切除术。对于十二指肠溃疡穿孔,可施行穿孔单纯缝合后再行迷走神经切断加胃空肠吻合术,或缝合穿孔后作高选择性迷走神经切断术。

胃溃疡穿孔病人,术时必须首先确定非癌性穿孔,必要时术中活检以确定。如为癌性穿孔,条件许可时尽量采用根治性手术。

# 第三节 胃十二指肠溃疡大出血

胃十二指肠溃疡大出血系指那种大量呕血或柏油样大便,血红蛋白明显下降,以致发生休克前期或很快陷入休克状态。大出血的溃疡一般位于胃小弯或十二指肠后壁。

## 一、诊断要点

1.多数患者在出血前有溃疡病史。

2.主要症状为柏油样便与呕血,多数溃疡大出血病例发病突然,就溃疡病而言,如突然大呕血,并不混有黑色血块,多为胃溃疡出血,而仅有柏油样便多为十二指肠溃疡出血。

3.可有血容量不足、休克的内出血表现,如面色苍白、口渴、脉速、出冷汗、呼吸浅促、血压下降等。

4.纤维及电子胃镜可发现出血病灶。

## 二、鉴别诊断

胃十二指肠溃疡大出血应和各种上消化道出血疾病如门静脉高压症并发大出血、急性胆道出血、胃癌出血相鉴别。

1.门静脉高压症食管胃底静脉破裂出血

多以呕血为主,往往量大,为新鲜全血或血块,便血多在呕血之后,有肝病史,多有脾肿大、脾功能亢进,腹壁静脉怒张,皮肤有蜘蛛痣。

2.应激性溃疡

多发生于内科重症患者和创伤与手术后的病人,胃镜可鉴别。

3.胆道出血

多以黑便为主,可有胆道感染、胆道蛔虫病史,常以右上腹痛为前驱症状,可伴有寒战、发热及黄疸,周期性出血为其特点,B超检查有助于鉴别。

4.胃癌出血

呕血多为黑褐或黑红胃液,多为小量出血,有胃病史,可有消瘦、营养不良,少数上腹部可触及肿块,胃镜检查有助于鉴别。

## 三、治疗

1.非手术治疗

胃十二指肠溃疡大出血患者多数经一般治疗,如输血、补液,应用止血药物、$H_2$受体拮抗剂或质子泵抑制剂、生长抑素,冷生理盐水洗胃,内窥镜下注射肾上腺素或硬化剂,激光凝固或选择性动脉注射血管收缩剂等治疗,出血可以停止。

2.手术治疗

有约5%~10%的病人经上述治疗后出血仍继续。如有下列情况,应考虑手术治疗。

(1)在6~8小时内输入血液600~1000毫升后情况不见好转,或暂时好转而停止输血后又再度病情恶化者。

(2)正在内科住院治疗中发生大出血者,表示溃疡侵蚀性大,非手术治疗不易止血。

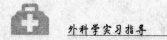 

(3)曾发生类似的大出血,年龄在 50 岁以上或有动脉硬化者,估计难以自行止血。

(4)大出血合并穿孔或幽门梗阻。

需要手术治疗的患者,应积极输血、抗休克等,最好在出血 24 小时内进行,这样效果较好,若拖延到病情十分危险时再手术则死亡率较高。老年患者应争取较早手术治疗。

国内普遍采用包括溃疡在内的胃大部切除术,在切除溃疡有困难时应予旷置,但要贯穿结扎溃疡底出血动脉或其主干。在病人病情危重、不允许作胃大部切除时,可采取单纯贯穿结扎止血法。近年来有人对十二指肠溃疡出血,在贯穿结扎溃疡出血处理后,再施行迷走神经切断加引流术。

# 第四节　胃十二指肠溃疡瘢痕性幽门梗阻

幽门梗阻为溃疡病最常见的并发症,多见于十二指肠溃疡,偶可见于幽门管溃疡或幽门前区溃疡。据统计在十二指肠溃疡中发生幽门梗阻者约占 8%,而在胃溃疡中仅占 2% 左右。

**溃疡病并发幽门梗阻有四种:**

1.痉挛性梗阻

幽门附近溃疡,刺激幽门括约肌反射性痉挛所致。

2.炎症水肿性梗阻

幽门区溃疡本身炎症水肿。

3.瘢痕性梗阻

溃疡胼胝硬结,溃疡愈后瘢痕挛缩。

4.粘连性梗阻

溃疡炎症或穿孔后引起粘连或牵拉。

前两种梗阻是暂时性的或是反复发作;后两种梗阻是永久性的,必须施手术治疗。

## 一、诊断要点

1.有溃疡病史。

2.呕吐是幽门梗阻的突出症状,其特点是:呕吐多发生在下午或晚上,呕吐量大,一次可达一升以上,呕吐物为郁积的食物,伴有酸臭味,不含胆汁。

3.查体可见胃蠕动波及震水音。可有尿少、便秘、脱水、消瘦,严重时呈恶液质。

4.口服钡剂后,钡剂难以通过幽门。胃扩张、蠕动弱,有大量空腹潴留液,钡剂下沉出现气、液、钡三层现象。

## 二、鉴别诊断

1.活动期溃疡所致幽门痉挛和水肿

有溃疡病疼痛症状,梗阻为间歇性,呕吐虽然很剧烈,但胃无扩张现象,呕吐物不含宿食。经内科治疗梗阻和疼痛症状可缓解或减轻。

2.胃癌所致的幽门梗阻

病程较短,胃扩张程度较轻,胃蠕动波少见。晚期上腹可触及包块。X 线钡餐检查可见胃窦部充盈缺损,胃镜取活检能确诊。

**3.十二指肠球部以下的梗阻性病变**

可有呕吐,胃扩张和潴留,但其呕吐物多含有胆汁。X线钡餐或内窥镜检查可确定梗阻性质和部位。

### 三、治疗

**1.非手术疗法**

由幽门痉挛或炎症水肿所致梗阻,应行非手术治疗,方法是:胃肠减压,保持水、电解质平衡及全身支持治疗。

**2.手术疗法**

瘢痕所致幽门梗阻和非手术治疗无效的幽门梗阻应视为手术适应证。常用的手术方法有胃大部切除术(为我国最常用的术式)、迷走神经切断加胃窦部切除术或迷走神经切断加胃引流术、胃空肠吻合术。

幽门梗阻患者术前要做好充分准备。术前2~3天行胃肠减压,每日用温盐水洗胃,减少胃组织水肿。输血、输液及改善营养,纠正水、电解质紊乱。

# 第五节　胃癌

胃癌(Carcinoma of Stomach)是消化道恶性肿瘤中最多见的癌肿,胃癌在我国各种恶性肿瘤中居首位。胃癌的发病率在不同国家、不同地区差异很大。日本、智利、芬兰等为高发国家,而美国、新西兰、澳大利亚等国家则发病率较低,两者发病率可相差10倍以上。我国也属胃癌高发区,其中以西北地区最高,东北及内蒙古次之,华北、华东又次之,中南及西南最低。胃癌多发于40岁以上,41~60岁者约占三分之二,男女之比约为3.6:1。

胃癌的病因尚未完全阐明,根据流行病学及病因学的调查研究认为与地域环境及饮食生活因素、幽门螺杆菌感染、癌前病变、遗传和基因等因素有关。

### 一、分类

**1.早期胃癌**

指癌浸润达黏膜层和(或)黏膜下层,而不论有无淋巴结转移。癌病灶在10mm内的称小胃癌,在5mm内的称微小胃癌。

**2.进展期胃癌**

目前仍多沿用Borrmann分型,可分为Ⅰ型:隆起型;Ⅱ型:溃疡型;Ⅲ型:溃疡浸润型;Ⅳ型:浸润型。

**3.按组织学分类分为:**

(1)乳头状腺癌;

(2)管状腺癌;

(3)低分化腺癌;

(4)黏液腺癌;

(5)印戒细胞癌。

特殊类型有:(1)腺鳞癌;(2)鳞状细胞癌;(3)类癌;(4)未分化癌等。

## 二、转移途径

1.淋巴转移

为最早、最多见的转移途径。

2.直接蔓延

病变直接侵及邻近器官,如肝、脾、胰、横结肠等。

3.血行扩散

癌细胞经门静脉转移至肝,并经肝静脉转移至肺、脑、骨骼等。

4.腹腔内癌细胞种植

如癌细胞脱落种植于直肠周围及卵巢(Krukenbery 瘤)等。

## 三、诊断要点

1.起病多隐匿,早期胃癌可无症状。至中晚期相继出现上腹疼痛、食欲不振、体重减轻、小量呕血或黑便、进行性贫血等表现,可因肿瘤的部位、大小、转移与否而出现不同的症状,如贲门部癌可较早出现吞咽困难;幽门部癌可引起幽门梗阻;肺转移者出现咳嗽、呼吸困难;肝转移者可出现肝痛、黄疸;骨转移者出现骨痛等。

2.早期无体征,晚期可有发热、衰竭、恶液质等。上腹部可扪到质硬的肿块,幽门部肿块可出现胃蠕动波、震水音。肝脏可因癌转移而肿大,质硬、表面不平。淋巴结转移可引起左锁骨上淋巴结肿大,癌细胞转移至卵巢时,下腹部可触及质硬的包块,常伴有血性腹水。

3.常有不同程度的贫血,粪便潜血多持续阳性。

4.X 线钡餐检查特别是气钡双重造影为重要的诊断方法之一。早期胃癌 X 线征较难发现,中晚期胃癌钡餐阳性率可达 90%,其 X 线征有:胃壁强直,皱襞中断,蠕动波消失,充盈缺损,胃腔缩小及癌性溃疡龛影等。

5.纤维及电子胃镜检查是早期诊断的有效方法,活检病理学检查可提高胃癌的诊断率。超声胃镜有助于了解肿瘤浸润深度及周围脏器和淋巴结有无转移。

6.腹部超声及 CT 检查主要用于观察邻近脏器受浸润及淋巴结转移的情况。

## 四、鉴别诊断

1.胃溃疡

上腹部疼痛伴反酸,有明显周期性、节律性,餐后延迟痛、空腹痛和夜间痛。进食后可使疼痛缓解。胃镜检查及活检有助于最后鉴别。

2.慢性胃炎

慢性胃炎的症状与胃癌很相似,加之胃窦胃炎的 X 线征象如黏膜粗乱、充盈缺损等更易混淆。胃镜检查及活检有助于最后鉴别。

3.邻近器官的肿瘤

如肝脏、胰腺、结肠、肾脏等脏器之肿瘤,亦可在上腹部扪到包块,并因包块压迫胃而出现一系列食欲不振、幽门梗阻等症状,加之 X 线钡餐透视亦可有假象,酷似胃癌,可通过胃镜检查予以鉴别。

## 五、治疗

胃癌治疗效果取决于是否能早期诊断,因此早期诊断仍是提高胃癌治疗效果的关键。

1.手术治疗

在胃癌治疗中占主导地位,即:以手术治疗为首选,辅以化疗、放疗等综合治疗,借以延长存活时间。

手术方式包括根治性切除术、姑息性切除和短路手术。

2.化学治疗

抗癌药物常用以补充手术疗法,在术前、术中和术后使用,以抑制癌细胞的扩散和杀伤残存癌细胞,提高手术疗效。对不能施行手术者,化疗起姑息治疗的作用,可减轻症状和延长寿命。

最常用的药物为 5-氟脲嘧啶(5-Fu)、丝裂霉素(MMC)、顺铂(Cisplatin,CDDP)、阿霉素(Adriamycin,ADR)和亚硝脲类(CCNU,甲基-CCNU、ACNU)、甲酰四氢叶酸钙(CF)等。单独应用疗效差,联合用药一般认为疗效较单项化疗为优。常用方案有 FAM 方案(氟脲嘧啶、阿霉素、丝裂霉毒)、MFC 方案(丝裂霉素、氟脲嘧啶、阿糖胞苷)。

呋喃氟脲嘧啶(FT207)服用方便,毒性较 5-Fu 为低,故常被临床医师所采用。

3. 其他治疗

包括放射治疗、激光微波治疗、免疫治疗、中医中药治疗等。

## 六、预后

胃癌的预后与胃癌的病理分期、部位、组织类型、生物学行为以及治疗措施有关。未经治疗的患者,自出现症状后的平均生存期约一年左右。

根治手术后的 5 年存活率取决于胃壁受侵深度、淋巴结受累范围和肿瘤生长方式。早期胃癌预后佳,如只侵及黏膜层(原位癌),手术后 5 年存活率可达 95%以上;如已累及黏膜下层,常有局部淋巴结转移,5 年存活率约为 70%。肿瘤属肠型而以肿块形式出现者,切除率高,较浸润型早期出现转移者的预后为优。皮革胃预后很差。如肿瘤已侵及肌层,但手术时未发现淋巴结转移者,术后 5 年存活率仍可达 60%~70%;如已深达肌层或浆膜层而有局部淋巴结转移者,则预后很差,5 年存活率仅 20%左右。

## 七、预防

由于胃癌发病因素未明,尚缺乏有效的预防方法,目前认为可采用以下措施:

1.改变食物贮藏方法,少进腌、熏食品,防止高盐饮食,戒烟酒,多吃新鲜水果、蔬菜,多吃肉类、乳品。

2.积极治疗胃癌的癌前病变,对高危人群需定期随访。

3.高发区建立防治网以利早期发现及时防治。

# 第六节　胃淋巴瘤

原发性胃恶性淋巴瘤(Gastric Malignant Lymphoma)属非上皮性胃恶性肿瘤,是原发于胃黏膜下淋巴组织的恶性淋巴瘤,占胃恶性肿瘤的 1%~4%,仅次于胃癌的发病率而占胃恶性肿瘤的第二位。发病年龄以 45~60 岁居多。男性比女性多见。可能与幽门螺杆菌(Hp)感染有关。

95%以上的原发性胃恶性淋巴瘤为非霍奇金淋巴瘤,组织学类型以 B 淋巴细胞为主。

## 一、诊断要点

1.本病的临床症状缺乏特征性,常误诊为胃癌或胃溃疡。可有上腹部隐痛、食欲不振、消瘦、发热、呕血、黑便等,半数病人可触及上腹包块。

2.X 线钡餐检查可见下列表现:

(1)多发性溃疡,或位于胃后壁或小弯侧的大而浅表溃疡;

(2)多数不规则圆形充盈缺损,所谓"鹅卵石样改变";

(3)胃壁浸润范围较大,但不太僵硬,仍可见蠕动通过;

(4)充盈缺损周围出现明显肥大的黏膜皱襞;

(5)胃壁肿块较大,但不引起梗阻。

3.胃镜检查可见黏膜隆起、溃疡、黏膜下多发结节或肿块等;超声胃镜可发现胃壁增厚,另可判断浸润胃壁深度与淋巴结转移情况,多部位适当深度的组织活检可提高诊断率。

4.CT检查可见胃壁增厚,并可了解肝、脾有无侵犯,纵隔与腹腔淋巴结情况,有助于排除继发性胃淋巴瘤。

## 二、治疗

本病的治疗原则为积极手术,彻底切除原发瘤与邻近淋巴结,按照病变范围行胃大部切除术或全胃切除术。即使姑息切除亦可结合术后化疗和放疗提高疗效、改善预后。若 Hp 阳性应行抗 Hp 治疗。

## 三、预后

原发性胃恶性淋巴瘤的预后一般较胃癌为佳,与肿瘤大小、浸润深度、组织学类型等有关,5 年存活率平均超过 50%。

# 第七节　胃肠道间质瘤

胃肠道间质瘤(Gastro-Intestina Stromal Tumors,GIST)是一组独立起源于胃肠道间质 Cajal 细胞(ICC)的肿瘤,是胃肠道最常见的非上皮性、非肌源性、非神经源性的肿瘤。

GIST 占消化道恶性肿瘤的 2.2%,发病年龄为 40~70 岁,中位年龄为 58 岁,男性稍多于女性。50%~60% 发生于胃。

GIST 的复发率极高,通常复发的部位在局部,可转移至肝脏,周围淋巴结的转移很少见。

## 一、诊断要点

1.最多见的症状为不明原因的腹部不适、隐痛或可扪及腹部肿块,其次是由肿瘤引起的消化道出血或仅表现为贫血。其他少见症状有食欲不振、体重下降、恶心、腹泻、便秘和肠梗阻等。

2.CT 能直接显示肿瘤本身的大小、形状、内部结构、密度、边界等,同时对邻近器官侵犯以及是否有其他部位的转移灶等情况也能有清晰的显示,对于肿瘤的诊断、分期有意义。

3.MRI 具有多轴位成像以及可反映肿瘤内部组成成分的优点。

4.内镜检查可以观察黏膜的改变,同时还能通过活检获得病理诊断,但是对黏膜下病变以及腔外病变的发现率较低;对于这类病变可以通过超声内镜检查来发现,超声内镜可发现直径小于 2 cm 的肿瘤。

5.B 超也有一定的诊断价值,但 B 超对小于 5cm 的肿瘤的检出率受到瘤体部位的影响,同时还会受到肠道气体和腹壁脂肪的干扰。

6.GIST 的最终诊断依赖于术后的病理诊断,免疫组化对诊断具有十分重要的意义。免疫组化显示 CD117 和 CD34 阳性。

## 二、治疗

现阶段治疗 GIST 的最新进展是伊马替尼(Imatinib)与手术的联合治疗。这种联合可明显提高治疗效果,延长生存期。

### 1.手术治疗

GIST 的治疗首选手术切除。GIST 淋巴结转移甚少,故一般不需行淋巴结清扫。但无论 GIST 的良、恶性如何,均应将肿瘤完全切除,必须保证手术切缘无肿瘤细胞残留,一般认为切缘距肿瘤 2cm 已经足够。

### 2.特异性靶向治疗

对术前已有多处转移或难以完整切除的 GIST,可以先用伊马替尼治疗,寻求手术机会;恶性潜能高的 GIST 可于术后以伊马替尼辅助治疗,姑息切除后的 GIST 应长期服用伊马替尼;在伊马替尼治疗下的患者,如重获手术机会,应该手术切除肿瘤。

### 3.放疗和化疗

收效甚微,目前已很少应用。

## 三、预后

GIST 的预后与下列因素相关:

(1)肿瘤大小;

(2)远处转移及邻近器官侵犯;

(3)肿瘤恶性程度;

(4)肿瘤是否破裂等。

无转移的原发性 GIST 在完整的手术切除后 5 年存活率为 50%~65%;已有转移或不能手术的患者,中位存活期仅有 10~20 个月,5 年存活率为 35%。

# 第二十七章 肠疾病

## 第一节 炎症性肠病

### 一、克罗恩病

克罗恩病(Crohn's Disease)是病因未明的胃肠肉芽肿性炎性疾病。目前已将本病和溃疡性结肠炎统称为炎症性肠病。发病年龄多在15~40岁,男性稍多于女性。

病因迄今未明,近年认为可能与感染、免疫反应、遗传等因素有关。

(一)诊断要点

1.临床主要表现

腹痛、腹泻、腹块、瘘管形成及肠梗阻,伴有发热、贫血等。部分病人有鹅口疮性口炎、结节性红斑、杵状指、皮肤溃疡、关节炎和肝肿大等。

2.X线钡餐检查

是诊断本病的重要方法,病变为节段性分布,常以回肠末端与右侧结肠为主,病变部黏膜皱襞粗乱,可见卵石样充盈缺损,肠轮廓不规则,其边缘可呈小锯齿状。典型的X线征象回肠末段肠腔狭窄而管壁僵直呈一细条状(称线样征)。

3.纤维结肠镜检查

对全结肠及回肠末端病变有诊断价值。镜下可见肠黏膜呈慢性炎症,铺路石样表现,有多数匐行沟槽样纵形溃疡,肠腔明显狭窄,病变肠段之间的黏膜正常。

(二)鉴别诊断

1.肠结核

多数有肠外结核,且结核菌素试验可呈阳性,X线钡餐检查病变无节段性分布,很少有铺路石征和瘘管形成,抗结核治疗有效。

2.回盲部肿瘤

年龄在40岁以上,病情呈进行性发展,右下腹肿块质地坚硬,X线钡剂灌肠检查显示回盲部充盈缺损。纤维结肠镜和活组织检查可获确诊。

3.溃疡性结肠炎

4.急性阑尾炎

出现腹泻者少见,右下腹压痛局限于麦氏点,少数克罗恩病合并急性阑尾炎,常需手术方能确诊。

5.其他

尚应和血吸虫病、慢性菌痢、肠阿米巴、小肠淋巴瘤等进行鉴别。

（三）治疗

1.一般采用内科治疗

常用的有水杨酸偶氮磺胺吡啶(SASP)、肾上腺糖皮质激素、免疫抑制剂、抗生素等。

2.手术

限于肠穿孔、完全性肠梗阻、下消化道大出血、瘘管及脓肿形成，经内科治疗无效的中毒性巨结肠及疑有结肠癌等。

一般采用回肠造瘘术或全结肠切除术。

（四）预后

本病经治疗后可好转或自行缓解。但多数病人迁延不愈，反复发作，预后不佳。

## 二、溃疡性结肠炎

溃疡性结肠炎(Ulcerative Colitis)是慢性非特异性溃疡性结肠炎的简称，为一种原因未明的直肠和结肠慢性炎性疾病。

本病可发生于任何年龄，以 20~50 岁为多见。男女发病率无明显差别。本病在欧美较常见，我国的发病率较低，且病情一般较轻。

病因尚未完全阐明。目前认为本病的发病可能与自身免疫、变态反应、遗传、感染、神经精神因素等因素有关。

病变最先累及直肠与乙状结肠，也可扩展到降结肠、横结肠，少数可累及全结肠，偶可涉及回肠末段。病变特点具有弥漫性、连续性。黏膜广泛充血、水肿、糜烂及出血。

（一）诊断要点

1.主要临床表现

腹泻、黏液脓血便、腹痛和里急后重。病情轻重不等，多反复发作或长期迁延呈慢性经过。

2.粪便检查

活动期有黏液脓血便，反复检查包括常规、培养、孵化等均无特异病原体发现。

3.免疫学检查

IgG、IgM 可稍有增加，抗结肠黏膜抗体阳性，T 淋巴细胞与 B 淋巴细胞比率降低，血清总补体活性($CH_{50}$)增高。

4.纤维结肠镜检查

是最有价值的诊断方法，通过结肠黏膜活检，可明确病变的性质。

5.钡剂灌肠 X 线检查

为重要的诊断方法。

起病多数缓慢，少数急性起病。病程呈慢性经过，数年至十余年，常有反复发作或持续加重，偶有急性暴发性过程。精神刺激、劳累、饮食失调常为本病发病的诱因。

（二）并发症

1.中毒性巨结肠

溃疡性结肠炎病变广泛严重，并累及肌层及肠肌神经丛时，可发生中毒性巨结肠。

2.结肠癌变

本病约 5%~10%发生癌变。

3. 结肠大出血

发生率约 3%。

### 4.其他

结肠假性息肉,结肠狭窄,肛门周围瘘管和脓肿等。

### (三)鉴别诊断

#### 1.慢性菌痢

常有急性菌痢病史,粪便及结肠镜检查取黏液脓性分泌物培养见痢疾杆菌的阳性率较高,抗菌药物治疗有效。

#### 2.阿米巴痢疾

粪便检查可找到阿米巴滋养体或包囊。结肠镜检查溃疡较深,边缘潜行,溃疡间结肠黏膜正常,于溃疡处取活检或取渗出物镜检,可发现阿米巴的包囊或滋养体。抗阿米巴治疗有效。

#### 3.直肠结肠癌

发生于直肠之癌肿,行肛指检查可触及包块,纤维结肠镜取活检 X 线钡剂灌肠检查对鉴别诊断有价值。

#### 4.克罗恩病

表 27-1  克罗恩病和溃疡性结肠炎的鉴别

| | | 克罗恩病 | 溃疡性结肠炎 |
|---|---|---|---|
| 症状与体征 | 发热 | 常见 | 较少见 |
| | 腹痛 | 较重,常在右下腹或脐周 | 较轻,常在左下腹或下腹 |
| | 腹块 | 常见 | 罕见 |
| | 里急后重 | 少见 | 常见 |
| | 中毒性巨结肠 | 少见 | 可有 |
| X 线检查 | 受累肠段 | 回肠末段与邻近结肠为主,节段性受累 | 以直肠、乙状结肠为主,常向上扩展,结肠受累(连续性) |
| | 肠腔狭窄 | 多见 | 较少见 |
| | 瘘管形成 | 多见 | 少见 |
| 直肠结肠镜检 | 部位 | 可见近端结肠病变,少数累及直肠 | 常见直肠、乙状结肠病变 |
| | 正常黏膜 | 见于病变肠段之间 | 病变弥漫,其间无正常黏膜 |
| | 黏膜病变 | 卵石样,有较深的沟槽样溃疡 | 细颗粒状,有糜烂与浅溃疡 |
| | 黏膜脆性 | 一般不增加 | 增加,触之易出血 |
| | 炎性息肉 | 可见 | 常见 |
| 活检病理 | 肠壁炎症 | 全壁性 | 主要在黏膜与黏膜下层 |
| | 肠腺隐窝脓肿 | 少见 | 多见 |
| | 非干酪性肉芽肿 | 多见 | 无 |
| | 癌变 | 少见 | 可见 |

#### 5.血吸虫病

有疫水接触史,肝肿大,粪便检查可发现血吸虫卵,孵化毛蚴阳性,结肠镜检查可见肠黏膜有黄色颗粒状结节,肠黏膜活检可发现血吸虫卵。

**6.肠激惹综合征**

为结肠功能紊乱所致。粪便可有大量黏液但无脓血,常伴有神经官能症,X 线钡剂灌肠及结肠镜检查无器质性病变。

**(四)治疗**

**1.内科综合治疗**

控制急性发作,减少复发,防止并发症。

**2.手术治疗**

并发癌变、肠穿孔、脓肿与瘘管、中毒性巨结肠经内科治疗无效者均是手术的适应证。一般行全结肠切除术或回肠造瘘术。

**(五)预后**

病程一般呈慢性迁延过程。有反复急性发作者预后较差、轻型及长期缓解者预后良好;暴发型、有并发症或年龄在 60 岁以上者,预后很差。

# 第二节 肠结核

肠结核(Tuberculosis of Intestine)是因结核杆菌侵犯肠道而引起的慢性特异性感染。

肠结核多继发于肠外结核,特别是开放性肺结核,部分因血行播散和邻近结核病灶播散。发病年龄多为青壮年,女略多于男。

肠结核好发部位为回肠末端和盲肠。

病理形态可表现为溃疡型和增生型,也可两种病变并存。

## 一、诊断要点

**1.临床特征**

有午后低热、盗汗、乏力、消瘦、食欲不振等结核病全身症状的青壮年患者。

**2.腹部表现**

有腹痛、腹泻与便秘、腹部肿块。

**3.血象与血沉**

白细胞总数一般正常,淋巴细胞常偏高,红细胞及血红蛋白常偏低,呈轻、中度贫血。血沉常增快。

**4.X 线钡餐造影或钡剂灌肠检查**

对肠结核诊断具有重要意义,回盲部有激惹、钡剂充盈缺损或狭窄征象。

**5.纤维结肠镜检**

可直接观察全结肠、盲肠及回盲部的病变,并可行活检或取样作细菌培养。

## 二、鉴别诊断

**1.克罗恩病**

本病的临床表现和 X 线征象与肠结核极为酷似,有时甚难鉴别,可借助下列几点协助诊断:

(1)本病无肺结核或肠外结核病史;

(2)病程一般更长,不经抗结核治疗可出现间断缓解;

(3)粪便及其他体液及分泌物检查无结核菌;

(4)X线检查可见病变以回肠末端为主,有多段肠曲受累,并呈节段性分布;

(5)肠梗阻、粪瘘等并发症较肠结核更为多见;

(6)切除病变肠段作病理检查无干酪样坏死,镜检与动物接种均无结核杆菌。

2.右侧结肠癌

(1)本病发病年龄多为40岁以上中老年人;

(2)无长期低热、盗汗等结核毒血症及结核病史;

(3)病情进行性加重,消瘦、苍白、无力等全身症状明显;

(4)腹部肿块开始出现时移动性稍大且无压痛,但较肠结核肿块表面坚硬,结节感明显;

(5)X线检查主要有钡剂充盈缺损,病变局限,不累及回肠;

(6)肠梗阻较早、较多出现;

(7)纤维结肠镜检可窥见肿瘤,活检常可确诊。

3.阿米巴或血吸虫病性肉芽肿

肠阿米巴或血吸虫病可形成肉芽肿病变,在鉴别诊断上应注意。该类疾病无结核病史,脓血便较常见,粪便中发现有关的病原体,直肠及结肠镜常可证实诊断,相应的特异性治疗有效。

4.其他疾病

以急性右下腹剧痛为主要表现者应注意避免误诊为急性阑尾炎;以慢性上腹部痛者易与消化性溃疡、慢性胆囊炎混淆。

### 三、治疗

1.肠结核的治疗主要采用内科抗结核治疗和支持治疗。强调早期、联合、适量及全程用药。

2.手术治疗主要限于完全性肠梗阻,或部分性肠梗阻经内科治疗未见好转者,急性肠穿孔引起粪瘘经保守治疗未见改善者;大量肠道出血经积极抢救未能止血者。

### 四、预防

肠结核常继发于肺结核,故应对原发病诊断,积极治疗,加强公共卫生宣传,教育患者避免吞咽痰液及不随地吐痰,提倡使用公筷,牛奶应充分消毒。

# 第三节　肠伤寒穿孔

肠穿孔是伤寒病的严重并发症之一,死亡率较高。

肠伤寒病变最显著处是在回肠末段,病变的淋巴结发生坏死,黏膜脱落形成溃疡多在病程的第2~3周,所以,并发肠穿孔也多在此期间。80%的穿孔发生在距回盲瓣50cm以内,多为单发,多发穿孔约占10%~20%。

### 一、临床表现和诊断

已经确诊为伤寒病的病人,突然发生右下腹痛,短时间内扩散至全腹,并伴有明显腹部压痛、肠鸣音消失等腹膜炎征象,X线腹部透视或拍片发现气腹,诊断多不困难。

有两种情况要特别引起注意：

1.对于病情严重、神志不清的病人，由于不能获得正确的主诉，要认真观察，反复检查比较腹部体征，如腹膜刺激征发展，听诊肠鸣音消失，白细胞计数上升，有助于诊断。

2.对于伤寒病症状轻微和不典型的病人，则应结合季节和伤寒流行的动态，并详细询问腹痛发生前有否低热、头痛、四肢酸痛、食欲不振等表现，以便和急性阑尾炎等急腹症鉴别。手术时应取腹腔渗液作伤寒杆菌培养。另外，采血作伤寒杆菌培养和肥达反应试验，可进一步明确诊断。

## 二、治疗

伤寒肠穿孔(Intestinal Perforation due to Typhoid Fever)确诊后应及时手术治疗。一般采用右下腹部切口，原则是施行穿孔缝合术。如穿孔过大，其周围肠壁水肿严重，可作近端回肠插管造口，以保证穿孔缝合处愈合。对术中发现肠壁很薄接近穿孔的其他病变处，也应作浆肌层缝合，以防术后发生新的穿孔。腹腔内应置烟卷引流。

伤寒肠穿孔病人一般都很虚弱，难以耐受大手术，故一般不应作肠切除术，除非肠穿孔过多，以及并发不易控制的大量肠道出血，若病人全身状况允许，方可考虑采用。

术后对伤寒病和腹膜炎应采用抗菌药物及支持治疗。

# 第四节　肠息肉和肠息肉病

肠息肉(Polyps)是指肠黏膜表面向肠腔内突出的隆起性病变。息肉数量超过100枚者，因其具有特殊的临床表现，称为肠息肉病(Polyposis)。

息肉是一个含义笼统的临床名词，我国根据其组织学类型，分为5类：

1.新生物性息肉

即腺瘤性息肉，为癌前期病变，包括管状腺瘤、绒毛状腺瘤和管状绒毛状腺瘤。

2.错构瘤性息肉

包括幼年型息肉和色素沉着息肉综合征(Peutz-Jeghers综合征，即黑斑性息肉)。

3.炎性息肉

因黏膜炎症引起的息肉。

4.化生性息肉

也称为增生性息肉。

5.其他型

黏膜肥大性赘生物。后四种也称为非新生物性息肉。

## 一、诊断要点

1.临床表现

间断性便血是最常见症状，可有黏液血便、腹泻和里急后重等症状，直肠下端的带蒂息肉，可在排便时脱出肛门外，并发肠套叠、肠梗阻，出现腹部绞痛等症状。色素沉着息肉综合征常见口唇、口周、颊黏膜、肛周及手足有蓝黑色至黑色的色素沉着。直肠指诊可触及低位息肉。

2.X线钡灌肠

可显示充盈缺损,有助于了解息肉分布情况。

3.肛镜,直肠、乙状结肠镜或纤维结肠镜检查

可直视见到息肉。

## 二、治疗

1.息肉摘除术

适用于低位直肠息肉,经肛门内缝扎息肉基底部,切除息肉。

2.电凝切除术

适用于直肠上段或结肠带蒂小息肉,在直肠镜或纤维结肠镜直视下,用圈套器套住蒂部以电灼切除。

3.开腹局部肠壁切除

适用于息肉位置较高而广蒂者。

对于家族性肠息肉病(Familial Intestinal Polyposis),如直肠病变轻轻,可作全结肠切除及末端回肠直肠吻合术,直肠内息肉经直肠镜行电灼切除或灼毁;如直肠的病变严重,应同时切除直肠,作永久性回肠末端造口术。

色素沉着息肉综合征由于很难通过手术将息肉全部切除。因此对无症状的患者可长期观察,当出现下列情况时可考虑手术治疗:

(1)肠套叠;

(2)肠梗阻;

(3)反复发作的肠道出血;

(4)发现单个较大的息肉或多发性息肉集中于某一肠段伴反复发作性腹部绞痛者。

肠息肉病合并多发性骨瘤和多发性软组织瘤治疗原则与家族性肠息肉病相同。

息肉有癌变应按肿瘤行根治性切除术。

# 第五节　结肠癌

结肠癌(Colon Cancer)是胃肠道常见的恶性肿瘤,以 41~51 岁发病率高。

发病原因与结肠腺瘤、息肉病、慢性炎症性病变有一定关系。与饮食结构的关系,主要是致癌的物质如非饱和多环烃类物质的增多,以及在结肠滞留过久,与黏膜接触的机会较多有关。因此认为与少纤维、高脂肪饮食有关。此外少数有家族性,可能与遗传因子有关。

## 一、病理与分型

(一)大体形态分型

1.肿块型(菜花型、软癌)

肿瘤向肠腔内生长,好发于右侧结肠。

2.浸润型(缩窄型、硬癌)

肿瘤环绕肠壁浸润,好发于左侧结肠。

3.溃疡型

肿瘤向肠壁深层生长并向肠壁外浸润,是结肠癌中最常见的类型,好发于左侧结肠。

（二）组织学分型

1.腺癌

约占结肠癌的3/4。

2.黏液癌

预后较腺癌差。

3.未分化癌

易侵入小血管及淋巴管,预后最差。

## 二、临床分期

Ⅰ期（Dukes A 期）：癌局限于肠壁内

$A_0$ 期：癌局限于黏膜

$A_1$ 期：癌局限于黏膜下层

$A_2$ 期：癌侵及肠壁肌层未穿透浆膜

Ⅱ期（Dukes B 期）：癌浸润至肠壁外

Ⅲ期（Dukes C 期）：伴有淋巴转移

$C_1$ 期：近处淋巴转移（肠旁）

$C_2$ 期：远处淋巴转移（系膜）

Ⅳ期（Dukes D 期）：已有远处转移

## 三、扩散转移

1.扩散的特点

一般沿肠管横轴呈环状浸润,并向肠壁深层发展,沿纵轴上下扩散较慢。

2.淋巴转移

淋巴转移一般依下列顺序由近而远扩散，结肠淋巴结→结肠旁淋巴结→系膜血管淋巴结→系膜根部淋巴结。

3.血行转移

多见于肝脏,其次为肺、脑、骨等。

4.浸润与种植

癌肿可直接浸润周围组织与脏器;也可腹膜种植。

## 四、诊断要点

1.临床表现早期可有腹胀、不适、消化不良样症状,而后出现排便习惯的改变,如大便次数增多,腹泻或便秘,便前腹痛,稍后即可有黏液便或黏液脓性血便。失血和毒素吸收常可导致病人出现贫血、低热、乏力、消瘦、浮肿等表现,其中尤以贫血、消瘦为著。可有腹部包块。晚期有不全性或完全性低位肠梗阻症状。

2.X 线钡灌肠检查

其病变征象最初可出现肠壁僵硬、黏膜破坏,随之可见恒定的充盈缺损、肠管腔狭窄等。

3.纤维结肠镜

可以观察全结肠并活检确诊。

4.B 超、CT 检查

对癌肿的部位、大小以及与周围组织的关系、淋巴结及肝转移的判定有一定价值。

5.血清癌胚抗原（CEA）

对结肠癌无特异性,其阳性率不肯定。对判定预后及复发有意义。

## 五、鉴别诊断

### 1.结肠良性肿物

病程较长,症状较轻,X线表现为局部充盈缺损,形态规则,表面光滑,边缘锐利,肠腔不狭窄,未受累的结肠袋完整。

### 2.结肠炎性疾患(包括结核、血吸虫病肉芽肿、溃疡性结肠炎、痢疾等)

病史方面各有其特点,大便镜检都可有其特殊发现,如虫卵、吞噬细胞等,痢疾可培养出致病菌。X线检查病变受累肠管较长,而癌肿一般很少超过10cm。肠镜检查及病理组织学检查也不同,可进一步确诊。

### 3.结肠痉挛

X线检查为小段肠腔狭窄,为可复性。

### 4.阑尾周围脓肿

有腹部包块,但X线检查包块位盲肠外,病人有阑尾炎病史。

## 六、治疗

原则是以手术切除为主的综合治疗。

### 1.手术治疗

(1)右半结肠切除术

适用于盲肠、升结肠及结肠肝曲部的癌肿。

(2)左半结肠切除术

适用于降结肠、结肠脾曲部癌肿。

(3)横结肠切除术

适用于横结肠癌肿。

(4)乙状结肠癌肿的根治切除

根据癌肿的具体部位,除切除乙状结肠外,还可行降结肠切除或部分直肠切除。

(5)伴有肠梗阻病人的手术

术前作肠道准备后如肠内容物明显减少,病人情况允许,可作一期切除吻合,但术中要采取保护措施,尽量减少污染。如肠道充盈,病人情况差,可先作肿瘤近侧的结肠造口术,待病人情况好转后再行二期根治性切除术。

(6)不能作根治术的手术

肿瘤局部浸润广泛,或与周围组织、脏器固定不能切除时,若肠管已梗阻或不久可能梗阻,可用肿瘤远侧与近侧的短路吻合手术,也可作结肠造口术。如果有远处脏器转移而局部肿瘤尚允许切除时,可用局部姑息切除,以解除梗阻、慢性失血、感染中毒等症状。

### 2.化学药物治疗

常用药物主要是5-氟脲嘧啶(5-Fu),也可联合应用丝裂霉素、环磷酰胺等。

### 3.免疫治疗

干扰素、白细胞介素、转移因子、肿瘤坏死因子等,可以提高病人抗肿瘤的能力,已逐渐广泛应用,不但可以提高病人的免疫能力,而且可以配合化疗的进行。

### 4.中药治疗

可改善症状,增强机体的抗病能力,减少放疗、化疗的副作用,有的中药有直接的抗癌作用。

## 七、预后

结肠癌预后较好,根治术后总五年存活率可达 50% 以上,若为早期病人五年存活率可达到 80% 以上,而晚期病人只有 30% 左右。

# 第六节 直肠癌

直肠癌(Carcinoma of Rectum)是指直肠齿状线以上至乙状结肠起始部之间的癌肿。发病原因与结肠癌相似。

## 一、病理与分型

(一)大体形态分型

1.肿块型

预后较好。

2.浸润型

分化程度较低,转移较早而预后差。

3.溃疡型

占 50% 以上,分化程度较低,转移较早。

(二)组织学分型

1.腺癌

(1)管状腺癌;

(2)乳头状腺癌;

(3)黏液腺癌;

(4)印戒细胞癌;

(5)未分化癌。

2.腺鳞癌

主要见于直肠下段和肛管。

## 二、转移扩散

1.直接浸润

沿肠管纵轴上下浸润的速度慢,浸润距离小。横向浸润比纵向稍快,浸润 1 周约需 1~2 年。肿瘤向深部浸润达全层之后可向邻近组织及器官蔓延,并可与周围组织、脏器粘连固定。

2.淋巴转移

淋巴引流分上、中、下三组方向。上组沿直肠后淋巴结或骶前淋巴结经髂总血管旁淋巴结或系膜根部淋巴结达腹主动脉淋巴结。中组向两侧沿盆膈肌内侧,经侧韧带内淋巴结扩散至髂内淋巴结而后上行。下组穿过盆膈肌经坐骨直肠窝内淋巴结向上达髂内淋巴结,向下穿越括约肌、肛门皮肤至腹股沟淋巴结。

一般距肛缘 8cm 以上的直肠淋巴引流大部向上、中方向行走,但淋巴管被癌细胞阻塞时也可向下引流。距肛缘 8cm 以下的直肠淋巴引流则大部分向下。

3.血行转移

多见于肝脏,其次为肺、脑、骨等。

## 三、诊断要点

1.临床表现早期无任何症状,有时有少量出血,癌肿形成溃疡或感染时可出现下列症状:

(1)直肠刺激征状,如便意频繁、下坠、里急后重、排便不尽感,可伴腹胀、下腹不适等。

(2)粪便异常,如血便、黏液便或脓血便。

(3)肠腔狭窄症状,如大便变细、排便困难、粪少便闭,伴腹痛、腹胀。若侵犯了周围组织、器官,可出现相应器官病变的症状,晚期病人可有消瘦、贫血、水肿或恶液质等。

2.直肠指检

约80%的直肠癌指检均可触及。

3.内镜检查

包括直肠镜、乙状结肠镜、纤维结肠镜检查,可直视下肉眼做出诊断,并可取活检行病理检查。

4.X线钡灌肠检查

对直肠癌诊断意义不大。

5.腹部B超、CT检查

对癌肿的部位及大小、周围组织有无浸润以及淋巴及肝转移的判定有价值。

6.腔内B超检查

可检测癌肿浸润肠壁的深度及有无侵犯邻近脏器。

7.血清癌胚抗原(CEA)

主要用于判定预后及监测复发。

## 四、治疗

根治性切除仍然是目前的主要治疗方法。

1.手术治疗

(1)上段直肠癌

癌下缘距肛缘在11cm以上,作经腹直肠及部分乙状结肠切除,直肠乙状结肠吻合术。也即前切除术(Dixon氏术)。

(2)下段直肠癌

距肛缘8cm内触及的癌肿,宜作腹会阴联合直肠切除术(Miles氏术)。

(3)中段直肠癌

癌下缘距肛缘8cm以上,力争借助吻合器作前切除术。

侵犯周围器官、组织,如精囊、前列腺、膀胱、子宫、阴道以及骶部等,如能与侵犯脏器或其部分一并切除时尽量切除,如不能切除,可视癌肿梗阻情况作结肠造口术。有远处脏器转移的病人,只要局部能切除,可作姑息性切除术。

2.放射治疗

术前放疗:对某些术前估计不能切除的病人放疗后肿瘤可以缩小松动,增加手术切除的几率。

术后放疗:直肠癌术后复发多见于会阴部,术后放疗可延缓复发,提高存活率。

对不能切除或复发病人的放疗,只能暂时控制病程延缓发展,但不能达治愈的目的。

3.化疗

常用方案为5-Fu+亚叶酸钙,或再联合应用铂剂。

4.其他治疗

基因治疗、导向治疗、免疫治疗等。

## 五、预后

直肠癌预后较好,行根治性切除后的五年存活率约为50%~60%,其中Ⅰ期直肠癌五年存活率在90%以上,因此如能早期发现、及时手术大部分可以治愈。

### 附:结肠、直肠手术术前肠道准备

除常规的术前准备外,结肠、直肠手术必须要做好肠道准备。

1.清洁肠道

手术前2天进少渣或无渣饮食;术前1~2天服缓泻剂,若有便秘或不全肠梗阻者酌情提前几天用药;清洁灌肠,根据有无排便困难可于术前一日或数日进行。

2.肠道消毒

杀灭肠道内致病菌,尤其是常见的厌氧菌如脆弱拟杆菌等,以及革兰阴性需氧杆菌。其药物前者主要是应用甲硝唑(灭滴灵),后者可用磺胺类药物,新霉素、红霉素、卡那霉素等。肠道准备充分,可减少术中污染,减少感染,有利愈合。

3.全肠道灌洗

于术前12~14小时开始口服37℃左右等渗平衡电解质液(用氯化钠、碳酸氢钠、氯化钾配制),引起容量性腹泻,以达到彻底清洗肠道的目的,一般灌洗全过程需3~4小时,灌洗液量不少于6000ml,灌洗液中也可加入抗菌药物。此法对于年老体弱,心、肾重要脏器功能障碍和肠梗阻患者不宜采用。

4.口服5%~10%甘露醇法

此法较简单,但甘露醇在肠道内被细菌酵解,可产生气体,术中使用电刀易引发爆炸,应予注意,年老体弱、心功能差者应慎用。

# 第七节　肛裂

肛裂(Anal Fissure)是肛管处深及全层的皮肤溃疡,大多发生在后正中部位,少数发生在前正中部位。

长期大便秘结、粪块干结引起的排便时机械性损伤是大多数肛裂形成的直接原因。粗暴的检查亦可造成肛裂。

急性肛裂边缘整齐,底浅,呈红色,有弹性,无瘢痕形成。慢性肛裂底深,不整齐,基底较硬,肉芽灰白,裂下端皮肤因炎症、浅静脉及淋巴回流受阻,发生水肿,形成结缔组织性外痔,称"前哨痔",肛裂上端肛乳头因炎症和纤维变成肥大乳头。

## 一、诊断要点

根据典型症状(疼痛、便秘、出血),肛门检查可发现肛裂"三联征"(肛裂、"前哨痔"、乳头肥大),不难作出诊断。但需与克罗恩病、溃疡性结肠炎、结核、肛周肿瘤、梅毒等引起的肛周溃疡相鉴别。

## 二、治疗

**1. 急性肛裂**

经非手术治疗可达愈合。

(1)局部热水坐浴,便后用1:5000高锰酸钾溶液坐浴,可促使肛门括约肌松弛;

(2)溃疡面涂抹消炎止痛软膏(含地卡因、黄连素、灭滴灵等),促使溃疡愈合;

(3)口服缓泻剂,使大便松软、润滑;

(4)疼痛剧烈者可用普鲁卡因局部封闭或保留灌肠,使括约肌松弛。

**2. 慢性肛裂**

经上述治疗无效,可采用手术疗法。

(1)肛裂切除术,包括溃疡连同"前哨痔"、肥大的肛乳头、发炎的隐窝一并切除,还可切断部分外括约肌纤维,可减少术后括约肌痉挛,有利愈合,创面不予缝合,术后保持排便通畅,热水坐浴和伤口换药,直至完全愈合。

(2)肛管内括约肌切断术。

# 第八节　直肠肛管周围感染及肛瘘

直肠肛管周围感染(Perianoretal Infection)是指直肠肛管周围软组织内或其周围间隙发生的急性化脓性感染,形成脓肿则为直肠肛管周围脓肿(Perianoretal Abscess),脓肿在穿破或切开后可形成肛瘘(Anal Fistula)。

肛周感染和肛周脓肿多数起源于肛腺感染,肛腺开口于肛窦,多位于内外括约肌之间。因肛窦开口向上,腹泻、便秘时易引起肛窦炎,感染延及肛腺后首先易发生括约肌间感染。由于间隙内为脂肪疏松组织,一旦感染极易扩散,甚至可延及两侧。少数肛管直肠周围脓肿可继发于外伤、炎性病变或药物注射;肛周皮肤内的毛囊、皮脂腺感染,也可形成脓肿,最后也可形成肛瘘。少数肛瘘为结核性。

发病过程可分为三个阶段:

1.肛隐窝炎阶段,感染发生后渗出液积存于隐窝内,加之肛门括约肌因炎症刺激收缩,以致引流不畅,使感染加重。

2.肛管直肠周围炎阶段,经隐窝深处的肛腺或经淋巴而侵入周围蜂窝组织内,形成肛管直肠周围炎。

3.脓肿阶段,如炎症继续发展,形成脓肿,在肛门周围皮下的为肛旁皮下脓肿;在肛提肌以下肛旁间隙的,为坐骨直肠间隙脓肿;肛提肌以上直肠两侧,盆腔腹膜以下的为骨盆直肠间隙脓肿,在骶骨前直肠后两侧韧带之间的为直肠后间隙脓肿。

大部分肛瘘由肛门直肠脓肿破溃或切开排脓后形成。脓肿逐渐缩小,但肠内容物仍不断进入脓腔,在愈合缩小的过程中,常形成迂曲的腔道,引流不畅,不易愈合,日久腔道周围有许多疤痕组织,形成慢性感染性管道。

## 一、肛瘘的分类

**1.按瘘管的位置高低分类**

**(1)低位肛瘘**

瘘管位于肛门外括约肌深部以下。可分为低位单纯性肛瘘(只有一个瘘管)和低位复杂性肛瘘(有多个瘘口和瘘管)。

(2)高位肛瘘

瘘管位于肛门外括约肌深部。可分为高位单纯性肛瘘(只有一个瘘管)和高位复杂性肛瘘(有多个瘘口和瘘管)。

**2.按瘘管与括约肌的关系分类**

(1)括约肌间型

约占70%,内口位于齿线,瘘管在内外括约肌间行走,外口在肛门周围皮肤。

(2)经括约肌型

约占25%,瘘管经外括约肌及坐骨肛管间隙而在肛周围皮肤上穿出。

(3)括约肌上型

约占4%,瘘管向上穿破肛提肌而在肛门周围远处皮肤上穿出。

(4)括约肌外型

约占1%,内口在齿线上直肠壁,外口在肛周远处皮肤上,瘘管在内外括约肌外,经肛提肌而下。

## 二、临床表现及诊断

**1.肛门周围脓肿**

局部持续性跳痛,排便时加重,全身症状不明显。初起时局部红肿、发硬、压痛,脓肿形成则波动明显,如未及时治疗,脓肿可自行从皮肤穿破,形成外瘘或向肛窦引流,形成内瘘。

**2.坐骨直肠间隙脓肿**

脓肿较大、较深,症状较重,全身可发热、畏寒,局部呈持续性胀痛而逐渐加重为跳痛,排便可加重,有时出现排尿困难和里急后重症。检查肛周,病初无明显体征,以后出现红肿、压痛,直肠指检可扪及柔软有波动、有压痛的肿块,穿刺可抽出脓液。

**3.骨盆直肠间隙脓肿**

位置较深,全身症状更明显而局部症状轻,有持续高热、头痛、恶心等,局部肛门坠胀,便意不尽,排尿不适等。检查肛周区无异常发现,指检在直肠侧壁外有隆起肿块或波动感,依靠穿刺抽脓确诊。

**4.其它脓肿**

如直肠后窝脓肿,直肠黏膜下脓肿等,由于位置较深,局部症状不明显,诊断较困难。病人有不同程度的全身感染症状以及局部坠胀,常有便意等,脓肿大者,可扪及压痛性包块。

**5.肛瘘的主要症状**

外口流脓性、血性、黏液性分泌物,分泌物刺激皮肤而瘙痒不适,有时形成湿疹。当外口阻塞或假性愈合时,瘘管内脓液积存,局部肿胀疼痛,甚至发热,以后封闭的瘘口破溃,症状方始消失。上述症状反复发作是肛瘘的临床特点。也可溃破出现多个外口。较大、较高位的肛瘘,常有粪便或气体从外口排出。检查时外口常为一乳头状突起或是肉芽组织的隆起,挤压有少量脓液排出,直肠指诊在病变区可触及硬结或条索状物,有触痛,随索状物向上探索,有时可扪及内口。

肛瘘内口是原发病灶部位,切除或切开内口是治愈肛瘘的关键。

寻找和确定肛瘘内口的方法有:

(1)肛镜检查

直视下看到齿线全部,内口常在红肿发炎的肛瘘,有分泌物。

(2)探针检查

先于肛门内插入手指,用银质圆头探针,由外口沿管道向肠腔方向轻轻探入,完全性肛瘘,肠腔内手指在齿线附近可摸到探针确定内口,探时切忌盲目用力。

(3)染色检查

将干纱布放入直肠内,将美蓝 1~2ml 由外口徐徐注入,然后拉出纱布,如有染色,即证明有内口存在。

## 三、治疗

**1.非手术治疗**

适用于肛周感染、肛周脓肿和肛瘘急性感染发作期。

(1)应用抗菌药物,根据病情选用 1~2 种抗生素或清热解毒利湿的中药;

(2)热水坐浴;

(3)局部理疗;

(4)口服缓泻剂以减轻病人排便时的疼痛。

**2.手术治疗**

脓肿切开引流是治疗直肠肛管周围脓肿的主要方法。因脓肿部位不同而各异。

表浅者局麻下进行,以波动明显部位为中心,作肛门周围放射形切口,要足够大,以保证引流通畅。

坐骨直肠间隙脓肿部位较深,范围亦大,应在鞍麻下切开引流,切口应距肛缘 3~5cm,呈弧形,略偏后,切口要大,术者手指应能进入脓腔,保证引流通畅。

对于骨盆直肠间隙脓肿,由于肛提肌间隔,脓腔要在穿刺引导下引流,穿过肛提肌的切口也必须够大。

其他一些脓肿均可经直肠切开引流,较低位的可在直视下进行,较高的需通过肛镜进行。

肛瘘不能自愈,必须手术治疗。

(1)瘘管切开术

适用于低位单纯性肛瘘、内外括约肌之间的外瘘。

(2)挂线疗法

适用于高位单纯性肛瘘,即内口在肛管直肠环平面上方者,手术切断可引起肛门失禁。采用瘘管挂线,使要扎断的括约肌与四周组织先产生粘连,因结扎后局部缺血、坏死,经 10~14 天后自行断裂,此时不发生收缩失禁,瘘管敞开成创面,达到逐渐愈合。

(3)肛瘘切除术

适用于低位单纯性肛瘘,与切开术不同之处在于将瘘管及周围组织分开并切除,直至显露健康组织,创面内小外大,一般不缝合,术后坐浴、换药,直至愈合。

# 第九节　痔

痔(Hemorrhoid)是齿线两侧直肠上、下静脉丛曲张引起的团块,可产生出血、栓塞、脱出。分为内痔(Internal Hemorrhoid)、外痔(External Hemorrhoid)和混合痔(Mixed Hemorrhoid),多发生在成年人,影响生活和工作。

## 一、病因

**1.静脉曲张学说**

(1)解剖因素

门静脉及其分支无静脉瓣,血液易淤积,直肠黏膜下组织疏松,有利于静脉扩大。

(2)习惯性便秘,长时间排便,使静脉丛内压长时间增高,逐渐破坏平滑肌纤维和弹性结缔组织,使静脉曲张。

(3)腹内压力增高

如妊娠、盆腔肿瘤、前列腺肥大排尿困难等,使静脉回流受阻。

2.肛垫下移学说

Thomson指出痔由肛垫下移形成。肛垫是肛管上部黏膜下层内海绵状勃起组织,内有小动脉和小静脉,动脉和静脉短路交通并有平滑肌和结缔组织,肌纤维和结缔组织使垫固定。由于局部组织变性、腹压增高等,使肛垫滑脱,向下移位成痔。

## 二、分类和临床表现

1.内痔

表面覆盖黏膜,它的临床表现与分度为:

(1)Ⅰ度:便时带血,痔块不脱出肛门外,仅肛镜检查可见;

(2)Ⅱ度:常有便血,便时痔块脱出肛门外,便后自行回复;

(3)Ⅲ度:偶有便血,便时痔块脱出肛门外,不能自行回复而需用手还纳;

(4)Ⅳ度:偶有便血,痔脱出不能还纳或还纳后又脱出。

2.外痔

表面覆以肛门皮肤,主要临床表现为肛门不适、潮湿不洁、肛周皮肤瘙痒。血栓性外痔时有剧痛。

3.混合痔

表现为内痔和外痔的症状同时存在。内痔发展到Ⅲ度以上时多形成混合痔。

## 三、诊断与鉴别诊断

(一)诊断

主要靠肛门检查,除Ⅰ度内痔外,其他痔可在肛门视诊下见到。肛缘处有一突出的暗紫色长圆形肿块,表面皮肤水肿,质硬,压痛明显,不活动。直肠指诊对痔诊断意义不大。

(二)鉴别诊断

1.直肠息肉

无痛性便血是常见症状,低位带蒂息肉可脱出肛门外,与痔脱出相混淆,指检可扪及肿块,多数有蒂。

2.直肠癌

严格地讲,两者不难鉴别,只要认真做直肠指检和肛门镜检查,直肠癌都可发现。

3.直肠脱垂

排便时脱出,一般为全层直肠壁,黏膜为同心环状皱襞。

## 四、治疗

痔多数处于静止、无症状状态,只需注意饮食、保持大便通畅、预防出现并发症等。

1.一般治疗

适用于痔初期,偶有大便带血。以调理排粪为主,保持大便通畅,便后热水坐浴,肛门内可用栓剂,如痔疮栓(有消炎、滑润、收敛的作用)。血栓性外痔局部外敷消炎止痛膏或理疗;在内痔脱出嵌顿初期,可及时将痔团推回肛门内。

2.硬化剂注射疗法

适用于Ⅰ、Ⅱ度内痔,将药物注射入母痔基部黏膜下层,使之发生无菌性炎症反应,达到小血管闭塞和痔内纤维增生,硬化萎缩。常用的硬化剂有5%鱼肝油酸钠、4%明矾注射液、5%酚甘油溶液等。

3.红外线凝固

适用于Ⅰ、Ⅱ度内痔,它是使蛋白凝固的硬化疗法。

4.胶圈套扎法

适用于Ⅰ、Ⅱ、Ⅲ度内痔,将特制的0.2~0.3cm宽的乳胶圈套在痔根部,使痔缺血坏死脱落,术后有继发出血的可能。

5.手术疗法

(1)痔切除术

适用于Ⅱ、Ⅲ度内痔和混合痔的治疗。

(2)吻合器痔上黏膜环切术(PPH)

主要适用于Ⅱ、Ⅲ度内痔、环状痔和部分Ⅳ度内痔。

(3)血栓外痔剥离术

适用于治疗血栓性外痔。

## 五、预防

1.养成每日定时排便的习惯,防止便秘和排便时间过长。

2.注意饮食卫生,多吃蔬菜,少吃辣椒等刺激性强的食物,避免大量饮酒。

3.经常锻炼身体,坚持体育活动。

4.保持肛门部清洁,及时治疗肛管直肠炎性疾患。

# 第十节　直肠脱垂

直肠脱垂(Rectal Prolapse)是指直肠壁部分或全层向下移位。直肠壁部分下移,即直肠黏膜下移,称黏膜脱垂或不完全性脱垂;直肠壁全层下移称完全性脱垂。若下移的直肠壁在肛管直肠腔内称内脱垂;下移脱出到肛门外称为外脱垂。

## 一、病因

直肠脱垂的病因尚不完全明了,认为与多种因素有关。

1.解剖因素

发育不良的幼儿、营养不良病人、年老衰弱者,易出现肛提肌和盆底筋膜薄弱无力;小儿骶骨弯曲度小、过直;手术、外伤损伤肛门直肠周围肌或神经等,都可减弱直肠周围组织对直肠的固定、支持作用,直肠易于脱出。

2.腹压增加

如便秘、腹泻、前列腺肥大、慢性咳嗽、排尿困难、多次分娩等,经常致使腹压升高,推动直肠向下脱出。

3.其他

内痔、直肠息肉经常脱出,向下牵拉直肠黏膜,诱发黏膜脱垂。

目前,引起直肠完全脱垂有以下两种学说:

1.滑动疝学说

因腹腔内压力增高及盆底组织松弛,直肠膀胱陷凹或直肠子宫陷凹处直肠前腹膜反折部被推向下移位,将直肠前壁压入直肠壶腹,最后脱出肛门外。

2.肠套叠学说

套叠始于直肠、乙状结肠交界处,在腹压增加、盆底松弛等因素影响下,套叠部分不断下移,最终使直肠由肛门外脱出。

## 二、临床表现及诊断

1.主要症状为有肿物自肛门脱出。初发时排便时脱出,便后自行复位。以后肿物脱出渐频,逐渐发展到必须用手托回,严重时不仅大便时脱出,在咳嗽、打喷嚏甚至站立时亦可脱出。常有大量黏液污染衣裤,引起肛周瘙痒。当脱出的直肠被嵌顿时,局部水肿呈暗紫色,甚至出现坏死。内脱垂常无明显症状,偶尔在行肠镜检查时发现。

2.检查时令患者蹲位用力,使直肠脱出。部分脱垂可见圆形、红色、表面光滑的肿物,黏膜皱襞呈"放射状";完全性脱垂为全层肠壁翻出,黏膜呈"同心环"状皱襞,肿物有层层折叠,如倒宝塔状。

3.乙状结肠镜检可见到远端直肠充血、水肿。排便造影检查时可见到近端直肠套入远端直肠内。

## 三、治疗

直肠脱垂的治疗依年龄、严重程度的不同而不同,主要是消除直肠脱垂的诱发因素;幼儿直肠脱垂以保守治疗为主;成人的黏膜脱垂多采用硬化剂注射治疗;成人的完全性直肠脱垂则以手术治疗为主。

1.一般治疗

幼儿直肠脱垂有自愈的可能,应注意缩短排便时间,便后立即将脱出的直肠复位,取俯卧位,用胶布固定双臀等。成人也应积极治疗便秘、咳嗽等引起腹压增高的疾病,以避免加重脱垂程度和手术治疗后复发。

2.注射治疗

将硬化剂注射到脱垂部位的黏膜下层内,使黏膜与肌层产生无菌性炎症,粘连固定。常用硬化剂为5%石炭酸植物油、5%盐酸奎宁尿素水溶液。对儿童与老人疗效尚好,成年人容易复发。

3.手术治疗

成人完全性直肠脱垂的手术方法很多,各有优缺点和不同的复发率。手术途径有四种:经腹部、经会阴、经腹会阴和经骶部。前两种途径应用较多。

(1)脱垂黏膜切除术

对于黏膜脱垂患者,将脱出黏膜作切除缝合。亦可经肛门将脱出的直肠甚至乙状结肠直接切除缝合。

(2)肛门环缩术

麻醉下在肛门前后各切一小口,用血管钳在皮下绕肛门潜行分离,使两切口相通,置入金属线(或涤纶带)结成环状,使肛门容一指通过,以制止直肠脱垂。

(3)直肠悬吊术

疗效肯定,经腹手术,用两条阔筋膜(腹直肌前鞘、纺绸、尼龙布等)将直肠悬吊固定在骶骨胛筋膜上,加强对直肠的支持。可同时缝合松弛的盆底筋膜、肛提肌,切除冗长的乙状结肠、直肠。

# 第十一节　先天性直肠肛管畸形

先天性直肠肛管畸形(Congenital Ano-rectal Malformation)是胚胎时期后肠发育障碍所致的消化道畸形，是小儿肛肠外科的常见病，占先天性消化道畸形的首位。发病率在 1:1500~1:5000，中国的调查资料表明约在 1:4000，男女发病无差异。约有 50%以上的先天性直肠肛管畸形伴有直肠与泌尿生殖系统之间的瘘管形成。

## 一、分类

1984 年世界小儿外科医师会议制定的直肠肛管畸形分类法如表 27-2。

表 27-2　直肠肛管畸形 Wingspread 分类法(1984)

| 男性 | 女性 |
|---|---|
| 1. 高位畸形 | 1.高位畸形 |
| (1)肛门直肠发育不全 | (1)肛门直肠发育不全 |
| ①合并直肠尿道前列腺瘘 | ①合并直肠阴道瘘 |
| ②无瘘 | ②无瘘 |
| (2)直肠闭锁 | (2)直肠闭锁 |
| 2.中间位畸形 | 2.中间位畸形 |
| (1)直肠尿道球部瘘 | (1)直肠前庭瘘 |
| (2)无瘘的肛管发育不全 | (2)直肠阴道瘘 |
| | (3)无瘘的肛管发育不全 |
| 3.低位畸形 | 3.低位畸形 |
| (1)肛门皮肤瘘 | (1)肛管前庭瘘 |
| (2)肛门狭窄 | (2)肛管皮肤瘘 |
| 4.少见畸形 | (3)肛管狭窄 |
| | 4.一穴肛畸形 |
| | 5.少见畸形 |

## 二、临床表现及诊断

1.绝大多数直肠肛管畸形病儿，在正常位置没有肛门，易于发现。不伴有瘘管的直肠肛管畸形在出生后不久即表现为无胎粪排出，腹胀，呕吐；瘘口狭小不能排出胎粪或仅能排出少量胎粪，病儿喂奶后呕吐，以后可吐粪样物，逐渐腹胀；瘘口较大，在生后一段时间可不出现肠梗阻症状，而在几周至数年逐渐出现排便困难。

高位直肠闭锁，肛门、肛管正常的病儿表现为无胎粪排出，或从尿道排出混浊液体，直肠指检可以发现直肠闭锁。女孩往往伴有阴道瘘。泌尿系统瘘几乎都见于男孩。从尿道口排气和胎粪是直肠泌尿系统瘘的主要症状。

2.先天性直肠肛管畸形的诊断并无困难，但要确定直肠闭锁的高度、直肠末端与耻骨直肠肌的关系以及有无泌尿系统瘘还需影像学检查。

(1)X 线倒置位摄片法

可以了解直肠末端气体阴影位置，判断畸形位置。倒置侧位片上耻骨与骶尾关节的连线称 PC 线，相当于耻骨直肠肌平面,以此区分高位、中位与低位畸形。

(2)瘘管造影

可显示瘘管的方向、长短与粗细。

(3)直肠盲端穿刺造影

可显示直肠盲端的形态及与会阴皮肤间的距离。

(4)B超检查

对直肠末端的定位比X线更准确。

(5)磁共振成像检查

也逐渐在临床应用,准确可靠。但价格较高。

## 三、治疗

根据直肠肛管畸形的类型不同,治疗方法亦不同,但都必须手术治疗。肛管直肠闭锁则应在出生后立即手术。

1.低位畸形手术较为简单,经会阴入路多可完成手术。单纯肛膜闭锁,仅需切除肛膜,直肠黏膜与肛门皮肤缝合。肛管闭锁可游离直肠盲端,经肛门拖出,与肛门皮肤缝合,行肛管成形术。

2.高位畸形需经腹、会阴部或后矢状切口入路行肛管直肠成形术。手术原则:①游离直肠盲端;②合并瘘管者,切除瘘管并修复;③肛门直肠成形。一般情况下,先行结肠造口,6~12个月后再行二期手术。

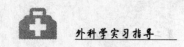

# 第二十八章　肝疾病

## 第一节　肝脓肿

肝脏受感染后因未及时或正确处理而形成脓肿。常见的肝脓肿(Liver Abscess)有细菌性和阿米巴性两种。

### 一、细菌性肝脓肿

全身性细菌感染,特别是腹腔内感染时,细菌侵入肝脏,如果病人抵抗力弱,可发生肝脓肿。

细菌可以经下列途径进入肝脏:

**1.胆道**

胆道蛔虫症、胆管结石等并发化脓性胆管炎时,细菌沿着胆管上行,是引起细菌性肝脓肿的主要原因。

**2.肝动脉**

体内任何部位的化脓性病变,如骨髓炎、中耳炎、痈等,特别是在发生脓毒症时,细菌可经肝动脉进入肝脏。

**3.门静脉**

已较少见,如痔核感染、坏疽性阑尾炎、菌痢等,引起门静脉属支的血栓性静脉炎,脓毒栓子脱落进入肝内,即可引起脓肿。

**4.肝外伤**

特别是肝的贯通伤或闭合伤后肝内血肿的感染而形成脓肿。

细菌性肝脓肿(Bacterial Liver Abscess)的致病菌多为大肠杆菌、金黄色葡萄球菌等,单发性肝脓肿脓腔有时可以很大,多发性肝脓肿的直径则可在数毫米至数厘米之间,数个脓肿也可融合成一个较大的脓肿。

**(一)诊断要点**

**1.临床表现**

原发感染性疾病病程中骤起寒战、高热、肝区或右上腹痛并伴有厌食、乏力和体重减轻等症状,查体有时可见右季肋区呈饱满状态,右下胸及肝区叩击痛,肋间有压痛及皮肤可出现凹陷性水肿;肝脏常肿大,有明显触痛,严重时,由于肝脏的广泛性损害可出现黄疸和腹水。

**2.实验室检查**

白细胞计数及中性粒细胞增多,有时出现贫血。肝功能试验可见不同程度的损害。

**3.X 线检查**

右叶脓肿胸部透视可见右膈肌升高,运动受限;肝影增大或局限性隆起;有时伴有反应性胸膜腔积液。左叶脓肿,X 线钡餐检查常有胃小弯受压、推移征象。

**4.B 超检查**

在肝内可显示液性暗区,可明确其部位及大小,阳性诊断率达96%,为首先检查方法。

5.CT及选择性肝动脉造影

对肝脓肿的诊断和定位有价值。

6.诊断性肝穿刺抽脓

是确诊的重要手段,在B超或CT引导下进行,穿刺抽出脓液即可确诊,同时可置管引流及冲洗。

细菌性肝脓肿的严重并发症是向膈下、腹腔、胸腔穿破以及胆源性肝脓肿引起胆道大出血。

(二)鉴别诊断

1.阿米巴性肝脓肿

阿米巴性肝脓肿与细菌性肝脓肿的鉴别见表28-1。

表28-1　细菌性肝脓肿与阿米巴性肝脓肿的鉴别

| | 细菌性肝脓肿 | 阿米巴性肝脓肿 |
| --- | --- | --- |
| 病　　史 | 继发于胆道感染或其他化脓性疾病 | 继发于阿米巴痢疾后 |
| 病　　程 | 病情急骤严重,全身脓毒症明显 | 起病较缓慢,病程较长,症状较轻 |
| 血液化验 | 白细胞计数增加,中性粒细胞可高达90%;有时血液细菌培养阳性无特殊发现 | 白细胞计数可增加,血液细菌培养阴性;部分病人可找到阿米巴滋养体 |
| 粪便检查 | 多为黄白色脓液,涂片和培养可发现细菌 | 大多为棕褐色脓液,镜检有时可找到阿米巴滋养体;若无混合感染,涂片和培养无细菌 |
| 脓肿穿刺 | 抗阿米巴药物治疗无效 | 抗阿米巴药物治疗有好转 |

2.右膈下脓肿

多继发于化脓性腹膜炎或上腹部大手术后。全身反应如寒战、发热等和局部体征常不如肝脓肿严重,但右肩部牵涉性痛较显著。X线检查右膈下常有气液面出现,右侧横膈升高,膈肌运动受限。

3.肝癌

与脓肿相比,病程较慢,无急性感染表现。肝呈进行性肿大,坚硬,表面高低不平而无明显压痛。血清甲胎蛋白(AFP)测定常呈阳性,B超检查等有助于鉴别。

(三)治疗

细菌性肝脓肿是一种严重的疾病,必须早期诊断、早期治疗。

1.全身支持疗法

给予充分营养,纠正水和电解质及酸碱平衡失调,必要时多次小量输全血和血浆以增强机体抵抗力。

2.抗生素治疗

应使用较大剂量。在未确定病原菌之前,可首选对大肠杆菌和金黄色葡萄球菌有效的抗菌素,然后根据细菌培养和抗菌素敏感试验结果选用有效的抗菌素。

3.经皮肝穿刺脓肿置管引流术

适用于单个较大的脓肿,应在B超或CT引导下进行。

4.手术治疗

对于较大的单个脓肿,应施行切开引流,病程长的慢性局限性厚壁脓肿,也可行肝叶切除或部分肝切除术。

多发性小脓肿不宜行手术治疗。

常用的手术途径为:

(1)经腹腔切开引流

适用于多数病人,但术中应注意避免脓液污染腹腔,保证引流通畅。

(2)经腹膜外切开引流

主要用于右肝叶后侧脓肿。

手术治疗中应注意:

(1)脓肿已破入胸腔者,应同时引流胸腔;

(2)胆道感染引起的肝脓肿,应同时妥善处理胆道病变和行胆道引流;

(3)血源性肝脓肿,应积极治疗原发感染灶。

5.中医中药治疗

多与抗生素和手术治疗配合应用,以清热解毒为主,可根据病情选用五味消毒饮或柴胡解毒汤(柴胡、黄芩、金银花、连翘、紫花地丁、赤芍、丹皮、白芍、甘草)等方剂加减。

## 二、阿米巴性肝脓肿

阿米巴性肝脓肿(Amebic Liver Abscess)是阿米巴肠病最常见的并发症。

(一)诊断要点

1.右上腹痛、发热、肝脏肿大和压痛。

2.X线检查显示右侧膈肌抬高、运动减弱。

3.B超检查显示肝区液性暗区。若肝穿刺获得典型的脓液,或脓液中找到阿米巴滋养体,或对特异性抗阿米巴药物治疗有良好效应即可确诊为阿米巴性肝脓肿。

(二)治疗

1.非手术治疗,为首选治疗方法,以抗阿米巴药物(甲硝唑、氯喹、依米丁)治疗和必要时反复穿刺吸脓以及支持治疗为主。

2.手术治疗

(1)经皮肝穿刺脓肿闭式引流术

适用于病情重、脓肿较大、有穿破危险者,或经抗阿米巴药物治疗,同时反复穿刺吸脓而脓腔未见缩小者。

(2)切开引流术

适应证为:

①抗阿米巴药物治疗及穿刺引流失败者;

②脓肿位置特殊,贴近肝门、大血管或位置过深(>8cm),穿刺易伤及邻近器官者;

③脓肿穿破入腹腔或邻近内脏而引流不畅者;

④脓肿中有继发细菌感染,药物治疗不能控制者;

⑤多发性脓肿,使穿刺引流困难或失败者;

⑥左叶肝脓肿易向心包穿破,穿刺易污染腹腔,也应考虑手术。

切开引流后也应采用闭式引流,以防止继发性细菌感染。

# 第二节　原发性肝癌

原发性肝癌(Primary Liver Cancer)是我国常见的恶性肿瘤之一,高发于东南沿海地区。亚洲国家的发病率高于美国和西欧国家。发病中位年龄为 40~50 岁。男女比例约为 2:1。

## 一、病因和病理

肝癌的发病原因和发病机理至今仍未明了。可能与慢性肝病(如病毒性肝炎、肝硬变)、黄曲霉素等化学致癌物质和环境、水土因素有关。

## 二、分类

(一)原发性肝癌按大体病理形态分为三型

1.巨块型

2.结节型

3.弥漫型

(二)原发性肝癌按病理组织学可分为三类

1.肝细胞型肝癌

2.胆管细胞型肝癌

3.混合型肝癌

## 三、转移途径

1.肝内转移

发生最早,也最常见,可侵犯门静脉并形成瘤栓。

2.血行转移

以肺转移率最高,其次为骨、脑等器官。

3.淋巴转移

肝门淋巴结最常见。

4.腹腔种植转移

偶尔发生。

## 四、诊断要点

1.临床表现

原发性肝癌的早期缺乏典型症状,常见的临床表现有肝区疼痛,消瘦,无力,食欲不振,腹胀,亦可有恶心,呕吐,腹泻,发热等症状,晚期则出现贫血、黄疸、腹水、下肢浮肿、皮下出血及恶病质等。少数可有低血糖症,红细胞增多症,类白血病反应,高血钙症等。最常见的体征为进行性肝肿大,不规则、硬、有压痛。

2.血清甲胎蛋白(AFP)测定

对诊断肝细胞肝癌具有相对专一性。对于无肝癌其他证据,放射免疫法测定 $AFP \geqslant 400\mu g/L$ 持续一个月以上者,若能排除妊娠、活动性肝病、生殖腺胚胎性肿瘤等,即可诊断为肝细胞癌。

3.血液酶学检查

肝癌病人血清中 γ-谷氨酰转肽酶,碱性磷酸酶和乳酸脱氢酶的同工酶等可高于正常,但由于缺乏特异性,多作为辅助诊断。

4.B超检查

可显示肿瘤的大小、形态、所在部位以及肝静脉或门静脉内有无癌栓等,其诊断符合率可达 90%左右,能发现直径 2cm 或更小的病变,是目前较好的、有定位价值的非侵入性检查方法。

5.CT 检查

可检出直径约 1cm 左右的早期肝癌,应用增强扫描有助于与血管瘤鉴别。对于肝癌的诊断符合率高达 90%。

6.磁共振成像(MRI)

诊断价值与 CT 相仿。

7.选择性腹腔动脉或肝动脉造影检查

对血管丰富的癌肿,有时可显示直径为 0.5~1cm 的占位性病变,其诊断正确率高达 90%。可确定病变的部位、大小和分布,特别是对小肝癌的定位诊断是目前各种检查方法中最优者。

8.放射性核素肝扫描

应用 $^{198}$Au、$^{99m}$Tc、$^{131}$I 玫瑰红、$^{113m}$In 等进行肝扫描,有助于诊断大肝癌,但直径小于 3 厘米的肿瘤,不易在扫描图上表现出来。

9.X 线检查

腹部透视或平片可见肝脏阴影扩大。肝右叶的癌肿常可见右侧膈肌升高,活动受限或呈局限性隆起,位于肝左叶或巨大的肝癌,X 线钡餐检查可见胃和横结肠被推压现象。

10.肝穿刺

行针吸细胞学检查有确定诊断意义,目前多采用在 B 超引导下行细针穿刺,有助于提高阳性率,但有导致出血、肿瘤破裂和针道转移等危险。

11.剖腹探查

对经过各种检查仍不能确定诊断,但又高度怀疑或已定性诊断为肝癌的病人,必要时应作剖腹探查。

## 五、鉴别诊断

1.肝硬变

病程发展缓慢,肿大的肝脏仍保持正常的轮廓。超声波检查、放射性核素扫描和血清 AFP 测定,有助于鉴别。

2.继发性肝癌

病程发展相对较缓慢,血清 AFP 测定多为阴性。主要鉴别方法是寻找肝脏以外有无胃肠道、泌尿生殖系统、呼吸系统、乳腺等处的原发性癌肿病灶。

3.肝脓肿

一般都有化脓性感染或阿米巴肠病病史和寒战、发热等临床表现。肿大的肝脏表面无结节,但多有压痛。B 超检查示肝区有液性暗区。

4.肝包虫病

多见于我国西北牧区。右上腹或上腹部有表面光滑的肿块,病人一般无明显的自觉症状。肝包虫皮内试验阳性可资鉴别。

## 六、治疗

早期诊断,早期治疗,根据不同病情进行综合治疗,是提高疗效的关键;而早期施行手术切除仍是最有效的治疗方法。

1.手术治疗

(1)手术切除

主要适用于病人全身情况良好,癌肿局限,未超过半肝,无严重肝硬化,肝功能代偿良好,癌肿未侵犯第一、第二肝门及下腔静脉,以及无心、肺、肾功能严重损害者。

临床上有明显黄疸、腹水、下肢浮肿、肝外癌转移、全身情况差不能耐受手术者,都是手术禁忌证。

术式的选择应根据病人全身情况、肝硬化程度、肿瘤大小和部位以及肝代偿功能等而定。癌肿局限于一个肝叶内,可作肝叶切除;已累及一叶或刚及邻近叶者,可作半肝切除;如已累及半肝,但没有肝硬化者,可考虑作三叶切除。位于肝边缘区的肿瘤(或瘤体较小),亦可根据肝硬化情况选用肝段或次肝段切除或局部切除。肝切除手术中一般至少要保留正常肝组织的30%,对有肝硬化者,肝切除量不应超过50%,特别是右半肝切除,尤应慎重,否则不易代偿。对伴有肝硬化的小肝癌,采用距肿瘤2cm以外切肝的根治性局部肝切除术,也可获满意的效果。

(2)对不能切除的肝癌的外科治疗

可根据具体情况采用肝动脉结扎、肝动脉栓塞、肝动脉灌注化疗、液氮冷冻、激光气化、微波热凝等单独或联合应用,都有一定的疗效。

(3)根治性切除术后复发肝癌的再手术治疗

对根治性切除术后病人进行定期随诊,监测甲胎蛋白和B超等影像学检查,早期发现复发,如一般情况良好、肝功能正常、病灶局限允许切除,可施行再次切除。

(4)对于肝癌破裂出血的病人,可行肝动脉结扎或动脉栓塞术,或填塞止血。如全身情况较好、病变局限,在技术条件具备的情况下,可行急诊肝叶切除术治疗。对于出血量较少,血压、脉搏等生命体征尚稳定,估计肿瘤又不可能切除者,也可在严密观察下进行输血,应用止血剂等非手术治疗。

2.化学药物治疗

(1)全身化疗

多通过静脉给药。常用药物为:5-氟脲嘧啶、阿霉素、丝裂霉素,已少用。

(2)肝动脉插管化疗

经手术探查,发现已不能切除者;或作为肿瘤姑息切除的后续治疗,可经胃网膜右动脉或胃右动脉作肝动脉插管。常用氟脲嘧啶、噻替哌等药,每日或隔日经导管灌注一次。除动脉插管外,也有经门静脉插管,或动脉、门静脉双重插管化疗。

(3)肝动脉栓塞或化疗栓塞

通常为经皮穿刺股动脉插管到肝固有动脉,或选择插管至患侧肝动脉进行栓塞。常用栓塞剂是碘化油和(或)剪成小片的明胶海绵。现常联合应用抗癌药物,即化疗栓塞。常用化疗药物为氟脲嘧啶、丝裂霉素、顺铂、卡铂、表阿霉素、阿霉素等,通常也多采用联合化疗的方案。

3.放射治疗

对一般情况较好,肝功能尚好,不伴有肝硬化,无黄疸、腹水,无脾功能亢进和食管静脉曲张,癌肿较局限,尚无远处转移而又不适于手术切除者,可采用以放射为主的综合治疗。

4.B超引导下经皮穿刺肿瘤行射频、微波、注射无水酒精

适用于瘤体较小而又不能或不宜手术切除者。

5.免疫治疗

常用的有卡介苗、自体或异体瘤苗、免疫核糖核酸、转移因子、干扰素、白细胞介素-2、左旋咪唑、胸腺肽、肿瘤坏死因子等,可与化疗等联合应用。还有应用淋巴因子激活的杀伤细胞(LAK)、肿瘤浸润淋巴细胞(TIL)等免疫活性细胞,行过继性免疫治疗等,但疗效尚欠肯定,多在探索之中。

6.中医中药治疗

多根据不同病情采取辨证施治、攻补兼施的方法,常与其他疗法配合应用。

## 七、预后

小肝癌的手术切除率高达80%以上,手术死亡率低于2%,术后5年存活率达60%~70%。肝癌直径<3cm

者,术后 5 年存活率高达 85.3%;肝癌直径<5cm 者,术后 5 年存活率高达 79.8%;不能切除的肝癌经综合治疗肿瘤缩小后行二期切除,5 年存活率可达 61.5%。

# 第三节 肝棘球蚴病(肝包虫病)

肝棘球蚴病(Echinococcosis of Liver)又称肝包虫病(Hydatid Disease of Liver),是畜牧地区常见的寄生虫病,大多数是细粒棘球绦虫(犬绦虫)的虫卵被人误吞,其内的六钩蚴侵入并寄生在人体肝脏所致,少数由泡状棘球绦虫的蚴所致。多流行于我国西北地区和内蒙古以及四川西部地区。

细粒棘球绦虫最主要的终宿主为狗,中间宿主主要为羊、牛、猪、马,人也可为中间宿主。

细粒棘球绦虫的成虫寄生在狗的小肠内,随粪便排出的虫卵常污染环境(土壤、水源、蔬菜等),粘附在狗、羊的毛上,人吞食被虫卵污染的食物后,即被感染。虫卵经肠内消化液作用,六钩蚴脱壳而出,穿过肠黏膜,进入门静脉系统,大部分被阻留于肝脏内(约 75%),少数可通过肝脏随血流而到肺(15%)及散布到全身各处。

棘球蚴在肝内寄生时,首先发育成小的囊泡,初时不含头节,随着囊体不断增大,形成包虫囊肿,即内囊。内囊又发育成为内外两层:外层为白色半透明膜即角质层;内层为生发层,即棘球蚴的本身,很薄,它可产生生发囊、头节、子囊,子囊又可产生孙囊。囊内为弱碱性透明囊液,含少量蛋白、无机盐和大量头节、子囊(包囊砂)。囊肿周围由中间宿主组织形成一个纤维性包膜,即外囊,可钙化。

包虫囊肿在肝内逐渐长大,依所在部位引起邻近脏器的压迫症状,并可发生感染、破裂播散及空腔脏器阻塞等并发症。

## 一、诊断要点

1.有流行区居住史和狗、羊等接触史。

2.初期症状不明显,可于偶然中发现上腹包块开始引起注意。发展至一定阶段时,可出现上腹部胀满感,轻微疼痛或压迫邻近器官所引起的相应症状。如肿块压迫胃肠道,可有上腹不适、食欲减退、恶心、呕吐和腹胀等。位于肝顶部的囊肿可使膈肌向上抬高,压迫肺而影响呼吸;位于肝下部的囊肿可压迫胆道,引起阻塞性黄疸,压迫门静脉可产生腹水。更常见的情况是病人因各种并发症而就诊。如因过敏反应而有皮肤瘙痒、荨麻疹、呼吸困难、咳嗽、紫绀、呕吐、腹痛。囊肿的继发性感染是很常见的症状。体格检查可见右上腹部渐渐隆起一肿块,圆,光滑,坚韧而有弹性感,可触及液波感及震颤感。

3.包虫皮内试验(Casoni 试验)为肝包虫的特异性试验,阳性率达 90%~95%,有重要的诊断价值。

4.B 超检查能显示囊肿的大小和所在的部位,有时可发现子囊的反射波。

5.X 线检查示肝顶部囊肿可见到横膈升高,动度受限,亦可有局限性隆起,肝影增大。有时可显示圆形、密度均匀、边缘整齐的阴影,或有弧形囊壁钙化影。

6.同位素肝扫描可显示轮廓清晰的占位性病变。

7.CT、MRI 显示占位性病变及显示病变的部位和范围。

## 二、鉴别诊断

肝包虫病需要与原发性肝癌、肝脏良性肿瘤、肝脓肿、非寄生虫性囊肿和肝硬化门脉高压等疾病鉴别。

## 三、治疗

手术治疗仍为目前治疗棘球蚴病的主要治疗手段。手术的原则是清除内囊,防止囊液外溢,消灭外囊残腔,预防感染。

**1.内囊摘除术**

是基本的方法,适用于无感染的包虫囊。

**2.内囊摘除并外囊闭式引流术**

适用于有感染或有胆瘘的巨大包囊而囊壁不易塌陷者,在内囊摘除后放置闭式引流。

**3.内囊摘除并外囊—空肠"Y"形内引流术**

用于与较大胆管相通、坚韧不易塌陷闭合的外囊残腔。吻合口宜宽大并以空肠侧面吻合为佳。

**4.肝叶切除术**

用于局限于一叶的多个包虫囊肿及肝脏边缘部的包虫囊肿,估计引流后残腔或窦道难以愈合、已钙化的肝包虫和泡状棘球蚴病例。

## 四、预防

在畜牧区广泛开展有关包虫病知识的宣传;消灭野犬,加强家犬的管理,儿童勿玩耍狗;防止犬粪污染草场、饲料、水源;预防羊群染病,加强宰杀管理,病死的羊尸应深埋或焚毁;注意个人卫生;保护水源,搞好环境卫生。

# 第四节 门静脉高压症

正常门静脉压力为 1.27~2.35kPa(13~24cmH$_2$O),由于各种原因使门静脉血流受阻,血液淤滞时,则门静脉压力升高,从而出现脾肿大、脾功能亢进、食管胃底静脉曲张、呕血和黑便及腹水等门静脉压力增高的症状和体征,叫做门静脉高压症(Portal Hypertension)。

## 一、解剖概要

门静脉主干是由肠系膜上、下静脉和脾静脉汇合而成的。在肝门处门静脉分为左右两支,分别进入左、右半肝,进肝后再逐渐分支,其小分支和肝动脉小分支的血流汇合于肝小叶的肝窦,然后流入肝小叶的中央静脉、肝静脉,进入下腔静脉。所以门静脉系统是位于两毛细血管网之间,一端是胃、肠、脾、胰的毛细血管网,另一端是肝小叶的肝窦。

肝脏的血液供应 60%~80%来自门静脉,20%~40%来自肝动脉,但由于肝动脉的压力和含氧量高,故门静脉和肝动脉对肝的供氧比例约各占 50%。

门静脉系统和腔静脉之间有四个交通支:

**1.胃底、食道下段交通支**

门静脉血流经胃冠状静脉、胃短静脉通过食道静脉丛与奇静脉和半奇静脉相吻合,流入上腔静脉。

**2.直肠下端、肛管交通支**

门静脉血流经肠系膜下静脉、直肠上静脉与直肠下静脉、肛管静脉吻合,流入下腔静脉。

**3.腹壁交通支**

门静脉经脐旁静脉与腹壁上、下静脉吻合,流入上、下腔静脉。

4.腹膜后交通支

肠系膜上、下静脉分支与下腔静脉分支吻合。

## 二、病因及病理

门静脉血流阻力增加,常是门静脉高压症的始动因素。按阻力增加的部位,可将门静脉高压症分为肝前、肝内和肝后三型。

1.肝前型

门静脉血栓形成(脐炎、脐静脉内插管、腹腔内炎症)、先天性畸形(闭锁、狭窄或海绵样变)和外在压迫(肿瘤或肿大淋巴结)等。

2.肝内型

各种原因所致的肝硬化。

(1)窦前型

血吸虫病性肝硬化。

(2)肝窦或肝窦后型

肝炎后肝硬化。

3.肝后型

Budd-Chiari 综合征、缩窄性心包炎、严重右心衰竭等。

门静脉高压症形成后,可以发生以下病理变化:

1.脾肿大、脾功能亢进

门静脉血流受阻后,首先出现充血性脾肿大。门静脉高压症时可见脾窦扩张,脾内纤维组织增生,单核吞噬细胞增生和吞噬红细胞现象。临床上除有脾肿大外,还有血细胞减少,最常见的是白细胞和血小板减少,称为脾功能亢进。

2.交通支扩张

由于正常的肝内门静脉通路受阻,门静脉又无静脉瓣,上述的四个交通支大量开放,并扩张、扭曲形成静脉曲张。

3.腹水

门静脉压力升高,使门静脉系统毛细血管床的滤过压增加,同时肝硬化引起的低蛋白血症,血浆胶体渗透压下降及淋巴液生成增加,促使液体从肝表面、肠浆膜面漏入腹腔而形成腹水。门静脉高压症时虽然静脉内血流量增加,但中心血流量却是降低的,继发刺激醛固酮分泌过多,导致钠、水潴留而加剧腹水形成。

## 三、诊断要点

1.临床表现

主要是脾肿大、脾功能亢进、呕血或黑便、腹水或非特异性全身症状(如疲乏、嗜睡、厌食)。查体时如能触及脾,就可能提示有门静脉高压。如有黄疸、腹水和前腹壁静脉曲张等体征,表示门静脉高压严重。如果能触到质地较硬、边缘较钝而不规整的肝脏,肝硬化的诊断即能成立,但有时肝脏硬化缩小而难以触到。还可有慢性肝病的其他征象,如蜘蛛痣、肝掌、男性乳房发育、睾丸萎缩等。

2.实验室检查

血细胞计数减少,尤以血小板和白细胞最明显;肝功能检查示白蛋白降低而球蛋白增高,白、球蛋白比例倒置;凝血酶原时间延长;还可行与乙肝相关的抗原抗体和甲胎蛋白检查。Child 肝功能分级见表28-2。

表28-2 Child肝功能分级

| 临床和生化指标 | 分级标准 | | |
| --- | --- | --- | --- |
| | A | B | C |
| 血清胆红素(μmol/L) | <34.2 | 34.2~51.3 | >51.3 |
| 血清白蛋白 (g/L) | >35 | 30~35 | <35 |
| 腹水 | 无 | 少,易控制 | 多,难控制 |
| 肝性脑病 | 无 | 轻 | 重 |
| 营养状况 | 优 | 良 | 差 |

3.B超检查

了解腹水,肝、脾大小和肝密度异常,脾静脉、门静脉、肾静脉直径及有无血栓形成,多普勒超声可了解门静脉血流量及血流方向等。

4.纤维胃镜检查

可确定有无食管、胃底静脉曲张及其严重程度,以及有无出血危象。

5.X线钡餐检查

观察有无食管、胃底静脉曲张。

**四、鉴别诊断**

当食管静脉曲张破裂出血时,应与胃十二指肠溃疡、糜烂性胃炎、胃癌和呕吐源性食管黏膜破裂等相鉴别。详细询问病史,全面查体和实验室检查有时鉴别困难,可行X线钡餐检查,纤维胃镜检查或选择性腹腔动脉造影检查等做出诊断。

**五、治疗**

因为约85%~90%的门静脉高压症由肝硬化所致,故基本的治疗仍然是内科治疗。外科治疗主要是预防食管下段静脉曲张破裂出血以及治疗脾功能亢进。大部分患者需经过妥善准备后择期手术,有时当大出血采用非手术治疗不能控制时,则要施行紧急止血手术。

手术治疗的死亡率及预后与肝功能损害程度有密切关系,必须正确判断肝储备能力,慎重选择手术适应证。

1. 手术治疗

手术治疗一般分为两类:一类是通过各种分流术,降低门静脉压力;另一类是阻断门奇静脉的反常血流,从而达到防治出血的目的。

(1)分流手术

是采用门静脉系统主干及其主要分支与腔静脉及其主要分支血管吻合,使较高压力的门静脉血液分流入腔静脉中去,由于能有效地降低门静脉压力,是防治大出血的较为理想的方法。

当前手术方式应用较广的有六种:

①门腔静脉分流术:门静脉直接与下腔静脉侧侧吻合,分流降压作用显著,止血效果好,但肝性脑病发生率较高。

②肠系膜上静脉与下腔静脉侧侧分流术。

③肠系膜上静脉与下腔静脉"桥式"分流术。

④脾肾静脉端侧分流术:脾切除后,将脾静脉断端与左肾静脉的侧面吻合,其分流降压作用较逊。脾静脉口径选择在1cm以上较好。

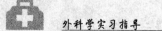

⑤脾腔静脉分流术:脾切除后将脾静脉断端与下腔静脉的侧面吻合。

⑥远端脾肾静脉分流术:将脾静脉远断端与肾静脉的侧面或肾静脉的近侧断端吻合,通过脾静脉、胃短静脉,引流降低食管胃底曲张静脉压力,这样,既能改善脾肿大及脾功能亢进,又不降低门静脉压力。维持门静脉血液对肝的灌注,有利于肝细胞功能的改善,同时还保持了脾脏的免疫功能,预后较好。

(2)门奇断流术

以贲门周围血管离断术最为有效,即脾切除,同时彻底结扎、切断胃冠状静脉,包括高位食管支、胃后支及贲门周围的血管,此手术对防止大出血较确切,操作较简便,又不影响门静脉的血流灌注,对病人负担较小,预后较好。而且脾切除可减少门静脉系统来自脾静脉血量的20%~40%,尚可同时纠正脾功能亢进所致的症状。

2. 上消化道大出血紧急处理

上消化道大出血是门静脉高压症十分严重的并发症。肝硬化病人中仅有40%出现食管胃底静脉曲张,而有食管胃底静脉曲张的病人中约有50%~60%可并发大出血。大出血后,病人不仅可因急性大出血发生休克,还有发生肝昏迷的可能,抢救措施如下:

(1)非手术疗法

①及时补足血容量,纠正休克。

②药物止血:主要应用内脏血管收缩剂,常用药物有脑垂体后叶素和生长抑素。脑垂体后叶素20单位加入5%葡萄糖200毫升内缓慢静脉滴注,必要时4小时后重复注射。生长抑素是目前首选药物。尚可使用安络血、维生素K。

③三腔管压迫止血:原理是利用充气的气囊分别压迫胃底和食管下段的曲张静脉,以达止血目的。该管有三腔:一通圆形气囊,充气后压迫胃底;一通椭圆形气囊,充气后压迫食管下段;一通胃腔,经此腔可行吸引、冲洗和注入止血药物。

④内镜治疗:硬化剂注射疗法(EVS)是经纤维内镜将硬化剂(国内多选用鱼肝油酸钠)直接注射到曲张静脉腔内,使曲张静脉闭塞,其黏膜下组织硬化,以治疗食管静脉曲张出血和预防再出血。经内镜食管曲张静脉套扎术(EVL)比硬化剂注射疗法操作相对简单和安全。

⑤经颈静脉肝内门体分流术(TIPS):是采用介入放射方法经颈静脉途径在肝内肝静脉与门静脉主要分支间建立通道,置入支架以实现门体分流,展开后的支架口径通常为8~12mm。

(2)手术疗法

经非手术处理之后,若血压、脉搏不能恢复正常,三腔管胃管内抽出鲜血,甚至血压继续下降,则应考虑急诊外科手术治疗。急诊手术方法首选贲门周围血管离断术,此术式止血较确切,操作简便,不影响门静脉的血流灌注,对病人负担较小。

# 第二十九章 胆道疾病

## 第一节 胆石病

胆石病(Cholelithiasis)包括发生在胆囊和胆管的结石,是常见病、多发病。

胆石按其所含成分可分为三类:

**1.胆固醇结石**

以含胆固醇为主,多呈椭圆形(单发者)或多面形(多发者),表面平滑或稍呈结节状,淡灰色,质硬,剖面呈放射状线纹,X线平片上不显影。此种结石多在胆囊内。

**2.胆色素性结石**

以胆红素为主要成分,多为泥沙样,质软而脆,有的如泥团状,有的如沙粒,为棕黑或棕红色。大小不等,因含钙少,X线平片上多不显影。多在肝内、外胆管中。

**3.混合性结石**

由胆固醇、胆色素和钙盐等多种成分组成。外形不一,为多面形颗粒,表面光滑,边缘钝圆,呈深绿或棕色,切面呈环层状。因含钙质较多,在X线平片上有时显影(即称阳性结石)。多在胆囊内,亦可见于胆管中。

### 一、胆囊结石

胆囊结石(Cholecystolithiasis)主要为胆固醇结石或以胆固醇为主的混合性结石,主要见于成年人,男女之比为1:2。

胆囊结石的成因主要是某些代谢原因造成胆盐、卵磷脂减少,或胆固醇量增加,胆固醇便沉淀析出形成结石。

(一)诊断要点

1.约有20%~50%的胆囊结石病人终身无症状,即所谓隐性结石。较大的胆囊结石可引起中上腹或右上腹闷胀不适,嗳气和厌食油腻食物等消化不良症状。较小的结石每于饱餐、进食油腻食物后,或夜间平卧后结石阻塞胆囊管而引起胆绞痛和急性胆囊炎。由于胆囊的收缩,较小的结石有可能通过胆囊管进入胆总管而发生梗阻性黄疸,然后部分结石又可由胆道排入十二指肠,部分结石则停留在胆管内成为继发性胆管结石。结石亦可长期梗阻胆囊管而不发生感染,仅形成胆囊积水,此时便可触及无明显压痛的肿大胆囊。胆囊结石在无感染时,一般无特殊体征或仅有右上腹轻度压痛。但当有急性感染时,可出现中上腹及右上腹压痛、肌紧张,有时还可扪及肿大而压痛明显的胆囊。Murphy征常阳性。

2.B超检查发现胆囊结石即可确诊,正确诊断率在96%以上,是首选方法。

3.口服法胆囊造影显示为胆囊内充填缺损,对诊断有一定帮助,且可以了解胆囊功能。

4. CT、MRI虽也可显示胆囊结石,但价格很高,不宜常规采用。

（二）治疗

胆囊切除是治疗胆囊结石的首选方法,效果确切。手术方式有开腹胆囊切除术(OC)和腹腔镜胆囊切除术(LC)。

**1.手术治疗**

对于有症状和(或)并发症的胆囊结石,应及时行胆囊切除术。

对于无症状的胆囊结石,一般认为不需立即切除胆囊,只需观察和随诊,但有下列情况时,应考虑及时手术治疗:

(1)口服胆囊造影不显影;

(2)结石直径 2~3cm;瓷化胆囊;

(3)合并糖尿病者在糖尿病已控制时;

(4)老年人和(或)有心肺功能障碍者。

后两种情况时,一旦急性发作或发生并发症而被迫施行急诊手术时,危险性远较择期性手术大。

**2.溶石治疗**

对于年老、有严重心血管疾患不能耐受手术的病人,可考虑溶石治疗。目前溶石治疗的药物主要是鹅去氧胆酸和其衍生物熊去氧胆酸。

适应证:

(1)胆囊结石直径在 2cm 以下;

(2)胆囊结石为含钙少的 X 线能透过的结石;

(3)胆囊管通畅,即口服胆囊造影片上能显示有功能的胆囊;

(4)病人的肝脏功能正常;

(5)无明显的慢性腹泻史。

## 二、胆管结石

胆管结石指结石位于胆管系统内。可分为原发性胆管结石和继发性胆管结石。原发性胆管结石是指在胆管内形成的结石,主要为胆色素性结石和以胆色素为主的混合结石,结石形成与胆道感染、胆管狭窄、胆道寄生虫感染有关。继发性胆管结石是胆囊结石排入胆管者,主要为胆固醇结石。

根据结石所在部位分为肝内胆管结石和肝外胆管结石。

（一）肝外胆管结石

肝外胆管结石指发生于左、右肝管汇合部以下的胆管内结石。其病理变化主要有:

(1)胆管梗阻。

(2)继发感染发生后,可形成梗阻性化脓性胆管炎,胆管内压力进一步提高,脓性胆汁(包括细菌和毒素)可经毛细胆管逆流入血,而发生脓毒症,亦可致胆管壁糜烂破溃,甚至形成胆管门静脉瘘导致胆道大出血。

(3)梗阻并感染引起肝细胞损害,甚至可发生肝细胞坏死及形成胆源性肝脓肿。胆管炎症的反复发作,还可致胆汁性肝硬化。

(4)胆石嵌顿于胆总管壶腹部时可引起胆源性胰腺炎。

**1.诊断要点**

(1)临床表现

取决于有无感染及梗阻。一般平时可无症状。但当结石阻塞胆管并继发感染时,其典型的临床表现为 Charcot 三联征,即腹痛、寒战高热和黄疸。

①腹痛。剑突下及右上腹部绞痛,呈阵发性刀割样,常向右肩、背部放射,伴有恶心、呕吐。

②寒战、高热。约 2/3 的病人可在病程中出现寒战、高热,一般表现为弛张热,体温高者可达 39~40℃。

③黄疸。胆管结石嵌于 Vater 氏壶腹而不能松动时,在胆绞痛和寒战高热 1~2 天后出现黄疸,并逐渐加深。体格检查见右上腹腹肌紧张,压痛,反跳痛,可触及肿大的胆囊,Murphy 征阳性,肝区叩痛。

(2)实验室检查

白细胞计数升高,血清胆红素升高(以结合胆红素升高为主),血清转氨酶和碱性磷酸酶升高。

(3)B 超检查

可发现胆管内结石及胆管扩张影像。一般首选 B 超检查。

(4)PTC 及 ERCP 或 MRCP

可提供结石的部位、数量、大小以及胆管梗阻的部位和程度。

(5)CT

一般只在上述检查结果有疑问或不成功时才考虑使用。

2.鉴别诊断

(1)肾绞痛

始发于腰或胁腹部,向股内侧或外生殖器放射,伴血尿,无发热,无腹膜刺激征,肾区叩痛明显。腹部平片示肾、输尿管区结石。

(2)肠绞痛

疼痛以脐周为主,如为机械性肠梗阻,则伴恶心、呕吐、腹胀,不排气、排便。腹部平片示阶梯状气液平面。

(3)壶腹癌和胰头癌

起病缓慢,腹痛轻,黄疸呈进行性加重。ERCP 或 MRCP 和 CT 检查有助于诊断。

3.治疗

肝外胆管结石现仍以手术治疗为主。

手术治疗的原则是:

(1)术中尽可能取尽结石;

(2)解除胆道狭窄和梗阻,去除感染病灶;

(3)术后保持胆汁引流通畅,预防胆石再发。

常用手术方法有以下几种:

(1)胆总管切开取石加 T 形管引流术

适用于单纯胆管结石,胆管上、下端通畅,无狭窄或其他病变者。若伴有胆囊结石和胆囊炎,可同时行胆囊切除术。术中胆管造影,B 超检查或纤维胆道镜检查,有助于减少胆石残留率。

(2)胆肠吻合术

适用于:①胆总管扩张≥2.5cm,下端有炎性狭窄等梗阻性病变,且难以用手术方法解除者,但上段胆管必须通畅无狭窄;②结石呈泥沙样不易取尽,有结石残留或结石复发者,常用的是胆管空肠 Roux-Y 吻合术。

(3)Oddi 括约肌成形术

适应证同胆肠吻合术,特别是胆总管扩张程度较轻而不适于行胆肠吻合术者。

(4)经内镜下括约肌切开取石术

适用于胆石嵌顿于壶腹部和胆总管下端良性狭窄,尤其是已行胆囊切除的病人。其禁忌证为:①已行 Billilth Ⅱ 式胃大部切除术者;②有出血倾向和凝血功能障碍者;③近期内发作过胰腺炎者;④乳头区及附近有十二指肠憩室者。

(二)肝内胆管结石

肝内胆管结石是指左右肝管汇合部以上的结石,左外叶和右后叶较为多见,多数是胆红素性结石,常同

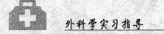

时合并肝外胆管结石,我国的发病率较高。

1.诊断要点

(1)临床症状

不典型,多年无症状或仅有间歇性肝区或季肋部疼痛不适,当双侧胆管被结石阻塞时才出现黄疸,合并胆道感染时可伴寒战、发热,可并发胆源性肝脓肿,反复发作可导致胆汁性肝硬化和门脉高压症。体格检查示肝呈不对称性肿大,肝区有压痛及叩击痛。

(2)B 超检查

可显示肝内胆管结石的分布和肝胆管的狭窄和扩张情况。

(3)PTC 检查

亦可显示肝内胆管结石的分布和肝胆管的狭窄和扩张情况,对确定诊断和指导治疗有重要意义。PTC 的X 线特征有:①肝总管或左右肝管处有环形狭窄,狭窄近端胆管扩张,其中可见结石阴影;②左右肝管或肝内某部分胆管不显影;③左右叶肝内胆管呈不对称性、局限性、纺锤状或哑铃状扩张。

(4)CT、MRI

有重要价值,特别是对并发胆汁性肝硬化和癌变者。

2.治疗

肝内胆管结石的治疗宜采用以手术方法为主的综合治疗。

(1)手术治疗

原则为尽可能取净结石,解除胆道狭窄及梗阻,去除肝内感染性病灶,建立和恢复通畅的胆汁引流和预防复发。其中解除狭窄是手术治疗的关键。因此必须摒弃企图通过肝外胆肠吻合,以解除狭窄以上肝内胆管胆汁引流的错误做法。

手术方法有:①高位胆管切开及取石;②胆肠内引流;③去除肝内感染性病灶(切除病变肝叶或肝段)。

(2)中西结合治疗

在手术和其他综合治疗的同时,可配合针灸和服用消炎利胆类中药,对控制炎症、排出结石有一定作用。

(3)残留结石的处理

术后 T 形管造影发现胆道残留结石时,可在窦道形成后拔除 T 形管经其窦道插入纤维胆道镜,用取石钳、网篮等直视下取石。如结石过大可采用激光碎石、微爆破碎石或其他方法将残石碎裂成小块后分别取出。也可通过 T 形管注入接触性溶石药物。

# 第二节　胆道感染

胆道感染临床常见,按发病部位分为胆囊炎和胆管炎。按发病急缓和病程经过分为急性、亚急性和慢性。胆道感染与胆石病互为因果关系。胆石病可引起胆道梗阻,导致胆汁淤滞,细菌繁殖,而致胆道感染。胆道感染的反复发作又是胆石形成的重要致病因素和促发因素。

## 一、急性胆囊炎

急性胆囊炎(Acute Cholecystitis)是胆囊发生的急性化学性和(或)细菌性炎症。约 95%的病人合并有胆囊结石,称结石性胆囊炎;5%的病人未合并胆囊结石,称非结石性胆囊炎。

(一)急性结石性胆囊炎

急性结石性胆囊炎(Acute Calculous Cholecystitis)的主要致病原因为:①胆囊管梗阻;②细菌感染——多为继发性感染,致病菌可通过胆道逆行侵入胆囊,或经血循环或淋巴途径进入胆囊。③其他因素——在胆囊管梗阻后,胆囊腔内如存在胰液、胃液或浓缩的胆汁,则可引起急性炎症。

根据病情的演变、病理变化依次为急性单纯性胆囊炎→急性化脓性胆囊炎→急性坏疽性胆囊炎(坏疽胆囊常发生穿孔)。如反复发作,胆囊壁纤维组织增生、疤痕化,胆囊黏膜消失,呈慢性胆囊炎改变,甚至萎缩。发生急性胆囊炎时胆囊内脓液进入胆管和胰管,引起胆管炎或胰腺炎。急性胆囊炎因胆石压迫和炎症浸润,也可穿破至十二指肠等周围器官形成胆囊胃肠道内瘘。

1.诊断要点

(1)急性发作的典型发病过程

表现为突发右上腹阵发性绞痛,常在饱餐、进食油腻食物后,或在夜间发作。疼痛常放射至右肩部、肩胛部和背部。伴恶心、呕吐、厌食等消化道症状。常有轻度发热,无畏寒,如出现明显寒战、高热,表示病情加重或已发生并发症,如胆囊积液、穿孔等,或合并有急性胆管炎。10%~25%的病人可出现轻度黄疸。体格检查示右上腹可有不同程度、不同范围的压痛、反跳痛及肌紧张,Murphy 征阳性。有的病人可扪及肿大而有触痛的胆囊。

(2)实验室检查

85%的病人有轻度白细胞升高($1.2 \times 10^9$~$1.5 \times 10^9$/L)。血清转氨酶升高,AKP 升高较常见,1/2 的病人有血清胆红素升高,1/3 的病人有血清淀粉酶升高。

(3)B 超检查

可显示胆囊增大,囊壁增厚甚至有"双边"征,胆囊内结石光团,其对急性胆囊炎的诊断准确率为 65%~90%。

(4)$^{99m}$Tc-EHIDA 检查

急性胆囊炎由于胆囊管梗阻,胆囊不显影,其敏感性几乎达 100%;反之,如有胆囊显影,95%的病人可排除急性胆囊炎。

2.鉴别诊断

应注意与消化性溃疡穿孔、急性胰腺炎、高位阑尾炎、肝脓肿、结肠肝曲癌或憩室穿孔以及右侧肺炎、胸膜炎和肝炎等疾病鉴别。

3.治疗

急性结石性胆囊炎的最终治疗是手术治疗。手术时机及手术方法的选择应根据病人的具体情况而定。

(1)非手术疗法

包括禁食,输液,纠正水、电解质及酸碱平衡失衡,全身支持疗法;选用对革兰阴性、阳性细菌及厌氧菌均有作用的广谱抗生素或联合用药。使用维生素 K、解痉止痛等对症处理。

非手术疗法既可作为治疗,也可作为术前准备。

(2)手术治疗

急诊手术适用于:

①发病在 48~72 小时内者;

②经非手术治疗无效且病情恶化者;

③有胆囊穿孔、弥漫性腹膜炎、急性化脓性胆管炎、急性坏死性胰腺炎等并发症者。

其他病人,特别是年老体弱的高危病人,应争取在病人情况处于最佳时行手术。

手术方法有胆囊切除术(OC 或 LC)和胆囊造口术。

（二）急性非结石性胆囊炎

急性非结石性胆囊炎(Acute Acalculus Cholecystitis)是指胆囊有明显的急性炎症而其内无结石存在。临床少见，发病率约占急性胆囊炎的 4%~8%。

病因尚不十分清楚，可能为多种因素所致。本病易发生在严重创伤、烧伤或手术后；也易在危重病人中发生，如脓毒症、结节性多发性动脉炎、红斑性狼疮、多次输血和分娩后；长时间的 TPN 易并发本病。

1.诊断要点

临床表现与急性结石性胆囊炎相似，但疼痛等症状、体征常为原发疾病、手术后疼痛或使用镇痛剂所掩盖，因而极易造成误诊和延误治疗。在创伤和手术后发生急性非结石性胆囊炎的病人中，术前获得正确诊断者仅 50%，饱餐、油腻食物可诱发本病的急性发作。提高对急性非结石性胆囊炎的认识和警惕是早期诊断本病的关键。凡急危病人，严重创伤、手术后及较长时间 TPN 的病人，出现右上腹疼痛、不明原因发热时应考虑本病。若右上腹有压痛及腹膜刺激征，或扪及肿大胆囊时，有助于早期诊断。B 超、核素肝胆显影及 CT 检查对早期诊断有帮助。

2.治疗

多数学者认为，本病一经诊断，应及早手术治疗，根据病人情况可选用胆囊切除术或胆囊造口术。

## 二、慢性胆囊炎

慢性胆囊炎(Chronic Cholecystitis)是急性胆囊炎反复发作的结果，70%~95%的病人合并胆囊结石。

（一）诊断要点

1.临床表现常不典型，多数病人有胆绞痛病史，而后有厌油腻食物、腹胀、嗳气等消化道症状，出现右上腹部和肩背部隐痛，但较少有畏寒、高热和黄疸。体格检查时右上腹胆囊区有轻压痛和不适感，Murphy 征可呈阳性。

2.B 超检查可显示胆囊缩小，胆囊壁增厚，排空机能减退或消失。如显示结石影更有助于诊断。

3.口服胆囊造影表现为胆囊显影淡薄或不显影，收缩功能减低。

（二）鉴别诊断

需与消化性溃疡、胃炎等鉴别，纤维胃镜检查、上消化道钡餐检查有助于鉴别诊断。

（三）治疗

对伴有胆石者均应行胆囊切除术。对无结石、症状较轻、影像学检查显示胆囊无明显萎缩并具有一定功能者，手术治疗应慎重，可先行消炎利胆及制酸等非手术治疗。对年老体弱不能耐受手术者可采用非手术治疗，包括限制脂类饮食，服用消炎利胆药、胆盐等中西医结合治疗。

## 三、急性梗阻性化脓性胆管炎

急性胆管炎是细菌感染引起的胆道系统的急性炎症，大多在胆道梗阻的基础上发生。如胆道梗阻未能解除，感染未被控制，病情进一步发展，则可发生急性梗阻性化脓性胆管炎 (Acute Obstructive Suppurative Cholangitis, AOSC)。急性胆管炎和 AOSC 是同一疾病的不同发展阶段。AOSC 又称急性重症型胆管炎(Acute Cholangitis of Severe Type, ACST)。

在我国引起急性梗阻性化脓性胆管炎的最常见原因是胆管结石 (76.0%~88.5%)；其次为胆道蛔虫(22.6%~26.6%)；再次为胆管狭窄(8.7%~11.0%)；胆管、壶腹部肿瘤，原发性硬化性胆管炎，胆肠吻合术后，经 T 形管造影或 PTC 术后亦可引起。

急性梗阻性化脓性胆管炎的基本病理改变是胆管完全性梗阻和胆管内化脓性感染。包括以下几种类型：

(1)胆管壁充血、水肿、增厚。

(2)梗阻近端胆管扩张,内压增高。

(3)胆管内充满脓性胆汁。

(4)胆源性肝脓肿。

(5)脓毒症。

(一)诊断要点

1.病史与临床表现

病人以往多有胆道疾病发作史和胆道手术史。本病发病急骤,病情进展快。本病除具有一般胆道感染的Charcot三联征(腹痛、寒战高热、黄疸)外,还可出现休克、神经中枢系统受抑制(神志模糊,嗜睡或昏迷)表现,即Reynolds五联征。体格检查示体温常持续升高达39~40℃或更高。脉搏细速,达120次/分以上,血压降低,呈急性重病容,可出现皮下瘀斑或全身发绀。剑突下及右上腹部有不同范围和不同程度的压痛或腹膜刺激征,可有肝肿大及肝区叩痛,有时可扪及肿大的胆囊。

2.实验室检查

白细胞计数升高,多>$20\times10^9$/L,中性粒细胞升高,胞浆内可出现中毒颗粒。血小板计数降低,最低可达$10\times10^9$~$20\times10^9$/L;凝血酶原时间延长,肝功能有不同程度受损。

3.B超

最为实用,能及时了解胆道梗阻的部位和病变性质以及肝内外胆管扩张等,对诊断很有帮助。

4.CT、MRCP

如病人情况允许,必要时选择应用,有助于诊断。

(二)治疗

原则是紧急手术解除胆道梗阻并引流,及早而有效地降低胆管内压力。

1.非手术治疗

既是治疗手段,又可作为术前准备。主要包括:

(1)联合使用足量有效的广谱抗生素。

(2)纠正水、电解质紊乱。

(3)恢复血容量,改善和保证组织器官的良好灌注和氧供,包括纠正休克,使用肾上腺皮质激素、维生素,必要时使用血管活性药物;改善通气功能,纠正低氧血症等,以改善和维持各主要脏器功能。

(4)对症治疗,包括降温、支持治疗、吸氧等。

非手术治疗时间一般应控制在6小时内。对于病情相对较轻者,经过短期积极治疗后,如病情好转,则可在严密观察下继续治疗。如病情严重或治疗后病情继续恶化者,应紧急手术治疗。对于仍有休克者,也应在抗休克的同时进行手术治疗。

2.手术治疗

首要目的是抢救病人生命,手术应力求简单有效。

通常采用胆总管切开减压、T形管引流。

3.非手术方法胆管减压引流

常用方法有PTCD和经内镜鼻胆管引流术(ENAD)。如经PTCD或ENAD治疗,病情无改善,应及时改行手术治疗。

### 附:胆总管探查指征

(一)绝对探查指征

1.胆总管内扪及结石、蛔虫或肿块;

2.手术时有胆管炎和黄疸表现;行胆管穿刺抽出脓性胆汁或泥沙样胆色素颗粒;

3.术中胆管造影显示有胆管结石;胆总管扩张,直径超过 12mm。但少数病人胆管有扩张而无结石存在。此点在胆总管探查时的阳性率仅 35%左右。

(二)相对探查指征

1.过去有黄疸病史;

2.胆囊内为小结石;

3.胆囊呈慢性萎缩性改变;

4.有慢性复发性胰腺炎病史。

(三)T 形管拔除指征

1.时间在 2 周左右;

2.无腹部疼痛及发热,血象正常;

3.胆汁引流量日渐减少,黄疸消退,大便颜色恢复正常;

4.胆汁清亮,无脓球、红细胞和虫卵等;

5.经 T 形管胆道造影显示胆总管内无结石、蛔虫及异物,而且胆道通畅;

6.夹闭 T 形管 48 小时,病人无腹胀、腹痛、发热、黄疸加重等。

# 第三节　胆道蛔虫病

胆道蛔虫病(Biliary Ascarasis)是常见的外科急腹症,多发生在青少年和儿童,农村发病率高于城市。

蛔虫寄生于人体中下段小肠内,喜碱厌酸。当其寄生环境发生变化时,如胃肠道功能紊乱、饥饿、发热、妊娠、驱虫不当等,蛔虫可上窜至十二指肠,如有 Oddi 括约肌功能失调,有钻孔习性的蛔虫即可钻入胆道。

蛔虫钻入的机械性刺激可引起 Oddi 括约肌痉挛,诱发胆绞痛,并可诱发急性胰腺炎;虫体带入的肠道细菌可导致胆道感染,严重者可引起急性重症胆管炎、肝脓肿等。蛔虫在胆道内死亡后,其残骸和虫卵可在胆道内沉积,成为结石形成的核心。蛔虫还可经胆囊管钻入胆囊(称胆囊蛔虫病),引起胆囊穿孔。

(一)临床表现及诊断

1.临床表现

突发性剑突下阵发性钻顶样剧烈绞痛,可向右肩、背部放射。疼痛发作时病人辗转不安,呻吟不止,大汗淋漓,可伴有恶心、呕吐或呕吐蛔虫。疼痛可突然缓解,间歇期宛如常人。疼痛可反复发作,持续时间不一。

2.体格检查

单纯性胆道蛔虫病一般仅剑突下或稍右方有轻度压痛。若并发胆道感染、胰腺炎、肝脓肿等,则会出现相应的体征。剧烈的腹部绞痛与不相称的轻微腹部体征是本病的特点和诊断要点。

3.B 超检查

是本病的首选检查方法,显示为胆管内有平行强光带,偶可见蛔虫在胆管内蠕动,有确诊价值。

4.ERCP

偶可见胆总管开口处有蛔虫,ERCP还可进行治疗。

（二）鉴别诊断

如有并发症,则应与胆囊炎、胆石病、急性胰腺炎、胃十二指肠溃疡病急性穿孔、肠蛔虫病、泌尿系统结石、肠痉挛等鉴别,对上述诸病之鉴别,只要仔细询问胆道蛔虫病早期的"症征不符"的特点和绞痛忽起忽止、止后若无其事的特征,虽因并发症的出现而掩盖,也能够作出正确诊断。

（三）治疗

1.非手术治疗

主要方法有：

（1）解痉止痛

疼痛发作时注射阿托品、山莨菪碱(654-2)或维生素K,必要时可加用肌肉注射哌替啶。

（2）利胆驱蛔

发作时可服用乌梅汤、食醋、30%硫酸镁等。经胃管注入氧气也有驱虫和镇痛作用。驱虫最好在症状缓解期进行,可选用哌嗪(驱蛔灵)或左旋咪唑等。如症状缓解后B超检查发现胆管内有虫体残骸时,应继续服用消炎利胆药2周,以排出胆管内的蛔虫残骸及虫卵,预防结石形成。

（3）抗感染

可选用氨基糖苷类抗生素、氨苄西林、甲硝唑等预防和控制感染。

（4）ERCP取虫

检查时发现蛔虫有部分在胆管外,可用取石钳将虫体取出。

2.手术治疗

（1）手术指征

①经积极治疗3~5天以上,症状无缓解或反有加重者；

②进入胆管内蛔虫较多,难用非手术治疗法治愈,或蛔虫与结石并存者；

③胆囊蛔虫病；

④合并严重并发症,如重症型胆管炎、急性坏死性胰腺炎、肝脓肿、胆汁性腹膜炎等。

（2）手术方式

无合并症者可采用胆总管探查取虫及T形管引流。有合并症者应根据病人情况选用适当术式。手术中和手术后均采用驱虫治疗,以预防复发。

（四）预防

减少或杜绝肠道蛔虫的感染,才能减少胆道蛔虫病的发生,为此,应加强卫生宣传、搞好粪便无害化管理,注意饮食卫生,不食生冷不洁食物,以切断传染源,降低肠道蛔虫感染率。定期检查粪便,虫卵阳性者,应作驱虫治疗。

# 第四节　胆道肿瘤

胆道肿瘤分为胆囊肿瘤和肝外胆道肿瘤两种。其中以胆囊肿瘤多见。胆道肿瘤有良性与恶性之分。良性肿瘤如腺瘤和乳头状瘤、纤维瘤等,后两种比较多见。恶性肿瘤主要是腺癌,有胆囊癌和胆道癌,前者多于后者。

### 一、胆囊良性肿瘤

(一)胆囊息肉

胆囊息肉(Gallbladder Polyps)又称胆囊息肉样病变或胆囊隆起性病变,是指胆囊壁向胆囊腔内呈息肉样隆起的一类病变。

1.分类(按病理)

(1)肿瘤性息肉样病变

包括腺瘤和腺癌。此外,如血管瘤、脂肪瘤、平滑肌瘤、神经纤维瘤等,均属罕见。

(2)非肿瘤性息肉样病变

大部分为此类。常见的如炎性息肉、胆固醇息肉、腺肌增生等。此外,如腺瘤样增生、黄色肉芽肿、异位胃黏膜或胰组织等,也属罕见。

2.临床表现及诊断

(1)右上腹隐痛不适、压痛、厌油腻食物、恶心、呕吐等。如合并结石、息肉位于胆囊颈而阻塞胆囊管时,可出现胆囊炎表现。

(2)B超和CT检查可予诊断,特别是B超检查的诊断率很高,但很难确诊病变是肿瘤性还是非肿瘤性,良性还是恶性。常需根据影像学表现以及进一步了解以下各点,提供诊治参考。

①息肉大小及增长快慢:直径大于1cm的或短期内增大迅速者恶性可能性大。

②数目:多发者常为胆固醇息肉等非肿瘤性息肉样病变,腺瘤或癌多为单发。

③形状:乳头状、蒂细长者多为良性,不规则、基底宽或局部胆囊壁增厚者,应考虑恶性。

④部位:腺肌性增生好发于胆囊底部,位于胆囊体部又疑为恶性息肉样病变者,易浸润肝,应采取积极态度治疗。

⑤症状:有症状者考虑手术治疗。

对本病以下情况视为恶变的危险因素:

①直径>1cm;

②年龄>50岁;

③单发病变;

④息肉逐渐增大;

⑤合并有胆囊结石或胆囊壁增厚。

3.治疗

对有症状的胆囊息肉,如能排除其他疾病所致者原则上应行胆囊切除术。对多发、细蒂、直径<1cm的病变,考虑为胆固醇息肉而无症状者,每3个月复查1次B超;对直径>1cm的息肉,边缘不规则、回声不均匀者应考虑为胆囊癌;对B超复查直径有增大、形态似恶变者,均应尽快手术治疗;对良性病变常规切除胆囊或行腹腔镜胆囊切除术;对恶性病变,若为原位癌可行胆囊切除术,否则行胆囊癌根治术。

(二)胆囊腺瘤

胆囊腺瘤是胆囊的常见良性肿瘤,发病率文献报道不一,占胆囊切除标本的1.1%。多见于中、老年女性。腺瘤可生长在胆囊的任何部位,可为单发或多发,以单发多见,直径为0.5~2.0cm不等。

1.诊断

胆囊腺瘤临床表现无特殊性,与一般慢性胆囊炎和胆囊结石难以区分。B超和CT检查有诊断价值。

2.治疗

由于腺瘤有恶变可能,故本病一经确诊应及早施行胆囊切除术。但由于术前难以确定为腺瘤抑或非肿瘤性病变,临床上多为手术处理胆囊息肉样病变时确诊本病。术中应将切除的胆囊连同肿瘤送冰冻切片病理检查,术后还应作常规石蜡切片检查,如发现癌变需按胆囊癌的治疗原则处理。

## 二、胆囊癌

胆囊癌(Carcinoma of Gallbladder)是最常见的胆道恶性肿瘤,多发生于 50 岁以上的女病人,男女比例约为 1:3~1:4。

本病病因未明。与下列因素有关:70%~98%的胆囊癌并发有胆囊结石,胆囊结石的慢性刺激是重要的致病因素。胆囊腺瘤和腺肌病已被公认是胆囊癌前病变。此外,胆囊造瘘、瓷化胆囊、溃疡性结肠炎与胆囊癌的发生有一定关系。

胆囊癌多发生在胆囊体部和底部。80%为腺癌(硬性腺癌约占 60%,乳突状腺癌约占 25%,黏液腺癌约占 15%),其次为未分化癌(6%)、鳞状细胞癌(3%)和混合性癌(1%)。

胆囊癌以直接浸润和淋巴转移为主要的转移途径,此外还可通过血行、腹腔种植和沿胆管扩散等途径转移。淋巴转移中首先转移至胆囊淋巴结和胆总管周围淋巴结,再向下转移至胰上淋巴结、胰头后淋巴结、肠系膜上动脉淋巴结和主动脉旁淋巴结。

按病变侵犯范围,Nevin 将胆囊癌分为 5 期:

Ⅰ期:黏膜内原位癌;

Ⅱ期:侵犯黏膜和肌层;

Ⅲ期:侵犯胆囊壁全层;

Ⅳ期:侵犯胆囊壁全层并周围淋巴结转移;

Ⅴ期:侵及肝和(或)转移至其他脏器。

(一)诊断要点

1.早期无特殊临床表现,胆囊癌病人临床上缺乏特异性表现。多数被误诊为胆囊炎、胆石症,常见症状为右上腹痛,向右肩及腰背部放射,伴有恶心、呕吐,出现右上腹包块、黄疸或贫血等症状时病情常常已属晚期。

2.CEA、CA19-9、CA-125 在胆囊癌中均可呈阳性,随病情进展阳性率亦增高,但无特异性。

3.B超、CT 检查均可显示胆囊壁不均匀增厚,腔内有位置及形态固定、不伴声影、强度不一的回声肿块,并可发现肝受侵犯及淋巴结转移等征象。B超、CT联合应用可提高诊断率。

(二)治疗

胆囊癌对放疗、化疗均不敏感,以手术根治性切除最为有效,故特别强调早诊早治。

1.单纯胆囊切除术

适用于 Nevin Ⅰ 期者。对因胆囊结石等而施行胆囊切除术后,病理检查意外发现的胆囊癌,如病变局限于胆囊黏膜层者,可不必再行手术。

2.胆囊癌根治性切除术

适用于 Nevin Ⅱ、Ⅲ、Ⅳ 期者。除切除胆囊外还应行距胆囊床 2cm 以远的肝楔形切除术及胆囊引流区的淋巴结清扫术。

3.姑息性手术

对于伴梗阻性黄疸而不能手术切除者,可行肝总管空肠 Roux-en-Y 吻合术,也可在狭窄的胆管部位放置记忆合金支架,以起到内引流的目的。

(三)预防

对于慢性萎缩性胆囊炎、瓷化胆囊、有症状的胆囊结石和巨大胆囊结石、胆囊单发息肉直径>10mm 或广基息肉或并存结石者,均应尽早行胆囊切除术。

### 三、胆管癌

胆管癌(Carcinoma of Bile Duct)系指发生在左右肝管至胆总管下端的肝外胆管癌,好发年龄在 50~70 岁之间,男性多于女性。

(一)病因

病因不清,可能与下列因素有一定关系:

1.胆管结石——约 1/3 的胆管癌病人合并胆管结石;

2.原发性硬化性胆管炎;

3.先天性胆管扩张;

4.其他如华支睾吸虫病、慢性炎性肠病等。

近来的研究发现,乙肝、丙肝与胆管癌的发生可能有关。

(二)分类

根据肿瘤发生的部位不同,可将胆管癌分为上段胆管癌、中段胆管癌、下段胆管癌。

上段胆管癌是指发生于肝门部胆管的癌,最常见,约占胆管癌的 50%~75%。

中段胆管癌发生于胆囊管开口至十二指肠上缘间胆管,约占 10%~25%。

下段胆管癌位于十二指肠上缘至十二指肠乳头间胆管,约占胆管癌的 10%~20%。

(三)大体形态

1.乳头状癌:肿瘤呈灰白色,质脆,主要向腔内生长;

2.结节状硬化癌:肿瘤小而局限,呈硬化性或结节性向腔内突出;

3.弥漫性癌:呈较广泛的胆管壁增厚,管腔狭窄,难与硬化性胆管炎鉴别。

组织学类型主要是腺癌,其中高分化腺癌占 60%~70%,乳头状腺癌约占 15%,低分化、未分化腺癌等均少见,其他罕见的有鳞状细胞癌、类癌等。癌肿生长缓慢,早期极少发生转移。

(四)扩散方式

扩散方式主要沿胆管壁向上、向下浸润扩散。淋巴转移主要至肝门淋巴结。高位胆管癌易侵犯门静脉。可形成癌栓,导致肝内转移,而经血流发生远处器官转移者少见。上段胆管癌还易侵犯神经,沿神经束膜向胆管远端扩散,切除后易复发。

(五)临床表现及诊断

1.临床表现

黄疸是胆管癌的早期和主要表现,90%~98%病人可以出现,大部分病人是逐渐加深的持续的黄疸,伴有尿色深黄、皮肤瘙痒,大便呈白陶土色。可有上腹隐痛或胀痛,食欲不振、消瘦、乏力等,36%的病人可合并胆道感染,出现右上腹疼痛、寒战发热等胆管炎的表现。

2.体格检查

中、下段胆管癌病人可触及肿大的胆囊,肝脏肿大。

3.实验室检查

绝大多数病人血中总胆红素、直接胆红素、碱性磷酸酶和 γ-谷氨酰转肽酶均显著升高。

4.B 超

是诊断胆管癌的首选检查方法,可显示病变的部位和范围,但不能确定病变性质。

5.PTC(经皮肝穿刺胆道造影)

是诊断胆管癌的较精确方法,可清晰显示肝内外胆管树的形态、分布和阻塞部位。

6.ERCP(内镜逆行胆胰管造影)

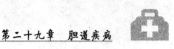

对下段胆管癌的诊断有一定意义。PTC 和 ERCP 合用更有利于胆管癌部位的诊断。

**7.CT、MRCP(磁共振胆胰管造影)**

逐渐代替 PTC 和 ERCP 等侵入性检查,成为胆管癌理想的影像学检查手段。

（六）治疗

手术切除是主要的治疗手段,对上段胆管癌,早期者可在切除肿瘤后行胆管空肠 Roux-en-Y 吻合术,癌肿位置较高者,还需切除肝门部的肝组织。对中段胆管癌属早期者亦可切除肿瘤后行胆管空肠 Roux-en-Y 吻合术。下段胆管癌,早期可行胰十二指肠切除术。

对于已不宜手术治疗的病人,可行 PTCD 以引流胆汁,也可采用体外或体内架桥式置管行胆肠转流术,经 PTC 或 ERCP 置入内支撑架等,以缓解症状。

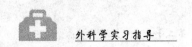

# 第三十章 胰腺疾病

## 第一节 急性胰腺炎

　　急性胰腺炎(Acute Pancreatitis)是外科常见的急腹症之一,是由于胰酶激活自身消化、胰腺微循环障碍和过度炎症反应等各种原因相互作用所引起的急性炎症。临床上分为急性水肿性胰腺炎和急性出血坏死性胰腺炎,前者多见,具有自限性,预后良好;后者较少见,炎症多波及邻近组织,并可并发多种脏器损害,病情危重,并发症多,病死率高。

　　急性胰腺炎的病因有多种,常与胆道疾病、嗜酒、暴饮暴食、十二指肠液反流、创伤、胰腺缺血等因素有关,此外还与高钙血症、某些药物(如雌激素、口服避孕药、硫唑嘌呤)等有关,病毒感染、遗传因素、代谢紊乱等也可诱发本病。

### 一、发病机制

　　急性胰腺炎的启动及病情演变机制非常复杂,有胰酶激活自身消化、胰腺微循环障碍和过度炎症反应等诸多机制的共同参与。确切的发病机制尚不清楚。在正常情况下,胰腺腺泡细胞分泌的消化酶并不能引起自身消化,这是由于胰管上皮有粘多糖保护;大部分胰酶以不激活的胰酶原存在,胰液中的胰蛋白酶原在十二指肠内被胆汁和肠液中的肠激酶激活变成有活性的胰蛋白酶,方具有消化蛋白质的作用;血液中含有少量胰酶抑制物可中和少量激活的胰酶;胰腺腺泡细胞可阻止胰酶侵入细胞。这些防御机制被破坏,如胆汁和十二指肠液逆流到胰管,胰管内压增高,使腺泡破裂,胰液外溢,大量胰酶被激活。胰蛋白酶又能激活其他酶,如弹性蛋白酶及磷脂酶 A,弹性蛋白酶能溶解弹性组织,破坏血管壁及胰腺导管,使胰腺充血、出血和坏死。而磷脂酶 A 被激活后,作用于细胞膜和线粒体膜的甘油磷脂,使其分解为溶血卵磷脂,后者可溶解破坏胰腺细胞膜和线粒体膜的脂蛋白结构,致细胞坏死,引起胰腺和胰周组织的广泛坏死。饮酒能刺激胃酸分泌,使十二指肠呈酸性环境,刺激促胰液素分泌增多,使胰液分泌增加。另外,脂肪酶使脂肪分解,与钙离子结合形成皂化斑,可使血钙降低。大量胰酶被腹膜吸收入血液,使血淀粉酶和脂肪酶升高。胰酶入血后可通过激活体内许多活性物质如肿瘤坏死因子(TNF)、白细胞介素 1(IL-1)、白细胞介素 6(IL-6)、血小板活化因子(PAF)等,以及它本身的作用,或加以感染毒素进入血液,造成胰腺微循环障碍和引发全身炎症反应综合征(SIRS),导致休克及肝、肾、心、脑等器官的损害,继发呼吸窘迫综合征、DIC,多器官功能障碍综合征(MODS),直至多器官功能衰竭(MSOF)。

　　近年来研究表明,各种不同原因引起的胰腺炎均与氧自由基的作用有关。氧自由基可以引起蛋白质、核酸、脂质和多糖等大分子损伤,使胰腺内毛细血管壁通透性增加,胰腺水肿、出血及组织变性、坏死,但不影响胰酶活性。

## 二、病理

不同程度的水肿、出血和坏死是急性胰腺炎的基本病理改变。

1.急性水肿性胰腺炎(轻型胰腺炎)

病变多局限于胰体尾部。病变的胰腺呈局限性或弥漫性充血、水肿,腺体肿大、质地变硬、被膜紧张。镜下见腺泡及间质充血水肿,中性粒细胞及单核细胞浸润。有时可伴有轻度出血或局限性脂肪坏死。病变较轻,及时解除病因,经治疗后炎症常在短期内消退。

2.急性出血坏死性胰腺炎(重症急性胰腺炎)

病变以广泛的胰腺坏死、出血为特征,伴轻微炎症反应。严重者整个胰腺变黑,分叶结构模糊,失去腺体轮廓;腹腔内有血性腹水或血性混浊渗液,伴有恶臭;胰腺周围组织水肿;含脂肪组织的大网膜、小网膜、肠系膜、腹膜后可见散在的黄白色皂化斑或小块状的脂肪坏死灶。镜下可见胰腺组织呈大片凝固坏死,间质小血管壁也有坏死。坏死胰腺以局部纤维化而痊愈或转变为慢性胰腺炎。

## 三、临床表现

由于本病起病急,部分病人有胆石病等病史,病变程度不同,症状和体征等临床表现也有很大差异。

1.腹痛

是本病的主要症状。腹痛呈持续性,程度不一。开始位于中上腹、偏右上腹或左上腹,可放射至后背或左肩部;累及全胰者则呈腰带状向腰背部放射痛。饮酒诱发的胰腺炎常在醉酒后12~48小时发病,出现腹痛。胆源性胰腺炎常在饱餐之后出现腹痛。伴有深度休克时,腹痛可能反而不明显。

2.腹胀

早期为反射性肠麻痹,严重时可由腹膜后蜂窝织炎刺激所致。

3.恶心、呕吐

常与腹痛伴发,呕吐剧烈而频繁,吐出物为胃、十二指肠内容物,偶可伴咖啡样内容物。

4.腹膜炎体征

水肿性胰腺炎时,压痛只限于上腹部,常无明显肌紧张。出血坏死性胰腺炎压痛明显,并有肌紧张和反跳痛,范围较广或延及全腹,肠鸣音减弱或消失,可反映腹膜炎的程度。

5.休克

重症胰腺炎病人出现脉搏细速、血压下降、呼吸加快、面色苍白、表情淡漠或烦躁不安、出冷汗、四肢厥冷、少尿等休克表现。少数病人以休克为发病的首发表现,有暴发性胰腺炎之称,病情极为危重,有猝死者。

6.出血征象

少数重症胰腺炎病人可于左腰部出现青紫色斑(Grey-Turner征)或脐周青紫色斑(Cullen征)。还可能因胃肠出血而发生呕血、便血。

7.其他

(1)寒战、高热:初期常呈中度发热,约38℃。合并胆管炎者可伴寒战、高热。胰腺坏死伴感染时,高热为主要症状之一。

(2)黄疸:可见于胆源性胰腺炎或由于胆总管被水肿的胰头压迫所致。

(3)呼吸困难。

(4)精神症状:包括感觉迟钝、意识模糊、易怒、精神异常,甚至昏迷。

(5)血钙降低时,可出现手足抽搐。

(6)严重者可有DIC表现。

### 四、诊断与分型

主要根据临床表现、实验室检查和影像学检查。

(一)实验室检查

**1.淀粉酶测定**

血清淀粉酶测定是最常用的诊断检查方法,对诊断有重要的意义。

尿淀粉酶测定也为诊断本病的一项敏感指标。

淀粉酶的测定值愈高,诊断的正确率也越高。但淀粉酶值的高低,与病变的轻重程度并不一定成正比。

对血清淀粉酶的同工酶的测定提高了本病诊断的正确性。当血清淀粉酶升高但P-同工酶不高时可排除急性胰腺炎的诊断。

**2.血清脂肪酶测定**

明显升高(正常值23~300U/L)是诊断急性胰腺炎较客观的指标。

**3.其他项目**

(1)血钙常可随胰腺炎加重而降低;

(2)血糖可因本病使胰岛素缺少而增高;

(3)血胆红素可因胆系病变、肝病变或溶血而增高;

(4)正铁血红蛋白提示胰酶大量进入血液;

(5)感染可使粒细胞增高。

(二)影像学诊断

**1.腹部 B 超**

为首选检查,能发现胰腺弥漫性水肿,呈弱回声,显示稀疏的灰色光点。出血坏死性胰腺炎时,呈现不均匀、不规则的强回声,边缘轮廓不规则、不清,胰管轻度扩张。可有胰周液体积聚、腹水、肠管扩张积气积液等。可探查有无胆囊结石,胆管结石。缺点是易受气体干扰。

**2.CT 扫描**

是近年来被广泛接受的敏感的确诊急性胰腺炎的方法。胰腺弥漫性或局灶性增大,密度不均匀,边界模糊;胰周脂肪间隙消失;胰内及胰周围组织变模糊、增厚,并可见积液。还可发现急性胰腺炎的并发病,如胰腺脓肿,胰腺假性囊肿或坏死等。增强 CT 扫描和动态 CT 扫描对诊断和治疗方案的选择有很大的帮助。

**3.MRI**

可提供与 CT 相同的诊断信息。

(三)临床分型

**1.急性水肿性胰腺炎**

主要表现为腹痛、恶心、呕吐;腹膜炎范围限于上腹,体征轻,全身状态尚平稳,无明显的感染征象;血、尿淀粉酶增高,经及时的液体治疗短期内可好转,死亡率较低。

**2.急性出血坏死性胰腺炎**

除上述症状外,腹膜炎范围大,波及全腹,体征重,腹胀明显,肠鸣音减弱或消失,可有腹部包块,偶见 Grey-Turner 征或 Cullen 征,腹水呈血性或脓性,可有黄疸、意识模糊或谵妄、胃出血、休克等。血液白细胞增多($\geq 16\times10^9$/L),血糖升高(>11.1mmol/L),血钙降低(<1.87mmol/L),血尿素氮或肌酐增高,酸中毒,$PaO_2$ 下降(<60mmHg),而血、尿淀粉酶可能增高或不增高。若并发肺、肾、凝血系统等衰竭,均可归于此型,死亡率较高。需注意有个别重症出血坏死性胰腺炎早期临床表现不典型。

## 五、并发症

包括胰腺坏死、胰腺脓肿和急性胰腺假性囊肿。

**1.胰腺坏死**

指胰腺实质的弥漫性或局灶性坏死,伴胰周脂肪坏死。根据有无感染又将胰腺坏死分为感染性胰腺坏死和无菌性胰腺坏死。

**2.胰腺脓肿**

指急性胰腺炎胰腺周围的包裹性积脓,由胰腺组织坏死液化继发感染形成脓肿,脓液培养有细菌或真菌生长。多为肠源性致病菌移位感染。

**3.急性胰腺假性囊肿**

为胰腺周围液体积聚未被吸收,被纤维组织包裹形成假囊肿。

## 六、鉴别诊断

当本病具有上述典型病史、症状与体征时,结合血、尿淀粉酶测定及影像学(B超及 CT)检查,诊断多无困难。凡遇到急腹症时,即应想到本病的可能,对其临床征象及各种实验室检查结果作动态观察,以便补充、完善诊断。必要时行腹腔穿刺,抽出液进行淀粉酶测定对诊断有较大帮助。同时在诊断中应与急性胆囊炎、胆石病、溃疡病穿孔、急性肠梗阻及冠心病等相鉴别,依据诸病各自的特点与本病比较即可加以区别。

## 七、治疗

本病的治疗应根据病变的轻重加以选择,原则上轻型可用非手术疗法,以内科处理为主,对重型的胆源性胰腺炎及其继发病变,如胰腺脓肿、胰腺假性囊肿等需积极支持和手术处理,以挽救生命。

**1.非手术治疗**

**(1)控制饮食和鼻胃管减压**

开始应禁饮、禁食,腹痛较重者需进行持续胃肠减压。可以减少胃酸刺激十二指肠产生促胰液素、胆囊收缩素等,使胰液分泌减少,并可防治麻痹性肠梗阻。

**(2)补充体液、营养支持**

禁食期间由静脉输液,以补充液体、电解质和热量,以维持循环稳定和水、电解质平衡。除高脂血症病人外,可应用脂肪乳剂作为热源。

**(3)防治休克**

需早期补充水、电解质、血浆、全血等,液体中加入多巴胺、地塞米松等,必要时可应用强心药、利尿药等,以预防出现低血压,改善微循环,保证胰腺血流灌注,对急性胰腺炎的恢复有益。

**(4)解痉止痛**

对诊断明确、腹痛较重者,发病早期可对症给予止痛药(哌替啶),但宜同时给解痉药(山莨菪碱、阿托品)。禁用吗啡,以免引起 Oddi 括约肌痉挛。

**(5)抗胰酶疗法**

重症病人早期应用胰酶抑制剂。静脉滴注抑肽酶(Aprotinin)、加贝酯(Gabexate)可抑制胰蛋白酶的活性;5-氟脲嘧啶可抑制胰蛋白酶的合成。此外,$H_2$ 受体阻滞剂(如西咪替丁)、抗胆碱能药(如山莨菪碱、阿托品)可间接抑制胰腺分泌,生长抑素(如 Octreotide) 可抑制胃蛋白酶、胃泌素的释放,减少胰腺的内外分泌,降低酶活性。

**(6)应用抗生素**

对于病情严重或胆源性胰腺炎患者,早期经静脉给予广谱抗生素或选择性经肠道应用抗生素治疗,可预防因肠道菌群移位造成的细菌感染和真菌感染,对后期感染治疗有利。常选择头孢他定、头孢噻肟、甲硝唑等。

(7)静脉血液滤过(VVH)

近年来,也有采用静脉血液滤过(VVH)的方法,来中止过度的全身炎症反应。

(8)中药治疗

常用复方清胰汤加减,胃管注入或灌肠。

2. 手术治疗

(1)适应证

①不能排除其他急腹症;

②继发性的胰腺感染;

③胆源性胰腺炎明确者,或合并胆源性败血症者;

④虽经合理支持治疗,而临床症状继续恶化;

⑤暴发性胰腺炎经过短期(24小时)非手术治疗多器官功能障碍仍不能得到纠正;

⑥并发脓肿或胰腺假性囊肿者。

(2)手术方法

①剖腹清除坏死组织,放置多根多孔引流管,以便术后持续灌洗,然后将切口缝合。

②剖腹清除坏死组织,创口部分敞开引流。

术中可同时行胃造瘘、空肠造瘘(用于肠内营养支持)及胆道引流术。

(3)胆源性胰腺炎的处理

对于重症胆源性胰腺炎,伴有壶腹部嵌顿结石,合并胆道梗阻或胆道感染者,应该急诊手术或早期(72小时内)手术,取出结石,解除胆道梗阻,畅通引流,并按上述方法清除坏死组织作广泛引流。在有条件的情况下,可经纤维十二指肠镜Oddi括约肌切开(EST)取石及鼻胆管引流(ENBD),其疗效显著,并发症少。如果病人经非手术治疗后病情缓解,可在急性胰腺炎治愈后2~4周再作胆道手术。

# 第二节　胰腺假性囊肿

胰腺假性囊肿(Pancreatic Pseudocyst)是急慢性胰腺炎的并发症,少数由外伤或其他原因所引起。胰腺假性囊肿的形成是由于胰管破裂,胰液流出积聚在网膜囊内,刺激周围组织及器官的腹膜形成纤维包膜,但无上皮细胞内衬,故称为假性囊肿。

## 一、诊断要点

1.可有胰腺炎或上腹损伤史。

2.上腹膨隆、腹胀,可伴有疼痛、触痛、发热、黄疸等。

3.上腹部触及半球形、光滑、不移动的肿物,有囊性感和波动。

4.B超检查可确定囊肿的部位、大小。

5.X线钡餐检查可发现胃、十二指肠、结肠受压移位。

6.CT检查具有与B超相同的诊断效果,并可显示囊肿与胰腺的关系,还可鉴别是否为肿瘤性囊肿。

## 二、治疗

囊肿形成的早期(<6周),其壁较薄或较小,一般不宜手术治疗。

1.手术治疗指征

持续腹痛不能忍受,囊肿增大(≥6cm)出现压迫症状,囊肿合并感染或出血等并发症。

2.常用手术方法

(1)内引流术

囊壁成熟后可作内引流术。将囊肿与空肠或胃吻合。根据囊肿的部位选择。其中囊肿空肠 Roux-en-Y 吻合较常用。

(2)外引流术

适用于有明显感染、囊肿时间短、壁薄不能作内引流者。也可经皮穿刺置管行外引流术。外引流可致经皮胰腺瘘,外瘘常可自行闭合。瘘持久不闭者需手术处理。

# 第三节　胰腺癌与壶腹周围癌

## 一、胰腺癌

胰腺癌(Cancer of the Pancreas)是一种较常见的恶性肿瘤。胰腺癌在我国的发病率有逐年上升的趋势。该病恶性程度高、早期不易发现、早期诊断较困难,手术切除率较低,预后较差。90%的病人在诊断后1年内死亡,5年存活率仅1%~3%。

胰腺癌可发生于胰腺的任何部位。胰头癌是胰腺癌中最常见的一种,约占胰腺癌的70%;其次是位于体、尾部的胰体癌,约占25%;很少数为弥漫性或全胰癌。

组织学类型90%以上为导管细胞腺癌,其余为腺泡细胞癌、多形性腺癌、黏液癌和腺鳞癌等。

以下仅介绍胰头癌(Cancer of the Head of the Pancreas)。

胰头癌最多见的转移和扩散途径为淋巴转移和癌浸润。淋巴转移多见于胰头前后、幽门上下、肝十二指肠韧带内、肝总动脉、肠系膜根部及腹主动脉旁的淋巴结,晚期可转移至锁骨上淋巴结;直接浸润到邻接的脏器如胰腺内的胆总管、胃、十二指肠、肠系膜根部、胰周腹膜、神经丛,浸润或压迫门静脉、肠系膜上动脉、静脉,下腔静脉及腹主动脉;还可发生癌肿远端的胰管内转移;腹腔内种植转移;部分病人血行转移至肝、肺、骨、脑等。

(一)临床表现及诊断

1.临床表现

最常见的是腹痛、黄疸和消瘦。上腹痛和上腹饱胀不适是常见的首发症状;黄疸是胰头癌的最主要的临床表现,呈进行性加重;患病初期即有消瘦、乏力,体重下降;常伴食欲不振,腹胀,消化不良,腹泻或便秘。晚期病人偶可触及上腹肿块,硬、固定,可伴有腹水或肝、肺、骨骼等转移癌表现。

2.实验室检查

(1)血清生化学检查

早期可有血、尿淀粉酶升高,空腹血糖升高,糖耐量试验阳性。黄疸时,血清总胆红素和直接胆红素升高,碱性磷酸酶升高,转氨酶可轻度升高,尿胆红素阳性。

(2)免疫学检查

大多数胰腺癌血清学标记物可升高,这些标记物包括癌胚抗原(CEA)、胰胚抗原(POA)、胰腺癌特异抗原(PaA)、胰腺癌相关抗原(PCAA)及糖类抗原 19-9(CA19-9)。但是,目前尚未找到有特异性的胰腺癌标记物。CA19-9 最常用于胰腺癌的辅助诊断和术后随访。

3.上消化道钡餐造影

对于胰头癌肿块较大者可显示十二指肠曲扩大,或降段呈反"3"字征,胰体癌对胃窦及胃角压迫而使其向前、向上移位。

4.B 超检查

可显示肝内、外胆管扩张,胆囊增大,胰管扩张(正常直径≤3mm),甚至在出现黄疸之前,可发现直径小于 2cm 的小胰癌。同时可观察有无肝转移和淋巴结转移。

5.内镜超声(ECU)

是一项较新的诊断技术,优于普通 B 超,可发现直径小于 1cm 的微小胰癌。

6.CT

胰腺区动态薄层增强扫描可获得优于 B 超的效果,且不受肠道气体的影响,对判定肿瘤可切除性也具有重要意义。

7.内镜逆行胆胰管造影(ERCP)

可显示胆管和胰管近壶腹侧影像或肿瘤以远的胆、胰管扩张的影像,对术前诊断有帮助。也可在行 ERCP 的同时在胆管内置入内支撑管(Stent),达到术前减轻黄疸的目的。

8.经皮肝穿刺胆胰管造影(PTC)

可显示梗阻上方肝内、外胆管扩张情况,对判定梗阻部位,胆管扩张程度具有重要价值。同时 PTCD 可减轻黄疸和防止胆漏。

9.MRI 或磁共振胆胰管造影(MRCP)

单纯 MRI 诊断并不优于增强 CT。MRCP 能显示胰、胆管梗阻的部位、扩张程度,具有重要的诊断价值,具有无创性、多角度成像、定位准确、无并发症等优点。

10.选择性动脉造影

对胰头癌的诊断价值不大,对显示肿瘤与邻近血管的关系以估计根治手术的可行性有一定意义。

11.细胞学检查

通过十二指肠插管、内镜、PTCD 引流管,或在 B 超和 CT 引导下,用细长针经皮穿刺胰腺病变部位,取标本作细胞学检查,可以明确诊断。

(二)治疗

手术切除是治疗胰头癌的有效方法。对尚无远处转移的胰头癌,均应争取手术切除以延长生存时间和改善生存质量。

1.手术治疗

胰头癌常用手术方式:

(1)胰头十二指肠切除术(Wipple 手术)

为胰头癌的标准术式。

(2)保留幽门的胰头十二指肠切除术(PPPD)

适用于幽门上下淋巴结无转移,十二指肠切线肿瘤细胞阴性者。

(3)胰体尾切除术

适用于胰体尾部癌。

(4)姑息性手术

适用于高龄病人,已有肝转移的病人,肿瘤已不能切除病人或合并明显心肺功能障碍、不能耐受较大手术者等。

治疗的目的与方法包括:用胆肠旁路手术解除胆道梗阻;用胃空肠吻合术解除或预防十二指肠梗阻;术中在内脏神经节周围注射95%乙醇行化学性内脏神经切断术或术中行腹腔神经结节切除术,以减轻疼痛。

2. 辅助治疗

(1)化疗

可选用氟脲嘧啶类、丝裂霉素、环磷酰胺等药物。

(2)免疫疗法

可选用干扰素、左旋咪唑等。

(3)放射治疗

与以 5-Fu 为主的化疗联合应用,可延长生存期。

## 二、壶腹周围癌

壶腹周围癌(Periampullary Adenocarcinoma)是指胆总管末段、壶腹部及十二指肠乳头附近的癌肿,主要包括壶腹癌、十二指肠乳头癌和胆总管下端癌三种。在临床上与胰头癌有很多共同点,故统称它们为壶腹周围癌。壶腹部癌的恶性程度明显低于胰头癌,手术切除率和 5 年存活率都明显高于胰头癌。

壶腹部癌大体形态有肿块型和溃疡型。

组织类型以腺癌为最多,其次为乳头状癌、黏液癌等。

壶腹周围癌的转移方式:

①淋巴结转移:是最重要的转移方式。最常见的转移部位是胰头部淋巴结。

②血性转移:远处转移多至肝。

③腹膜种植转移。

④直接浸润。

(一)诊断

壶腹周围癌常见临床症状为黄疸、消瘦和腹痛,与胰头癌的临床表现很相似。术前诊断,包括实验室检查及影像学检查方法与胰头癌基本相同。壶腹周围癌三种类型之间也不易鉴别,ERCP 在诊断和鉴别诊断上有重要价值。壶腹癌 ERCP 可见十二指肠乳头隆起的菜花样肿物,胆管与胰管于汇合处中断,其上方胆胰管扩张。十二指肠癌镜检可见十二指肠降段黏膜溃疡、糜烂,组织活检可确诊。胆总管下段癌可见胆管不显影或梗阻上方胆管扩张,其下端中断。

(二)治疗

行胰十二指肠切除术(Wipple 手术)或保留幽门的胰头十二指肠切除术(PPPD),远期效果较好,5 年存活率可达 60%。如有转移不能切除时,可行胆肠吻合术解除黄疸,再行免疫疗法和化学疗法等,可减轻痛苦,延长生命。

# 第四节　胰岛素瘤

胰岛素瘤(Iusulinoma)为来源于胰岛 B 细胞的一种罕见肿瘤,但在胰腺内分泌肿瘤中最常见。约 95%为良性。胰岛素瘤可发生于任何年龄,但多见于青、中年。男女比例约为 2:1。

胰岛素瘤多数为单发,约占 92%。瘤体一般较小,直径在 1~2.5cm 之间。位于胰腺头部者约占 17.7%,体部者约占 35%,尾部者约占 36%。

## 一、诊断

1.临床表现

(1)阵发性发作的低血糖或昏迷、精神神经症状;

(2)发作时血糖低于 2.8mmol/L;

(3)口服或静脉注射葡萄糖后,症状立即消失。

这三项称为 Whipple 三联征或胰岛素瘤三联征。典型症状为清晨自发性低血糖,也可由进餐延误、运动、劳累、情绪紧张或发热诱发。

临床表现分两类:

①低血糖诱发儿茶酚胺释放症:表现为心慌、发抖、面色苍白、出汗、手颤腿软、心动过速和饥饿等。

②神经性低血糖症:因低血糖所致脑细胞缺乏葡萄糖引起的症状,如人格变化、精神错乱、癫痫发作和昏迷等。

半数病人两类临床表现兼备。

2.实验室检查

(1)反复测定空腹血糖在 2.8mmol/L 以下;

(2)葡萄糖耐量试验可呈低水平线;

(3)禁食后发生的症状性低血糖常伴有血清胰岛素水平升高大于 $25\mu U/ml$(正常值$<24\mu U/ml$);

(4)病人经一夜禁食后检测周围静脉血胰岛素水平($\mu U/ml$)和葡萄糖(mg/dl)水平,并计算胰岛素(IRI)和葡萄糖(G)比值(胰岛素释放指数),如大于 0.4 可诊断胰岛素瘤(正常值<0.3)。

3.影像学检查

B 超、CT 扫描、MRI、腹腔动脉造影等有助于诊断和定位。选择性腹腔动脉造影能清楚地显示肿瘤的位置。经皮肝穿刺门静脉插管(Percutaneous Transhepaticp Portalcatheterization Sampling, PTPS)分段取脾静脉血(又称选择性门静脉系统分段取血,Selective Portalvenous Sampling, SPVS)测定胰岛素水平进行肿瘤定位诊断,准确率可达 90%。术中 B 超简单易行,对于位于胰腺头部、位置深、体积小的肿瘤的诊断尤为适用。

## 二、治疗

胰岛素瘤一经确诊应及早手术切除。因为长期反复发作低血糖昏迷,可使脑组织,尤其是大脑造成不可逆的损害。

手术方法:

(1)肿瘤剜出术(有完整包膜);

(2)胰体尾切除术 (多发、复发);

(3)胰十二指肠切除术(肿瘤大,在主胰管、乳头附近或为恶性)。

术后残余肿瘤伴症状性低血糖不能控制时,可长期服用氯苯甲嗪(Diazoxide)以抑制胰岛素的分泌。不能切除者用链脲霉素(Streptozotocin)及奥曲肽(Octreotide)治疗有一定效果。

# 第三十一章　脾切除术的手术指征和术后并发症

脾原发性疾病,如脾肿瘤、脾囊肿等较少,多见为继发性病变,或脾的病变仅是其他疾病病理改变的一部分,如门静脉高压症和某些造血系统疾病的继发性脾功能亢进等。外科治疗主要采用脾切除术。

## 第一节　脾切除的适应证及其疗效

脾切除(Splenectomy)的主要适应证为外伤性脾破裂、门静脉高压症脾功能亢进、脾原发性疾病及占位性病变,其次为造血系统疾病。

### 一、外伤性脾破裂

参见第二十五章第二节。

### 二、门静脉高压症

参见第二十八章第四节。

### 三、脾原发性疾病及占位性病变

下列疾病需行脾切除或脾部分切除。

1.游走脾(Wandering Spleen)

又称异位脾。

其病因有:

(1)先天性脾支托韧带如脾胃韧带、脾肾韧带等过长;

(2)脾脏肿大沉重,同时有脾蒂过长、松弛。

若游走脾的脾脏本身没有原发性或继发性病变,又无并发症存在,一般只表现为无痛性移动性腹块。偶可在肿块上扪及脾切迹。如果脾脏有原发性或继发性病变,则出现与之有关的症状和体征。约有20%的游走脾可发生脾蒂扭转,其症状视扭转的程度和速度而异。

游走脾的诊断一般并不困难,必要时可作以下辅助检查:

(1)B超检查示左膈下正常脾脏消失,而在腹块处呈现脾脏反射。

(2)核素扫描,如 $^{51}$Cr 标记检查,可发现腹块有同位素积聚,并见明显的腹块轮廓。

(3)选择性腹腔动脉造影可见到肿块的血管供应来自脾动脉。

(4)CT 检查。

游走脾容易发生脾蒂扭转或外伤,因此,最好在明确诊断后择期作脾切除术。

2.脾囊肿(Splenic Cyst)

可分为真性和假性两种。真性囊肿有皮样囊肿、淋巴管囊肿、包虫囊肿等;假性囊肿分出血性、浆液性、炎性等,囊壁为纤维组织,由脾损伤后的陈旧性血肿,或脾梗塞后局部坏死液化形成。

脾囊肿的诊断常常依赖于影像学检查(B 超、CT 等)。

脾包虫性囊肿 Casoni 试验阳性。

由于脾囊肿可逐渐增大,增大到一定程度容易发生破裂,危及生命,因此任何种类的脾囊肿原则上均应行手术治疗(脾切除术、部分脾切除或囊肿切除术)。

3.脾肿瘤(Splenic Tumor)

原发性肿瘤极少见,良性肿瘤多为内皮瘤、血管瘤等,恶性肿瘤多为肉瘤。良性肿瘤小者多无临床症状,大者表现为脾肿大及左上腹疼痛不适,或出现胃肠道受压症状。恶性者表现为脾肿大,表面呈结节状,左上腹疼痛,胃肠道压迫症状,尚有发热、贫血及消瘦等。

治疗:良性肿瘤以脾切除为主;恶性肿瘤首选脾切除,术后加用化疗或放疗。转移性肿瘤较多见,大多数已广泛转移,不宜手术。

4.脾动脉瘤(Splenic Artery Aneurysm)

脾动脉瘤是最常见的内脏动脉瘤,约占内脏动脉瘤的 2/3,常见于妇女,其中超过 40%有过分娩史。瘤壁呈囊状扩张,常有钙化。B 超、CTA 和 MRA 检查有助于确定诊断。最危险的并发症是破裂大出血,发生的后果往往是灾难性的。

5.脾脓肿(splenic abscess)

多来自血行感染,为全身感染疾病的并发症。脾中央破裂时可继发感染形成脾脓肿。临床表现为寒战、发热,左上腹或左胸疼痛,左上腹触痛,脾区叩击痛。B 超、CT 检查可确定诊断。

治疗:除应用抗生素外,如脓肿局限在脾内,可行脾切除术,如脓肿周围炎症已波及脾脏四周,可在 B 超或 CT 监视引导下行穿刺抽脓或置管引流术。

### 四、造血系统疾病

1.遗传性球形细胞增多症(Hereditary Spherocytosis)

是由于球形红细胞膜的内在缺陷,导致其过早衰老,易在脾内滞留、破坏。临床表现为溶血性贫血、黄疸和脾肿大。多于幼年时即出现,病情缓慢。但伴有急性发作时,可出现溶血危象。脾切除对本病有显著疗效,术后数天黄疸及贫血即可消失,但球形细胞依然存在。由于幼儿脾切除后易发生感染,故一般对于 4 岁以下的儿童不宜施行脾切除。

2.遗传性椭圆形细胞增多症(Hereditary Elliptocytosis)

是一种较少见的红细胞膜缺陷溶血性贫血,为常染色体显性遗传。血液中出现大量以椭圆形细胞为主的异形红细胞,有溶血性贫血和黄疸者,脾切除对消除贫血和黄疸有效。术后椭圆形细胞依然存在。一般对于4 岁以下的儿童不宜施行脾切除。

3.丙酮酸激酶缺乏(Pyruvate Kinase Deficiency)

由于红细胞内缺乏丙酮酸激酶,其生存期缩短,在脾中破坏增多。多在新生儿期即出现症状,黄疸与贫血都比较严重。脾切除虽不能纠正贫血,但有助于减少输血量。

4.珠蛋白生成障碍性贫血

又称"地中海贫血"(Thalassemia),本病多见于儿童,其共同特点是由于珠蛋白基因的缺陷使血红蛋白中的珠蛋白肽链有一种或几种合成减少或不能合成,导致血红蛋白的组成成分改变。本组疾病的临床症状轻重不一,大多表现为慢性进行性溶血性贫血,重型者出现黄疸,肝脾肿大。脾切除主要是减少红细胞在脾中的破坏,对减轻溶血或减少输血量有帮助,对血红蛋白 H 病和中间型 β 地中海贫血的疗效较好,对重型 β 地中海贫血效果差。

5.自体免疫性溶血性贫血(Autoimmune Hemolytic Anemia)

为一种后天获得性溶血性贫血,系体内产生自身抗体,吸附于红细胞表面,导致红细胞破坏增速。多见于中青年女性,起病缓慢,有轻度黄疸、脾肿大。急性发病多见于小儿,溶血急剧时血红蛋白可低于40g/L。治疗以输血、应用肾上腺皮质激素和免疫抑制剂为主;如激素治疗无效,或须长期应用较大剂量激素才能控制溶血时,可施行脾切除。对于温抗体型自体免疫性溶血性贫血,约50%病人可获得较好疗效。

6.免疫性血小板减少性紫癜(Immune Thrombocytopenic Purpura)

本病的发生与自体免疫有关,血小板表面结合有抗血小板抗体,血小板寿命缩短,在脾和肝内被破坏。急性型多见于儿童,发病前可有上呼吸道感染或病毒感染史。全身皮肤瘀斑,鼻、齿龈及口腔黏膜常见出血,胃肠道也可出血,发病数周或数月后常得到缓解。慢性型多见于女性,有长期皮下出血,齿龈及口腔黏膜出血,有的女性主要表现为月经过多。血小板计数常低于$50\times10^9$/L,脾一般轻度肿大。

本病在出血明显时应输新鲜血,并应用肾上腺皮质激素。

脾切除适用于:

(1)严重出血不能控制,危及生命,特别是有发生颅内出血可能者;

(2)经肾上腺皮质激素治疗6个月以上无效;或治疗后缓解期较短,仍多次反复发作者;

(3)大剂量激素治疗虽能暂时缓解症状,但鉴于激素治疗的副作用,而剂量又不能减少者;

(4)激素应用禁忌者。

脾切除后约80%病人能获得满意效果,出血迅速停止,血小板计数在几天内迅速上升。

7.慢性粒细胞白血病(Chronic Granulocytic Leukemia)

病情缓慢,约有70%可出现急变的表现。约90%病人脾肿大。脾切除对有明显脾功能亢进、尤其是伴有血小板减少者,或巨脾引起明显症状或脾梗死引起脾区剧痛者,能缓解病情,但不能延缓其急变发生,也不能延长生存。

8.慢性淋巴细胞白血病(Chronic Lymphocytic Leukemia)

部分病人并发进行性血小板减少或溶血性贫血,同时脾肿大显著,而采用肾上腺皮质激素治疗效果不明显,对于他们可行脾切除。术后血红蛋白和血小板计数常能上升,在一定程度上缓解病情。

9.多毛细胞白血病(Hairy Cell Leukemia)

是一种少见的慢性白血病。有明显脾肿大,大多数病人全血细胞减少。α-干扰素和去氧助间霉素治疗最有效。但若全血细胞减少,反复出血或感染,以及巨脾,脾切除可使血象迅速改善,生存期延长。

10.霍奇金(Hodgkin)病

诊断性剖腹探查及脾切除,可确切地决定霍奇金病的分期和治疗方案。切除脾后不需脾区放疗,缩小了放射范围,且病人全身情况和血象都有改善,进而增强对化疗和放疗的耐受性。

此外,还有类脂沉积病、戈谢病(Gaucher病),多见于幼儿。

脾肿大和脾功能亢进明显者,脾切除对症状的改善有帮助。

# 第二节　脾切除术后常见并发症

除了一般腹部手术后并发症外,尤需注意下列并发症:

1.腹腔内大出血

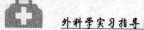

一般发生在术后 24~48 小时内。常见原因是脾窝创面严重渗血,脾蒂结扎线脱落,术中遗漏结扎的血管出血。短时间内大量出血并出现低血压甚至休克者,应迅速再次剖腹止血。术前注意纠正可能存在的凝血障碍,术中严格止血是防止此类并发症的关键。

2.膈下感染

多继发于膈下积血的病人。术后 3~4 日后,体温又复升高,左季肋部叩击痛。B 超或 CT 检查有助于确诊。术中严格止血,避免损伤胰尾,术后膈下置管有效引流是有效的预防措施。治疗除应用抗生素外,一旦形成膈下脓肿,需在 B 超引导下穿刺置管引流或行切开引流。

3.血栓—栓塞性并发症

并不多见。但如发生在视网膜动脉、肠系膜静脉、门静脉主干等,会造成严重后果。一般认为与脾切除术后血小板骤升有关,故多主张术后血小板计数$>1000\times10^9$/L 时应用肝素等抗凝剂预防治疗。

4.脾切除术后凶险性感染(Overwhelming Post Splenectomy Infection,OPSI)

是脾切除术后远期的一个特殊问题。脾切除术后机体免疫功能削弱和抗感染能力下降,不仅易感性增高,而且可发生 OPSI,主要是婴幼儿,其临床特点是起病隐匿,开始可能有轻度感冒样症状。发病突然,来势凶猛,骤起寒战、高热、恶心、呕吐、腹泻,乃至昏迷、休克,常并发弥漫性血管内凝血等。OPSI 发病率虽不高,但死亡率高。50%病人的致病菌为肺炎球菌。应及早应用大量抗生素,维护支持主要脏器功能等。

# 第三十二章　上消化道大出血的诊断及处理

上消化道包括食管、胃、十二指肠、空肠上段(Treitz 韧带下 50cm)和胆道。上消化道出血主要表现为呕血或便血及失血性休克。一般认为急性呕血或便血后,凡出现下列指征之一,即脉搏>100 次/分,收缩压<12kPa(90mmHg)、血红蛋白<80g/L、红细胞<$3\times10^{12}$/L、红细胞压积<28%,即属上消化道大出血(Massive Hemorrhage from Upper Alimentary Tract)范畴。

## 一、病因

### 1.胃、十二指肠溃疡

约占一半,其中 3/4 为十二指肠溃疡。大出血的溃疡一般位于十二指肠球部的后壁和胃小弯处,常为溃疡病基底的动脉裸露、被侵蚀破坏所致。可以呕血为主,亦可以便血为主,一次出血量通常不超过 500ml,较少发生休克。腹部检查无特殊表现或仅有上腹部轻压痛。

### 2.门静脉高压症

约占上消化道出血的 25%。食管下段、胃底静脉曲张破裂出血的特点是:无痛性呕血,因门静脉高压而出血难以自止,出血量大而迅速,一次出血达 500~1000ml,休克较早出现,并伴有脾肿大、脾功能亢进等,大出血后常使腹水剧增或诱发肝昏迷。常有进食粗糙或较硬食物的历史。

### 3.出血性胃炎(Hemorrhagic Gastritis)

又称应激性溃疡(Stress Ulcer)、糜烂性胃炎(Erosive Gastritis)或急性胃黏膜病变,约占 5%,常发生在严重创伤、大面积烧伤、感染、大手术、颅脑损伤、服用某些药物、酗酒等后。表现为胃黏膜多发表浅、大小不一的糜烂面,特点是间歇性、突然性、无痛性、反复出现呕血及柏油便。

### 4.胃癌

约占 2%~3%,出血特点是呕吐咖啡渣样物,出血后疼痛不缓解,病史较短,出血量与贫血症状不相称,经严格保守治疗,大便潜血试验持续阳性。

### 5.胆道出血(Hemobilia)

主要由胆道蛔虫、胆石、胆管炎症、肝损伤、血管瘤引起。血液经胆道流向十二指肠,多以柏油便排出,意味着血管与胆道之间存在着病理性沟通。感染性胆道出血通常来自肝动脉,可有寒战、高热、胆源性休克及胆囊肿大。特点是每次出血量不到 300ml,无休克,出血时右上腹绞痛,出血后腹痛缓解,常呈一定的规律性,7~10 天出血一次,并伴有黄疸,即表现为胆绞痛、黄疸、上消化道出血三联征。

## 二、临床分析及病因诊断

### 1.根据呕血和便血的性状判断

上消化道大出血的临床表现取决于出血的速度和出血量的多少,而出血的部位高低则是次要的。如果出血很急,量很多,则既有呕血,也有便血;由于血液在胃肠内停滞的时间很短,呕血的颜色是鲜红色;由于肠蠕动过速,便血也相当鲜红。反之,出血较慢,量较少,则常出现黑便,较少为呕血;由于血液在胃肠内停滞时间较长,经胃肠液的作用,呕出的血多呈棕褐色,便血多呈柏油样或紫黑色。

2.根据不同部位出血的特点判断

不同部位出血有其不同的特点,据此可进而明确出血的部位,有助于诊断出血的病因,便于手术时寻找出血点。上消化道大出血的部位大致可分为下列三区:

(1)食管和胃底出血(曲张静脉破裂出血)

一般很急,来势很猛,一次出血量常达500~1000ml,常可引起休克。临床表现主要是呕血,单纯便血者较少。而且,常在积极采用非手术治疗的同时,短期内仍可反复呕血。

(2)胃和十二指肠球部出血(溃疡、出血性胃炎、胃癌)

虽也很急,但一次出血量一般不超过500ml,并发休克者较少。临床表现可以呕血为主,也可以便血为主。经积极非手术治疗多能止血,但日后可再出血。

(3)球部以下出血(胆道出血)

出血量一般不多,一次为200~300ml,很少引起休克。临床表现以便血为主。采用非手术治疗后,出血可暂时停止,但常呈周期性复发,间隔期一般为1~2周。

3.根据病史判断

胃、十二指肠溃疡患者既往可有溃疡病史,进食和服用制酸药可缓解上腹部疼痛;肝硬化、门静脉高压症病人常有肝炎、血吸虫病和大量嗜酒史,或既往X线或内镜检查有食管静脉曲张;进行性体重下降和厌食应考虑消化道肿瘤;出血性胃炎常有服用破坏胃黏膜屏障和损伤胃黏膜的药物或酗酒,也易发生在严重创伤、大面积烧伤、重度感染、大手术、颅脑损伤和休克等应激状态时。但有些病人在出血前没有任何症状。

4.根据伴随体征判断

溃疡病多无阳性体征,胃溃疡可有剑突下压痛,十二指肠溃疡可有脐右上方压痛。蜘蛛痣、肝掌、腹壁皮下静脉曲张、巩膜黄染、肝脾肿大可作为诊断食管胃底静脉曲张出血的依据。胃癌有贫血、消瘦、恶病质,部分病人左锁骨上淋巴结肿大,上腹触及肿块等。胆道出血多有不同程度的右上腹压痛,甚至可触及肿大的胆囊,同时伴有寒战、高热,并可出现黄疸。

5.实验室检查

血常规、肝功能等检查有助于胃、十二指肠溃疡与食管胃底静脉曲张大出血的鉴别。前者肝功能正常,血氨不高;而后者肝功能明显异常,血氨升高。

经过以上的临床分析,如果仍不能确定大出血的病因,在考虑一些少见的外科疾病,如食管裂孔疝(Esophageal Hiatal Hernia)、胃息肉(Gastric Polyps)、胃壁血管瘤(Gastric Aneurysms)、贲门黏膜撕裂综合征(Mallory-Weiss Syndrome)等的同时,尤应考虑以下四种病因:

(1)门脉高压症,食管静脉曲张不明显,也没有肝硬化的慢性体征;

(2)出血性胃炎;

(3)临床上没有症状的溃疡,多数是十二指肠溃疡;

(4)无症状的早期胃癌,大多由小弯溃疡转变而来。

## 三、辅助检查

1.鼻胃管或三腔双囊管检查

鼻胃管吸引常可诊断上消化道出血的部位,判定出血的速度。三腔双囊管置管后先将胃气囊、食管气囊充气,压迫胃底和食管下段,以生理盐水经第三腔冲洗并抽尽胃内积血,若继续出血,多为胃、十二指肠溃疡;如不再出血,则为食管下段、胃底静脉曲张破裂。

2.纤维内镜检查

早期内镜检查是诊断上消化道出血的首选方法。可直视食管、胃或十二指肠的病灶,如有必要,尚能取材作病检。因查出病灶的阳性率随出血后时间的推移而下降,所以,如果没有严重的伴发疾病,血液动力学相对稳定,上消化道出血病人住院后应立即进行纤维胃十二指肠镜检查,也可在大出血后6~12小时内进行。

3.X线气钡双重造影

对于食管静脉曲张、溃疡病及胃肠肿瘤等的诊断几乎不可缺少,但因大出血时检查有引起再出血的危险,而不少出血病变X线又无法显示,故需慎用。对于没有内镜检查条件、内镜检查未发现或不能确定出血病变时,可在出血停止后36~48小时进行此项检查。

4.选择性血管造影

经股动脉插管至腹腔动脉或肠系膜上动脉内,注入造影剂、连续摄片,根据造影剂溢出(出血速度每分钟大于0.5ml)情况确定出血源,对动脉瘤、先天性血管畸形、胃肠内外小肿瘤出血的诊断尤有价值,且能通过导管滴注垂体后叶素以利止血。

5.B超检查

了解肝、胆、胰、脾情况,是否为食管静脉曲张、胆道出血等。

6.核素检查

常用静脉注射 $^{99m}$Tc 标记的红细胞,进行腹部扫描,只要出血速度每分钟达到0.1ml,核素就能聚积在血管溢出部位显像。

### 四、处理原则

只要确定有呕血和便血,都应视为紧急情况收入住院。首先稳定病情,严密监测;继而明确诊断,找出出血来源,最后选择适当的手术止血或消除病因。

1.初步处理

大出血后,病人血容量不足,可处于休克状态,此时应首先补充血容量。强调不要一开始单独输血而不输液,因为病人急性失血后血液浓缩,血较黏稠,此时输血并不能更有效地改善微循环的缺血、缺氧状态。因此主张先输液,或者紧急时输液、输血同时进行。留置导尿管观察每小时尿量。每15~30分钟测定血压、脉搏,结合对出血量和出血特点以及尿量的观察和中心静脉压监测,为扩容治疗提供正确的依据。对于有心、肺、肾疾患及老年患者,要防止因输液、输血量过多、过快引起的急性肺水肿。最好通过测定中心静脉压来监测输入量。血容量已补足的指征有下列几点:四肢末端由湿冷、青紫转为温暖、红润;脉搏由快、弱转为正常、有力;收缩压接近正常,脉压差>4kPa(30mmHg);肛温与皮温差从>3℃转为<1℃;尿量>30ml/h;中心静脉压恢复正常(5~13cmH$_2$O)。

2. 病因治疗

(1)胃、十二指肠溃疡出血

①抑酸药物如 H$_2$ 受体拮抗剂(西咪替丁、雷尼替丁、法莫替丁)和质子泵抑制剂(奥美拉唑、兰索拉唑、泮托拉唑)。

②也可以用冷盐水反复洗胃,将血块和胃液洗净,再用去甲肾上腺素2~4mg加生理盐水100ml灌洗;也可注入凝血酶等止血药物。

③对于中等量的消化性溃疡出血可经内镜用电凝激光和微波治疗。

④如果病人年龄在45岁以上,病史较长,多系慢性溃疡,这种出血很难自止,经过初步处理,等血压、脉率有所恢复后,应早期手术。手术行胃大部切除术。切除出血的溃疡是防止再出血的最可靠办法。

(2)食管静脉曲张出血

①三腔管压迫止血

一般用三腔二囊管压迫胃底及食管中、下段止血。气囊填塞对中、小量食管静脉曲张出血效果较佳,对大出血可作为临时应急措施。止血有效率在 40%~90% 不等。

②应用激素

生长抑素可以显著减少内脏血流,降低门静脉压力,降低侧支循环的血流和压力,减少肝脏血流量,用于控制食管胃底曲张静脉破裂出血有效。垂体加压素可使内脏小血管收缩,从而降低门静脉压力以达到止血的目的。三甘氨酰赖氨酸加压素,一次用药作用时间可持续 10 小时,对心脏无副作用,其疗效优于垂体后叶素。

③内镜下硬化剂治疗

急诊硬化剂治疗食管静脉曲张出血,止血率在 74%~91%。硬化剂有 1% 十四烷硫酸钠、5% 鱼肝油酸钠及凝血酶等。一般适用于对手术不能耐受的患者。胃底静脉曲张出血治疗较难,有使用血管粘合剂止血成功的。

④抑制胃酸及应用其他止血药

虽然控制胃酸不能直接对食管静脉曲张出血起止血作用,但严重肝病常合并应激性溃疡或糜烂性胃炎,故肝硬化发生上消化道出血时可给予控制胃酸的药物。雷尼替丁对肝功能无明显影响,较甲氰咪胍为好。一般止血药物如止血敏等效果不肯定,维生素 $K_1$ 及维生素 C 或许有些帮助。

对于肝功能差的病人(有黄疸、严重腹水或处于肝昏迷前期者)应积极采用三腔管压迫止血,或应用纤维内镜将硬化剂直接注射入曲张静脉以止血。这类病人不能耐受大手术,手术后常发生肝功能衰竭而死亡。对于肝功能较好、没有黄疸、没有严重腹水的病人,则应积极采取手术治疗,等待观察只会导致肝昏迷的发生。手术方法可采用贲门周围血管离断术,不但能够完全阻断食管、胃底曲张静脉的反常血流,达到立即而确切的止血,且由于操作易于掌握,可以在基层医院中推广采用。

(3)出血性胃炎

绝大多数可采用非手术治疗止血。药物治疗与治疗消化性溃疡出血大致相同。介入治疗是将导管尽可能选择性插入出血的动脉,持续灌注血管加压素,速度为每分钟 0.2~0.4U,持续 12~24 小时。如果仍然不能止血,可采用胃大部切除术,或加行选择性迷走神经切断术。

(4)胆道出血

出血量一般不大,多可经非手术疗法,包括抗感染和止血药物的应用而自止。如果出血不能停止,肝动脉造影明确出血灶后,将导管尽可能送到近出血灶处,用明胶海绵、钢圈等栓塞材料作选择性肝动脉栓塞,约 50% 的病例可望止血成功。如能确定出血是来自肝动脉胆管瘘,尽量靠近出血病灶部位结扎肝动脉,常可收到止血效果。胆道感染所致出血者,须切开胆总管,清除凝血块、结石及蛔虫,并行 T 形管引流。

(5)由胃癌引起的大出血

应根据局部情况行根治性胃大部切除术或全胃切除术。

(6)原因不明的上消化道大出血

若经积极的内科治疗无效,只要能排除出血性疾病,应尽早剖腹探查。一般检查步骤是:

①十二指肠球部,有无变形、瘢痕、粘连及增厚;

②从幽门沿小弯至贲门、再由胃底经大弯至幽门;

③肝;

④胆囊、胆总管以及肝固有动脉是否有颤动(肝内动脉瘤多有此征);

⑤脾;

⑥切开大网膜检查胃、十二指肠后壁及胰腺;

⑦提起横结肠,从十二指肠空肠曲开始,顺序检查空肠的上段,因为该处病变,如息肉、血管瘤、结核性溃疡等,引起呕血并非罕见;

⑧沿大、小弯之间血管稀少区纵形切开胃前壁约 10cm,黏膜下血管需缝扎,以免出血妨碍操作,直视下检查胃内所有部位,切莫忽略贲门和胃底,要注意血凝块下有无小而浅的出血性溃疡。

若仍未见到出血灶,可先清除胃内积血,然后用纱布堵塞幽门,胃内有出血,则表示源于贲门上方;反之,以纱布堵塞贲门,胃内仍有血,必然来自幽门下,再细心查找。

通常经以上检查,绝大多数可查明出血原因和部位,个别病例找不到病灶,一般认为以暂时关腹、改用保守治疗观察为好。

既往主张盲目切胃,现今已摒弃。

# 第三十三章 黄疸的鉴别诊断

黄疸(Jaundice)是指皮肤、巩膜因胆红素沉着所致的黄染。正常血清总胆红素浓度为 1.7~1.71 μmol/L,当总胆红素浓度达 34μmol/L,临床即出现黄疸。血清中胆红素浓度超过正常范围而肉眼看不到黄疸时,称为隐性黄疸。观察黄疸应在天然光线下进行,须与服用大量阿的平、胡萝卜素等所致的皮肤黄染相区别,尚须与球结膜下脂肪积聚相区别。

## 一、黄疸的发生机理

1.胆红素的正常代谢

(1)血清胆红素约 80%~85%由衰老和受损的红细胞所产生。小部分则是自非红细胞生成系统如肌红蛋白、细胞色素酶、过氧化氢酶、过氧化物酶以及由骨髓少量原位溶血的幼红细胞分解而来的胆红素, 约占15%~20%,这即所谓旁路胆红素。

(2)胆红素由单核—巨噬细胞(网状内皮)系统释出后,呈不溶于水的、非结合状态的化合物,脂溶性。非结合胆红素形成后迅即与血清白蛋白紧密结合而输送。非结合胆红素呈 van den Bergh 间接反应,也称间接胆红素,它不能从肾小球滤出。

(3)间接胆红素输运至肝细胞膜之旁时,胆红素与白蛋白解离,前者旋被肝细胞所摄取。肝细胞胞浆内有两种载体蛋白(Y 蛋白与 Z 蛋白),与胆红素结合,并输运至微粒体中,受葡萄糖醛酸转移酶的作用,绝大部分结合成结合胆红素,呈水溶性,呈 van den Bergh 直接反应,也称直接胆红素,可通过肾小球而排出。结合胆红素随胆汁排泄入肠内之后被肠内细菌分解成为无色的尿胆原,其中大部分氧化为尿胆素从粪便排出,称为粪胆素。

(4)一部分尿胆原在肠内被吸收,经门静脉进入肝内。回肝的大部分尿胆原再变为结合胆红素,随胆汁排入肠内,形成所谓"胆红素的肠肝循环"。

(5)不吸收回肝的小部分尿胆原,则经体循环由肾脏排出。

2.溶血性黄疸的发生机理

(1)红细胞破坏增多,超过正常肝脏处理的能力,潴留在血液中形成黄疸。

(2)肝功能减退。由于大量的红细胞被破坏所致的贫血、缺氧和红细胞破坏产物的毒性作用等,可减弱正常肝细胞的胆色素代谢功能,致黄疸加重。

3.肝细胞性黄疸的发生机理

(1)受损的肝细胞处理胆红素的能力减弱,致正常代谢所产生的非结合胆红素不能全部转化为结合胆红素,引起血中非结合胆红素增加。

(2)未受损的肝细胞,仍能将非结合胆红素转化为结合胆红素而输入毛细胆管;但这些结合胆红素可经坏死的肝细胞流入血液中,或因肝细胞肿胀、汇管区渗出性病变与水肿以及小胆管内胆栓形成,使胆汁排泄通路受阻,而致较多结合胆红素反流入血循环中。

4.阻塞性黄疸的发生机理

无论是肝内的毛细胆管、小胆管，还是肝外的肝胆管、胆总管、壶腹等处，任何部位发生阻塞，则阻塞上方的胆管内压力不断增高，胆管扩张，终致小胆管与毛细胆管破裂，胆汁中胆红素反流入血中，从而出现黄疸。黄疸的鉴别诊断应根据病史、体征、实验室检查、影像学检查等进行综合分析。

## 二、病史

1.年龄与性别

新生儿和婴儿的黄疸要考虑新生儿生理性黄疸，先天性胆管闭锁或新生儿肝炎等。儿童及中、青年患者以病毒性肝炎多见，胆道蛔虫也不少见。中年患者要考虑胆道结石和肝硬化。原发性胆汁性肝硬化多见于女性。中、老年患者应考虑癌肿，男性以肝癌、胰腺癌多见，女性以胆管癌多见。

2.现病史

(1)病程经过

急骤出现黄疸多见于急性肝炎、胆道结石以及急性溶血；黄疸缓慢或较隐匿发生时，要注意癌性黄疸或慢性溶血。急性病毒性肝炎的黄疸一般在起病后 1~2 周达高峰，1~2 个月内消退；胆汁淤积性肝硬化及遗传性高胆红素血症的黄疸可持续数月至数年；慢性胆道疾病多有反复短暂发作史，黄疸呈波动性。在慢性溶血的基础上发生急性溶血危象时可迅速出现深度黄疸。癌性黄疸多呈进行性，但部分壶腹癌或胆总管癌可因癌肿坏死、出血而暂时缓解。

(2)发热

肝胆系统有急性化脓性感染时常有高热、寒战，并常发生在上腹剧烈绞痛之后。

病毒性肝炎在黄疸出现前常有低热，少数病人可发生高热。癌组织坏死或继发感染也可引起发热。溶血危象多先有高热，随即出现黄疸。

(3)腹痛及消化道症状

隐痛多见于病毒性肝炎；胀痛且进行性加重应注意肝癌；右上腹阵发性绞痛多见于胆结石或胆道蛔虫；上腹及腰背痛提示胰腺癌。病毒性肝炎常在黄疸出现前不久出现厌食、饱胀等消化不良表现，而肿瘤患者在黄疸出现前多有较长时间消化不良。

(4)其他伴随症状

急性溶血时有酱油色尿，粪便颜色加深，不伴皮肤瘙痒；肝细胞性黄疸时尿色加深，粪便颜色浅黄；胆汁淤积性黄疸时尿如浓茶，粪便为浅灰色或白陶土色，伴皮肤瘙痒。

3.既往史

有慢性肝病史者多为肝病复发。有急性上腹痛史要注意胆道结石及胆道蛔虫病。

对有过胆道手术史者，应考虑是否有结石再发、术后胆道狭窄等。对有手术史及输血史者，要警惕急性病毒性肝炎。

4.个人史

要注意肝炎接触史、服药史、饮酒史。此外还要注意有无血吸虫、钩端螺旋体病流行地区居住与疫水接触史。

5.家族史

对有家族史者应警惕遗传性溶血性贫血及遗传性高结合胆红素血症。

## 三、体征

1.黄疸色泽及伴随皮肤表现

由溶血引起的黄疸皮肤呈柠檬色，伴有睑结膜苍白；肝细胞损害所致黄疸呈浅黄色或金黄色，慢性肝病可见肝病面容、肝掌、蜘蛛痣等;胆汁淤积性黄疸呈暗黄色、黄绿色和绿褐色,有时可见眼睑黄色瘤。

**2.腹部体征**

病毒性肝炎、肝癌、早期肝硬化均可有肝肿大,肝硬化进一步发展时肝脏可缩小,伴有脾肿大。溶血性黄疸也可出现脾肿大。胆总管结石一旦引起梗阻,胆囊可肿大。胰头癌、壶腹周围癌、胆总管癌引起肝外胆汁淤积时胆囊肿大,有表面光滑、可移动以及无压痛等特点,即所谓 Courvoisier 征。有腹腔积液和腹壁静脉曲张时,多见于失代偿期肝硬化以及其他原因所致的门静脉高压、下腔静脉阻塞等。

**3.其他体征**

急性黄疸伴全身淋巴结肿大,应怀疑传染性单核细胞增多症、淋巴瘤、恶性组织细胞增多症。粟粒性结核可同时出现黄疸和浅表淋巴结肿大。

## 四、实验室检查和辅助检查

**1.肝功能试验**

**(1)胆红素代谢试验**

血清非结合胆红素增高、尿胆红素阴性为高非结合胆红素血症的共同特征,但在发生溶血性黄疸时,由于肝脏代偿性处理胆红素增加,尿胆原可显著增高;血清结合胆红素增高、尿胆红素阳性、尿胆原及粪中尿胆原减少或缺如为高结合胆红素血症的特征,但在发生肝细胞性黄疸时,尿胆原也常表现为增加。

**(2)血清酶学检查**

同时测定 ALT、AST、ALP、γ-GT,前两种酶明显增加常为肝细胞损害的特征,而后两种明显增加则常为胆汁淤积的特征。

**(3)血浆凝血酶原时间测定**

胆汁淤积性黄疸时,肌注维生素 K 可使延长的凝血酶原时间恢复或接近正常。严重肝病时凝血酶原合成障碍,凝血酶原时间延长,即使注射维生素 K 亦不能纠正。

**(4)血脂测定**

反映肝细胞的脂质代谢功能及胆系排泄功能。胆汁淤积时胆固醇和甘油三酯均可增高;肝细胞损伤严重时,胆固醇水平明显降低。

**2.免疫学检查**

发生慢性活动性肝炎时 IgG 明显增高;发生原发性胆汁性肝硬化时 IgM 显著上升,而且血清 M 型抗线粒体抗体阳性。肝炎标志物及 AFP 检测有助于病毒性肝炎及肝癌诊断。

**3.血液学检查**

主要用于协助诊断溶血性黄疸。发生遗传性溶血性黄疸时,除贫血外、外周血中晚幼红细胞和网织红细胞可显著增多,骨髓红系统细胞明显增生活跃。发生遗传性球形红细胞增多症时,红细胞脆性增加;珠蛋白生成障碍性贫血(亦称地中海贫血)时,红细胞脆性降低。抗人球蛋白试验(Coombs 试验)在发生自身免疫性溶血性贫血及新生儿溶血性贫血时呈阳性反应。

**4.腹部 B 超检查**

该检查安全方便,可重复进行,故可作为黄疸鉴别诊断的首选方法。肝门及肝门以下梗阻时,肝内胆管普遍扩张,非梗阻性肝内胆汁淤积时则无胆管扩张。超声波对辨别肝内及肝门附近局灶性病变性质具有肯定的诊断价值。有利于判断胆结石、胆总管癌、胰头癌和肝癌。

**5.CT**

因其图像清晰、解剖关系明确,成为肝、胆、胰等腹部疾病的主要检查方法,对了解有无胆管扩张以及占位性病变有较重要的参考价值。

**6.MRI**

因其具有较高的软组织分辨率,并能多方位、多序列成像,故常常能更清楚地显示病变的部位和性质。磁共振胰胆管造影(MRCP)能更好地显示胰胆管的直径、走向及有无梗阻等,因此对梗阻性黄疸更具有诊断价值,甚至可替代有创性 ERCP 检查。

**7.经十二指肠镜逆行胰胆管造影(ERCP)和经皮肝穿刺胆管造影(PTC)**

两者都可显示胆管梗阻部位、梗阻程度以及病变性质,但 ERCP 较 PTC 创伤性小,当无胆管扩张时,ERCP 显示胆管的成功率高,并能了解胰腺病变对胆管的影响。PTC 更适用于高位胆管梗阻的诊断。

**8.内镜和上消化道钡餐检查**

如发现食管胃底静脉曲张有助于诊断肝硬化及其他原因所致的门静脉高压。低段十二指肠造影可通过观察十二指肠形态了解十二指肠和胆囊、总胆管以及胰腺的关系,有助于辨别胆总管下端、胰头和壶腹癌。

超声内镜有助于发现由十二指肠乳头癌、胆管癌或胰腺癌所致黄疸,经超声内镜细针穿刺进行胰腺活体组织学检查更有助于确定胰腺疾病性质。

**9.单光子发射计算机体层摄影(SPECT)**

静脉注射放射性核素或其标记物,利用肝摄取并可经胆汁排泄的原理,进行示踪图像分析,利用组织间放射性核素浓度差异提示病变部位,甚至包括功能代谢方面的变化,从而提高对肝内占位性病变的诊断准确率。

**10.肝穿刺活体组织学检查**

常用于慢性持续性黄疸的鉴别,尤其对遗传性非溶血性黄疸的鉴别更有价值。对有肝内胆管扩张者不宜进行,以免并发胆汁性腹膜炎。

**11.腹腔镜检查和剖腹探查**

腹腔镜检查很少用于黄疸的鉴别诊断,仅对于少部分诊断十分困难的病例可考虑应用,但应十分谨慎。腹腔镜直视下进行肝穿刺较安全,比盲目穿刺更具诊断价值。如经多项认真检查仍不能明确诊断,而且疑有恶性病变时也可考虑剖腹探查以免延误治疗时机。

总之,黄疸仅是一个临床表现,其涉及的疾病较多,而且某些疾病可同时兼有不同的机制,因此其鉴别诊断思路极为重要,只有详细了解病史、仔细进行体格检查并结合实验室检查及辅助检查结果加以综合分析,才能做出正确诊断。

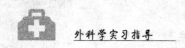

# 第三十四章　周围血管与淋巴管疾病

## 第一节　血管疾病的临床检查

　　周围血管疾病种类繁多,主要的病理改变是狭窄、闭塞、扩张、破裂及静脉瓣膜关闭不全。临床表现各有异同,一些关键主诉和体征可提示诊断、判断病情。现将常见的症状体征归纳如下。

### 一、疼痛

是常见的症状,通常分为间歇性和持续性两类。

1.间歇性疼痛

与下列三种因素有关:

(1)肢体活动

在慢性动脉阻塞或静脉功能不全时,步行时可以出现疼痛,迫使病人止步,休息片刻后疼痛缓解(间歇性跛行)。

(2)肢体体位

肢体所处的体位与心脏平面的关系,可以影响血流状况。发生动脉阻塞性疾病时抬高患肢症状加重,伴有肢体远端皮肤苍白;肢体下垂则疼痛缓解,但浅静脉充盈延迟。发生静脉病变时,抬高患肢症状减轻,患肢下垂则诱发或加重症状。

(3)温度变化

疼痛与环境温度相关。

2.持续性疼痛

严重的血管病变,在静息状态下仍有持续疼痛,因此又称为静息痛。

(1)动脉性静息痛

无论是急性动脉闭塞还是慢性动脉闭塞,都可因组织缺血及缺血性神经炎引起持续性疼痛。

(2)静脉性静息痛

发生急性主干静脉阻塞时,肢体远侧因严重淤血而有持续性胀痛。

(3)炎症及缺血坏死性静息痛

动脉、静脉的急性炎症可导致局部有持续性疼痛。

### 二、肿胀

　　下肢深静脉回流障碍或有逆流病变时,组织液积聚于组织间隙,下肢静脉处于高压状态,其特点是肿胀呈凹陷性,以足踝部最明显,除浅静脉曲张外,常有色素沉着或足靴区溃疡等表现。

### 三、感觉异常

主要有肢体沉重、浅感觉异常或感觉丧失等表现。

1.沉重

行走不久,肢体出现沉重、疲倦,休息片刻可消失,提示早期动脉供血不足。发生静脉病变时,常于久站、久走后出现倦怠,平卧或抬高患肢后消失。

2.异样感觉

动脉缺血影响神经干时,可有麻木、麻痹、针刺或蚁行等异样感觉。慢性静脉功能不全较久者,皮肤感觉往往减退。

3.感觉丧失

发生严重的动脉缺血病变,如急性动脉阻塞时,可以出现缺血肢体远侧浅感觉减退或丧失。如果病情进展,深感觉随之丧失,常伴有足(腕)下垂及主动活动不能。

### 四、皮肤温度改变

皮肤温度与通过肢体的血流量相关,发生动脉阻塞性病变时,皮温降低;发生静脉阻塞性病变时,由于血液淤积,皮温高于正常;发生动静脉瘘时,局部血流量增多,皮温明显升高。可利用测温计测试,在恒温环境下,对比测试双侧肢体对应部位的皮温,如相差 2℃以上有临床意义。

### 五、皮肤色泽改变

皮肤色泽能反映肢体的循环状况。

1.正常色泽和异常色泽

正常皮肤温暖,呈淡红色。皮色呈苍白色或发绀,伴有皮温降低,提示动脉供血不足。皮色暗红,伴有皮温轻度升高,是静脉淤血的征象。

2.指压性色泽改变

如以手指重压皮肤数秒钟后骤然放开,正常者受压时因血液排入周围和深部组织而呈苍白色,放开后1~2秒钟即复原。有动脉血流减少或静脉回流障碍疾病时,复原时间延缓。在发绀区,如果指压后不出现暂时的苍白色,提示局部组织已发生不可逆性坏死。

3.运动性色泽改变

静息时正常,但在运动后肢体远侧皮肤呈苍白色者,提示动脉供血不足。这是由于原已减少的皮肤供血,选择性分流入运动的肌肉所成。

4.体位性色泽改变

肢体抬高试验(又称 Buerger 试验)是诊断血栓闭塞性脉管炎的一个有意义的试验。抬高肢体(下肢 70~80°,上肢直举过头),持续 60 秒。如存在肢体动脉供血不足,则皮肤呈苍白色;下垂肢体后,皮色恢复时间由正常的 10~20 秒延长到 45 秒以上,且颜色不均,呈斑片状,进一步提示动脉供血障碍。

### 六、形态改变

动脉和静脉都可以出现扩张或狭窄性形态改变,并引起临床症状。

1.动脉形态改变

可有下列三方面征象:

(1)动脉搏动减弱或消失:见于管腔狭窄或闭塞性改变。

(2)杂音:动脉狭窄或局限性扩张,或者在动静脉之间存在异常交通,血液流速骤然改变,可在体表位置听到杂音,扣到震颤。

(3)形态和质地:正常动脉富于弹性,当动脉有粥样硬化或炎症病变后,扣触动脉时,可以发现呈屈曲状、增硬和结节等变化。

2.静脉形态改变

主要表现为静脉曲张。肢体出现浅静脉曲张时,往往是静脉瓣膜破坏或回流障碍。如果曲张的原因为动静脉瘘,常常伴有皮肤温度升高,伴有杂音及震颤。发生曲张静脉炎症后,可在局部出现硬结,并与皮肤粘连。

## 七、肿块

由血管病变引起的肿块,可以分为搏动性和无搏动性两类。

1.搏动性肿块

单个、边界清楚、表面光滑的膨胀性搏动性肿块,提示动脉瘤或假性动脉瘤,可以伴有震颤和血管杂音。肿块边界不甚清楚,或范围较大,可能为蔓状血管瘤。与动脉走向一致,范围较大的管状搏动性肿块,多由动脉扩张所致,最常见于颈动脉。

2.无搏动性肿块

浅表静脉的局限性扩张,透过皮肤可见蓝色肿块,常见于颈外静脉、肢体浅静脉及浅表的海绵状血管瘤。深部血管瘤及颈内静脉扩张,肿块部位深在,边界不清。静脉性肿块具有质地柔软、压迫后可缩小的特点。

## 八、营养性改变

主要有皮肤营养障碍性改变,溃疡或坏疽,增生性改变等三类。

1.皮肤营养障碍性改变

由动脉缺血引起的营养障碍性变化表现为皮肤松弛,汗毛脱落,趾(指)甲生长缓慢、变形发脆。较长时间的慢性动脉缺血,可引起肌萎缩。

2.溃疡或坏疽

动脉缺血或静脉淤血都可以并发溃疡。动脉性溃疡好发于肢体远侧,趾(指端或足跟)。溃疡边缘常呈锯齿状,底为灰白色肉芽组织,挤压时不易出血。由于溃疡底部及其周围神经纤维缺血,因而有剧烈疼痛。静脉性溃疡好发于足靴区,溃疡底部常为湿润的肉芽组织,易出血,周围有皮炎、水肿和色素沉着。

3.肢体增长变粗

有先天性动静脉瘘的病人,肢体出现增长、软组织肥厚的改变,并伴有骨骼增长肥大。

# 第二节　周围血管损伤

周围血管损伤(Peripheral Vascular Trauma)多见于战争时期,但在和平时期也屡有发生。主干血管损伤,可能导致永久性功能障碍或肢体丢失,甚至死亡。

血管损伤的致伤因素可以分为:

1.直接损伤

包括锐性损伤,如刀伤、刺伤、枪弹伤、手术及血管腔内操作等;钝性损伤,如挤压伤、挫伤、外来压迫(止血带、绷带、石膏等固定的压迫)。

2.间接损伤

包括创伤造成的动脉强烈持续痉挛;过度伸展动作引起的血管撕裂伤;快速活动中突然减速造成的血管震荡伤。

主要病理改变有:

1.血管连续性破坏,如血管壁穿孔,部分或完全断裂,甚至一段血管缺损。

2.血管壁损伤,但血管连续性未中断,可表现为外膜损伤,血管壁血肿,内膜撕裂或卷曲,最终因继发血栓形成导致管腔阻塞。

3.由热力造成的血管损伤,多见于枪弹伤,除了直接引起血管破裂外,同时引起血管壁广泛烧灼伤。

4.继发性病理改变,包括继发性血栓形成,血管损伤部位周围血肿,假性动脉瘤,损伤性动静脉瘘等。

## 一、临床表现和诊断

在主干动脉、静脉行程中任何部位的穿通伤、严重的骨折以及关节脱位等创伤时,均应怀疑有血管损伤的可能性。如果创伤部位有伤口大量出血、肢体明显肿胀、远端动脉搏动消失等临床征象,更应考虑同时存在动脉或静脉损伤。

1.血管损伤临床诊断的依据

(1)具有确定诊断意义的症状、体征

动脉搏动消失伴有肢体远端缺血征象;搏动性出血;进行性或搏动性血肿。

(2)具有高度拟诊意义的症状、体征

与创伤不相称的局部肿胀;邻近主干血管的穿通伤出现伴行神经损伤症状;不能用已知创伤解释的休克。

(3)静脉损伤的临床诊断依据

自伤口深部持续涌出暗红色血液;出现缓慢增大的非搏动性血肿。

2.下列检查有助于血管损伤的诊断

(1)无损伤检测

在创伤的远侧部位可以监听或记录远端动脉信号。出现单相低抛物线波形,提示近端动脉阻塞;舒张期末呈高流速血流波形,或无舒张期末逆向血流波,提示近端存在动、静脉瘘。如果动脉压低于20mmHg,应作动脉造影检查。

(2)血管造影

在下列情况下应考虑作血管造影:①对血管损伤的临床征象模糊,或创伤部位的手术切口不能直接探查可疑的损伤血管进行诊断以确定或排除有无主干血管损伤。②已有明确的血管损伤临床表现,需作血管造影明确血管损伤部位和范围,为选择手术的方式提供依据。

(3)术中检查

术中对血管壁连续性损伤的诊断并无困难,主要在于辨认血管壁损伤的程度和范围。钝性挫伤的血管壁色泽暗淡,失去弹性,或伴有血管壁血肿,外膜出现瘀斑。出现上述情况,即使仍有搏动存在,也应视为严重损伤。

## 二、处理

血管损伤的处理包括急救止血及手术治疗两个方面,基本原则如下。

1.急救止血

方法有下列几种:

(1)创口垫以纱布,局部加压包扎止血;

（2）创伤近端用止血带或空气止血带压迫止血，必须注意记录时间；

（3）损伤血管暴露于创口时可用血管钳钳夹止血。

2.手术处理

手术的基本原则包括：止血清创，处理损伤血管。

（1）止血清创

用无损伤血管钳钳夹，或经血管断端插入 Fogarty 导管并充盈球囊阻断血流。然后修剪已损伤且无活力的血管壁，清除血管腔内的血栓。

（2）处理损伤血管

由于主干动、静脉结扎后，可能造成远端缺血或静脉回流障碍的后果，在病情和技术条件允许时，应积极争取修复。对于非主干动、静脉损伤，或病人处于严重休克，或重要器官功能衰竭不可能耐受血管重建术等情况下，可结扎损伤的血管。肢体的浅表静脉，膝或肘远侧动、静脉中某一支，颈外动、静脉和颈内静脉，髂内动、静脉等，结扎后不致造成不良后果。

损伤血管重建的方法：

①侧壁缝合术

适用于创缘整齐的血管裂伤。

②补片移植术

直接缝合可能造成管腔狭窄的，应取自体静脉或人工血管补片植入裂口扩大管腔。

③端端吻合术

适用于经清创后血管缺损在 2cm 以内者。

④血管移植术

清创处理后血管缺损较长的，可植入自体静脉或人工血管。但对于严重污染的创伤，应尽可能取用自体静脉。

合并骨折时，如肢体严重缺血，宜先修复损伤血管；如果骨折极不稳定且无明显缺血症状时，则可先作骨骼的整复固定。

### 三、术后观察及处理

术后应严密观察血供情况，利用超声多普勒定期检测，了解重建的血管是否通畅，如发现吻合口狭窄或远端血管阻塞，需立即予纠正。如出现肢体剧痛、明显肿胀，以及感觉和运动障碍，且有无法解释的发热和心率加快，提示肌间隔高压，应立即作深筋膜切开减压。术后常规应用抗生素预防感染，每隔 24~48 小时观察创面，一旦发生感染，应早期引流，清除坏死组织。

# 第三节　慢性肢体动脉缺血性疾病

动脉是供血的通道，无论是器质性改变（如狭窄或闭塞），还是功能性疾病（动脉痉挛），都将造成动脉供血不足而引起缺血性临床表现。

## 一、血栓闭塞性脉管炎

血栓闭塞性脉管炎(Thromboangiitis Obliterans,Buerger Disease)是一种累及血管的炎症性、节段性和周期发作的慢性闭塞性疾病。主要侵袭四肢中小动、静脉,尤其是下肢血管。好发于男性青壮年。

血栓闭塞性脉管炎的确实病因尚未明确,可能与多种因素有关,大致可归纳为两方面:

1.外来因素:主要有吸烟,寒冷与潮湿的生活环境,慢性损伤和感染。

2.内在因素:自身免疫功能紊乱,性激素和前列腺素失调以及遗传因素。

病理进展过程有如下特征:

1.通常起始于动脉,然后可累及静脉,一般由远端向近端进展。

2.病变呈节段性分布,两段之间血管比较正常。

3.活动期为血管全层非化脓性炎症,有内皮细胞和成纤维细胞增生;淋巴细胞浸润,中性粒细胞浸润较少,偶见巨细胞;管腔被血栓堵塞。

4.后期,炎症消退,血栓机化,有新生毛细血管形成。动脉周围有广泛纤维组织形成,常包埋静脉和神经。

5.虽然有侧支循环逐渐建立,但不足以代偿,因而神经、肌和骨骼等均可出现缺血性改变。

静脉受累时的病理变化与动脉大体相同。

(一)临床表现

血栓闭塞性脉管炎起病隐匿,进展缓慢,常呈周期性发作,经过较长时间后症状逐渐明显和加重。

1.主要临床表现

(1)患肢怕冷,皮肤温度降低。

(2)皮肤色泽苍白,或发绀。

(3)感觉异常。

(4)患肢疼痛,早期起因于血管壁炎症及邻近的末梢神经受到刺激,以后因动脉阻塞造成缺血性疼痛,即间歇性跛行或静息痛。

(5)长期慢性缺血导致组织营养障碍改变。

(6)患肢的远侧动脉搏动减弱或消失。

(7)患肢在发病前或发病过程中出现反复发生的游走性浅静脉炎。

(8)患肢末端严重缺血,产生干性坏疽,脱落后形成经久不愈的溃疡。

2.分期

血栓闭塞性脉管炎临床上按肢体缺血程度,可分为三期:

(1)Ⅰ期(局部缺血期)

患肢麻木、发凉、怕冷、轻度间歇性跛行。检查发现患肢皮肤温度稍低,色泽较苍白,足背或胫后动脉搏动减弱。

(2)Ⅱ期(营养障碍期)

上述症状日益加重,间歇性跛行距离愈来愈缩短,直至出现持续性静息痛,夜间疼痛更剧烈。患肢皮肤温度显著降低,明显苍白,或出现紫斑。皮肤干燥、无汗、趾(指)甲增厚变形、腿毛脱落、小腿肌萎缩,足背动脉和(或)胫后动脉搏动消失。此期动脉病变已以器质性变化为主,肢体依靠侧支循环而保持存活。

(3)Ⅲ期(组织坏死期)

主要表现为缺血性静息痛,疼痛剧烈且呈持续性,迫使病人日夜屈膝抚足而坐,或借助下垂肢体以减轻疼痛,趾(指)腹色泽暗红,肢体远端浮肿。病人因疼痛而不能入睡,消瘦、贫血。症状继续加重,患肢趾(指)端发黑、干瘪、坏疽、溃疡形成。如果继发感染,干性坏疽变成湿性坏疽,出现高热、烦躁等全身毒血症症状。根据坏疽的范围,可分为三级:Ⅰ级,坏疽局限于趾(指)部;Ⅱ级,坏疽延及趾蹠(指掌)关节及蹠(掌)部;Ⅲ级,坏疽延及足跟、踝关节或踝关节以上。

（二）检查和诊断

1.诊断要点

（1）大多数病人为青壮年男性,多数有吸烟嗜好;

（2）患肢有不同程度的缺血性症状;

（3）有游走性浅静脉炎病史;

（4）患肢足背动脉或胫后动脉搏动减弱或消失;

（5）一般无高血压、高脂血症、糖尿病等易致动脉硬化的因素。

2.下列检查有助于确定诊断、观察闭塞的部位、性质和程度

（1）一般检查

①记录跛行距离和跛行时间。

②双侧肢体对应部位皮肤温度相差2℃以上,提示皮温降低侧有动脉血流减少。

③患肢远侧动脉搏动减弱或不能扪及。

④肢体抬高试验(Buerger试验)阳性者,提示患肢有严重供血不足。

⑤解张试验:作蛛网膜下腔或硬膜外腔阻滞麻醉,然后在下肢同一位置,对比阻滞前后的温度变化。阻滞麻醉后皮肤温度升高愈明显,动脉痉挛因素所占比重愈高。如果没有明显改变,说明病变动脉已处于严重狭窄或已完全闭塞。

（2）特殊检查

①肢体血流图

电阻抗和光电血流仪显示峰值降低,降支下降速度减慢。前者提示血流量减少,后者说明流出道阻力增加,其改变与病变严重程度成正比。

②超声多普勒检查

应用多普勒听诊器,根据动脉音的强弱,判断动脉血流的强弱。超声多普勒血流仪可以记录动脉血流波形,波形幅度降低或呈直线状,表示动脉血流减少,或动脉已闭塞。同时还能作节段动脉压测定,了解病变部位和缺血严重程度。踝肱指数,即踝压(踝部胫前或胫后动脉收缩压)与同侧肱动脉压之比,正常值>1.0,如>0.5而<1,应视为缺血性疾病;如<0.5,表示严重缺血。超声多普勒显像仪可显示动脉的形态、直径和流速等。

③动脉造影

可以明确患肢动脉阻塞的部位、程度、范围及侧支循环建立情况。患肢中小动脉多节段狭窄或闭塞是血栓闭塞性脉管炎的典型X线征象。最常累及小腿的3支主干动脉(胫前动脉、胫后动脉及腓动脉),或其中1~2支,后期可以波及腘动脉和股动脉。动脉滋养血管显影,形如细弹簧状,沿闭塞动脉延伸,是重要的侧支动脉,也是本病的特殊征象。

（三）鉴别诊断

1.动脉粥样硬化性闭塞

发病年龄较大,多数在45岁以上;常伴有冠状动脉粥样硬化、高血压、高脂血症或糖尿病;病变常位于大、中动脉,X线检查可显示动脉壁有钙化斑块。

2.多发性大动脉炎

多见于青年女性;活动期常有红细胞沉降率增速,免疫球蛋白升高;动脉造影可见主动脉及其主要分支开口处狭窄或阻塞。

3.糖尿病足

由糖尿病造成的肢体坏疽,都有糖尿病史及其临床表现,且有尿糖阳性、血糖升高等实验室检查的阳性发现。

（四）预防和治疗

处理原则应该着重于防止病变进展，改善和增进下肢血液循环。

1.一般疗法

严禁吸烟，防止受冷、受潮和外伤。但不应使用热疗，以免组织需氧量增加而加重症状。疼痛严重者，可用止痛剂及镇静剂，慎用易成瘾的药物，如哌替啶等。患肢应进行锻炼，以利促使侧支循环建立。如 Buerger 运动法：先平卧抬高患肢45°以上，维持 1~2 分钟，再在床边下垂 2~3 分钟，然后放置水平位 2 分钟，并作足部旋转、伸屈活动，反复活动 20 分钟，每天数次。

2.药物治疗

（1）中医中药

根据辨证施治的原则进行治疗：

①阴寒型，多属Ⅰ期，宜温经散寒，活血通络，以阳和汤加减。

②血瘀型，多属Ⅱ期，宜活血化瘀，以活血通脉饮、血府逐瘀汤治疗。

③湿热型或热毒型，多属Ⅲ期，以清热利湿治之，常用四妙勇安汤加减。

④气血两亏型，多属久病不愈，体质已虚。以补气养血辅以活血化瘀，常用顾步汤加减。

（2）扩张血管及抑制血小板聚集的药物

常用的药物有：

①前列腺素 $E_1(PGE_1)$，具有血管舒张和抑制血小板聚集作用，对缓解缺血性疼痛、改善患肢血供有一定效果。用法是 100~200μg 加入 5%葡萄糖溶液 500ml 中静脉滴注，每日 1 次，2 周为一疗程。

②α 受体阻滞剂和 β 受体兴奋剂，如妥拉苏林(Tolazoline)等。

③硫酸镁溶液有较好的扩血管作用，方法是用新配制的 2.5%硫酸镁溶液 100ml，静脉滴注，每日 1 次，以 15 次为一疗程，间隔 2 周后可再进行第二疗程。

④低分子右旋糖酐，能降低血液黏度，对抗血小板聚集，因而在防止血栓繁衍和改善微循环中，能起一定作用。

（3）抗生素

并发溃疡感染者，应选用广谱抗生素，或根据细菌培养及药物敏感试验，选用有效抗生素。

3.高压氧疗法

在高压氧仓内，通过血氧量的提高，增加肢体的血氧弥散，改善组织的缺氧状况。方法是每日 1 次，每次 3~4 小时，10 次为一疗程；间隔 5~7 日后，再进行第二疗程，一般可进行 2~3 个疗程。

4.手术疗法

目的是增加肢体血供和重建动脉血流通道，改善缺血引起的后果。

（1）腰交感神经切除术

适用于腘动脉远侧动脉狭窄或闭塞，处于Ⅰ、Ⅱ期的病人。先施行腰交感神经阻滞试验，如阻滞后皮肤温度升高超过 1~2℃者，提示痉挛因素超过闭塞因素，可考虑施行交感神经节切除术，切除范围应包括同侧 2、3、4 腰交感神经节和神经链，可解除血管痉挛和促进侧支循环形成。近期效果尚称满意，但远期疗效并不理想。

（2）动脉重建术

手术方法有两种：

①旁路转流术

适用于主干动脉闭塞，但在闭塞动脉的近侧和远侧仍有通畅的动脉通道者，例如仅腘动脉阻塞，可作股—胫动脉旁路转流术。

②血栓内膜剥脱术

适用于短段的动脉阻塞。利用内膜剥离器，或直视下切开动脉壁，将增厚的内膜连同血栓一并切除，然后缝合动脉壁切口。

对于动脉广泛性闭塞，即腘动脉远侧三支动脉均已闭塞时，可试用以下手术：

①大网膜移植术

手术原则是整片取下大网膜后裁剪延长，将胃网膜右动、静脉分别与股动脉和大隐静脉作吻合，经皮下隧道拉至小腿与深筋膜固定，借建立侧支循环为缺血组织提供血运。

②分期动、静脉转流术

原理是首先在患肢建立人为的动—静脉瘘，意图利用静脉途径逆向灌注，来为严重缺血肢体提供动脉血；4~6个月后，再次手术结扎瘘近侧静脉。

5. 创面处理

对于干性坏疽创面，应在消毒后包扎创面，预防继发感染；感染创面可作湿敷处理。组织坏死已有明确界限者，需作截肢(趾、指)术。

## 二、动脉硬化性闭塞症

动脉硬化性闭塞症(Arterio-Sclerosis Obliterans，ASO)是一种全身性疾患，可以发生在全身大、中动脉，但以腹主动脉远侧及髂—股—腘动脉最为多见，病变后期可以累及腘动脉远侧的主干动脉。由于动脉腔狭窄或闭塞，引起下肢动脉慢性缺血的临床表现。多见于男性，发病年龄多在45岁以上。常合并高血压、冠心病、高脂血、糖尿病。

发病机制主要有以下几种学说：

1.内膜损伤及平滑肌细胞增殖，细胞生长因子释放，导致内膜增厚及细胞外基质和脂质积聚；

2.动脉壁脂代谢紊乱，脂质浸润并在动脉壁积聚；

3.血流冲击在动脉分叉部位造成的剪切力，或某些特殊的解剖部位(如股动脉的内收肌管裂口处)，造成慢性机械性损伤。

主要病理表现为内膜出现粥样硬化斑块，中膜变性或钙化，腔内有继发血栓形成，最终使管腔狭窄，甚至完全闭塞。

闭塞病变大致可分为：主—髂型、股—腘型以及累及主—髂动脉及其远侧动脉的多节段型。患肢发生缺血性病变，严重时可引起肢端坏死。

(一)临床表现及诊断

1.症状的轻重与病变进展的速度、侧支循环的多寡有密切关系。早期症状为间歇性跛行，远侧动脉搏动减弱或消失，如病变位于腹主—髂动脉者，疼痛可发生于下腰、臀、髂、大腿后侧或小腿腓肠肌部位，有时伴阳痿；病变在股—腘动脉者，疼痛发生于小腿肌群。肢体慢性缺血时，皮肤萎缩变薄、发亮，骨质疏松，肌萎缩，毛发脱落，趾甲增厚和变形。后期可出现静息痛，皮肤温度明显减低、发绀，肢体远端坏疽和溃疡。

2.鉴于动脉硬化性闭塞症为全身性疾病，所有病人均需作以下详细检查：

(1)一般检查　血脂测定、心电图、心功能以及眼底检查等。

(2)无创伤性血管检查　超声多普勒血流检查及节段动脉压测定、电阻抗容积描记或光电容积描记等，了解患肢的血流状况。超声多普勒显像仪可以显示血管腔形态及血流状况。

(3)X线摄片　有时可见病变动脉段有不规则钙化，患肢远侧段有骨质疏松等退行性变化。

(4)动脉造影　能准确显示病变的部位、范围、程度、侧支和闭塞远侧动脉主干的情况，对选择手术方法有重要意义。磁共振血管造影(MRA)和数字减影血管造影(DSA)都能达到诊断和指导治疗的目的。

（二）鉴别诊断

1. 血栓闭塞性脉管炎

动脉硬化性闭塞症与血栓闭塞性脉管炎的鉴别见表34-1。

**表34-1　动脉硬化性闭塞症与血栓闭塞性脉管炎的鉴别**

| | 动脉硬化性闭塞症 | 血栓闭塞性脉管炎 |
|---|---|---|
| 发病年龄 | 多见于45岁以上中老年 | 青壮年多见 |
| 血栓性浅静脉炎 | 无 | 常见 |
| 高血压、冠心病、高脂血、糖尿病 | 常见 | 常无 |
| 其他部位血管病变 | 大、中动脉 | 中、小动静脉 |
| 其他部位动脉病变 | 常见 | 无 |
| 受累动脉钙化 | 可见 | 无 |
| 动脉造影 | 广泛性不规则狭窄和节段性闭塞，硬化动脉扩张、扭曲 | 节段性闭塞，病变近远侧血管壁光滑 |

2. 多发性大动脉炎

多见于青年女性；活动期常有红细胞沉降率增速，免疫球蛋白升高；动脉造影可见主动脉及其主要分支开口处狭窄或阻塞。

（三）治疗

对动脉硬化性闭塞症的易患因素加以控制和处理，具有积极的预防作用。症状明显影响生活和工作者，可考虑手术治疗。

1. 非手术治疗

主要目的为降低血脂和血压，解除血液高凝状态，促使侧支循环形成。处理方法有：肥胖者减轻体重，严格禁烟和适当活动；常用药物有阿司匹林、双嘧达莫（潘生丁）、烟酸肌醇酯、前列腺素和妥拉苏林等。

2. 手术治疗

（1）经皮腔内血管成形术（Percutaneous Transluminal Angioplasty，PTA）

单个或多处短段狭窄者，可经皮穿刺插入带球囊导管至动脉狭窄段，然后用适当压力使球囊膨胀，扩大病变管腔，恢复血流。如能结合血管内支架的应用，可以提高远期通畅率。

（2）内膜剥脱术

主要适用于短段的主髂动脉闭塞病变者。剥除病变段动脉增厚的内膜、粥样斑块及继发血栓。

（3）旁路转流术

采用自体静脉或人造血管，于闭塞段近、远端之间作搭桥转流。施行旁路转流术时，应具备通畅的动脉流入道和流出道，吻合口应有适当口径，尽可能远离动脉粥样硬化病灶。

### 三、多发性大动脉炎

多发性大动脉炎（Takavasu's Arteritis）又称Takavasu病、无脉症，是主动脉及其分支的慢性、多发性、非特异性炎症，造成罹患动脉狭窄或闭塞。本病好发于青年，尤以女性多见。

多发性大动脉炎的病因可能与下列因素有关：

（1）自身免疫反应

发病初期常有低热，四肢关节及肌肉疼痛，伴有血沉、粘蛋白、$\gamma$球蛋白以及IgG、IgM测定值增高，血清中抗主动脉抗体和类风湿因子阳性。可能是感染（如链球菌、结核杆菌、立克次体等）激发了大动脉壁内的抗原，产生抗大动脉抗体，形成免疫复合物沉积于大动脉壁，并发生非特异性炎症。

（2）雌激素的水平过高

本病多见于青年女性,长期应用雌激素后动脉壁的损害与大动脉炎相似。

(3)遗传因素

已有报告证实:近亲(母女、姐妹)先后发病,提示本病与某些显性遗传因子相关。

主要的病理改变为动脉壁全层炎性反应,呈节段性分布。早期的病理改变为动脉外膜和动脉周围炎;浆细胞及淋巴细胞浸润,肌层及弹性纤维破坏,伴有纤维组织增生,内膜水肿、增生,肉芽肿形成。最后导致动脉壁纤维化,管腔不规则狭窄及继发血栓形成,甚至完全闭塞。

(一)临床表现

疾病的早期或活动期,常有低热、乏力、肌肉或关节疼痛、病变血管疼痛以及结节红斑等症状,伴有免疫检测指标异常。当病程进入稳定期,病变动脉形成狭窄或阻塞时,即出现特殊的临床表现。根据动脉病变的部位不同,可分为下列4种类型。

1.头臂型

病变在主动脉弓,可累及一支或几支主动脉弓分支。主要临床表现为:

(1)脑部缺血:一过性黑蒙、头昏,严重时可出现失语、抽搐,甚至偏瘫。

(2)眼部缺血:视力模糊、偏盲。

(3)基底动脉缺血:眩晕、耳鸣、吞咽困难、共济失调,或昏睡、意识障碍等。

(4)上肢缺血:患肢无力、麻木,肱动脉和桡动脉搏动微弱或不能扪及,患侧上肢血压下降以至不能测出,故有"无脉症"之称。在锁骨上下区以及颈侧部可闻及粗糙的收缩期杂音。在锁骨下动脉闭塞而椎动脉通畅的情况下,当上肢活动时,可因椎动脉血流逆向供应上肢而出现脑缺血症状,即"窃血综合征"。

2.胸、腹主动脉型

病变在左锁骨下动脉远端的降主动脉,呈长段或局限性的狭窄或闭塞。以躯干上半身和下半身动脉血压分离为主要特点。

(1)上半身出现高血压,因而有头晕、头胀、头痛和心悸等症状。

(2)下半身则因缺血而呈低血压,下肢发凉、无力、间歇性跛行。测量上肢血压显著升高,而下肢血压明显降低,上腹部可闻及收缩期杂音。

(3)累及肾动脉时以持续性高血压为主要临床表现。

(4)伴有腹主动脉狭窄时,同时有下肢缺血症状。上腹部或背部可听到收缩期血管杂音。

3.肺动脉型

病变累及单侧或双侧肺动脉。一般仅在体检时发现肺动脉区收缩期杂音,重者可有活动后气急,阵发性干咳及咯血。

4.混合型

兼有上述两型或两型以上的动脉病变,并出现相应的临床症状。

(二)检查和诊断

1.对于年轻患者尤其是女性,曾有低热、乏力、关节酸痛病史者,出现下列临床表现之一者即可作出临床诊断:

(1)一侧或双侧上肢无力,肱动脉和桡动脉搏动减弱或消失,上肢血压明显降低或不能测出,而下肢血压和动脉搏动正常。

(2)一侧或双侧颈动脉搏动减弱或消失,伴有一过性脑缺血症状,颈动脉部位闻及血管杂音。

(3)股动脉及其远侧的动脉搏动减弱,上腹部闻及血管杂音。

(4)持续性高血压,在上腹部或背部闻及血管杂音。

2.下列检查有助于判断病情或诊断:

（1）在多发性大动脉炎的活动期,往往有红细胞计数减少,白细胞计数增高,血沉增速以及多项免疫功能检测异常。

（2）超声多普勒显像仪可以检查动脉狭窄的部位和程度以及流量和流速。

（3）动脉造影检查能确定动脉病变的部位、范围、程度和类型,显示侧支循环建立情况。对于拟手术治疗的病人,常规的动脉造影或数字减影血管造影(DSA)是术前必不可少的检查。

（4）动脉病变涉及相关脏器时,应作有关的特殊检查,例如:心电图及心脏彩色超声检查;脑血流图或颅脑CT扫描;同位素肾图及肾素活性测定;眼底血管检查;放射性核素肺扫描等。

（三）治疗

1.非手术治疗

疾病的早期或活动期,服用肾上腺皮质激素类药物及免疫抑制剂,可控制炎症,缓解症状。但在停药后,症状易复发。伴有动脉缺血症状者,可服用妥拉苏林等扩张血管药物,或服用双嘧达莫、肠溶阿司匹林,以降低血小板粘聚,防止继发血栓形成和蔓延。

2.手术治疗

如病变动脉已有明显狭窄或闭塞,出现典型的脑缺血、肢体血供不足以及重度高血压等症状时,应作手术治疗。手术应选在大动脉炎活动期已被控制,器官功能尚未丧失前施行。

手术治疗的主要方法为旁路转流术,重建动脉血供。

一侧锁骨下动脉闭塞时可选择同侧颈总动脉-锁骨下动脉旁路转流术,或腋动脉(健侧)—腋动脉(患侧)旁路转流术。同侧颈总动脉和锁骨下动脉闭塞时,可选择锁骨下动脉(健侧)—锁骨下动脉(患侧)—颈动脉(患侧)旁路转流术。主动脉弓及其分支多发性病变时,可作升主动脉—颈动脉—锁骨下动脉旁路转流术。对于主动脉短段狭窄性病变,可行病变段主动脉切除,人工血管替代术;对于长段病变,应选择主动脉旁路转流术。肾动脉狭窄病例可行肾动脉狭窄段切除重建术,或腹主动脉—肾动脉旁路转流术;动脉病变广泛者,可行自体肾移植术。

个别病例可试行介入疗法及扩张术治疗。

### 四、雷诺综合征

雷诺综合征(Reynold's Syndrome)是指小动脉阵发性痉挛,受累部位间歇性出现苍白及发冷、青紫及疼痛、潮红后复原的典型症状。常于寒冷刺激或情绪波动时发病。

传统上将雷诺综合征分为雷诺病和雷诺现象两类。单纯由血管痉挛引起、无潜在疾病的称为雷诺病,病程往往稳定;血管痉挛伴随其他系统疾病的称为雷诺现象,病程较为严重,可以发生指坏疽。近年来的临床观察和研究结果证实:大多数病人都伴有其他系统性疾病,因而目前多已趋向于统称为雷诺综合征。

发病原因与下列因素有关:寒冷刺激、情绪波动、精神紧张、感染、疲劳等。由于多见于女性,而且病情常在月经期加重,因此可能与性腺功能有关。另外还可能与交感神经功能紊乱、遗传因素和免疫功能异常有关。

病理改变与病期有关:早期因动脉痉挛造成远端组织暂时性缺血;后期出现动脉内膜增厚,弹性纤维断裂以及管腔狭窄和血流量减少。如有继发血栓形成致管腔闭塞时,出现营养障碍性改变,指(趾)端溃疡甚至坏死。

（一）临床表现及诊断

1.多见于青壮年女性。

2.好发于手指,常为双侧性,偶可累及趾、面颊及外耳。

3.典型的临床表现是顺序出现苍白→青紫→潮红。在疾病的早期,多在寒冷季节发病,一次发作的延续时间为数分钟至几十分钟。随着病情进展,不仅发作频繁,症状持续时间延长,即使在气温较高的季节遇冷刺激也可发病。

4.发作时,往往伴有极不舒适的麻木,但很少有剧痛。指尖溃疡很少见到。发作间歇期,除手指皮温稍低外,无其他症状。桡动脉(或足背动脉)搏动正常。

5.手浸泡于冰水20秒后测定手指皮温,显示复温时间延长(正常约15分钟)。

(二)治疗

1.一般治疗

疾病初期,症状轻而发作不频繁者,采用保暖措施,往往就能达到治疗要求。吸烟者应戒烟。

2.药物治疗

首选能够削弱交感神经肌肉接触传导类药物,如胍乙啶,可与酚苄明(氧苯苄胺)合用,也可用妥拉苏林或利血平。利血平尚可作趾动脉直接注射(0.5mg溶于2~5ml等渗盐水中)。前列腺素 $E_1$(PGE$_1$)具有扩张血管并抑制血小板聚集的作用,亦可应用。如有自身免疫性疾病或其他系统性疾病,应同时进行治疗。

3.手术治疗

长期内科治疗无效的病人,可以考虑手术治疗。区域性交感神经切除如上胸交感神经切除,由于不一定能中断指动脉的交感神经支配,现已较少采用。交感神经末梢切除术,即将指动脉周围的交感神经纤维连同外膜一并去除一小段,近期效果较好。

# 第四节　动脉栓塞

动脉栓塞(Artery Embolism)是指血块或进入血管内的异物成为栓子,随着血流冲入并停顿在口径与栓子大小相似的动脉内,造成动脉阻塞,引起急性缺血的临床表现。特点是起病急骤,症状明显,进展迅速,预后严重,需积极处理。

动脉栓塞主要由血栓造成,此外,空气、脂肪、癌栓以及导管折断等异物也能成为栓子。

栓子的主要来源如下:

1.心源性

最常见,如风湿性心脏病、冠状动脉硬化性心脏病及细菌性心内膜炎时,心室壁的血栓脱落;人工心脏瓣膜上的血栓脱落等。

2.血管源性

如动脉瘤或人工血管腔内的血栓脱落;动脉粥样斑块脱落。

3.医源性

动脉穿刺插管导管折断成异物,或内膜撕裂继发血栓形成并脱落等。

栓子可随血流冲入脑部、内脏和肢体动脉。一般停留在动脉分叉处。在周围动脉栓塞中,下肢较上肢多见,依次为股总动脉、髂总动脉、腘动脉和腹主动脉分叉部位;在上肢,依次为肱动脉、腋动脉和锁骨下动脉。

主要病理变化有:早期动脉痉挛,以后发生内皮细胞变性,动脉壁退行性变;动脉腔内继发血栓形成;严重缺血后6~12小时,组织可以发生坏死,肌肉及神经功能丧失。

## 一、临床表现及诊断

1.有心脏病史伴有心房纤维颤动或前述发病原因。

2.急性动脉栓塞的临床表现,可以概括为5"P":疼痛(Pain)、感觉异常(Paresthesia)、麻痹(Paralysis)、无脉

(Pulselessness)、苍白(Pallor)。

(1)疼痛

往往是最早出现的症状,由栓塞部位动脉痉挛和近端动脉内压突然升高引起疼痛。

(2)皮肤色泽和温度改变

由于动脉供血障碍,皮下静脉丛血液排空,因而皮肤呈苍白色。栓塞远侧肢体因供血不足,皮肤温度降低并有冰冷感觉。

(3)动脉搏动减弱或消失

由于栓塞及动脉痉挛,导致栓塞平面远侧的动脉搏动明显减弱,以至消失;栓塞的近侧动脉搏动反而加强。

(4)感觉和运动障碍

由于周围神经缺血,引起栓塞平面远侧肢体皮肤感觉异常、麻木甚至丧失。然后可以出现深感觉丧失,运动功能障碍以及不同程度的足或腕下垂。

(5)动脉栓塞的全身影响

栓塞动脉的管腔愈大,全身反应也愈重。伴有心脏病的病人,如果心脏功能不能代偿动脉栓塞后血流动力学的变化,则可出现血压下降、休克和左心衰竭,甚至造成死亡。栓塞发生后,受累肢体可发生组织缺血坏死,引起严重的代谢障碍,表现为高钾血症、肌红蛋白尿和代谢性酸中毒,最终导致肾功能衰竭。

3.下列检查可为确定诊断提供客观依据

(1)皮肤测温试验

能精确提示变温带的位置。

(2)超声多普勒检查

能探测肢体主干动脉搏动突然消失的部位,可以准确地诊断出栓塞的位置。

(3)动脉造影

能了解栓塞部位、远侧动脉是否通畅、侧支循环状况、是否有继发性血栓形成等情况。

在确定诊断的同时,还应针对引起动脉栓塞的病因作相应的检查。如心电图、心脏 X 线、生化和酶学检查等,以利于制订全身治疗的方案。

## 二、治疗

由于病程进展快,后果严重,诊断明确后,必须采取积极的有效治疗措施。

1.非手术治疗

由于发生动脉栓塞的病人常伴有严重的心血管疾患,因此,即使对于要施行急症取栓术的病人,亦应重视手术前后非手术治疗处理,以利改善全身情况,减少手术危险性,提高手术疗效。

非手术疗法适用于:

(1)小动脉栓塞,如下肢胫腓干远端动脉栓塞;上肢肱动脉远端的动脉栓塞。

(2)全身情况严重、不能耐受手术者。

(3)肢体已出现明显的坏死征象、手术已不能挽救肢体者。

常用药物有:纤溶、抗凝及扩血管药物。目前仍以尿激酶最为常用,有经静脉内注射、栓塞动脉近端穿刺注射以及经动脉内导管利用输液泵持续给药等三种方法。如能在发病后 3 天内开始治疗,可望取得良好效果。抗凝治疗可以防止继发血栓蔓延,初以全身肝素化疗 3~5 天,然后用香豆素类衍化物维持 3~6 个月。使用纤溶或抗凝药物治疗期间,必须严密观察病人的凝血功能,及时调整用药剂量或中止治疗,防止重要脏器出血性并发症的发生。

2.手术治疗

手术方法主要是取栓术。凡是动脉栓塞的病人，除非肢体已发生坏疽，或有良好的侧支循环建立可以维持肢体的存活，否则如果病人全身情况允许，应及时作手术取栓。

取栓术有两种主要方法：

(1)切开动脉直接取栓；

(2)利用 Fogarty 球囊导管取栓。导管取栓不仅能简化操作，缩短手术时间，而且创伤小，只要备有球囊导管都应采用该法取栓。

术后除了严密观察肢体的血供情况外，仍应继续治疗相关的内科疾病。尤其应重视对肌病肾病性代谢综合征的防治。高血钾、酸中毒、肌红蛋白尿以及少尿、无尿，是肾功能损害的表现，必须及时处理，否则将出现不可逆性肾功能损害。术后患肢出现肿胀，肌组织僵硬、疼痛，应及时作肌筋膜间隔切开术；肌组织已有广泛坏死者，需作截肢术。

# 第五节　动脉瘤

动脉瘤(Aneurysm)是由于动脉壁的病变或损伤，形成局限性的膨出，以搏动性肿块为主要症状，可以发生在动脉系统的任何部位，而以肢体主干动脉、腹主动脉和颈动脉较为常见。

动脉瘤的病因有两类：

1.先天性动脉壁结构异常，如 Marfan 综合征及 Ehlers-Danlos 综合征。

2.后天性动脉病变或损伤，如动脉粥样硬化、损伤、感染(细菌性或梅毒性)以及非感染性动脉炎(如多发性大动脉炎、放射性动脉炎)等。

病理改变可以分为三类：

1.真性动脉瘤

瘤壁由动脉内膜、中膜、外膜构成者称为真性动脉瘤。动脉粥样硬化是最常见的原因。由于脂质在动脉壁沉积，形成粥样斑块及钙质沉着，使动脉壁失去弹性、滋养血管受压、血管壁缺血。在血流压力冲击下，动脉壁变薄部分逐渐扩张而形成动脉瘤，多数呈梭形。

2.假性动脉瘤

瘤壁由纤维组织构成者称为假性动脉瘤。源于损伤。动脉壁损伤破裂后，在软组织内形成搏动性血肿，以后周围被纤维组织包围而形成瘤壁，多数呈囊形。

3.夹层动脉瘤

有内膜撕裂者称为夹层动脉瘤。动脉中层囊性坏死或退行性变，当内膜受损及在高压血流冲击下，造成中层逐渐分离形成积血、扩张，动脉腔变为真腔和假腔的双腔状。

动脉瘤可以继发下列病理变化：动脉瘤破裂，造成严重出血；瘤腔内血栓形成、脱落造成远端动脉栓塞；继发感染，不仅有炎性病理改变，更易促成动脉瘤壁破裂。

1.动脉粥样硬化性动脉瘤多发生于老年人，假性动脉瘤常有外伤病史。

2.根据动脉瘤的部位、大小以及有无并发症等情况，可有下列不同的临床表现：

(1)搏动性肿块

是最典型的特征，具有膨胀性搏动的特点，可以伴有震颤及疼痛。

（2）压迫症状

如压迫神经,可出现肢体麻木,放射性疼痛和运动功能失常;如压迫静脉、淋巴管可引起远侧肢体肿胀。

（3）远端肢体缺血

瘤体内附壁血栓或粥样斑块碎片脱落,远侧动脉栓塞,肢体出现疼痛,皮肤苍白,动脉搏动减弱或消失,趾(指)端坏死。

（4）瘤体破裂

动脉瘤可突然破裂,并有剧烈疼痛及出血,严重者发生休克,甚至死亡。

3.检查

X 线平片可能显示钙化斑块;超声检查可以检出动脉异常扩大;动脉造影或 CT 及 MRI 检查,均可明确诊断。

手术是动脉瘤唯一有效的治疗方法。

手术方法有:

1.动脉瘤切除及血管重建术,这是最常用的术式。

2.动脉瘤切除和近、远端结扎术,适用于较小动脉的动脉瘤,如桡动脉、胫前动脉的动脉瘤等。

3.囊状动脉瘤可作切线切除及动脉修补术。用人造补片(如涤纶、PTFE)作动脉瘤包裹术。现已很少使用。

## 一、周围动脉瘤

周围动脉瘤(Peripheral Arterial Aneurysm)可以发生在颈动脉、上肢及下肢各主干动脉,其中以股动脉和腘动脉较常见。创伤和动脉粥样硬化是主要病因,其次为内源性感染 (如细菌性心内膜炎脱落的感染性栓子)。由创伤引起的动脉瘤,又称假性动脉瘤,大多数为单发性;由动脉硬化引起的,可呈多发性,且常与主动脉瘤同时存在。

（一）临床表现及诊断

1.主要临床表现

搏动性肿块、压迫症状及瘤体远端肢体或器官的栓塞症状。最主要的症状是局部搏动性肿块,伴有胀痛,可有震颤和血管杂音。

不同部位的周围动脉瘤,各有其特殊的症状体征:

（1）颈动脉瘤,颈侧部有搏动性肿块,可因压迫迷走神经、颈交感神经及臂丛神经,出现声音嘶哑、霍纳(Horner)综合征、上肢感觉异常等症状。瘤腔内血栓脱落导致持久的或一过性缺血性脑卒中。

（2）锁骨下动脉瘤,在锁骨上区出现搏动性肿块,臂丛神经受压引起上肢感觉异常和运动障碍。

（3）股动脉瘤,在股三角区或大腿内侧有搏动性肿块,一般伴有明显疼痛。当股神经受压时,出现下肢麻木、放射痛,压迫股静脉时出现下肢肿胀。易并发远端动脉栓塞。

（4）腘动脉瘤,在腘窝有搏动性肿块,患肢通常处于被动屈膝体位。很易并发小腿主干动脉栓塞,造成缺血性坏死。

2.检查

超声检查可以鉴别邻近动脉的实质性肿块;动脉造影(包括 DSA)是最常用的诊断方法,可以显示动脉瘤的部位、大小及侧支循环建立情况。

（二）治疗

除了全身状况不能耐受手术者外,都应作手术治疗。手术的基本原则是动脉瘤切除和动脉重建术。动脉重建包括动脉端端吻合、动脉裂口修补或补片修复。缺损较大可在切除瘤体后植入自体静脉或人工血管。

动脉瘤腔内修复术为采用带覆膜内支架人工血管置入动脉瘤腔内进行修复。

## 二、腹主动脉瘤

腹主动脉瘤(Abdominal Aortic Aneurysm,AAA)大多数由动脉粥样硬化引起,少数由创伤、感染引起。多见于高龄,男性,可以发生在腹主动脉的各个部位。通常以肾动脉平面为界分为两类:(1)肾动脉平面以下的腹主动脉瘤,可以累及一侧或双侧髂动脉。(2)肾动脉平面以上的腹主动脉瘤,又称胸腹主动脉瘤,可以累及腹腔脏器的供血动脉。

(一)临床表现及诊断

1.多数病人仅在体检时或病人自行发觉腹部搏动性肿块。

主要临床表现如下:

(1)腹部搏动性肿块

大多数位于脐旁左侧腹部,同时有髂动脉瘤时,则向同侧髂窝延伸。搏动具有多向性膨胀感的特点,可伴有震颤及血管杂音。

(2)疼痛

大多数病人仅有腹部轻度不适或胀痛。当瘤体侵蚀椎体或压迫脊神经根时,出现腰背部疼痛。突然出现剧烈的腹痛或腰背痛,是动脉瘤向腹腔内或腹膜后破裂的象征。

(3)压迫邻近脏器

压迫胃肠道,引起腹部胀满不适,食量下降。输尿管受压后,出现尿路梗阻的临床表现。少数情况下因胆总管受压而出现阻塞性黄疸。

(4)急性动脉栓塞

瘤腔的血栓脱落,造成腹主动脉分支的急性栓塞,如肠系膜动脉、肾动脉或下肢动脉栓塞,并引起相应的急性动脉缺血的临床表现。

(5)动脉瘤破裂

动脉瘤破裂必将引起大量出血,后果严重。按照动脉瘤破裂的方式,可以表现为腹腔内快速大量出血,病人往往在短时间内死于失血性休克;腹膜后巨大血肿,出现腹部或腰背部突然剧痛及失血性休克症状;主动脉—肠瘘,引起消化道反复大量出血,导致失血性贫血及休克;主动脉—下腔静脉瘘,引起严重的充血性心力衰竭。

2.检查

下列检查有助于诊断和鉴别诊断:

(1)超声检查

可以描记瘤体的大小及瘤壁有无粥样斑块及附壁血栓,尤其适用于肾动脉下腹主动脉瘤的检查。

(2)腹主动脉造影或数字减影血管造影(DSA)

可以检测腹主动脉瘤的大小、范围,腹主动脉主要分支是否累及,为确定诊断及决定手术方案提供依据。

(3)CT检查

可以观察动脉瘤的形态、与周围脏器间的关系,排除腹腔内其他脏器的疾病。

(4)磁共振成像(MRI)及磁共振血管成像(MRA)

可清楚显示病变的部位、形态、大小等,并能提供形象逼真的影像。

(二)治疗

腹主动脉瘤不可能自愈,最严重的后果是破裂出血致死。因此,腹主动脉瘤原则上应早期诊断、早期治疗。对于手术耐受性不佳者,可采用腔内修复术。

1.手术适应证

(1)瘤体直径≥5cm,或瘤体直径<5cm但趋于破裂者;

(2)瘤壁内夹层血肿产生剧痛者;

(3)动脉瘤腔内附壁血栓有引起远端动脉栓塞者;

(4)动脉瘤并发感染者;

(5)瘤体增大压迫邻近重要组织和器官者。

2.手术方式

(1)腹主动脉瘤切除、人工血管替代术

目前多选择直径为16~22mm的ePTFE人工血管。根据受累血管可选用直筒形人工血管或Y形人工血管。

(2)腔内修复术(Endovascular Therapy)

在DSA动态监测下,经双侧股动脉的小切口,应用特殊的导入系统,将折叠的覆有人工血管薄膜的金属支架送入腹主动脉瘤腔内,利用金属支架的弹性、植入物头端的钩状附件加囊扩张作用将腔内植入物固定于动脉瘤近远端的正常动脉壁。利用植人工血管在瘤腔内重建新的血流通道,因此隔绝了腹主动脉高压血流对瘤壁的冲击。同时在瘤壁与人工血管之间继发血栓及机化,从而防止了动脉瘤的增大与破裂。

# 第六节　下肢慢性静脉功能不全

下肢慢性静脉功能不全(Chronic Venous Insufficiency, CVI)是一组下肢静脉逆流引起的病症的总称。除了下肢沉重、疲劳、胀痛外,临床表现有六类:

1.有自觉症状,但无明显体征;毛细静脉扩张或网状静脉控制;

2.浅静脉曲张;

3.踝部和(或)小腿浮肿;

4.皮肤改变:色素沉着、湿疹、皮下脂质硬化或萎缩;

5.皮肤改变及已愈合的溃疡;

6.皮肤改变及活动期静脉性溃疡。

根据病因分为三类:

1.先天性(Congenital)瓣膜结构及关闭功能异常;

2.原发性(Primary)浅静脉或深静脉瓣膜功能不全;

3.继发性(Secondary)静脉瓣膜功能不全(深静脉血栓形成后,静脉外来压迫等)。

根据病变涉及的范围分为三类:

1.单纯累及浅静脉;

2.同时累及交通静脉;

3.浅静脉、交通静脉、深静脉均已累及。

根据血流动力学可以分为:静脉逆流(Reflux);静脉阻塞(Obstruction)引起回流障碍;静脉逆流伴有静脉阻塞。

### 一、原发性下肢静脉曲张

原发性下肢静脉曲张(Primary Lower Extremity Varicose Veins)即单纯性下肢静脉曲张,是指单纯涉及隐静脉,浅静脉伸长、迂曲而呈曲张状态,多发生于从事持久站立工作、体力活动强度高或久坐少动的人。

(一)病因

静脉血管壁薄弱、静脉瓣膜存在缺陷、静脉壁的压力升高,都是引起浅静脉曲张的重要原因。静脉壁薄弱、瓣膜缺陷与遗传有关。而长期站立、重体力劳动、妊娠、慢性咳嗽、习惯性便秘等后天因素都可以增大血管壁的压力,使血管壁上的瓣膜承受过大的压力,瓣膜逐渐变得松弛,不能紧密关闭,结果出现静脉曲张。

由于离心脏愈远的静脉承受的压力愈大,因此静脉曲张在小腿处远比大腿处明显,而且病情在后期比刚开始时发展更快。

(二)临床表现及诊断

1.原发性下肢静脉曲张以大隐静脉曲张为多见,单独的小隐静脉曲张较为少见;以左下肢多见,但是双侧下肢可以先后发病。主要临床表现为下肢浅静脉扩张、伸长、迂曲。如病程继续进展,当交通静脉瓣膜破坏后,可出现踝部轻度肿胀和足靴区皮肤营养性变化,包括皮肤萎缩、脱屑、瘙痒、色素沉着、皮肤和皮下组织硬结、湿疹和溃疡形成。

2.以下几项检查可以帮助诊断:

(1)大隐静脉瓣膜功能试验(Trendelenburg Test)

判断隐股静脉瓣膜功能和交通静脉瓣膜功能。病人平卧,下肢抬高,使静脉排空,在大腿根部扎上止血带,压迫大隐静脉,然后让病人站立,10秒钟内解开止血带,如出现自上而下的静脉逆向充盈,提示瓣膜功能不全。应用同样原理,在腘窝部扎上止血带,可以检测小隐静脉瓣膜的功能。如在未解开止血带前,止血带下方的静脉在30秒内已充盈,则表明有交通静脉瓣膜关闭不全。

(2)深静脉通畅试验(Perthes Test)

了解深静脉是否通畅。用止血带阻断大腿浅静脉主干,嘱病人用力踢腿或连续做下蹲活动10~20次。此时,由于小腿肌泵收缩迫使静脉血液向深静脉回流,使曲张静脉排空。若曲张的浅静脉明显减轻或消失,表示深静脉通畅;若曲张静脉不减轻,甚至加重,说明深静脉阻塞。

(3)交通静脉瓣膜功能试验(Pratt Test)

检查交通静脉瓣膜功能是否正常。病人仰卧,抬高受检下肢,在大腿根部扎止血带。然后从足趾向上至腘窝缠缚第一根弹力绷带,再自止血带处向下,扎上第二根弹力绷带。让病人站立,一边向下解开第一根弹力绷带,一边向下继续缠缚第二根弹力绷带,如果在两根绷带之间的间隙内出现曲张静脉,即意味着该处有功能不全的交通静脉。

(4)其他检查

如超声多普勒、容积描记、下肢静脉压测定和静脉造影等,可以更准确地判断病变性质。

(三)诊断时需排除的疾病

要确诊原发性下肢静脉曲张,必须排除下列几种疾病。

1.下肢深静脉瓣膜功能不全

这种疾病本身可以出现浅静脉曲张、小腿肿胀、小腿处色素沉着、湿疹、溃疡等症状,与静脉曲张相似,但比静脉曲张的症状严重。如果通过症状难以区别,可通过下肢静脉造影区分。

2.下肢深静脉血栓形成后遗综合征

在深静脉血栓形成的早期,会出现浅静脉扩张、迂曲、肢体肿胀的表现。而且在深静脉血栓形成的再通过程中,由于瓣膜遭到破坏,静脉血液倒流及静脉压升高可以导致浅静脉曲张、活动后肢体肿胀。如果难以区别也应通过下肢静脉造影检查鉴别。

**3.动静脉瘘**

动静脉瘘的患肢皮肤温度升高,局部有时可扪及震颤或有血管杂音,浅静脉压力明显上升,静脉血的含氧量增高。先天性动静脉瘘,患肢常比健肢长且增粗。

**(四)治疗和预后**

原发性下肢静脉曲张的治疗可有下列三种方法。

**1.非手术疗法**

主要包括患肢穿弹力袜或用弹力绷带,使曲张静脉处于萎瘪状态。治疗用弹力袜应具有远侧高而近侧低的压力差,以利回流。此外还应避免久站、久坐,间歇抬高患肢。

非手术疗法仅能改善症状,适用于:(1)病变局限,症状较轻;(2)妊娠期间发病,鉴于分娩后症状有可能消失,可暂行非手术疗法;(3)症状虽然明显,但手术耐受力极差者。

**2.硬化剂注射和压迫疗法**

适用于少量、局限的病变,或作为手术的辅助疗法,以处理残留的曲张静脉。常用的硬化剂有5%鱼肝油酸钠、酚甘油液(2%酚溶于25%~30%甘油液中)等。注射时,病人取平卧位,选用细针,针头进入静脉后,在穿刺点上、下,各用手指向近远侧压迫,使受注射静脉段处于空虚状态。一处注射硬化剂0.5ml,维持手指压迫一分钟,局部换用卷起的纱布垫压迫,自足踝至注射处近侧穿弹力袜或缠绕弹力绷带后,立即开始主动活动,维持压迫的时间,大腿部为1星期,小腿部为6星期左右。

**3.手术疗法**

手术是根本的治疗方法。凡有症状且无禁忌证者(如手术耐受力极差等),都应手术治疗。

手术方法包括三个方面:

(1)高位结扎大隐静脉或小隐静脉;

(2)大隐静脉或小隐静脉主干及曲张静脉剥脱;

(3)结扎功能不全的交通静脉(可行内镜筋膜下交通静脉结扎术,SEPS)。

近年开展的下肢(大腿和/或小腿)曲张浅静脉皮下微创刨吸术(Trivex)创伤小、恢复快。

**(五)并发症及处理**

**1.血栓性浅静脉炎**

曲张静脉内血流缓慢,容易引起血栓形成,并伴有感染性静脉炎及曲张静脉周围炎,可用抗生素及局部热敷治疗。炎症消退后,常遗有局部硬结与皮肤粘连。症状消退后,应施行静脉曲张的手术治疗。

**2.溃疡形成**

踝上足靴区是离心较远而承受压力较高的部位,又有恒定的交通静脉,一旦瓣膜功能破坏,淤血加重,皮肤将发生退行性变化,容易继发蜂窝织炎,常有皮肤瘙痒和湿疹,破溃后引起经久不愈的溃疡,大都并发感染。处理方法:创面湿敷,抬高患肢以利回流,较浅的溃疡一般都能愈合,接着应采取手术治疗。较大或较深的溃疡,经上述处理后溃疡缩小,周围炎症消退,创面清洁后也应作手术治疗,同时作清创植皮,可以缩短创面愈合期。

**3.曲张静脉破裂出血**

大多发生于足靴区及踝部。可以表现为皮下淤血,或皮肤破溃时外出血,因静脉压力高而出血速度快。抬高患肢和局部加压包扎,一般均能止血,必要时可以缝扎止血,以后再作手术治疗。

**(六)预防**

凡有单纯性静脉曲张家族史者,大都在青春期以后不久发病,因而在儿童期和少年时期,应进行适当的体育锻炼,在增强全身体质的条件下,加强静脉管壁。

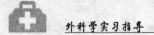

保护浅静脉的措施有：

1.长期从事站立工作或强体力劳动者,宜穿用弹力袜套保护,使浅静脉能处于萎陷状态;

2.长期从事站立工作者,应强调做工作体操,或能经常走动,至少多做踝关节的伸屈活动,使腓肠肌能发挥有效的泵作用,以减轻浅静脉内的压力。

## 二、原发性下肢深静脉瓣膜功能不全

原发性下肢深静脉瓣膜功能不全(Primary Lower Extremity Deep Vein Valve Insufficiency)是指深静脉瓣膜不能紧密关闭,引起血液逆流,但无深静脉血栓形成后瓣膜关闭功能不全及原发性下肢静脉曲张。

原发性下肢深静脉瓣膜功能不全的发病原因至今尚未明确,可能的发病因素有:

1.瓣膜结构薄弱,在持久的逆向血流及血柱重力作用下,瓣膜游离缘松弛,因而不能紧密闭合,造成静脉血经瓣叶间的裂隙向远侧逆流。

2.由于持久的超负荷回心血量,导致静脉管腔扩大,以致造成瓣膜相对短小而关闭不全,故又称"相对性下肢深静脉瓣膜关闭不全"。

3.如果深静脉瓣膜发育异常,仅有单叶,或虽有三叶但不在同一平面,或瓣膜缺如,必然失去正常的瓣膜关闭功能。

4.小腿肌肉泵软弱,泵血无力,引起静脉血液积聚,导致静脉高压和瓣膜关闭不全。

当仅有股浅静脉第一对瓣膜关闭不全时,引起轻度静脉血液向远侧逆流,但受阻于第二对瓣膜,尚不致产生明显症状,随着病情进展,将依次影响远侧瓣膜关闭功能。静脉血液的逆流量随之加重。瓣膜破坏一旦越过腘静脉平面,一方面因为血柱离心距离愈远,压力也愈高,另一方面小腿深静脉瓣膜破坏后,小腿肌泵收缩时,不仅促使血液向心回流,同时也向远侧深静脉及浅静脉逆流,从而出现明显的症状。来自近侧髂股静脉的血柱重力,还同时作用于大隐静脉和股深静脉的瓣膜。大隐静脉瓣膜比较薄弱,位置较浅而缺乏肌保护,所以当股浅静脉瓣膜破坏时,大隐静脉瓣膜多已失去功能,因而两者往往同时存在。股深静脉开口比较斜向外方,受血柱重力的影响较小,受累及可能较迟。

(一)临床表现和诊断

1.根据临床表现的轻重程度不同,可分为:

(1)轻度

下肢重垂不适,浅静脉曲张,踝部轻度肿胀。

(2)中度

足靴区皮肤色素沉着,皮下组织纤维化,但尚无溃疡,久站后可出现胀痛,患肢中度肿胀。

(3)重度

站立后疼痛、肿胀更为明显,浅静脉明显曲张,足靴区伴有广泛性色素沉着,湿疹和溃疡。

2.鉴于浅静脉曲张是多种疾病的主要表现,因此,凡是表现为浅静脉曲张的病人,都应作深静脉瓣膜功能方面的检查,以明确诊断。

(1)静脉造影

下肢静脉顺行造影显示下列特点:深静脉全程通畅,明显扩张;瓣膜影模糊或消失,失去正常的竹节状形态而呈直筒状。

Valsalva 屏气试验时, 可见含有造影剂的静脉血自瓣膜近心端向瓣膜远侧逆流。在下肢静脉逆行造影中,根据造影剂向远侧逆流的范围,分为如下五级:

0级 无造影剂向远侧泄漏;

Ⅰ级 有造影剂逆流,不超过大腿近端;

Ⅱ级 造影剂逆流不超过膝关节平面；

Ⅲ级 造影剂逆流超过膝关节平面；

Ⅳ级 造影剂向远侧逆流至小腿深静脉，甚至达踝部。

0级，示瓣膜关闭功能正常；Ⅰ~Ⅱ级逆流，应结合临床表现加以判断；Ⅲ~Ⅳ级，表示瓣膜关闭功能明显损伤。

(2)下肢活动静脉压力测定

可间接地了解瓣膜功能，常作为筛选检查。正常时，站立位活动后足背浅静脉压10~20mmHg，原发性下肢静脉曲张为25~40mmHg，深静脉瓣膜关闭不全时，可高达55~85mmHg。

(3)无损伤血管检查

如超声多普勒血流仪和光电容积描记仪检查，也能诊断静脉有无逆流。超声多普勒显像仪，可以观察瓣膜关闭活动及有无逆向血流。

(二)鉴别诊断

1.深静脉血栓后遗症

原发性深静脉瓣膜关闭不全与深静脉血栓后遗症的鉴别要点见表34-2。

表34-2 原发性深静脉瓣膜关闭不全与深静脉血栓后遗症的鉴别要点

| | 原发性深静脉瓣膜功能不全 | 深静脉血栓后遗症 |
|---|---|---|
| 深静脉血栓形成病史 | 无 | 有 |
| 浅静脉曲张 | 局限于下肢 | 范围广泛，可涉及下腹壁 |
| Perthes试验 | 阴性 | 大都阳性 |
| 静脉造影 | 深静脉通畅、扩张，呈直筒状，瓣膜影模糊 | 深静脉部分或完全再通，形态不规律，瓣膜影消失 |

2.下肢动静脉瘘

也存在浅静脉曲张、色素沉着、皮炎及溃疡。如为创伤所引起，则有外伤史，常有刀伤、子弹穿透伤、锐器刺伤等病史，局部可扪及持续性血管震颤，听诊时有持续性血管杂音；如为先天性，则自幼年即发现，肢体可增长增粗，皮温明显升高，也可扪及震颤及听到血管杂音，鉴别诊断一般并不困难，必要时作下肢动脉造影，可进一步明确诊断。

(三)治疗

凡诊断明确，瓣膜功能不全Ⅱ级以上者，结合临床表现的严重程度，应考虑施行深静脉瓣膜重建术。

主要方法有：

1.股浅静脉腔内瓣膜成形术

适用于较狭窄、瓣膜破坏不严重者。通过缝线，将松弛的瓣膜游离缘予以缩短，恢复其正常的单向开放功能。

2.股浅静脉腔外瓣膜成形术

通过静脉壁的缝线，将两个瓣叶附着线形成的夹角，由钝角回复至正常的锐角，恢复闭合功能。

3.股静脉壁环形缩窄术

在正常情况下，瓣窦宽径大于非瓣窦部位静脉的宽径，因而利用缝线、组织片或人工织物包绕于静脉外，缩小其管径，恢复瓣窦与静脉的管径比例，瓣膜关闭功能随之恢复。

4.带瓣膜静脉段移植术

在股浅静脉近侧植入一段带有正常瓣膜的静脉，替代失去功能的瓣膜，阻止血液倒流。

5.半腱肌—股二头肌袢腘静脉瓣膜代替术

用于治疗原发性深静脉瓣膜功能不全及血栓形成后遗症完全再通后瓣膜遭破坏者。

由于深静脉瓣膜关闭不全同时伴有浅静脉曲张,因此需要同时做大隐静脉高位结扎、曲张静脉剥脱术,已有足靴色素沉着或溃疡者,尚需作交通静脉结扎术。

# 第七节　深静脉血栓形成

深静脉血栓形成(Deep Venous Thrombosis)是指血液在深静脉腔内不正常地凝结,阻塞静脉管腔,导致静脉回流障碍,如未予及时治疗,将造成程度不一的慢性深静脉功能不全,影响生活和工作,甚至致残。全身主干静脉均可发病,尤其多见于下肢。

20世纪中期(1946—1956),Virchow提出静脉壁损伤、血流缓慢和血液高凝状态是静脉血栓形成的三大因素。

1.静脉壁损伤时,内膜下层及胶原裸露,可激活血小板释放多种具有生物学活性的物质,启动内源性凝血系统,同时静脉壁电荷改变,导致血小板聚集、粘附,形成血栓。

2.造成血流缓慢的外因有久病卧床,术中、术后以及肢体固定等制动状态及久坐不动等。此时,因静脉血流缓慢,在瓣窦内形成涡流,不仅激活内源性凝血系统,并使血小板从血流中轴流动(轴流)移向接近内膜(边流),促成血栓形成。

3.血液高凝状态见于妊娠、产后或术后、创伤、长期服用避孕药、肿瘤组织裂解产物等,使血小板数增高,凝血因子含量增加而抗凝血因子活性降低,导致血管内异常凝结形成血栓。

典型的血栓包括:头部为白血栓,颈部为混合血栓,尾部为红血栓。血栓形成后可向主干静脉的近端和远端滋长蔓延。其后,在纤维蛋白溶解酶的作用下,血栓可溶解消散,有时崩解断裂的血栓可成为栓子,随血流进入肺动脉引起肺栓塞。但血栓形成后常激发静脉壁和静脉周围组织的炎症反应,使血栓与静脉壁粘连,并逐渐纤维机化,最终形成边缘毛糙、管径大小不一的再通静脉,同时,静脉瓣膜被破坏,以至造成下肢静脉血液逆流。

## 一、临床表现及分型

深静脉是静脉血液回流的主要通路,一旦因血栓形成阻塞管腔,必然引起远端静脉回流障碍的症状。按照深静脉血栓形成的发病部位分述如下。

1.上肢深静脉血栓形成

可以局限于腋静脉,主要临床表现为前臂和手部肿胀、胀痛,手指活动受限。发生在腋—锁骨下静脉汇合部者,肿胀范围累及整个上肢,伴有上臂、肩部、锁骨上和患侧前胸壁等部位的浅静脉扩张。在下垂位时,上肢肿胀和胀痛加重。

2.上、下腔静脉血栓形成

①上腔静脉血栓形成大多数起因于纵隔器官或肺的恶性肿瘤。除了有上肢静脉回流障碍的临床表现外,并有面颈部肿胀,球结膜充血水肿,眼睑肿胀。颈部、前胸壁、肩部浅静脉扩张,往往呈广泛性并向对侧延伸,胸壁的扩张静脉血流方向向下。常伴有头痛、头胀及其他神经系统症状和原发疾病的症状。

②下腔静脉血栓形成多系下肢深静脉血栓向上蔓延所致。其临床特征为双下肢深静脉回流障碍,躯干的浅静脉扩张,血流方向向头端。当血栓累及下腔静脉肝段时,则有布—加综合征的临床表现。

3.下肢深静脉血栓形成最为常见,根据发病部位及病程,可作如下分型

(1)根据急性期血栓形成的解剖部位分型

①中央型

即髂—股静脉血栓形成。主要临床特征为起病急骤,全下肢明显肿胀,患侧髂窝、股三角区有疼痛和压痛,浅静脉扩张,患肢皮温及体温均升高。左侧发病多于右侧。

②周围型

包括股静脉血栓形成及小腿深静脉血栓形成。局限于股静脉的血栓形成,主要临床特征为大腿肿痛,由于髂—股静脉通畅,故下肢肿胀往往并不严重。局限在小腿部的深静脉血栓形成,临床特点为:突然出现小腿剧痛,患足不能着地踏平,行走时症状加重;小腿肿胀且有深压痛,作踝关节过度背屈试验可导致小腿剧痛(Homans 征阳性)。

③混合型

即全下肢深静脉血栓形成。主要临床表现为:全下肢普遍性肿胀、剧痛,股三角区、腘窝、小腿肌层都可有压痛,常伴有体温升高和脉率加速(股白肿)。如病程继续进展,肢体极度肿胀,对下肢动脉造成压迫以及动脉痉挛,导致下肢动脉血供障碍,出现足背动脉和胫后动脉搏动消失,进而小腿和足背往往出现水泡,皮肤温度明显降低并呈青紫色(股青肿),如不及时处理,可发生静脉性坏疽。

(2)根据临床病程演变分型

下肢深静脉血栓形成后,随着病程的延长,从急性期逐渐进入慢性期。根据病程可以分成以下四型:

①闭塞型

疾病早期,主要特征为深静脉腔内阻塞,以严重的下肢肿胀和胀痛为特点,伴有广泛的浅静脉扩张,一般无小腿营养障碍性改变。

②部分再通型

病程中期,主要特征为深静脉以闭塞为主,伴有早期再通。此时,肢体肿胀减轻,但浅静脉扩张更明显,可有小腿远端色素沉着出现。

③再通型

病程后期,主要特征为深静脉大部分或完全再通,临床上有下肢肿胀减轻但在活动后加重,明显的浅静脉曲张,小腿出现广泛性色素沉着和慢性复发性溃疡。

④再发型

主要特征为在已经再通的深静脉腔内,再次急性深静脉血栓形成。

## 二、检查和诊断

一侧肢体突然发生的肿胀,伴有胀痛、浅静脉扩张,都应疑及下肢深静脉血栓形成。根据不同部位深静脉血栓形成的临床表现,一般不难作出临床诊断。下列检查有助于确诊和了解病变的范围:

1.超声多普勒检查

采用超声多普勒检测仪,利用压力袖阻断肢体静脉,放开后记录静脉最大流出率,可以判断下肢主干静脉是否有阻塞,但对小静脉血栓形成敏感性不高。双功彩色超声多普勒可显示静脉腔内强回声、静脉不能压缩或无血流等血栓形成的征象。

2.放射性核素检查

静脉注射 $^{125}I$ 纤维蛋白原,能被新鲜血栓摄取,含量超过等量血液摄取量的 5 倍,因而能检出早期的血栓形成,可用于高危病人的筛选检查。

3.下肢静脉顺行造影

为最准确的检查方法,能直接显示静脉,准确判断有无血栓,确定血栓的大小、位置、形态及侧支循环情况。主要的 X 线征象为:

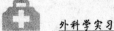

(1)闭塞和中断:深静脉主干被血栓完全堵塞而不显影,或出现造影剂在静脉某一平面突然受阻的征象。一般说来,见于血栓形成的急性期。

(2)充盈缺损:主干静脉腔内持久的、长短不一的圆柱状或类圆柱状造影剂密度降低区域,即充盈缺损影。是静脉血栓的直接征象,为急性深静脉血栓形成的诊断依据。

(3)再通:静脉管腔呈不规则狭窄或细小多枝状,部分可显示扩张,甚至扩张扭曲状。上述征象见于血栓形成的中、后期。

(4)侧支循环形成:邻近阻塞静脉的周围,有排列不规则的侧支静脉显影。

### 三、鉴别诊断

**1.急性动脉栓塞**

本病也常表现为单侧下肢的突发疼痛,与下肢静脉血栓有相似之处,但急性动脉栓塞时肢体无肿胀,主要表现为足及小腿皮温厥冷、剧痛、麻木、自主运动及皮肤感觉丧失,足背动脉、胫后动脉搏动消失,有时股腘动脉搏动也消失,根据以上特点,鉴别较易。

**2.急性下肢弥散性淋巴管炎**

本病发病也较快,肢体肿胀,常伴有寒战、高热、皮肤发红、皮温升高、浅静脉不曲张,根据以上特点,可与下肢深静脉血栓相鉴别。

**3.其他疾病**

凡因术后、产后、严重创伤或全身性疾病卧床病人,突然觉小腿深部疼痛,有压痛,Homans征阳性,首先应考虑小腿深静脉血栓形成。但需与下列疾病作鉴别:急性小腿肌炎,急性小腿纤维组织炎,小腿肌劳损,小腿深静脉破裂出血及跟腱断裂。

### 四、治疗

治疗方法可分为非手术治疗和手术取栓两类,应根据病变类型和实际病期而定。

**1.非手术疗法**:包括一般处理、溶栓疗法、抗凝疗法和祛聚疗法。

(1)一般处理

卧床休息,抬高患肢,适当使用利尿剂,以减轻肢体肿胀。当全身症状和局部压痛缓解后,即可进行轻便活动,起床活动时,应穿弹力袜或用弹力绷带。

(2)溶栓疗法

病程不超过72小时的病人,可给予溶栓治疗。常用药物为尿激酶,剂量一般为每次8万U,溶于5%葡萄糖溶液250~500ml中静脉滴注。每日2次,共7~10天。必要时,可根据纤维蛋白原和优球蛋白溶解时间测定来调节用量。尚可用链激酶和纤维蛋白溶酶。

(3)抗凝疗法

抗凝剂有肝素和香豆素衍化物,一般是以前者开始,接着使用后者,肝素可以静脉持续滴注或间歇注射,也可皮下注射,以维持凝血时间超过正常值约2倍为标准。香豆素衍化物中,可选用华法林,成人剂量,第一日为10~15mg,第二日为5mg,维持量为2.5mg左右。以使凝血酶原值保持在30%左右为标准,一般维持2个月。抗凝药物最严重的并发症是出血,且剂量的个体差异很大。必须在严密的监护下使用。

(4)祛聚疗法

祛聚药物包括右旋糖酐、阿司匹林、双嘧达莫(潘生丁)和丹参等,能扩充血容量、稀释血液、降低黏稠度,又能防止血小板凝聚,因而常作为辅助疗法。

**2.手术疗法**

最常用于下肢深静脉血栓形成,尤其是髂—股静脉血栓形成而病期不超过48小时者。对于病情继续加重,或已出现股青肿征象者,即使病期较长,也应采用手术取栓力求挽救肢体。手术方法主要是采用Fogarly导管取栓术,术后辅用抗凝疗法、祛聚疗法2个月,防止再发。

### 五、预防

下肢深静脉血栓形成与手术、制动、血液高凝状态的关系最为密切,因此,给予抗凝、祛聚药物,鼓励病人经常作四肢的主动运动和早期离床活动,是主要的预防措施。年老、癌症或心脏病患者在胸腔、腹腔或盆腔大手术后,股骨骨折后,以及产后妇女更应重视。高危病人可用药物(右旋糖酐、潘生丁、肠溶阿司匹林)预防。

# 第八节　淋巴水肿

淋巴水肿(Lymphedema)是一种慢性进展性疾病,由淋巴液回流障碍及富含蛋白质的组织间液持续积聚引起。淋巴液在皮下组织积聚,继而引起纤维增生,脂肪组织纤维化,后期肢体肿胀,而且皮肤增厚、粗糙、坚如象皮,故又称"象皮肿"。可发生于外生殖器和四肢,以下肢最为多见。

### 一、病因及分类

目前较为常用的是按病因学将淋巴水肿分为两类:

1.原发性淋巴水肿　又分为:

(1)先天性

1岁前即起病,有家族史者称Milroy病;

(2)早发性

于1~35岁间起病,有家族史者称Meige病;

(3)迟发性

35岁后发病。

发病原因未明,可能与淋巴管纤维性阻塞、扩张及收缩排空功能障碍有关。

2.继发性淋巴水肿　起因为淋巴管病理性阻塞,常见的原因有:

(1)感染性

寄生虫(丝虫)、细菌(β型溶血性链球菌、结核杆菌)、真菌等感染引起淋巴管纤维性阻塞。

(2)损伤性

手术、放疗、灼伤等引起局部组织纤维化,淋巴管闭塞。

(3)恶性肿瘤性

原发性肿瘤、继发性肿瘤致淋巴管(结)浸润或阻塞。

(4)其他

全身性疾病、妊娠等。

### 二、临床表现

先天性淋巴水肿以男性多见,常为双侧性,累及整个下肢;早发性则女性多见,70%为单侧性,一般不超过膝关节平面;迟发性半数病人发病前有感染或创伤史。有家族史者水肿可累及生殖器及内脏。

1.水肿

自肢体远端向近侧扩展的慢性进展性无痛性浮肿。

2.皮肤改变

色泽微红,皮温略高;皮肤日益增厚,苔藓状或橘皮样变;疣状增生;后期呈"象皮腿"。

3.继发感染

多数为β型溶血性链球菌感染引起蜂窝织炎或淋巴管炎,出现红、肿、热、痛及全身感染症状。

4.溃疡

轻微皮肤破损后出现难以愈合的溃疡。

5.恶变

少数病例可恶变为淋巴管肉瘤。

按病程进展,可以分为:

潜伏期 组织间液积聚,淋巴管周围纤维化,尚无明显肢体浮肿;

Ⅰ期 呈凹陷性浮肿,抬高肢体可大部分或完全缓解,无明显皮肤改变;

Ⅱ期 非凹陷性水肿,抬高肢体不能缓解,皮肤明显纤维化;

Ⅲ期 肢体不可逆性浮肿,反复感染,皮肤及皮下组织纤维化及硬化,呈典型"象皮腿"外观。

## 三、检查及诊断

根据病史及体检不难作出诊断。进一步检查的目的是确定淋巴阻塞的类型、部位及原因,主要方法有:

1.淋巴核素显像检查

核素标记的胶体,如 $^{99m}Tc$、$^{198}Au$、$^{131}I$ 标记的血清白蛋白,皮下注射后,被淋巴系统吸收,循淋巴管向近侧回流,利用 γ 相机或 ECT 追踪摄取淋巴显像。如果出现积聚在注射部位、淋巴管和淋巴结显像缓慢或不显像、淋巴管扩大、由淋巴管向皮肤逆流等征象,可以作为病因和定位诊断的依据。

2.CT 与 MRI

淋巴水肿的皮下组织呈粗糙的蜂窝样改变,尚有可能发现与淋巴水肿相关的其他病变。

3.淋巴管造影检查

有直接法和间接法两种:直接法是从趾蹼皮下注入美蓝使淋巴管显示,经皮肤浅表切口暴露后直接穿刺注入含碘造影剂;间接法是在水肿区皮内注入可吸收造影剂,然后摄片。

## 四、鉴别诊断

1.静脉性水肿

多见于下肢深静脉血栓形成,以单侧肢体突发性肿胀急性起病,伴皮肤青紫、腓肠肌及股三角区明显压痛、浅静脉显露为其临床特点,足背水肿不明显。淋巴水肿则起病较为缓慢,以足背、踝部肿胀较为多见。

2.血管神经性水肿

水肿发生于外界过敏因素的刺激,起病迅速,消退也快,间歇性发作为其特点。淋巴水肿则呈逐渐加重的趋势。

3.全身性疾病

低蛋白血症、心力衰竭、肾病、肝硬化、黏液性水肿等均可产生下肢水肿。一般为双侧对称性,并伴有各自的原发疾病临床表现。通常经详细的病史询问、仔细的体格检查及必要的实验室检查即可鉴别。

4.先天性动静脉瘘

先天性动静脉瘘可表现为肢体水肿,但一般患肢长度与周径均大于健侧,皮温增高,浅静脉曲张,局部区域可闻及血管杂音,周围静脉血氧含量接近动脉血氧含量,上述均为其独有特点。

5.脂肪瘤

少数病变范围十分广泛的脂肪瘤或脂肪组织增生可与淋巴水肿混淆。但脂肪瘤大多呈局限性生长,病程较慢,皮下组织柔软无水肿表现,必要时可行软组织 X 线钼靶摄片以助确诊。

## 五、治疗

治疗方法主要有下述两种:

1.非手术疗法

包括:

(1)抬高患肢、护理局部皮肤及避免外伤,限制水盐摄入,适当选用利尿剂,穿具有压力梯度的弹力长袜。

(2)利用套筒式气体加压装置包裹患肢,自水肿肢体远侧向近侧程序加压,促进淋巴回流。

(3)手法按摩疗法,自水肿近心端开始,经轻柔手法按摩水肿消退后,逐渐向远侧扩展按摩范围。

(4)烘绑压迫疗法,其治疗原理是利用持续辐射热,使患肢皮肤血管扩张,大量出汗,局部组织间隙内的液体回入血液,改善淋巴循环。有电辐射热治疗和烘炉加热两种方法。温度控制在 60~80℃,每日 1 次,每次1 小时,20 次为一疗程,每个疗程间隔 1~2 周。每次治疗完毕,应外加弹力绷带包扎。

2.手术疗法

目前应用的手术疗法有如下三种:

(1)全皮下切除植皮术

手术原则是将膝关节以下整个小腿及足背的病变组织,包括皮肤、皮下组织及深筋膜切除,然后取健肢或利用切下的病变皮肤,削薄后进行植皮。

(2)淋巴管—静脉吻合术或淋巴结—静脉吻合术

应用显微外科技术进行吻合,使瘀滞的淋巴液可以借静脉而回流。

(3)带蒂大网膜移植术

先将患肢的皮下组织部分切除,然后将大网膜通过后腹膜切口,从腹膜外途径,经过腹股沟部,移送达膝关节上方,固定在深筋膜浅面,使下肢淋巴液可以借大网膜所建立的侧支得到回流。

## 六、预防

灭蚊和防治丝虫病,是预防丝虫感染引起的淋巴水肿的主要措施。

对于 β 型溶血性链球菌感染所造成的淋巴管炎,初次发作时,就要彻底处理,抗生素的用量要足够,疗程适当延长。

足癣是致病菌侵入的一个常见因素,应予积极处理。

# 第九节　淋巴管瘤

淋巴管瘤(Lymphangioma)是由增生的内皮细胞、扩张的淋巴管和结缔组织所共同构成的先天性良性肿瘤,内含淋巴液、淋巴细胞或混有血液。因组织结构不同临床上分为毛细淋巴管瘤、海绵状淋巴管瘤和囊状淋巴管瘤。儿童发病多见,成人发病也较常见,肿瘤生长缓慢,自行消退极罕见。

本病病因不明,由多因素引起,如基因易感性、地理环境因素及内分泌等影响本病发生。而且病毒感染和自身的免疫功能缺陷等也与本病有关。

毛细淋巴管瘤(单纯性淋巴管瘤)腔隙位于真皮上部,表皮可萎缩或增生,有些腔隙可在表皮内,类似血管角化瘤,角化过度可有可无。

海绵状淋巴管瘤则在皮下组织中含有大而薄壁的淋巴管,不规则的管腔,有丰富的结缔组织间质。

囊状淋巴管瘤则含有大的囊腔,壁厚,内含胶原,有时还有平滑肌。往往位于真皮深部,并可延伸至下方的肌组织或其它结构。

以上各型均可合并有血管瘤成分。

## 一、临床表现与诊断

1.毛细淋巴管瘤

表现为群集、深在、张力性水疱,组成斑片状,可发生于身体各个部位,但常见于颈、上胸、肢体近端等处。单个水疱大小在 1~3mm,一般不超过 1cm,内容似黏液。有时带有血性水疱,呈淡紫色或暗红色。水疱下方的皮下组织有轻度的弥散性水肿,偶见整个肢体肿胀。有些水疱间甚至顶部皮肤可呈疣状外观,如破溃则流出浆液性液体。

2.海绵状淋巴管瘤

最常见,可以很小,但也可很大,甚至侵及一个肢体。病损为界限不清、海绵状皮下组织肿块或弥漫性肿胀,质软,硬度如脂肪瘤。除非伴有血管瘤,一般表面无颜色改变。发生在颊部及舌部者多为单纯海绵状淋巴管瘤,而颈、腋、口腔底部及纵隔者以合并囊性者为多见。

3.囊性淋巴管瘤

通常为多房性、张力性皮下组织肿块,但不能压缩,大多发生于颈部,尤其是颈后三角,偶有发生于腋、腹股沟及腹膜后区者。通常进行性增大,膨胀性扩大,但也可不变大,很少数病例还可自然消退。起源于颈后三角者有向颊、耳下、腮腺区域发展倾向,或下达纵隔。在颈前三角者,则倾向于侵犯舌部及口腔底部,以致舌尖凸出口腔之外,口腔不能闭合。如有感染及出血,可使肿瘤迅速增大,以致呼吸障碍、吞咽困难或死亡。

## 二、治疗

毛细淋巴管瘤可用冷冻或激光($CO_2$ 激光、$Nd:YAG$ 激光)治疗。

囊性淋巴管瘤及海绵状淋巴管瘤对放射线不敏感,应行手术切除。

海绵状淋巴管瘤常易复发,需要根治性手术。

# 第三十五章　小儿腹部外科疾病

## 第一节　嵌顿性腹股沟疝

嵌顿性腹股沟疝(Incarcerated Ingind Hernia)亦称闭性腹股沟疝,是指腹腔脏器进入疝囊后不能还纳而停留在疝囊内。是腹股沟疝最常见的并发症。

### 一、病因

原有腹股沟疝,内腹压突然增高迫使腹内脏器通过扩大的疝环进入疝囊,随之腹压下降,疝环回缩,阻止疝内容物回复腹内从而导致嵌顿。

### 二、病理

嵌顿的疝内容物主要为小肠,女性嵌顿的疝内容物有时可为卵巢或输卵管,不易复位。男性(尤其小儿)嵌顿时可使精索受压,并发睾丸梗死。

### 三、诊断

1.有腹股沟疝病史,突然发生疼痛,继则出现腹痛、腹胀、恶心、呕吐、肠梗阻的表现。

2.腹股沟区肿块,质硬,活动,质小且有明显触痛。

3.晚期表现为膀胱充血肿胀,若发生嵌顿肠管坏死则有腹膜炎症状或便血。婴幼儿甚至可致阴囊底部破溃,形成肠管阴囊外瘘。

4.B超检查可发现肿块内容物为肠管或脓肿等组织。

### 四、治疗

1.手法复位

嵌顿时间在 12h 以内者,均可行手法复位。手法复位应注意首先给解痉镇痛(尤其婴幼儿),其次手法要轻柔,切忌用暴力,要持续均匀用力,以防捏破嵌顿的肠管。复位成功后应密切观察腹部情况,必要时摄腹部立位平片了解有无膈下游离气体。

2.手术治疗

下列情况禁忌手法复位,而应行手术治疗。

(1)嵌顿>12h 者。

(2)手法复位不成功者。

(3)女性嵌顿疝(因嵌顿内容物多为卵巢或输卵管较难复位)。

(4)婴幼儿嵌顿时间无法判断者。

(5)全身情况差、已出现便血等肠坏死征象者。

术中注意切开疝囊前先固定疝内容物然后扩大疝环口,若嵌顿的组织无坏死时可予还纳。如果嵌顿的疝内容物为肠管且已坏死,在热敷、肠系膜根部封闭等处理无效后,确认其已失去生机,则应行肠切除吻合后还纳入腹,再行常规的疝囊高位结扎及疝修补手术。同时检查双侧睾丸的大小及是否在阴囊内。

3.腹腔镜下嵌顿疝复位+鞘状突高位结扎

腹腔镜下配合手法复位可以清晰地看到复位还纳的肠管的情况。结扎内环口处亦无明显水肿。可避免常规手术下分离、结扎水肿的疝囊,避免损伤精索血管、输精管,降低复发率。

## 五、预防

有腹股沟疝者,6个月以上年龄者都应手术治疗。小儿腹股沟疝,有嵌顿史者,无论年龄大小必须尽早手术。小儿疝常规手术后复发率为1%~2.5%,而嵌顿疝术后则复发率更高。

# 第二节　蛔虫性肠梗阻

蛔虫性肠梗阻(Intestind Abstruction due to Ascarias)学龄前儿童多见,农村儿童发病率高,由于生活水平提高,卫生条件改善,发病率已明显下降。

## 一、病因

1.肠蛔虫病驱虫方法或用药不当。
2.蛔虫寄生宿主的环境发生改变。

## 二、病理

蛔虫堵塞肠管,其蠕动刺激及产生的有毒物质作用于肠管使之痉挛而发生和加重肠梗阻。梗阻时间持久后可导致肠壁坏死、穿孔、腹膜炎,蛔虫还可经穿孔进入腹膜腔。

## 三、诊断

1.病史

腹痛,多为阵发性脐周痛。梗阻后可为持续性腹痛。呕吐,初为反射性频繁呕吐,吐出为胃内容物,晚期可吐粪样物、咖啡样物,有时可吐出蛔虫。多数便秘,少数初起有黏液便,有些有便出蛔虫史,如便血时应考虑肠扭转。既往史有头痛、失眠、磨牙甚至惊厥等与蛔虫毒素有关的症状。

2.查体

腹软,可扪及两个或数个大小不等的条状肿块,粉团感,手指按压肿块可变形,肿块消失时无压痛。

3.血常规检查

白细胞计数轻度升高,嗜酸性粒细胞可增高,有时可达10%以上。粪便可粘出蛔虫卵。

4.X线腹部平片

有气液平面,肿块响应部位可见条索状或斑点卷曲的蛔虫阴影。

5.B超检查

可见肿块处有虫体活动变化的影像。

### 四、鉴别诊断

应与阑尾炎肿块、肠套叠、腹腔结核相鉴别。

### 五、治疗

1.非手术治疗

解痉蛔虫疗法。蛔虫疗法可采用氧气驱虫,从胃管注入氧气,每岁 100~150ml,速度不宜太快,总量 10~20min 注入。

药物驱虫:枸橼酸哌嗪:160mg/(kg·d),每日≤3.2g,持续 2~3 天,再用温盐水低压灌肠,以利于虫体排出。

亦可用蛔虫灵、噻吩嘧啶、蛔虫净(四咪唑)、抗虫灵(噻嘧啶)或者中药(如马梅汤)。

2.手术治疗

(1)指征:

①有腹膜刺激征;

②腹腔内有游离气体;

③非手术治疗无效。

(2)手术方法:

①纵形切开肠壁,先取远端蛔虫再取近端蛔虫,尽量取净,再横缝肠壁;位于末端回肠的蛔虫可驱入结肠,术后再给蛔虫药排出;

②彻底冲洗腹腔,严防虫体遗留腹腔发生蛔虫肉芽肿。

3.腹腔镜检查

早期试行腹腔镜检查可明确诊断,行镜下肠扭转复位,肠切开取虫,肠部分切除,依据病情必要时也需中转开腹。

# 第三节　急性肠套叠

急性肠套叠(Acute Intussusception)是指一段肠管连同其系膜套入邻近的肠管之中,导致急性肠梗阻者。4 个月至 2 岁的婴幼儿多见,5~9 个月婴儿最多见,男女比例为 2:1~3:1,春夏季节多见。

### 一、病因

一般认为与下列因素有关:

1.饮食性质与规律的改变;

2.肠道炎性病变;

3.肠寄生虫及其毒素的刺激;

4.有神经肌肉运动不协调性疾患或倾向者;

5.腺病毒感染;

6.胃泌素分化异常;

7.年长儿可与 Meckel 憩室、肠息肉、肠重复畸形、肠血管病等气质性病变有关。

## 二、病理

肠壁可发生缺血坏死,主要发生在受压最紧的中层及鞘部肠管;最内层发生较晚,外鞘部很少出现坏死。

## 三、诊断

1.临床表现

(1)腹痛

阵发性哭闹,间歇性安静,90%有腹痛。

(2)呕吐

80%有呕吐,初为胃内容物,尔后有胆汁,晚期可有粪渣。

(3)血便

发病 8~12h 后见果酱样大便,自然排出或肛门指诊发现血便者占 90%。

(4)腹部肿块

安静时触诊右下腹空虚,右上腹可触及腊肠样肿块,肠套叠严重时可在左腹部扪及肿块,偶尔有从肛门脱出套入肠管。>5%患儿可触及肿块。

2.特殊检查

(1)X 线检查

空气灌肠或钡剂灌肠可见结肠内气影前端呈杯口状,螺旋状阴影可以确诊。

(2)超声波检查

腹部 B 超可见肿块切面呈"靶样征"。

3.鉴别诊断

本病应与细菌性痢疾、急性坏死性肠炎、腹型过敏性紫癜、Meckel 憩室溃疡等相鉴别,可借助于大便常规检查有无脓细胞、大便培养、空气灌肠、钡剂灌肠、腹部有否肿块等加以鉴别。

## 四、治疗

1.90%以上病儿可经空气灌肠复位。

(1)适应证

发病 24h 以内,或在 24~48h 之间,但一般情况较好者。

(2)禁忌证

发病 48h 以上,严重腹胀,腹部平片见多个巨大气液平面,已有腹膜刺激征怀疑肠坏死者,肿块超过脾区,反复发作疑有器质性病变者。

(3)注意事项:

①必要时可用阿托品和鲁米那解痉镇静。

②注气前检查灌肠装置各开关阀是否正常。

③压力控制在 8~13.3kPa(60~100mmHg),不得超过 16.0kPa(120mmHg)。

④边注气边观察套入的头端的变化,并可有节奏地放出气体后再注气,以便使肠腔有机会缓解。

(4)复位成功征象

①小肠内进气,拔出肛管有大量气体及粪便出现;

②患儿安静入睡;

③腹部肿块消失;

④口服 0.5~1g 活性炭后 6~8h 由肛门排出。

2.手术治疗

(1)适应证

①经空气灌肠套叠未能复位;

②严重的腹胀,可疑肠坏死;

③慢性复发性肠套叠,可能有肠道器质性病变;

④小肠型肠套叠。

(2)操作要点

剖腹检查如无肠坏死,应先行手法复位,双手拇指和食指缓慢交替挤压套叠头部,使肿块后退,甚至全部套叠复位。即由远而近将套入肠管挤压脱套,切忌牵拉,以防拉断水肿的肠管或导致浆膜破裂或肠穿孔;套入受压的阑尾可予以切除;若复位的肠管已失去生机,应行肠切除吻合。术中对肠管的活力有疑问时,可用温盐水纱布热敷或用普鲁卡因肠系膜跟部血管周围封闭,经上述处理后如果血管搏动良好,肠壁色泽较红且有蠕动波通过,即可。

3.腹腔镜探查复位

腹腔镜探查能做到微创、在其监测下由肛门注气复位最高压力可达 140~150mmHg(18~20kPa),必要时可用分离辅助复位,复位完成后还可行阑尾切除,肠管已失去生机者,可行腹腔镜肠切除吻合等手术。小肠套叠大多在腹腔镜下确诊并复位。

# 第四节  新生儿肠梗阻

新生儿肠梗阻(neonatal ileus)常见有先天性消化道闭锁或狭窄、膈疝、先天性肥厚性幽门狭窄、环状胰腺、肠旋转不良、先天性巨结肠等。

## 一、诊断

1.临床表现

(1)呕吐物性质

对诊断疾病非常重要。

①当食物与胃酸混合后,呕出物来自食管。如呕吐物有粪臭考虑低位肠梗阻。

②呕吐物不含黄绿色胆汁,梗阻在 Oddi 括约肌以上,如果含黄绿色胆汁梗阻在 Oddi 括约肌以下。

③呕吐物含血液,一般持续严重的呕吐常致胃黏膜损伤,呕吐物中含少量血。有时咽喉、口腔出血,呼吸道出血吞入胃也含血。此外,胃、十二指肠溃疡、炎症,肥厚性幽门狭窄,凝血机制障碍也可带血,结合临床表现予以鉴别。

(2)伴随症状、体征

腹泻考虑胃肠炎;伴腹胀、便血要考虑肠梗阻、肠坏死;伴发热可能感染;伴有头昏、昏迷、惊厥、脑膜刺激征要想到中枢神经系统疾病。

2.特殊检查

腹部 X 线(立位)平片检查、碘水、稀钡造影(需及时抽出以防误吸)或钡剂灌肠,了解消化道梗阻部位及程度。

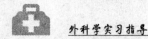
## 二、鉴别诊断

具体内容见表35-1。

表35-1　常见新生儿肠梗阻诊疗一览表

| 病名 | 临床表现 | 辅助诊断 | 治疗原则 |
|---|---|---|---|
| 小肠闭锁肠狭窄 | 呕吐进行性加剧,有胆汁或粪便,频繁呕吐,腹胀(+)~(+++);无粪便排出,肠鸣音亢进 | 腹部平片;梗阻上部多数气液平面,梗阻下段无气体 | 病变肠管切除 |
| 肠旋转不良 | 生后数天开始呕吐,间歇性含胆汁;腹胀(+)~(+++);胎粪排出以后转为便秘,肠鸣音亢进 | 钡剂灌肠可见盲肠位于上腹中部或右上腹 | Ladd 韧带松解,需切除阑尾 |
| 巨结肠 | 间歇呕吐,腹胀(+++)~(++++),胎粪便秘,全腹胀,肠鸣音亢进,直肠空虚感,大便、气体随手指而出 | 低位肠梗阻钡剂灌肠可见痉挛狭窄段 | 结肠灌洗,严重者行肠造瘘,少数可行根治手术 |
| 肛门闭锁 | 出生后即有完全性肠梗阻症状,呕吐频繁,腹胀(+++)~(++++),全腹胀,可见肠型,肠鸣音亢进 | 倒立位测量直肠盲端与肛膜间的距离 | 肛门成形术,高位者先行肠造瘘 |
| 十二指肠狭窄或闭锁,环状胰腺 | 出生后1周内持续性呕吐胆汁,多无腹胀,大便少或无,可见胃蠕动波,可闻及胃泼水音 | 平片见胃与十二指肠双泡影,钡餐造影明确诊断 | 十二指肠空肠吻合 |
| 膈疝 | 呕吐,同时伴呼吸困难,胸腔可闻肠鸣音 | 膈肌异常影,胸腔内含气,肠管影像 | 膈肌修补 |
| 胎粪性腹膜炎 | 出生后2日内进行性频吐,含胆汁,有粪臭,腹胀(+++),可能有包块或腹膜炎体 | 腹部平片可见钙化点、液平面,穿孔时有气腹 | 肠粘连松解,梗阻上下端肠管吻合 |

# 第五节　先天性巨结肠

先天性巨结肠(Congenital Megacolon):回结肠远端肌间及黏膜下缺乏神经节细胞,该段肠管处于永久性痉挛状态而致不全性肠梗阻,近端肠管继发性肥厚扩张。而国外多称此病为 Hirschsprung 病(希施斯普龙病,简称 HD)或肠道无神经节细胞症(Aganglionsis)。此病发病率高,居先天性消化道畸形的第一位。

## 一、病因

1.胚胎发育缺陷造成无神经节细胞症。

2.家族型及遗传关系。

3.大量的研究表明发生于 RET 基因突变者在家族中大约占 40%~50%,散发病例中仅有 15%~20%。

## 二、病理

肠狭窄段肌间神经丛(Auerbach 丛)和黏膜下神经丛(Meissner 丛)内神经节细胞缺如,其远端很难找到神经丛。

## 三、分型

参照病变范围,结合治疗方法的选择、临床及疗效的预测可作如下分型。

**1.超短段型**

病变局限于直肠远端,临床表现为内括约肌失弛缓状态,新生儿狭窄段在耻尾线以下。

**2.短段型**

病变位于直肠近、中段,相当于 $S_2$ 以下,距肛门距离不超过 6cm。

**3.常见型**

无神经节细胞区自肛门开始向上延至 $S_1$ 以上,距肛门约 9cm,病变位于直肠近端或直肠、乙状结肠交界处,甚至达乙状结肠远端。

**4.长段型**

本病延至乙状结肠或降结肠。

**5.全结肠型**

本病波及全部结肠及回肠,距回盲瓣 30cm 以内。

**6.全肠型**

病变波及全部结肠和回肠,距回盲瓣 30cm 以上,甚至累及十二指肠。

上述分型方法有利于治疗方法的选择,并对手术效果的预测和预后均有帮助。以上各型中常见型占 75%左右,其次是短段型,全肠型约占 3%~5%,亦有报告高达 10%。

## 四、诊断

**1.临床表现**

**(1)排便**

出生后不排便或排便延迟,新生儿 24~48 小时后排便,仅少数刚出生排胎便正常,但 1 周或 1 个月后出现症状。

**(2)腹胀**

腹胀为早期腹部症状之一,腹胀进行性加重,呈蛙式腹,伴有腹壁静脉显露,有些可见"门框状"肠型及蠕动波。常伴有肠鸣音亢进,因膈肌上升而影响呼吸。

**(3)呕吐**

梗阻加重则呕吐逐渐增加。吐出为奶汁、食物,甚至可有胆汁或粪液。经洗肠输液及补充电解质后病情可缓解。但经过一段时间后上述症状又重复出现。

**(4)肠梗阻**

一般为不完全性肠梗阻,有时可发展为完全性肠梗阻而须急诊行肠造瘘术以缓解梗阻症状。个别患儿有时虽能排出少量的稀便及气体,但肠腔内已有巨大粪石梗阻。

**(5)肛门指诊**

在新生儿巨结肠疗效诊断中十分重要。手指伸入直肠觉其空虚,前方可触及狭窄环,稍用力通过狭窄环,觉手指前端开阔,随着拔出手指可有多量气体及稀便呈"爆炸式"排出,腹胀随之减轻,婴幼儿肛查有时可触及粪块,拔出手指时可有臭稀便及气体排出。

**(6)一般情况**

新生儿因腹胀而排奶,营养不良、贫血、抵抗力差,此外,可有低蛋白血症,生长发育差,心、肝、肾功能可出现损害,严重者可出现全身水肿。

**(7)并发症**

肠结肠炎发生率及死亡率高,各年龄段均可发生,但以 3 个月以内婴幼儿发病率最高,90%在 2 岁以内,以后逐渐减少,梗阻术后及结肠造瘘术后可出现结肠炎。

2.特殊检查

(1)直立位前后位摄片

可见淤胀扩大的结肠,有时可见液体面、低位性肠梗阻的表现。

(2)钡剂灌肠

病变肠段无正常蠕动,有时肠黏膜呈锯齿状,僵直,无张力,侧位片可见呈鸟嘴样改变,显示典型的狭窄、扩张和移行段时,即可确诊。

(3)直肠肛管测压检查

直肠内压力刺激可引起产生充盈感,肛管内括约肌松弛,同时肛门括约肌收缩,这种反射现象被称为直肠肛管抑制反射(RAIR)。

(4)酶组织化学检查(乙酰胆碱酯酶定性检查)

在距肛门 3cm、6cm 处各取一块组织检查,可见直径增粗、数目增多的阳性纤维。

(5)直肠黏膜吸引试验

齿状线上 1.5~2.0cm 处,吸取粘膜及黏膜下组织,切片 HE 染色确定神经节细胞的存在。

(6)其他检查

尚有直肠肌电图、红细胞胆碱酯活性测定等检查方法。

## 五、鉴别诊断

1. 巨结肠同源性疾病

如神经节细胞减少症、神经节细胞未成熟症、神经节细胞发育不良症、肠神经元发育异常等都有非正常的神经节细胞存在。这些疾病过去均作为巨结肠治疗。它们可以单独存在,也可以和巨结肠合并出现。短段型可以保守治疗,长段型术后易复发。

2.特发性巨结肠

多见于儿童。病儿出生后排胎便正常。后来不明原因出现顽固性便秘或便秘合并泻粪。故称为"特发性巨结肠"。原因不明。直肠壁内可找到正常的神经节细胞。

3.获得性巨结肠

毒素中毒可导致神经节细胞变性,发生获得性巨结肠。

4.继发性巨结肠

先天性肛管直肠畸形,如直肠舟状窝瘘,肛门狭窄和先天性无肛术后等引起的排便不畅均可继发巨结肠。这些患儿神经节细胞存在,病史中有肛门直肠畸形及手术史,HD 合并直肠肛门畸形者亦偶有发生。

5.神经系统疾病引起的便秘

患儿先天畸形,大脑发育不全,小脑畸形和腰骶部脊髓病变者,常可合并排便障碍、便秘或失禁。

6.内分泌紊乱引起的便秘

甲状腺功能不全(克汀病)或亢进均可引起便秘。患儿除便秘外尚有食欲不振、生长发育不良等。经内分泌及其他检查可明确诊断,前者可口服甲状腺素,后者需用药物或手术治疗。

7.退化性平滑肌病

有便秘、慢性进行性腹胀和肠梗阻,有间断性腹泻。除结肠扩张外亦有小肠甚至胃食管扩张。直肠肛门测压可见反射正常。病检肠管变薄,肌细胞退化坏死和肌纤维增生,并可见炎性病灶,神经节细胞和神经丛移位。

### 六、治疗

1.新生儿、小婴儿,一般情况良好者,采用洗肠或塞肛能保持每天排便者,如此保守治疗,待半岁后手术。

2.新生儿、小婴儿,一般情况较差,梗阻症状重,合并小肠结肠炎或严重先天畸形者,亦暂行结肠造瘘。

3.病变仅局限在直肠远端的短段型或超短段型巨结肠,可采用中西医结合治疗(每天扩肛1次,针灸,穴位注射,内服中药)。部分病例可保持每天排便,正常生长发育而避免手术。

4.病变肠管长,一般情况可以耐受手术者可行巨结肠根治手术。常用的术式有:拖出性直肠结肠切除术(Swenson 手术);直肠黏膜剥除、鞘内结肠拖出术(Soave 手术);结肠切除、直肠后结肠拖出术(Dukamel 手术);近年国内运用较多的有直肠肛管背侧纵切、心形斜吻合术(改良 Swenson 手术)。由于近年来微创技术的高速发展,目前采用最多的术式是经肛门巨结肠根治术,腹腔镜辅助下 Soave 手术或心形斜吻合术。

### 七、预后

术前准备充分,肠道准备完善,手术技术娴熟,术式选择得当者,预后一般较好,而各种手术均有一定的并发症。死亡率在5%以下。

# 第六节　胆道蛔虫病

胆道蛔虫病(Biliary Ascariasis)为肠道蛔虫病的并发症。寄居肠道的蛔虫窜入胆道,引起胆道阻塞、感染等一系列症状。

### 一、病因

寄居于空回肠的蛔虫,由于肠蠕动紊乱后蛔虫乱窜,逆行入十二指肠,可能进入胆道(蛔虫有钻孔习性)内。也可能与 Oddi 括约肌因炎症等收缩力下降有利于蛔虫侵入或低胃酸使喜碱的蛔虫向上逆行有关。

### 二、病理

胆道蛔虫病的主要病理变化是 Oddi 括约肌痉挛。由于虫体的活动造成造成机械性刺激,引起 Oddi 括约肌痉挛和胆管强烈收缩,造成右上腹绞痛。蛔虫进入胆道甚至可进入肝内胆管,个别可出现黄疸。虫卵或死虫体残骸可作为胆结石的核心,个别可引发肝脓肿。

### 三、诊断

1.突发性阵发性钻顶样剧烈上腹疼痛。疼痛发作时患儿面色苍白,辗转不安,屈体捧腹,大叫不止,全身冷汗,疼痛可骤然停止,患儿立即安静,数分钟后再次发作。可有右肩部放射痛。

2.呕吐,吐出物为胃和十二指肠内容物,含有胆汁,有时可吐出蛔虫。

3.合并胆道感染时可出现高热、寒战,有时可出现黄疸。

4.腹部检查示右上腹深压痛,与剧烈腹痛不符。

5.血常规检查与蛔虫性肠梗阻一致。B超检查可见胆道中虫体影像。静脉胆道造影显示胆总管有蛔虫阴影。十二指肠引流液检出蛔虫卵等可以确诊。

## 四、治疗

**1.非手术治疗**

包括禁食、补液、解痉。药物解痉(阿托品 0.01mg/kg,肌注)镇痛(麦啶 0.5mg/kg 或非那根 1mg/kg、氯丙嗪 1mg/kg,肌注)。驱蛔(左旋咪唑、驱蛔灵或肠虫清)。为防治胆道感染,加用抗生素。还可以配合中药治疗。也可以口服食醋。

**2.纤维十二指肠镜**

既可诊断也可以取虫,但操作较为困难。

**3.手术治疗**

(1)适应证

①保守治疗 5~7 天仍不能缓解;

②体温升高,白细胞增多,并发化脓性胆管炎;

③胆道蛔虫死亡不能排出。

(2)手术原则

胆总管切开取虫,探查胆道是否通畅,置 T 形管引流,除非有明显病变,否则胆囊不予切除。

(3)腹腔镜下胆总管探查,T 形管引流,创伤小但难度大。

## 五、预后

绝大多数用非手术方法可以治愈。驱虫,预防复发。

# 第七节　先天性胆道闭锁

先天性胆道闭锁(Congenital Biliary Atresia)并不少见,发病率约 1.5 万~2.5 万个新生儿中 1 例。日本和我国较欧美发病率高,女性多见。

## 一、病因

尚不清楚。既往多认为是一种先天性胆管发育异常;近年来多数学者认为本病同新生儿肝炎为同一种病理过程的不同阶段的表现。还有学者认为胰胆管合流异常可能为本病的病因之一。

## 二、病理与分型

肝外胆管闭锁按部位分为三型。

Ⅰ型:胆总管闭锁;

Ⅱ型:肝总管闭锁;

Ⅲ型:肝门胆管闭锁。

通常将Ⅱ、Ⅲ型称作"不可矫治(不可吻合)型"或"手术效果不理想型",约占 80%~90%。而Ⅰ型称作"可矫治(可吻合)型",约占 10%~20%。

## 三、诊断

**1.临床表现**

(1)出生后 2~4 周出现黄疸,皮肤、巩膜黄染持续加重;大便初为灰白色,后又较黄;尿色深,如浓茶。

(2)腹膨隆,肝脾肿大,腹水,晚期伴门静脉高压症。

(3)病程 3 个月后发育迟缓,营养差,贫血,5~6 个月后迅速恶化,有出血倾向。

2.实验室检查

显示阻塞性黄疸及肝硬化征象,肝功能异常,黄疸指标明显增高,直接胆红素增高明显。

3.特殊检查

(1)B 超,对胆道闭锁性类型的判断有一定意义。

(2)$^{99m}$Tc 亚氨基二络酸类衍生物显像剂行肝胆动态显像,显示胆道形态与功能,同时可与婴儿肝炎鉴别。

(3)磁共振胆胰管造影(MRCP)可显示肝内外胆管形态,有确诊价值。

(4)十二指肠引流监测有无胆汁进入十二指肠,有助于鉴别诊断。

4.诊断

(1)主要表现为持续性黄疸,大便早期为灰白色,尿色深。

(2)腹部膨隆,肝脾肿大,多有脐疝。

(3)血清胆红素升高,直接胆红素显著升高,碱性磷酸酶升高,GPT 轻度升高,尿胆红质阳性,粪胆素早期可阴性。

5.鉴别诊断

(1)新生儿肝炎

黄疸较轻,大便黄色,肝肿大比胆道闭锁轻,血清胆红素逐渐下降,AKP<40U。

(2)先天性胆总管囊肿

早期可出现黄疸和陶土样大便,黄疸呈间歇性,一般不重,B 超可见肝门区液性包块。

(3)胆汁黏稠

与早期胆道闭锁难以鉴别。黄疸为间歇性,大便亦非持续性陶土样。B 超可见胆囊及胆管发育尚可。试用 25%硫酸镁口服,每次 5ml,2~3 次/日,3 天后可排出淤胆而症状缓解,手术探查可见胆囊和肝外胆管正常,胆囊穿刺冲洗疗效理想。

(4)胆总管外压

恶性肿瘤(少见),肿大的淋巴结或环状胰腺。B 超检查可见原发病灶。

## 四、治疗

晚期发生不可逆性肝损害者,可施行肝移植。

1.适应证

确诊为胆道闭锁时,在出生 6~8 周内施行手术,超过 3 个月时,胆汁性肝硬化、肝功能损害不可逆,即使手术能解除胆道梗阻,也可能死于肝功能衰竭。

2.术前准备

纠正贫血及低蛋白血症,可输全血、血浆、白蛋白,补充维生素 $K_1$、B、C、D 及保肝治疗,给抗生素预防感染。

3.手术方式

(1)肝门空肠双重 Y 型吻合术(改良 Kassai 术):适用于Ⅱ、Ⅲ型胆道闭锁。

(2)胆囊十二指肠吻合术:适用于Ⅰ型胆道闭锁。

(3)胆总管(肝管)十二指肠吻合术,适用于Ⅰ型胆道闭锁。

(4)胆总管(肝管)空肠 Roux-en-Y 吻合术:适用于 I 型胆道闭锁。

(5)胆囊肝门吻合术:适用于肝管近端闭锁的 II 型胆道闭锁。

**4.其他**

腹腔镜肝门处胆道探查,还可行胆囊穿刺冲洗、肝活检、肝门空肠吻合术等。

# 第八节　先天性胆管扩张症

先天性胆管扩张症 (Congenital Chledochal Dilatation,CCD), 又称先天性胆总管囊肿(Congenital Chledochal Cyst)。仅肝内胆管多发性囊状扩张者称 Caroli 病。日本、中国发病率较欧美高。多在 6 岁以前及婴幼儿期出现症状,男女比例 1:4~1:5。5%~28%可发生癌变。

## 一、病因

1.胰胆管合流异常是目前公认的本病的主要原因。胚胎期胆总管与主胰管未能正常分离,共同通道长达 2~3.5cm(正常 5mm)。胆总管以直角进入胰管,使胰液反流入胆道系统,破坏胆管壁的黏膜及弹性纤维,导致胆管扩张。

2.胆道上皮增殖不平衡。

3.病毒感染:多为乙肝病毒感染,还有巨细胞病毒感染、单纯疱疹病毒感染、腺病毒感染等,引起胆管腔阻塞或壁变薄。

## 二、病理

胆总管囊肿的分型:

I 型:胆总管囊性扩张型,呈球状或梭状扩张,最为常见;

II 型:胆总管憩室型;

III 型:胆总管口囊状脱垂;

IV 型:肝内外胆管多发性囊状扩张。

## 三、诊断

1.临床表现

(1)腹痛:常位于上中腹,胀痛或牵拉痛,有时绞痛,合并胆管炎时,腹部剧痛伴发热、恶心、呕吐。

(2)肿块:位于右上腹,巨大者可占据全腹。光滑、球形、界限清晰、囊性感。小的梭形囊肿不易触及。若发生感染,疼痛、黄疸时肿块可增大,好转后缩小。

(3)黄疸:与胆道梗阻的程度有关,为间歇性黄疸,胆汁顺利排出后黄疸消退,严重黄疸时粪色变浅,甚至呈陶土色。尿呈浓茶色。

(4)发热、呕吐:在发作期,体温可达 38~39℃。恶心、呕吐是炎症引起的胃肠道反射。

"腹痛、黄疸、包块"称为先天性胆管扩张的"三联征",而三种症状同时出现者仅 24%~30%。

2.实验室检查

疼痛发作时总胆红素、AKP、转氨酶升高,合并胰腺炎时血尿淀粉酶升高。缓解后可恢复正常。

3.特殊检查

(1)X 线:腹部平片示右上腹占位性致密阴影,钡餐透视显示胃受压移位,十二指肠框扩大,前后变薄,降部可见弧形压迹,十二指肠与椎体之间距离增大。

(2)B 超:肝下方显示边界清晰的低回声区。

(3)ERCP 及 PTC 检查:了解胰胆管解剖及病理。

(4)CT 及 MRCP:显示胆总管和肝内胆管扩张。

(5)SPECT$^{99m}$Tc 亚氨基二醋酸显像:能准确显示囊肿的部位和形态。

4.诊断要点

腹痛、肿块、黄疸等三个间歇性症状,B 超可明确胆总管扩张的大小,SPECT$^{99m}$Tc 检查囊肿部位及形态。

5.鉴别诊断

影像学检查容易与胆道闭锁、胰腺囊肿、肝包虫囊肿、胆管结石、肝囊肿鉴别。

## 四、治疗

明确诊断后应及时行囊肿切除,胆道重建。

1.囊肿切除、胆道重建术

现行有肝总管空肠 Roux-en-Y 肠吻合术,肝总管十二指肠吻合术,空肠间置、胆道重建术,阑尾间置、胆道重建术。

2.囊肿与肠道内引流术

囊肿十二指肠吻合术;囊肿空肠 Roux-en-Y 肠吻合术,此手术方法因囊肿未切除易发生癌变、囊内感染、结石等并发症,目前已很少用,建议对以前做过囊肿与肠道内引流术的患儿再次切除囊肿,行胆道重建。

3.囊肿外引流术

适用于急性化脓性胆管炎,严重的阻塞性黄疸,不能耐受手术者。囊肿外引流术的目的是解决胆道梗阻,待炎症控制 2 周,再行囊肿切除、胆道重建术,在外引流期间注意大量胆汁丧失可导致电解质紊乱。

4.腹腔镜下囊肿切除、胆道重建术(肝总管空肠 Roux-en-Y 肠吻合)

开展该手术的单位逐渐增多,患儿术后恢复较快。

## 五、随访

每隔 3~6 个月随访一次,持续 2 年,复查 B 超、ECT,观察是否有逆流、吻合口狭窄等。

# 第九节 小儿腹部肿块的鉴别诊断

腹部肿块(Abdominal Mass)是来自腹壁、腹腔内及腹膜后各个组织或脏器的肿块。

## 一、病因

有炎症和外伤所致的脓肿、血肿和粘连包裹性肿块,也有良性及恶性肿瘤性肿块。

## 二、诊断

主要依靠病史、症状、体征和特殊检查。

1.临床表现

(1)肿块部位

腹部肿块所在部位大多与临近器官有关,例如上腹部肿块,常起自胃;右上腹部肿块多见于肝、胆;腹部两侧为肾肿块,腹膜后肿瘤;中腹部肿块常见于大网膜及肠系膜囊肿;在肿块太多时较难确定其部位。

(2)肿块的性质

实质性肿块多为恶性肿瘤,囊性肿块多为良性。

(3)肿块生长的速度

增大较快可能是恶性肿瘤;生长较慢多为良性;由慢变快,可能是良性肿瘤恶变,或肿块内部出血,液化或感染。

(4)伴随症状

炎性肿块有明显的发热及压痛,肾盂积水,肿块可大可小;肾母细胞瘤或膀胱肿瘤有血尿、先天性胆管扩张症,常伴发热、黄疸、腹痛;肠道肿块早期出现绞痛、呕吐,晚期肿瘤增大,压迫肠道出现部分或完全性肠梗阻症状,骶前肿瘤进行性加重使排便、排尿困难。

小儿腹部肿块的鉴别诊断见表35-2。

**表35-2 小儿腹部肿块的鉴别诊断**

| 部位 | 病名 | 临床表现 | 特殊检查 | 其他 |
|---|---|---|---|---|
| 上腹部 | 胆管扩张症 | 间隙黄疸、发热、腹痛 | 钡餐示胃、十二指肠向左前移位,十二指肠框扩张;B超提示无回声区;SPECT获胆道形态与功能;MRI | 经皮肝穿胆管造影;PTC |
| | 肝母细胞瘤 | 肝大,右上腹不规则实质性、结节状包块 | B超示肝内占位性病变;CT | α-FP增高 |
| | 胰腺囊肿 | 外伤史或胰腺炎病史,上腹偏左、囊性不活动包块 | 钡餐示十二指肠框扩大;B超显示无回声区;CT或MRI | 血尿淀粉酶增高 |
| 中下腹 | 肠系膜囊肿 | 囊性包块,活动度大,巨大囊肿时导致肠梗阻 | 钡餐示肠道在肿块前面;B超提示无回声区 | 膀胱镜见肿瘤 |
| | 大网膜囊肿 | 肿块大而软,活动度大,边缘清楚 | 钡餐示肠道在肿块后方,邻近脊柱;B超无回声区 | |
| | 卵巢囊肿 | 略可移动,囊性肿块扭转时阵发性剧痛 | B超盆腔无回声区 | |
| | 卵巢畸胎瘤 | 同上,实质性肿块 | 膀胱造影充盈缺损 | |
| | 卵巢胚胎瘤 | 耻骨上包块,实质性,伴尿潴留,肛诊可触及 | X线平片可能有骨质阴影 | |
| 后腹膜腔 | 腹膜后畸胎瘤 | 实质性、囊性混合,不活动包块,近中线处 | X线平片示钙化,IVP示肾可能移位 | |
| | 肾母细胞瘤 | 季肋下实质性包块可能是高血压,血尿常见 | IVP示肾移位变形,晚期不显影 | |
| | 神经母细胞瘤 | 任何部位处触及硬的不规则实质性包块,伴发热,贫血 | IVP示肾向下移位,是否有骨转移,通过SPECT定位 | |
| | 肾盂积水 | 季肋下囊性包块 | IVP示肾盂扩大或不显影,B超提示无回声区 | |

2.特殊检查

首选B超,再作X线检查,IVP、CT、MRI,必要时行钡灌肠,动脉造影。

# 第三十六章　泌尿、男生殖系统疾病

## 第一节　泌尿、男生殖系统先天性畸形

### 一、重复肾

本病是较常见的肾、输尿管先天畸形，发病率约 1:1500，单侧畸形比双侧畸形多 6 倍。重复肾多数融合为一体，多数不能分开，表面有一浅沟，但肾盂、输尿管上端及血管分开，亦有各自的肾盂、输尿管和血管。重复肾可为单侧，亦可为双侧。重复肾、重复输尿管多同时存在，重复输尿管可为完全型，亦可为不完全型，可开口于膀胱内，亦可异位开口于尿道、前庭或阴道。

（一）病理改变

重复肾常结合为一体，较正常肾脏为大，两肾常上下排列，少有左右或前后排列者，亦少有完全分开者。上下两肾，亦常上肾较小仅有一个肾盏，而下肾较大，常具有两个肾盏。如与其相接连之输尿管为完全型的双重输尿管，则与下段肾相连之输尿管常在输尿管口之正常位置入膀胱；而上段肾则在较正常输尿管入膀胱位置之下方膀胱三角区内入膀胱，或在男性于后尿道、精阜、精囊处开口；在女性则可于尿道、前庭、阴道等处开口。

（二）临床表现

1.不完全的重复输尿管畸形，或完全型的重复输尿管畸形，输尿管均开口于膀胱内，且没有合并症。这类病例完全没有临床症状，只有在进行泌尿系统全面检查时才被发现。此类病人约占 60%。

2.重复肾伴有合并症，出现肾盂炎、肾结石、结核、肿瘤、积水等症状表现而进行泌尿系统全面检查时被发现。

3.完全型的双重输尿管畸形，输尿管开口于外阴前庭、阴道等处。致患者自幼年就有遗尿史，夜晚尿湿床铺，白天也经常短裤不干；但患者又有正常的排尿活动。如有此种病史，仔细检查外阴，常能察见异常输尿管开口。即使找不到异常输尿管开口，静脉肾盂造影亦常能证实此种先天畸形。

（三）诊断要点

1.如无异位开口及并发症，常无症状，不易发现。

2.如女性患者有正常排尿，兼有尿失禁，应考虑输尿管异位开口而作进一步检查。

3.膀胱镜检查在完全型者常可看到患侧多一个输尿管口，位于外上方的常是来自低位肾盂的输尿管。

4.静脉尿路造影，如重复肾有功能，造影时可显示两个肾盂肾盏；如无功能，则仅显示一低位肾。逆行尿路造影时如插管成功，显影较清晰，更有助于诊断。

5.女性尿失禁患者，应仔细观察前庭及阴道内有无小孔喷尿。静注靛胭脂后如喷出蓝色尿液更有助于观察。如能经此孔插管造影，即可显示异位的输尿管及肾盂。

6.如输尿管异位开口于尿道,则须行尿道镜检查。

(四)影像学检查

1.静脉尿路造影

可清楚显示功能良好的重复肾及双输尿管畸形,对功能不良的重复肾则容易误诊。

2.B超

可显示功能良好的重复肾畸形,但对双输尿管及合并积水的重复肾则显示欠佳且超声难以发现重复输尿管的异位开口位置,且需与肾上极囊肿及双肾盂畸形鉴别。

3.CT检查

可清晰显示重复肾畸形及合并积水的双输尿管,能更清楚地显示重复肾的内容,同时CT连续层面观察可确定输尿管的异位开口,但对无扩张的重复输尿管显示不够清晰、直观。

4.逆行造影

找到异位开口并插管行逆行造影可明确诊断。

5.CT

当IVU及逆行造影均不能很好显示患侧肾脏及输尿管但肾功能尚好时,可作延时CT扫描,并作三维重建图像,以明确诊断。

6.MRI

MRI水成像能很好地显示两根输尿管的相互关系及开口的位置。尤其在肾功能不好时,诊断价值更大。

7.膀胱镜检查

完全性双肾输尿管畸形者可发现膀胱内多一个输尿管开口。

(五)实验室检查

1.尿常规

有时有镜下血尿、白细胞,严重时可有肉眼血尿。合并感染时需行尿细菌培养加药敏试验。

2.血常规

感染严重时白细胞总数和分类可增高。

(六)治疗

治疗主要依据重复肾、输尿管病变情况及并发症而采取不同疗法:

1.无症状者可终身不被发现。仅尿路感染而无解剖上异常(肾积水、输尿管口异位)时宜用药物控制感染,无需手术。

2.有输尿管异位开口者,一般采取输尿管膀胱再植术;当伴重度肾积水和反复发作的泌尿系统感染等症状时,可行重复肾及输尿管切除术;若双侧均异位开口可分期行手术治疗。

3.对无输尿管异位开口者一般采取保守治疗或行输尿管膀胱再植术。若血尿、腰痛、尿路感染反复发作且重肾积水、肾皮质菲薄者可行重肾及输尿管切除术。

(七)手术指征

1.不完全性重复输尿管,上段肾功能存在而伴有输尿管—输尿管返流的;

2.完全性重复输尿管,上段肾功能存在而伴膀胱—输尿管返流的;

3.合并尿路感染无法控制,或有点滴性尿失禁的;

4.合并较大结石、严重积水的。

(八)腹腔镜治疗

自从Clayman等1991年首次经腹腔途径的腹腔镜手术成功切除肾脏,Gaur1992年率先经腹膜后途径(也称后腹膜腔镜)完成肾切除术后,兴起了经腹腔镜进行肾脏手术的新技术。

它具有创伤小、术后恢复快等优点，已经为广大医生和患者接受，且开展迅速，已逐渐成为肾脏外科的常规手术。随着腹腔镜技术的不断完善，手术数量有较大的提高，难度也不断下降。一些病情相对复杂的病例，如重复肾输尿管畸形，因其表现形式多样、复杂，经腹腔镜手术时仍有一些困难。

腹膜后腹腔镜肾部分切除更加安全和适宜操作，尤其是对儿童患者它的手术时间与开放手术几乎相等，腹腔镜途径的手术最大的优点就是相对开放手术它可以显著地减少住院天数。

## 二、输尿管口异位

### (一)概述

输尿管口异位(Ectopic Opening of Theureter)是较多见的泌尿道畸形。正常输尿管开口于膀胱三角区，而异位输尿管口则位于三角区以外的膀胱内或膀胱外，约80%病例患侧都是双输尿管，并常并发其他泌尿系统畸形，如肾发育异常、蹄铁形肾、异位肾等。

由于管口狭窄，输尿管常有不同程度的扩张及蠕动障碍。相应引流的肾因回压而积水、萎缩，并有肾盂肾炎性瘢痕。一般说来异位输尿管口距正常位置越远，肾的病理变化也越大。患部或患侧肾常见发育不全，有小囊肿或胎儿型结构。

### (二)临床表现

女孩的异位输尿管口位于膀胱尿道的远端，故以正常分次排尿后仍有持续或间断滴尿为特点，这是最多见的症状。站立活动时滴尿更为明显，常见入睡后外阴部并不潮湿，这是由于尿量少，平卧时少量尿液存于软而扩大的异位开口的输尿管中。男性异位于后尿道的输尿管口，在括约肌的近端，故无滴尿现象，如并发感染，则可有发热、脓尿；异位于输精管或附睾管者可引起附睾炎；而异位于精囊者可使精囊增大，于肛门指诊触及，并可经尿道注入造影剂，反流显影。

由于异位开口的输尿管引流上半肾，常在常规静脉泌尿系统造影中不显影，这可与对侧相比，知道显影的是下半肾(显影的肾盂、肾盏因受不显影的上半肾压迫向外下移位，上缘变平并呈发育不良状)，有些病例用大剂量静脉泌尿系统造影剂及延缓造影，可隐约显示上肾盂影。

仔细检查女孩外阴部，有时可在正常尿道口后缘，找到间断滴尿的异位输尿管口，自此插入导管，并注入造影剂，可显示相应的肾盂及输尿管影。

膀胱镜检查可见膀胱内有多余的输尿管口或患侧三角区发育不良，无输尿管口。但更多见的情况是患侧输尿管口正常，如插管做逆行肾盂造影，仅见下半肾显影。

### (三)治疗

手术方式应根据肾及输尿管情况决定。如异位开口的单一输尿管来自功能尚好的单一肾盂，则做防止反流的输尿管膀胱再吻合；如来自重肾的上肾部，由于仅占全肾的极小部分，且又合并肾、输尿管积水，功能严重丧失者，应切除上肾部，不必去追寻异位输尿管口的部位。如手术后仍有滴尿，应考虑对侧尚有输尿管口异位的可能。

双侧单一输尿管口异位多见于女孩，尿不经膀胱而持续滴出，故无正常分次排尿。静脉泌尿系统造影时可见双侧输尿管不向膀胱内走行，由于患儿多仰卧摄片，故已排至尿道的造影剂可逆流至发育不良的膀胱内而显影。单纯输尿管膀胱再吻合，由于膀胱发育不良，未形成膀胱颈，无括约作用，故手术后仍不能控制排尿。须按尿失禁做 Leadbetter 术式加膀胱颈悬吊术，如术后仍不能控制排尿应考虑尿路改流术。

## 三、输尿管囊肿

输尿管囊肿(Ureterocele)是由于输尿管口先天性狭窄或功能性挛缩及输尿管壁发育不全，以致输尿管下端各层形成一囊肿突入膀胱之内。故囊肿的外层为膀胱黏膜，内层为输尿管黏膜，两者之间为很薄的输尿

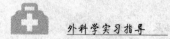

管肌层。

输尿管囊肿的发生有下列学说：①胚胎在 12~30 毫米时，上皮向下生长形成一瓣膜，瓣膜吸收后成输尿管口。如果瓣膜不吸收，即引起输尿管下端狭窄。②输尿管下端肌纤维层薄弱加输尿管狭窄。③输尿管膀胱壁段过长、过斜或过弯曲。④输尿管口周围炎症、外伤等引起疤痕狭窄。总之输尿管口不同程度的梗阻加上尿流不断冲击而形成囊肿。常与泌尿系统其他先天性反常，如重复肾盂、重复输尿管同时发生。

（一）临床表现

输尿管囊肿多以尿路梗阻并发感染为主要症状，表现为反复发热、脓尿及不同程度的排尿困难，甚至可致尿潴留。由于异位输尿管囊肿位于膀胱颈或（和）后尿道，故在女孩排尿时，部分囊肿可脱垂至尿道口外，但也偶见输尿管囊肿绞窄形成一大出血性肿物者。如尿路梗阻严重，双侧肾受回压及感染影响，可导致尿毒症。

（二）诊断

凡婴幼儿尤其女性有反复泌尿系统感染、排尿困难或尿道口有可复性小肿物脱出者，应考虑本症而进行静脉泌尿系统造影检查。

静脉肾盂造影如肾功能良好，可见膀胱内有圆形充盈的输尿管囊肿及比较薄的囊肿壁。当伴发重肾双输尿管的上肾部因回压、积水、感染、功能不良而不显影时，可见显影的下肾部因受压向外向下移位，并呈发育不良的形态，同时膀胱颈部可见圆形光滑的充盈缺损，有时囊肿局部壁过薄，则凹入似呈分叶状。

膀胱镜检查易于辨认圆形光滑的输尿管囊肿，半透明状，上覆正常的膀胱黏膜，但多因囊肿过大，不能看到全貌。

（三）鉴别诊断

1.膀胱肿瘤

当输尿管囊肿有炎症水肿时，膀胱镜检查显示囊壁增厚、充血和出血，血管模糊不清，膀胱造影显示充盈缺损，均可误认为肿瘤。多发生在腹压增加时。脱出的膀胱黏膜有水肿充血，呈暗红色，看到三角区和输尿管口。膀胱镜检所看到的改变与脱垂时看到的改变相一致。膀胱造影无"眼镜蛇头"状改变。

2.下段输尿管肿瘤

排尿时经尿道脱出。多见于女性。由于肿瘤梗阻，常引起肾、输尿管积水，肾功能减退。

（四）治疗

对于小的单纯性输尿管囊肿，无尿路梗阻，也无临床症状，就不需要治疗，但对于并发尿路梗阻的异位输尿管囊肿，除用抗生素控制泌尿系统感染外，根据患侧肾及输尿管情况决定手术方法。如果患侧上半肾的功能不良，则应做患侧上半肾切除术；如果术后仍有症状，再处理输尿管囊肿。如患侧肾功能良好，则做输尿管囊肿切除及防反流的输尿管膀胱再吻合术，或经尿道行输尿管囊肿底部开窗。

## 四、尿道上裂

由部分（15%）或完全性尿道背侧融合缺陷所致，最严重的尿道上裂合并膀胱外翻。尿道上裂常见于男性。仅阴茎重建难以达到尿不失禁，常需作膀胱颈成形术来达到完全控制排尿的目的。但部分患者可无尿失禁。

（一）临床表现

阴茎头型很少发生尿失禁，阴茎型和阴茎耻骨型尿失禁的发生率分别为 75% 和 95%。

女性尿道上裂表现为阴蒂分裂、阴唇分开，大部分有尿失禁。

尿失禁通常是尿道括约肌发育不良，还可出现远端阴茎弯曲。耻骨分离常合并膀胱外翻，尿道上裂认为是膀胱外翻的一种较轻形式；严重的尿道上裂常并发膀胱外翻。

（二）临床分型

在男性，尿道异位于阴茎背侧，根据尿道外口位置不同分为下列三个类型：

1.阴茎头型：尿道外口开口于宽又扁的阴茎头背侧；

2.阴茎型：尿道外口开口于耻骨联合至冠状沟之间，尿道口宽大呈喇叭状，尿道外口远端呈沟状至阴茎头；

3.阴茎耻骨型：尿道外口开口于耻骨联合处，阴茎背侧有一完整的尿道沟至阴茎头。

（三）治疗

控制排尿，切除纤维索带伸直阴茎，重建尿道。目前修复尿道括约肌成功率不高。但 Tanagho 和 Smith（1972 年）报道，通过在膀胱和前列腺尿道间植入膀胱前壁瓣卷成的管，可完全控制排尿。Kramer 和 Kelali（1982 年）报道，切除纤维索和尿道口前移的尿道成形术获得了满意效果的外形。如手术矫正后仍出现尿失禁，可考虑行人工括约肌手术。

## 五、尿道下裂

尿道下裂（Hypospadias）是小儿泌尿系统中常见的先天性畸形，发生率约为 1:300。是由于胚胎期前尿道发育不全从而尿道开口达不到正常位置，表现为尿道外口异位、阴茎下曲、包皮异常分布。

（一）病因

尿道下裂的病因与下列因素有关：

1.遗传因素

尿道下裂有明显的家族倾向，本病为多基因遗传。普通人群的发生率为 1‰~8‰，而有先症者的男性亲属中发生率为 2.2%，Bauer 等报告 8% 患者的父亲和 14% 患者的兄弟中亦有尿道下裂。

2.激素异常

绒毛膜促性腺激素（HCG）刺激睾丸间质细胞（Leydig Cells）在孕期第 8 周开始产生高峰，第 12 周到达顶峰。睾酮经 5α 还原酶的作用转化成双氢睾酮（DTH）。外生殖器的发育受双氢睾酮的调节。任何原因导致睾酮产生不足、延迟或睾酮转化成双氢睾酮的过程出现异常均可导致生殖畸形。

胚胎期可能在以下环节存在激素异常影响尿道发育：

（1）HCG 产生不足；

（2）胎儿睾丸对 HCG 不敏感；

（3）睾酮产生不足或峰值延迟晚于第 12 周；

（4）5α 还原酶缺乏，睾酮转化异常；

（5）母亲孕前激素的摄入异常。

3.雄激素受体异常

雄激素受体（AR）基因突变是尿道下裂的原因之一。文献报道尿道下裂患者包皮组织中 AR 表达不足及 AR 与 DTH 结合力有缺陷，而 Brown 等报道编码 AR 的基因突变使 AR 异常，这一基因位于 X 染色体长臂上并以 X 连锁隐性遗传。Lubahn 报道雄激素受体基因第 8 外显因子单链 DNA 带泳动变位，雄激素受体表达异常。

4.表皮生长因子及其受体异常

Gupta 等报告表皮生长因子（EGF）影响男性生殖道的发育而尿道下裂患儿包皮组织中 EGF 及表皮生长因子受体（GFR）表达不足。

（二）临床表现

典型的尿道下裂有三个特点：异位尿道口、阴茎下弯、包皮分布异常。

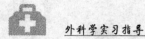

1.异位尿道口

尿道口可异位开口于从正常尿道口近端至会阴部尿道的任何部位。尿道口多有轻度狭窄,其远端有一黏膜样浅沟,部分被覆一层薄膜。患儿常取蹲位排尿,尿道口越位于阴茎体近端越明显。

根据尿道口位置尿道下裂分为四型:

Ⅰ°:阴茎头、冠状沟型;

Ⅱ°:阴茎体型;

Ⅲ°:阴茎阴囊型;

Ⅳ°:会阴型。

为了便于估计手术效果,Barcat 按矫正下弯后尿道口退缩的位置来分型:

前型,包括阴茎头型、冠状沟型、阴茎体前型,占 65%;

中间型,占 15%;

后型,包括阴茎体后型、阴茎阴囊型、阴囊型、会阴型,占 20%。

2.阴茎下弯

尿道下裂多存在阴茎向腹侧弯曲,其原因主要是尿道口远端尿道板纤维组织增生、阴茎体腹侧各层皮下组织缺乏、阴茎海绵体背腹两侧不对称。

按阴茎头与阴茎体纵轴的夹角将阴茎下弯分为:

(1)轻度:小于 15°;

(2)中度:15°~35°;

(3)重度:大于 35°。

3.包皮分布异常

尿道下裂表现为阴茎背侧包皮帽状堆积,腹侧包皮呈 V 形缺损,包皮系带缺如。

4.合并畸形

最常见的合并畸形为腹股沟斜疝及隐睾,各占 9%。重度尿道下裂有时合并前列腺囊,有报道会阴型及阴茎阴囊型尿道下裂中的发生率为 10%~15%,开口于前列腺部尿道的后方,有时造成感染及结石,当插导尿管困难时应考虑前列腺囊存在的可能性。伴发上尿路畸形的发病率为 1%~3% 不等。部分病例合并阴茎阴囊转位、阴茎扭转、小阴茎、重复尿道等。

(三)治疗

尿道下裂的治疗方法很多,但无论何种方法均应达到目前公认的治愈标准:

(1)阴茎下弯完全矫正;

(2)尿道口位于阴茎头正位;

(3)阴茎外观满意,接近正常,能站立排尿,成年后能进行正常性生活。

1.手术治疗

包括分期成形术和一期尿道成形术。分期成形术是指一期矫正阴茎下弯后 6 个月~1 年再行尿道成形术。一期尿道成形术包括阴茎下弯矫正、尿道成形、尿道口及阴茎头成形、阴茎腹侧创面覆盖及阴囊成形等。

手术方法的选择:

(1) 阴茎远段型尿道下裂常用术式:Magpi 术 (尿道口前移阴茎头成形术)、Mathieu 术、Mastarde 术、Onlay 横行岛状皮瓣尿道成形术等。

(2)阴茎体型尿道下裂常用术式:Duckett 术(横行岛状皮瓣尿道成形术)、阴囊中缝岛状皮瓣尿道成形术、Tip (尿道板正中切开)尿道成形术等。

(3)阴茎体近侧型(包括阴茎阴囊型、阴囊型及会阴型)尿道下裂常用术式:阴囊中缝岛状皮瓣尿道成形术、Duckett 术、Duplay 手术加横行岛状皮瓣尿道成形术等。

2.尿道下裂术后常见的并发症

(1)尿道瘘

是尿道成形术后最常见的并发症,发生率 15%~30%。

(2)尿道狭窄

多发生在阴茎头段尿道及吻合口处。术后 3 月内的狭窄可采用尿道扩张,若无效则需手术。

(3)尿道憩室

其原因可能是继发于尿道狭窄、成形尿道口径过大、成形尿道周围组织过少。较小的尿道扩张在狭窄解除后可以好转,大的尿道扩张应先消除病因后行憩室切除、尿道成形术。

# 第二节　泌尿系统损伤

## 一、肾损伤

肾脏位于腹腔后,在解剖关系上受周围组织的保护,此外,肾脏可以随呼吸而活动,对于暴力具有一定的缓冲作用,因此不易受伤。其发病率占腹部损伤的 7%~20%。随着我国工业和交通事业的发展,肾损伤的发生率有增加的趋势。正常情况下,肾脏有一定的活动度,加之深藏在肾窝里,周围受到肋骨、腰肌、脊椎、腹壁、腹腔内脏器、膈肌等的保护,所以不易受损。肾脏的质地脆,包膜薄,周围还有骨质结构包围,故一旦受暴力打击,也是可引起损伤的,如肋骨骨折的断端,可穿入肾实质而使肾受到损伤;肾脏被挤于脊柱和其横突之间而受到损伤。肾损伤多是严重多发性损伤的一部分,多见于成年男子。

(一)病因

1.开放性损伤

因弹片、枪弹、刀刃等锐器致伤,常伴有胸、腹部等其他组织器官的损伤,损伤程度复杂而严重。

2.闭合性损伤

未与体外交通的肾损伤,称为闭合性肾损伤。

常因直接暴力(如撞击、跌打、挤压、肋骨骨折或横突骨折等)或间接暴力(如对冲伤、突然暴力扭转等)所致。

此外,肾本身病变(如肾积水、肾肿瘤、肾结核或肾囊性疾病等)更易造成肾损伤,有时极轻微的创伤,也可造成严重的“自发性”肾破裂。在医疗操作中,如肾穿刺、泌尿外科检查或治疗时,也可能发生肾损伤。

(二)病理

临床上最多见的是闭合性肾损伤,根据损伤的程度分为以下几种病理类型。

1.肾挫伤

损伤仅局限于部分肾实质,形成肾瘀斑和(或)包膜下血肿,肾包膜及肾盂黏膜完整。一般症状较轻微,可以自愈。损伤涉及肾集合系统时,可有少量血尿。大多数病人属于此类损伤。

2.肾部分损伤

肾实质部分裂伤,常伴有肾包膜破裂,可致肾周血肿。如肾盂、肾盏黏膜破裂,则可有明显的血尿。通常不需要手术治疗即可自行愈合。

3.肾全层裂伤

肾实质深度裂伤,向外可及肾包膜,向内达肾盂、肾盏黏膜,此时常引起广泛的肾周血肿、血尿和尿外渗。肾横断或碎裂时,可导致部分肾组织缺血,甚至坏死。这类肾损伤症状明显,后果严重,均需手术治疗。

4.肾蒂损伤

肾蒂血管损伤比较少见。肾蒂或肾段血管的部分或全部撕裂时,可引起大出血、休克,常来不及诊治,就会死亡。突然减速或加速运动(如车祸、从高处坠落),可引起肾急剧移位,肾动脉突然被牵拉,致弹性差的内膜断裂,形成血栓,造成肾功能丧失。此类损伤多发生在右肾,易被忽略,应迅速确诊并施行手术。

晚期病理改变包括:由于持久尿外渗形成的肾囊肿;血肿、尿外渗引起的组织纤维化,压迫肾盂输尿管交界处导致肾积水;开放性肾损伤,偶可发生动静脉瘘或假性肾动脉瘤;部分肾实质缺血或肾蒂周围纤维化压迫肾动脉,可引起肾血管性高血压。

(三)临床表现

肾损伤的临床表现与损伤程度有关,不完全相同,尤其在合并其他器官损伤时,肾损伤的症状常被忽视,或不易被察觉。肾损伤的主要症状有休克、血尿、疼痛、腰腹部肿块、发热等。

1.休克

严重肾裂伤、肾蒂裂伤或合并其他脏器损伤的患者,常因损伤和失血而发生休克,严重时可危及生命。休克程度多与出血速度、就诊时间、合并伤轻重和机体代偿能力等有关。伤后数日出现的延迟性休克,表示有持续性或再发性的大量出血,因此需要对伤员进行严密观察和及时处理。

2.血尿

肾损伤患者大多有血尿,包括肉眼血尿和镜下血尿。肾挫伤时,就可出现少量血尿,严重裂伤时,则可见大量肉眼血尿,并有血块阻塞尿路。血尿与损伤程度不成比例,肾挫伤或轻微肾裂伤会导致肉眼血尿,而严重的肾裂伤可能只有轻微血尿或无血尿(如肾蒂血管断裂,肾动脉血栓形成,肾盂、输尿管断裂或血块阻塞等)。部分病例,血尿可延续很长时间,常与继发感染有关。

3.疼痛

肾包膜下血肿、肾周围软组织损伤、出血或尿外渗,可引起患侧腰、腹部疼痛。血液、尿液渗入腹腔或合并腹腔内脏器损伤时,可出现全腹疼痛和腹膜刺激症状。血块通过输尿管时,可引起肾绞痛。

4.腰腹部肿块

血液、尿液渗入肾周围组织,可使局部肿胀,形成肿块,腰腹部有明显触痛和肌强直。

5.发热

由于血肿、尿液外渗,患者易继发感染,甚至导致肾周围脓肿或化脓性腹膜炎,从而引起发热等全身中毒症状。

(四)诊断要点

肾损伤的诊断一般根据创伤的病史、临床症状与体征,结合尿实验室检查及造影检查即可确诊。多数病例根据受伤部位和血尿就可做出诊断。如有腹腔脏器合并损伤,应注意不要忽略肾损伤。

在肾损伤的诊断中不仅需确定有无损伤,并需了解损伤程度,对侧肾的情况及伤肾的发展趋势等。若诊断确有困难,则考虑行泌尿系统特殊检查。

X线检查对肾损伤的诊断有时极为重要,它包括腹部平片、排泄性尿路造影、逆行尿路造影、动脉造影及CT检查。

放射性同位素扫描对肾损伤的诊断及随访检查也有一定帮助,扫描方法简单而安全,可根据情况采用。

(五)治疗

1.保守疗法

肾脏修复能力很强,绝大部分肾损伤患者如肾挫伤或部分肾裂伤,可用非手术疗法治愈。这些治疗包括:

(1)休克的抢救,包括输液、输血和止痛等;

(2)绝对卧床休息,至少 2~3 周,下床活动后 2~3 个月内避免体育活动及体力劳动,以防继发性出血;

(3)抗菌治疗,控制感染。

在施行支持疗法的过程中,必须密切观察血压、脉搏、血尿、血红蛋白等有无变化。

2.手术疗法

在保守治疗过程中病情逐渐加重,如腰部血肿逐渐增大,反复发生大量血尿,严重休克经补液、输血后无改善,明显尿外渗,严重局部感染或合并腹腔脏器损伤时,需采用手术疗法。

手术前必须通过静脉肾盂造影、放射性同位素检查了解对侧肾脏情况。

肾手术方式的选择,主要根据肾损伤程度而定。

(1)选择性肾动脉栓塞术

主要适应证为严重肾挫伤和裂伤。个别拟行紧急肾切除者,栓塞可暂时止血以控制休克,使患者能耐受手术。

(2)肾区引流

适用于肾贯通伤、严重尿外渗或形成肾周感染者。

(3)肾修补或肾部分切除术

若系肾部分破裂,一处或多处,而肾盂、输尿管完整,亦无明显尿外渗或感染时,应尽量采用肾修补术。

(4)肾切除术

肾严重损伤,无法修补或出血无法控制者即行肾切除术。

## 二、输尿管损伤

输尿管为一细长而有肌肉黏膜的管形器官,位于腹膜后间隙,周围的保护良好并有相当的活动范围。因此,由外界暴力(除贯通伤外)所致的输尿管损伤殊为少见;但在输尿管内进行检查操作和广泛性盆腔手术时常引起输尿管损伤。输尿管损伤的发病率甚难确定,实际上超过一般统计数字。输尿管受外界暴力损伤时,其症状几乎全被伴发的其他内脏损伤所隐蔽,故多在手术探查时才被发现。盆腔手术和应用经输尿管器械所致的输尿管损伤,在若干病例中,因症状不明显而诊断未能确定。随着腔内泌尿外科的开展,器械操作所致的输尿管损伤的发病数有所上升。

(一)病因

1.外伤性损伤

多见于战时,输尿管损伤时常伴有其他内脏的损伤或贯通伤。部分伤员流血过多,严重休克,因未能及时抢救而死亡。在被送到医院进行抢救治疗的病例中,输尿管损伤常在手术探查时或出现尿外渗、尿瘘时始被发现。故据一组输尿管战伤 25 例的记载,仅 7 例在初期获得诊断。

2.器械损伤

见于输尿管逆行插管、输尿管肾盂镜或腔内泌尿外科操作时穿破输尿管壁,经输尿管插管套石时套石篮嵌顿或输尿管撕脱。有过结石、创伤或感染性炎症的输尿管,因壁层溃疡或组织脆弱较易遭受损伤。正常输尿管轻度损伤时大多不产生永久性的损害,仅在严重损伤时可致输尿管狭窄。

3.手术损伤

多见于腹部或盆腔内进行较广泛的手术时,如子宫切除、直肠癌根治性切除术时。损伤可为结扎、钳夹、切开、切断、部分截除或损害输尿管血供而致管壁坏死。术时不一定被发现。直到术后出现漏尿或无尿(双侧损伤)时才被发现。手术损伤多见于下段输尿管,因此部位解剖较复杂,手术野较深,不易辨清输尿管位置。

4.放射性损伤

如宫颈癌放疗后影响输尿管,输尿管管壁水肿、出血、坏死、形成尿瘘或形成纤维疤痕组织,引起输尿管梗阻。

(二)临床表现

输尿管损伤的症状极不一致。如有其他重要脏器同时受伤,患者常因休克、腹膜炎等症状而使输尿管损伤症状不易被早期发现。输尿管损伤后常见的症状有:

1.输尿管黏膜裂伤仅有血尿和局部疼痛。一般可迅速缓解和消失。

2.尿外渗可以发生于损伤一开始,也可于4~5天后因血供障碍(钳夹、缝扎或外膜剥离后缺血)使输尿管壁坏死而发生迟发性尿外渗。尿液由输尿管损伤处外渗到后腹膜间隙,引起局部肿胀和疼痛,腹胀、患侧肌肉痉挛和明显压痛。如腹膜破裂,则尿液可漏入腹腔引起腹膜刺激症状。一旦继发感染,可出现脓毒症,如寒战、高热。

3.尿瘘如同时有腹壁创口或与阴道、肠道创口相通,可发生尿瘘。

4.结扎输尿管可引起患侧腰区胀痛、叩击痛,体检时可扪及肿大肾脏。如无继发感染,结扎一侧输尿管不一定有严重症状而被忽视。但病人常因之损失一个肾脏。孤立肾或双侧输尿管结扎后可发生无尿。故凡盆腔或腹部手术后12小时仍无尿者,均应警惕输尿管损伤之可能。

5.放疗引起的输尿管疤痕狭窄,手术治疗较困难。必要时应尽早行尿流改道。

(三)诊断要点

腹部手术尤其是后腹膜和盆腔手术时,应时时警惕有输尿管损伤之可能。手术时缝扎、切断管状组织时应当考虑有输尿管可能。手术时发现创口内不断有血水样液体积聚时由静脉注射美蓝,观察创口内有无蓝色液体积聚,由此可以早发现输尿管损伤。外伤或术后常因尿外渗、无尿等情况时才考虑到此诊断。但需与肾、膀胱损伤相鉴别。肾图常可显示结扎侧上尿路梗阻。而排泄性尿路造影或逆行输尿管造影常可以明确诊断。

(四)治疗

输尿管受损伤时应尽早修复,保持通畅,保护肾脏功能。尿外渗应彻底引流,避免继发感染。而轻度输尿管黏膜损伤,可应用止血药、抗菌药物治疗,并密切观察症状变化。小的穿孔如能插入并保留合适的输尿管内支架管可望自行愈合。

上段输尿管损伤可经腰切口探查,中下段输尿管损伤可经伤侧下腹部弧形切口或腹直肌切口探查。探查时应注意中、下段输尿管常与腹膜一起被推向前方,使寻找发生困难。

输尿管外伤时如伴有其他脏器的严重损伤,病情危重,应首先抢救病人生命。外渗尿液可彻底引流,可以行伤侧肾造瘘,以待二期修复输尿管损伤。

逆行插管引起的输尿管损伤一般不太严重,可以保守治疗。但如发生尿外渗、感染或裂口较大仍应尽早手术。在施行套石时不应使用暴力,如套石篮套住结石嵌顿,无法拉出时,可立即手术切开取石。暴力牵拉可引起输尿管断裂和剥脱,使修复发生困难。

手术时发生输尿管损伤,应及时修复。如有钳夹、误扎时应拆除缝线,并留置输尿管内支架管引流尿液。但如估计输尿管血供已受损,以后有狭窄可能时应切除损伤段输尿管后重吻合。为保证手术的成功,无生机的损伤输尿管应彻底切除。但吻合口必须无张力。吻合口必须对合好并用可吸收缝线间断缝合。

下段输尿管近膀胱处损伤可用黏膜下隧道法或乳头法等抗逆流方法与膀胱重吻合。如输尿管缺损段较长,吻合有困难时可游离伤侧膀胱,用膀胱腰大肌悬吊术减少张力或利用管状膀胱瓣输尿管成形术可代替缺损的下输尿管达盆腔边缘。游离伤侧肾脏,牵引其向下,也可达到一定的减张效果。

长段输尿管缺损时,可考虑自体肾移植到髂窝。如无明显感染,一般不需保留支架,如需保留支架最好能放置双"J"形内支架管。在导管的膀胱内一端缝扎一丝线,在病人排尿时,该缝线随尿流可冲出尿道。2周后牵拉丝线,拔除导管。如丝线不能冲出尿道外口,可经膀胱镜用异物钳取出。如输尿管与膀胱作吻合,则应保留导尿管至少1周。

手术野必须彻底引流,以硅胶负压球引流最宜。如在手术后才发现输尿管损伤或结扎,原则上应争取尽早手术。术后病人常无再次手术的条件而漏尿又常发生在术后10天左右,此时创面水肿,充血脆弱,修复的失败机会较大。故无手术修复条件者可先作肾造瘘,以后再二期修复。

有报告结扎输尿管后40~50天,手术解除梗阻仍使伤肾功能恢复的病例,故即使发现较晚,仍应积极拯救伤肾功能。为预防手术中误伤输尿管,可于术前经膀胱留置输尿管导管,作为手术时的标志。以肠道替代输尿管的手术方法并发症较多,应慎用。

### 三、膀胱损伤

膀胱是贮存、排泄尿液的器官。随着贮存尿液的多少而呈膨起或空虚。在婴儿、儿童时期,膀胱高出于耻骨弓而位于下腹部。成年男性,膀胱介于耻骨与直肠之间。其下与前列腺部尿道相通,后面为精囊和输精管壶腹部。膀胱与直肠之间是直肠膀胱陷凹。女性膀胱之后方为子宫,两者之间是子宫膀胱陷凹。故女性膀胱的位置较男性靠前和较低,而覆盖于膀胱后壁的腹膜反折,因与子宫相连,故较男性者为高。脐尿管以下的膀胱壁直接与腹前壁相接触,其间无腹膜覆盖。故膀胱空虚时,仅在其上缘为腹膜遮盖,膀胱的前下方和侧壁下面的部分则无腹膜遮盖。当膀胱充盈膨胀时,膀胱上升到腹下部,覆盖于膀胱顶部的腹膜也随之升高。可见膀胱的位置与周围脏器的关系可因年龄、性别和尿液充盈程度不同而异。膀胱这种解剖和生理的特点与其损伤的类型、部位和范围均有着密切的关系。

(一)病因

膀胱损伤大多数发生在尿液充满膀胱时,此时膀胱壁紧张,膀胱面积增大且高出耻骨联合处而成为一腹部器官,故易遭受损伤。膀胱排空时位于骨盆深处,受到周围筋膜、肌肉、骨盆及其他软组织的保护,故除贯通伤或骨盆骨折外,很少为外界暴力所损伤。根据致伤的病因,膀胱损伤可分成三类:

1.闭合性损伤

过度充盈或有病变(如肿瘤、溃疡、炎症、憩室)的膀胱易受外界暴力损伤而发生破裂。多见于猛击、踢伤、坠落或意外交通事故。当骨盆骨折时,骨折碎片亦可刺破膀胱。酒醉是引起膀胱破裂的因素之一。酒醉时膀胱常膨胀充盈,腹部肌肉松弛,故易受损伤。任何可以引起尿潴留的疾病,如尿道狭窄、膀胱结石或肿瘤、前列腺肥大、神经原性膀胱都可成为膀胱破裂的诱因。醉酒或膀胱原已有病变时,膀胱破裂甚至可无明显外界暴力作用时即发生,称为自发性破裂。自发性膀胱破裂几乎均为腹膜内型膀胱破裂。

2.开放性损伤

主要见于战时,由火器和锐器所致,常合并其他脏器损伤,如直肠损伤和骨盆损伤。一般而言,从臀部、会阴或股部进入的弹片或刺伤所并发的膀胱损伤多为腹膜外型,经腹部的贯通性创伤所引起的则多为腹膜内型。

3.手术损伤

见于膀胱镜检、碎石、膀胱腔内B超检查,经尿道前列腺切除,膀胱颈部电切除,经尿道膀胱癌电切除,分娩,盆腔和阴道手术。甚至腹股沟疝(膀胱滑疝)修补时也可发生。主要原因是操作不当,而膀胱本身病变更增加了这类损伤的机会。

(二)病理改变

轻度的膀胱挫伤仅局限于膀胱的壁层,无尿外渗,并不引起严重后果,而临床上所遇到的膀胱损伤主要是破裂。依照破裂的位置与腹膜的关系,可分为腹膜内破裂和腹膜外破裂两型。

1.腹膜外型膀胱破裂

膀胱壁破裂,但腹膜完整。尿液外渗到膀胱周围组织及耻骨后间隙并延伸到前腹壁的皮下,沿骨盆筋膜到盆底,或沿输尿管周围疏松组织蔓延到肾区。损伤部位多见于膀胱之前壁。腹膜外型膀胱破裂多数伴有骨盆骨折。

2.腹膜内型膀胱破裂

膀胱壁破裂伴腹膜破裂,膀胱壁裂口与腹腔相通,尿液流入腹腔,引起腹膜炎。其损伤部位多见于膀胱的后壁和顶部。

(三)临床表现

轻度膀胱壁挫伤仅有下腹疼痛,少量终末血象,并在短期内自行消失。膀胱全层破裂时症状明显,依裂口所在的位置、大小、受伤后就诊时间以及有无其他器官伴有损伤而有不同。腹膜内型与腹膜外型的破裂又有其各自特殊的征候。膀胱破裂一般可有下列症状:

1.休克

剧烈的创伤、疼痛和大量失血是休克的主要原因。如为广泛性的创伤,伴有其他脏器的损伤,例如骨盆骨折,骨折碎片刺破下腹部和盆腔血管可致严重失血和休克。

2.疼痛

腹下部或耻骨疼痛和腹壁强直,伴有骨盆骨折挤压骨盆时尤为明显。血尿外渗于膀胱周围和耻骨后间隙可导致局部肿胀,一旦继发感染发生蜂窝组织炎和败血症则症状更为危重。如尿液漏入腹腔可出现腹腔炎的症状,腹膜重吸收肌酐和尿素氮而致血肌酐和尿素氮升高。

3.血尿和排尿障碍

病员有尿急或排尿感,但无尿液排出或仅排出少量血性尿液。膀胱破裂后,可因括约肌痉挛、尿道为血块所堵塞、尿外渗到膀胱周围或腹腔内等情况而无尿液自尿道排出,膀胱全层破裂时导尿仅见少量血性尿液。

4.尿瘘

在开放性膀胱损伤,伤口有尿液流出。如与直肠、阴道相通,则可经肛门、阴道排出血性尿液。膀胱直肠瘘形成后,排尿时可排出粪便碎片及气体。反复发作则可并发严重尿路感染和形成结石。

5.晚期症状

尿液自伤口溢出,或经膀胱直肠瘘或膀胱阴道瘘自肛门或阴道排出。膀胱容易缩小,致有尿频、尿急症状。并可有反复尿路感染症状。

(四)诊断

根据病史、体征以及其他检查结果,可以确诊膀胱损伤。但如伴有其他脏器损伤,膀胱损伤的病象可被其隐蔽。故凡下腹部、臀部或会阴部有创伤时,或下腹部受到闭合性损伤时,患者有尿急而不能排尿或仅排出少量血尿时,均应想到膀胱已受损伤。下列检查对确诊有否膀胱破裂有一定帮助。

1.导尿时发现膀胱空虚仅有极少血性尿液时,应想到膀胱破裂并有尿外渗可能。可注入一定量的消毒生理盐水,片刻后重新抽出。如抽出液量少于注入量,应怀疑有膀胱破裂和尿外渗。

2.导尿后由导尿管注入造影剂行膀胱造影,以了解有否膀胱破裂、尿外渗及其渗出部位。有时甚至可发现导尿管已通过膀胱裂口进入腹腔,从而明确诊断。

3.如病情允许,可作排泄性尿路造影借以显示尿路结构和功能。

4.如有腹水症可行腹腔穿刺。如抽得多量血性液体,可测定其尿素氮及肌酐含量。如高于血肌酐和尿素氮,则可能是外渗之尿液。

其他如骨盆平片可以了解有否骨盆骨折,有否异物;腹部平片可了解有否膈下游离气体。血液中尿素氮肌酐升高可能是腹腔内尿液重吸收的后果,并不一定反映肾功能情况,如诊断有疑问,而临床病象表示可能有膀胱破裂,应尽早进行探查手术。尤其是腹膜内型患者,须行紧急手术治疗。

（五）治疗

膀胱破裂的早期治疗包括综合疗法、休克的防治、紧急外科手术和控制感染。晚期治疗主要是膀胱瘘修补和一般支持性的处理。

1.休克的处理

休克的预防和治疗是最首要的急救措施，也是手术前必要的准备，包括输血、输液以及兴奋剂的应用等，迅速使伤员脱离休克状态。休克于伴有骨盆骨折时常有发生。

2.紧急外科手术

处理的方法依损伤的位置、感染的情况和有无伴发损伤而定。手术的主要目标为尿液的引流、出血的控制、膀胱裂口的修补和外渗液的彻底引流。若腹腔内其他器官也有损伤，应同时给予适当的处理。

手术步骤：耻骨上正中切口，依次切开下层筋膜并分离及牵开腹直肌以显露膀胱前间隙。

腹膜外型和腹膜内型的膀胱破裂分别处理如下：

（1）腹膜外型膀胱破裂

在膀胱前间隙可见大量血液和尿外渗，吸尽后显示膀胱前壁。骨折的耻骨不必细究。如骨折碎片或异物刺破腹壁下血管或膀胱可去除此碎片，结扎出血的血管以止血。必要时切开膀胱前壁探查膀胱内部，证实破裂部位及大小。去除无生机的组织后，裂口内层黏膜必须用可吸收缝线缝合。缝合时应注意避免缝扎输尿管。如病情危重，裂口近膀胱颈部而难以仔细缝合时，勿需勉强修补，作耻骨上膀胱造口术并彻底引流膀胱前间隙后，裂口可自行愈合。膀胱裂口修复后，留置保留导尿管1周左右后再拔除。如腹壁、腰部、坐骨直肠窝、会阴、阴囊甚至股部有尿外渗时，必须彻底切开引流以免继发感染。

（2）腹膜内型膀胱破裂

切开腹膜，吸尽腹腔内的液体，探查膀胱圆顶和后壁以确定裂口，同时可在腹膜反折下切开膀胱前壁并观察膀胱内部。修复裂口后如无腹腔内脏损伤，即缝合腹膜。在膀胱前壁作一高位造瘘。并引流膀胱前间隙。

3.晚期治疗

主要是处理膀胱瘘，必须待伤员一般情况好转和局部急性炎症消退后才可进行。长期膀胱瘘可使膀胱发生严重感染和挛缩，应采取相应防治措施。手术主要步骤是切除瘘管和瘘孔边缘的瘢痕组织，缝合瘘孔并作高位的耻骨上膀胱造瘘术。结肠造口应在膀胱直肠瘘完全修复愈合后再关闭。膀胱阴道瘘与膀胱子宫瘘应进行修补，在耻骨上膀胱另造瘘口，并引流膀胱前间隙。

## 四、尿道损伤

尿道损伤多发生于男性，是泌尿系统损伤中最常见的一种。尿道损伤按其损伤因素可分为尿道内损伤、尿道外损伤和开放性损伤。尿道内损伤大多是应用器械或误注某些化学药物所致；尿道外损伤以骑跨伤引起球膜部尿道损伤以及骨盆骨折引起后尿道损伤为多见；开放性损伤多为枪弹或锐器引起的贯通伤，伤口常被异物及尿液所污染。

（一）临床表现

1.尿道损伤史

如尿道器械检查致伤、尿道骑跨伤、外伤性骨盆骨折等。

2.尿道内出血

尿道损伤部位出血，鲜血从尿道口流出。

3.排尿困难

表现为不能排尿引起的尿潴留，勉强排尿时发生尿道损伤部位疼痛。

**4.尿外渗**

尿道外伤引起尿潴留,如未得到及时处理,可导致尿液从尿道破损裂口渗出而形成尿外渗。尿外渗的范围随损伤的部位而异,如尿道球膜部损伤,尿外渗可波及会阴、阴茎、阴囊和下腹壁,如尿生殖膈后尿道损伤,则可引起膀胱外、腹膜外间隙的尿外渗。

(二)检查

1.检查损伤部位是否有血肿及尿外渗情况。当骨盆骨折引起后尿道断裂时,直肠指检可发现能浮动的前列腺尖端、周围有柔软的血肿、压痛。

2.如系尿道部分裂伤,可试行导尿管插入膀胱导出清晰的尿液,证明有尿道部分损伤而膀胱没有受伤。

3.X线检查骨盆平片可确定是否有骨盆骨折。必要时做尿道造影可明确尿道损伤的部位及尿外渗情况,但易引起逆行感染,须慎用。

(三)治疗

1.防治休克。骨盆骨折合并后尿道断裂病人多有休克,应给镇痛、补液,必要时输血。

2.处理急性尿潴留。若不能插入导尿管,可暂做耻骨上膀胱穿刺造瘘,防止尿外渗。

3.由于尿道损伤病情严重,不能一期修复尿道,或已造成严重尿外渗合并感染应先施行耻骨上膀胱造瘘及尿外渗部位多处切开引流,抗菌素应用,以后再做二期手术。

4.尿道轻度挫伤,但能自行排尿者,用抗生素预防感染,必要时插入导尿管引流1周。

5.尿道部分裂伤,能插入导尿管者可留置导尿7~10天,并卧床休息和预防感染。不能插入导尿管者,可做耻骨上膀胱造瘘,尿流改道2周后如能恢复排尿,即可拔除耻骨上膀胱造瘘管,定期尿道扩张。尿道狭窄严重、扩张有因难者,应在3个月后做经尿道内切开术或狭窄段尿道切除对端吻合术。

6.尿道完全断裂,应做耻骨上膀胱造瘘、会阴血肿清除和尿道断端吻合术。

7.后尿道断裂,多伴骨盆骨折,早期可做膀胱造瘘及尿道会师术。

8.尿道损伤后期常并发尿道狭窄,需做定期扩张术。严重狭窄者,可在尿道镜直视下切开或用激光消除狭窄部的瘢痕组织,或于3个月后经会阴部切除尿道瘢痕组织,做尿道端端吻合术,后尿道狭窄段过长者,可做耻骨后尿道与膀胱颈或前列腺部尿道吻合术。

9.后尿道损伤合并直肠损伤,早期可立即修补,并做暂时性结肠造口;后尿道损伤并发尿道直肠瘘,应等待3~6个月后再做修补手术。

## 五、阴茎损伤

单纯阴茎损伤较少见,多与尿道损伤同时发生,按其损伤类型,主要有阴茎皮肤切割伤、撕裂伤、刺伤及剥脱伤;阴茎断裂,多发生在阴茎勃起情况下,受到外力打击或发生粗暴性交时产生阴茎海绵体白膜破裂;阴茎离断,多发生于刀割伤、枪弹伤、机械卷入,少数发生在精神失常病人;阴茎脱位,发生在阴茎疲软状态下受暴力打击可从其覆盖皮肤撕开而脱位至阴囊、耻骨部或股部;阴茎绞窄,由于戏耍手淫、精神失常等将金属环或线带套缚在阴茎上或包茎包皮上翻,环束在阴茎头部,引起阴茎血循环障碍造成嵌顿性包茎。

(一)临床表现

1.损伤。如阴茎折裂,病人可感到阴茎白膜破裂的响声,随即阴茎勃起消退,伤处剧痛继而阴茎肿胀,皮下出血等。

2.根据损伤类型不同,阴茎局部可见到淤血、出血、阴茎海绵体断裂、皮肤撕裂或剥脱,阴茎移位或形态异常以及尿道有损伤者,出现尿道损伤相应症状。

(二)检查

根据病史、体检即能明确诊断,无需特殊检查。

（三）治疗

**1.阴茎皮肤伤**

应注意感染和异物存留，须清创缝合、止血、控制感染，皮肤剥脱伤者，新鲜伤口清创后做植皮术，或将裸露海绵体埋于阴囊皮下，二期复位整形。

**2.阴茎断裂**

轻者保守治疗，包括镇静止痛、早期冷敷、止血药及雌激素，并应用抗生素及压迫绷带。重者手术清除血肿，修复破裂白膜。

**3.阴茎离断**

时间短者应立即做再植术，用显微外科技术至少吻合一条阴茎背动脉及阴茎浅、深两条阴茎背静脉。

**4.阴茎脱位**

手法将阴茎复位并留置导尿管，必要时手术复位并缝合固定。

**5.阴茎嵌顿绞窄**

及时去除嵌顿绞窄原因，包皮嵌顿者拟做复位或将背侧嵌顿部位做纵切横缝解除嵌顿。

## 六、阴囊及内容物损伤

睾丸位于阴囊内、体表外，是男性最容易被攻击的部位。两者损伤常同时存在。闭合性损伤较多见，如脚踢、手抓、挤压、骑跨等。开放性损伤如刀刺伤、枪弹伤等。除战争年代外，平时较少，睾丸损伤的程度可以是挫伤、破裂、扭转、脱位，严重时睾丸组织完全缺失。阴囊皮肤薄而柔软，血供丰富，受伤后容易出血，造成阴囊皮肤青紫、肿胀，形成阴囊内血肿。阴囊皮肤在皱缩状态时，小的皮肤损伤，可见不到伤口；大的损伤，阴囊皮肤创缘参差不齐，阴囊内容物可外露。此外睾丸或其供应血管的严重损伤可导致睾丸萎缩，坏死，可能并发阳痿或性功能障碍。

（一）临床表现

阴囊皮肤瘀斑，血肿，开放性损伤阴囊撕裂，睾丸外露。

睾丸挫伤：睾丸肿胀，硬，剧痛与触痛。

睾丸破裂：剧疼甚至昏厥，阴囊血肿，触痛明显，睾丸轮廓不清。

睾丸脱位，指睾丸被挤压到阴囊以外的部位。如腹股沟管、股管、会阴等部位的皮下，局部剧痛、触痛、痛侧阴囊空虚。

（二）诊断要点

阴囊外伤的诊断比较容易，根据外伤病史、典型的体征即可做出诊断。最重要的是要了解阴囊内容物有无损伤，局部体检见阴囊撕裂、睾丸破裂或脱位等损伤。

（三）治疗

**1.闭合性阴囊损伤**

卧床休息，抬高阴囊，局部冷敷，丁字带加压包扎，止痛和抗感染。阴囊较大的血肿，或有活动性出血时，可手术切开清除血肿，寻找出血点，通过电凝、结扎或缝扎止血。

**2.开放性阴囊损伤**

用3%过氧化氢溶液清洁伤口，清除坏死组织，缝合皮肤伤口。如阴囊皮肤缺损较大，睾丸无法内置时，可作皮肤移植重建阴囊。

阴囊手术后，伤口内应放置橡皮片，引流积血，并用丁字带加压包扎，以防出血和血肿形成。术后24~48小时后，如伤口内无血渗出，可拔除引流条。同时给予抗菌素预防感染，注射破伤风抗毒素预防破伤风。

**3.阴囊皮肤完全撕脱**

重建阴囊。

4.睾丸损伤

止痛,减轻睾丸张力,控制出血,清创时尽量保留睾丸组织,只有当精索动脉断裂或睾丸严重破裂无法修复时才可切除睾丸。阴囊放置引流物。抗生素预防感染。

# 第三节 泌尿系统结石

泌尿系统结石是常见的泌尿外科疾病。目前对于结石的病因和发生原理还没有完全认识,有待进一步研究。祖国医学对泌尿系统结石的病因很早就有记载。都是围绕"淋"的说法而展开的。"砂淋"是湿热蕴积于下,且使尿液受其煎熬,尿中杂质积为砂石,小者成为"砂淋",大者可成为"石淋"。祖国医学文献中有关治疗"石淋"、"砂淋"的方剂和针灸方法很多,正在积极发掘和研究。

形成结石的原因如下:

1.长期卧床,使骨质脱钙,血液中钙浓度升高。

2.甲状旁腺功能亢进,血钙增高。

3.细菌感染,使尿液碱化,尿中磷酸氨镁晶体增加。

4.尿路梗阻,尿液排出不畅,尿中晶体容易沉淀。

5.异物,晶体容易在异物上沉积,形成结石。

6.干燥、炎热、高温环境,长期尿液浓缩。

## 一、肾结石

肾结石多发于中年男性,大多位于肾盂内,其次是肾下盏,单侧肾结石最多,双侧只占10%。无论是肾盂部位的结石还是肾下盏部位的结石,如果不能随尿液排出,都可以逐渐增大,以至于嵌顿和阻塞尿流,而造成感染和肾功能减退,因此早期发现和及时治疗,尤为重要。

(一)诊断要点

1.症状

(1)疼痛

可以是肾区钝性隐痛和肋脊角压痛。当结石嵌顿于肾盂、输尿管交界处时,产生肾盂痉挛,可以突然发生肾区绞痛,并向外阴、大腿部放射。同时伴有恶心、呕吐和冷汗症状。

(2)血尿

有肉眼或显微镜血尿,肾绞痛后血尿可加重。

(3)脓尿

伴有感染或大型肾结石的病例,可有脓尿,同时有尿频、尿急、尿痛等感染症状。

(4)排石症状

急性肾绞痛发作时,尿液中可能有结石或尿砂排出。

(5)尿闭

双侧肾结石引起两侧尿路梗阻的尿闭,或一侧结石梗阻而对侧发生反射性尿闭。

(6)肾区瘀块

在结石伴有严重肾盂积水时可摸到。

（二）治疗

1.肾绞痛的治疗

（1）应用解痉剂：阿托品 0.5mg，皮下注射，尔后可用普鲁本 15mg，每日 3 次口服。绞痛剧烈者适当应用杜冷丁 50mg 和盐酸异丙嗪 25mg 合并肌肉注射，或用普鲁卡因 1g 加生理盐水静脉内滴注。

（2）肾区热敷，理疗。

（3）1%普鲁卡因溶液 40ml 肾囊封闭。

（4）给予抗生素，预防感染。

2.非手术治疗

（1）适应证

①结石直径不超过 1cm，无尿流阻滞或肾盂感染，不影响肾功能和无明显症状者。

②年老体弱或全身情况不良，即使结石直径超过 1cm，而肾功能无太大妨碍或尿流梗阻和肾盂感染不严重者。

（2）方法

①大量饮水：每日至少 2000ml。既能稀释尿液，减少沉淀，又可以促使小结石排出，或日常服用磁化水。

②结石不大，可鼓励病人适当运动，以利结石自行排出。

③服用中药：以疏中利气，利尿排石为原则。金钱草 60g、海金砂 15g、鸡内金 9g、六一散 30g、车前子 15g 连续服用。

④定期 X 线复查，观察结石移动情况。

3.手术治疗

（1）指征

①结石直径超过 1cm 而估计难以排出者。

②结石虽小，但有尿流梗阻，经常发生不易控制的疼痛或肾盂感染者。

③大量血尿或反复发作者。

④伴有肾盂积水或肾功能损害者。

⑤虽年老体弱、全身情况不佳，但症状严重已有尿流阻滞及感染，而对侧肾功能尚属良好者。

（2）方法

①肾盂结石作肾盂切开取石术。

②肾脏一极的单个结石，可作肾盂切开或肾实质切开取石术，如不易取出或肾脏一极有多发性结石者，可作肾部分切除术。

③巨大鹿角形结石，作肾窦切开取石术或剖肾取石术。

④单侧多发性结石，肾皮质极薄，肾功能严重损坏，且结石不易取尽而对侧肾功能良好者，可作患肾切除术。

⑤患侧肾伴有脓肾或肾功能有相当程度损坏，而对侧肾功能良好者，作患肾切除术。

⑥双侧肾结石，对病变轻、功能较好、结石少的一侧先行手术，待情况改善后，再行对侧手术。

⑦双侧巨型肾结石，两肾功能均有损害时，应尽力设法摘除结石而保留两侧肾脏，且应选择估计摘石较易、手术影响相对较小的一侧先行手术，待以后再作对侧手术。

## 二、输尿管结石

输尿管结石大多来自肾脏，根据输尿管的解剖特点，结石容易停留在以下几个部位：

1.肾盂输尿管交界处；

2.输尿管髂动脉交界处；

3.女性阔韧带,男性输精管横跨输尿管处；

4.输尿管膀胱壁层段；

5.输尿管膀胱开口处。

如果结石在这些部位停留以致嵌顿,很容易引起其上方的输尿管积水和肾盂积水,应及早处理。

(一)诊断要点

1.症状

(1)疼痛

多见为突发性绞痛,发生在患侧上腹部及肾区,沿输尿管向下放射到阴囊或阴唇和大腿内侧,同时伴有恶心、冷汗、呕吐和休克等症状。

(2)血尿

于绞痛发作时出现。

(3)尿频、尿痛

多见于输尿管下 1/3 段的结石。

(4)肾区痞块

输尿管梗阻,引起肾盂积水时,可摸到肿大的肾脏。

2.实验室检查

尿液检查见到红细胞,如结石存在已久,有感染时,尚可有特定明管型和脓细胞。

3.膀胱镜检查

输尿管下 1/3 段结石,通过膀胱镜检查,可见到输尿管开口处常有充血、水肿现象。输尿管膀胱开口处结石,有时在膀胱镜下能窥见部分结石露出于开口。

4.X 线检查

包括泌尿系统平片,排泄性尿路造影,逆行性尿路造影,以判断结石的准确部位和影响肾功能的程度。

(二)治疗

1.绞痛的治疗

与肾结石相同。

2.非手术治疗

(1)指征

①结石呈椭圆形、直径小于 1cm、症状不明显而尿路感染者。

②反复发作的绞痛,而结石位置有移动,即使有轻度肾盂积水,但肾功能尚良好者可暂时作非手术治疗,进一步观察。

(2)方法

①大量饮水,多活动或做跳跃动作,以期结石自行排出,同时中药治疗,定期 X 线复查,观察结石位置移动情况。

②输液加利尿剂(双氢克尿噻并补钾)和解痉剂静脉滴注,每日 2 次。同时服用中药。

3.经膀胱镜手术治疗

(1)指征

①输尿管下 1/3 段的结石。

②非手术治疗无效,且已通过导管注入甘油或石蜡油 5ml。

(2)方法

①对于输尿管下 1/3 段的结石,可在脊麻下,经膀胱镜用摘石器,摘出结石。常用的摘石器有螺旋式和套篮式两种。

②对于输尿管膀胱开口处的结石,可经膀胱镜剪开输尿管开口,然后摘出结石。

4.手术治疗

(1)指征

①结石直径大于 1cm,且表面粗糙呈多角形或圆形者。

②引起输尿管梗阻,或伴有肾盂肾炎,或肾盂积水,肾功能损害者。

③输尿管上段 1/3 结石,经用导管扩张输尿管或注油治疗无效者。

④非手术治疗 3~6 个月以上,而结石无移动,而且已有肾盂积水倾向者。

⑤经常发生绞痛,而无法控制者。

(2)方法

作输尿管切开取石术。输尿管上 1/3 段结石,采取腰切口;中 1/3 段结石,用腹直肌旁斜切口;下 1/3 段结石用耻骨上切口。

### 三、膀胱结石

膀胱结石多见于儿童,是一种具有地区性的疾病。我国广东、广西等地发病较多。大多数膀胱结石是由上尿道结石下降到膀胱后,未排出,逐渐长大而成。它的形成与膀胱憩室、前列腺肥大等下尿路梗阻疾病和膀胱感染有一定关系。

(一)诊断要点

1.症状

(1)疼痛:排尿时疼痛,有时放射到睾丸、外阴部,运动时疼痛加剧。

(2)血尿:常为终末血尿数滴,大量全血尿少见。

(3)排尿中断:由于结石突然坠入膀胱颈部,而出现排尿时尿流突然中断。

(4)尿频:由于结石刺激膀胱三角区,有明显尿频。如伴有感染,则尿频、尿急、尿末疼痛等症状可更显著。

(5)排空膀胱后肛指检查及阴道检查,有时可扪及结石。

(6)金属尿道探查膀胱,有时可有触及结石的感觉。

2.实验室检查

尿液检查可见到红细胞和白细胞。

3.膀胱镜检查

可窥视结石的有无、大小、数目、形状,并可检查膀胱有无继发病变。

4.X 线检查

膀胱区平片,需包括肾与输尿管,以观察有无上尿路结石同时存在,同时可明确有否后尿道或前列腺结石的存在。X 线特定光的膀胱结石,平片不能显现时,可作膀胱内注气造影。

(二)治疗

1.结石直径小于 3cm,又属于松脆的磷酸盐类结石,膀胱无感染者,可通过膀胱镜用碎石钳摘出或钳碎后冲洗吸出。至于草酸盐结石和尿酸盐结石,质极坚硬,此方法比较困难。

2.结石直径大于 3cm 或膀胱憩室内结石,需作耻骨上膀胱切开取石术。

3.膀胱结石,同时伴有前列腺肥大或肿瘤、尿道狭窄等下尿道梗阻疾患时,必须同时治疗。

### 四、尿道结石

尿道内原发结石是罕见的,常由膀胱内结石坠入尿道所致。结石进入尿道后容易停留的部位是尿道舟状窝部、海绵体部、后尿道部(球膜段或前列腺段尿道)。在伴有尿道狭窄、异物或憩室时,结石更容易受阻滞留。

（一）诊断要点

1.突然由膀胱坠入尿道的结石,可发生排尿困难及尿痛,甚至急性尿潴留。

2.伴有尿道憩室或尿道狭窄时,常有排尿困难、夜尿、脓尿,偶尔有血尿。

3.舟状窝及前尿道结石可在局部扪及。后尿道和前列腺部尿道结石可通过肛指检查摸到,球膜部尿道结石,有时可在会阴部摸到。

4.金属尿道探杆进入尿道,能触及结石。

5.X线平片,可见到不特定光结石。但须注意现骨盆重叠,应仔细读片。

（二）治疗

1.舟状窝结石,可由尿道滴入甘油或石蜡油少许,稍用力挤出结石,如尿道黏膜有些损伤,可置导尿管数日。如不能挤出,可在尿道外口膜侧缘作0.5cm纵形切口,取出结石后,用羊肠线缝合数针,并留置导尿管3~5日后拔除。

2.阴茎体部尿道内结石,用导尿管注入甘油或石蜡油后,用力排尿,结石常可随尿液排出。如不能排出,可作尿道切开取石术。

3.后尿道结石,自行排出机会很少。前列腺尿道结石,可将其推入膀胱,尔后按膀胱结石处理。嵌顿的球膜部结石,从会阴部作尿道切开取石术。

# 第四节　泌尿系统梗阻

## 一、肾积水

尿路梗阻时,肾脏分泌的尿液,排泄受到一定的障碍,肾盂内压增高。为了进一步维持尿液的形成,肾小球滤过压也相应地增加。如果造成尿路梗阻的因素不解除,这两种压力达到一定高峰而相平衡时,尿液分泌即停止。积滞的尿液使肾盂肾盏逐渐扩张形成积水。肾盂内尿液积贮过多时,会出现尿液的逆流现象而回到血液循环中去。主要的逆流途径是:(1)肾小盏静脉逆流;(2)淋巴逆流;(3)直管逆流;(4)肾窦逆流和肾盏黏膜再吸收。通过逆流,肾盏内积尿减少,压力可暂时下降,肾小球滤过率又重新开始,于是尿液再积滞,这样恶性循环在肾脏内不断进行,最终逐步使肾积水加剧,肾实质也由于血液循环影响,而渐渐萎缩。

造成肾积水的常见原因有:

1.上尿路最常见的是肾盂、输尿管交界处先天性狭窄及输尿管结石嵌顿。

2.感染引起的输尿管狭窄(大多为下段)。

3.下尿路多见的是结核性小膀胱、前列腺增生、尿路狭窄。

（一）诊断要点

1.症状

(1)一般无症状,有时可沿输尿管有疼痛或压痛,偶有腰部钝痛或轻微不适。

(2)有造成肾积水的尿路梗阻疾病的相应症状,尤其以下尿路梗阻性病变为著。

(3)轻度积水,体检时肾区未触及肿块,而严重积水时肾区可扪及有波动的肿块。如果两侧肾区都扪及肿块,下尿路梗阻可能性大。

(4)继发感染时,出现尿频、尿急现象。尿液检查,可见红细胞、白细胞,尿液培养能找到细菌。

2.X线检查

(1)泌尿系统平片,观察双侧肾影大小,一般肾积水时肾影明显增大。也可观察有无尿路结石。

(2)排泄性尿路造影:观察肾盂、肾盏扩大情况,有无输尿管梗阻存在,对严重的肾积水可以判断肾功能之情况。

(3)逆行性尿路造影:能更进一步明确梗阻及肾积水的原因,但须在预防感染的条件下进行,以免发生不易控制的感染。

(4)必要时还可进行肾盂穿刺造影。

3.肾区超声波检查

可见到肾积水的液平波。但有时不易与肾囊肿相鉴别。

4.同位素肾图

根据梗阻对肾功能造成的损害轻重程度的不同,"血管相"和"分泌相"两峰可以正常,低平或出现延缓,而"排泄相"则下降缓慢,曲线平齐,或上升。

5.以上检查还不能够明确其诊断时,可选择性地进行CT及IMR检查。

(二)治疗

1.解除肾积水的梗阻性病变。

(1)对于先天性输尿管狭窄或感染造成的输尿管狭窄,应该给予解除狭窄(根据部位进行不同的解除方法)。

(2)尿路有结石梗阻者,根据肾功能之情况,结石的大小、粘连的程度,分别行体外碎石、腔内碎石及手术摘除结石。

(3)结核性小膀胱者,可行肠管扩张膀胱术或作尿流改道手术。

(4)前列腺增生者,根据患者之病变情况,可行腔道手术或开放的前列腺手术。

(5)尿道狭窄者,根据尿道狭窄的部位及长短决定施行尿道扩张术或尿道内切开术。

2.严重的肾积水致肾功能全部丧失或合并严重的感染、积脓,但对侧肾功能良好者,可作患肾切除术。

3.肾积水致肾功能极差,对侧肾由于其他疾病而功能亦不佳,血检查示尿素氮及肌酐增加,甚至尿毒症者,积水肾宜先作一侧肾造瘘,待肾功能有所恢复,一般情况好转后,再进一步处理其梗阻。

4.双侧肾积水,要注意找下尿路之原因。一般先治疗情况较好的一侧,待情况好转后,再处理严重的一侧。通常先作一侧造瘘。

## 二、输尿管狭窄

输尿管狭窄常见两类:

1.先天性狭窄,是由于胚胎发育第五周前中肾管发育不良引起,且好发于肾盂输尿管交界处。

2.感染、结石等长期刺激输尿管之黏膜,造成纤维组织增生和粘连所引起的狭窄,因阻塞尿流而导致肾积水。其输尿管不完全性狭窄,减慢了尿液的排泄,同样造成不同程度的肾积水。

(一)诊断要点

1.症状

(1)一般无症状,引起肾积水时,有时可有腰部钝痛或腰部摸到肿块。

(2)继发感染时,出现尿频、尿急及尿痛。尿检查有红细胞、白细胞,尿液培养有细菌的存在。

(3)如输尿管狭窄伴存在尿路结石时,可出现肾绞痛及血尿。

2.X 线检查

(1)泌尿系统平片:观察输尿管区有无结石,两侧肾影的大小,以判断有无肾积水存在。

(2)排泄性尿路造影:观察输尿管狭窄部位及程度,分析造成肾积水的原因。

(3)逆行性尿路造影:通过膀胱镜,直接将输尿管导管插到狭窄处并造影,能清楚地看到狭窄的部位和程度。

(4)MRI 检查:以上检查由于各种原因未能达到诊断目的,可行此检查以了解肾功能及狭窄部位程度。

3.同位素肾图

显示梗阻曲线图像。

(二)治疗

1.轻度的输尿管狭窄,可试行输尿管扩张术,经过膀胱作逆行输尿管插管,用不同型号的输尿管导管或带气囊的输尿管导管进行扩张。必要时可经输尿管境内切开。

2.单纯肾盂输尿管交界处狭窄,作狭窄段切除,输尿管肾盂吻合术或肾盂成形术。

3.输尿管下段狭窄,可作狭窄段切除,输尿管膀胱再吻合术。

4.输尿管狭窄不广者,可行狭窄段切除,输尿管端端吻合术。

5.严重的输尿管狭窄者,需作肠道代输尿管。

6.有肾积水、且肾功能不佳者,作输尿管手术前,应作肾造瘘,以改善肾功能。

## 三、前列腺增生

前列腺增生是老年男性常见病。表现为前列腺的良性增生,最终阻塞尿道而造成尿潴留,其发病原因目前认为与内分泌平衡失调,男性激素增加有关。

前列腺增生都属老年人,常伴有心血管系统或呼吸系统疾病,且每于急性尿潴留或慢性长期梗阻伴有尿急症的情况下就诊,因此治疗时务须格外慎重。

(一)诊断要点

1.症状

(1)早期表现为尿频、尿急,尤其是夜间排尿增多,排尿困难,最终出现急性尿潴留,也可出现血尿及充溢性尿失禁,继发膀胱结石的也不少。

(2)直肠指检,可扪及增生的前列腺,表面光滑,质地较软,中央沟消失。

2.残尿量的测定

病人排尿后,插入导尿管或超声检查,测定膀胱内残余尿量,前列腺增生时,残余尿量增加。残余尿量在 60 毫升以上、症状明显者,应考虑施行手术。

3.实验室检查

由于长期尿潴留而影响肾功能,所以血肌酐、尿素氮等都可升高。

4.X 线检查

(1)泌尿系统平片,检查有无肾、膀胱、前列腺结石。

(2)排泄性尿路造影:明确两肾功能情况及有无肾积水。耻骨上方可示增大的前列腺副路。

5.膀胱镜检查

观察膀胱颈部可见到前列腺增生而突出隆起呈屋脊状,以判断增生之程度,尤其是前列腺中叶肥大,一般直肠指检不能摸到,需经膀胱镜才可以明确诊断。

6.B 超检查

可见到明显增生的前列腺,但应与前列腺癌相鉴别。

7.尿流率测定

可估计前列腺增生阻塞尿道的程度和协助手术方案的选择。

(二)治疗

1.饮食起居方面避免受寒感冒,减少房事,切忌饮酒。

2.轻度前列腺增生,可试用非那雄胺类药物或 α 受体药物,如特拉唑嗪等。

3.中度前列腺增生,应妥善准备后作前列腺手术,常用方法有五种:

(1)耻骨上经膀胱前列腺摘除术;

(2)耻骨后前列腺摘除术;

(3)经会阴前列腺摘除术;

(4)经尿道前列腺切除术;

(5)经尿道激光切除术等。

4.急性尿潴留,可用不同型号的导尿管在无菌操作下进行导尿。一般情况尚好者,可行急诊前列腺手术。如一般情况不好而又无法留置导尿管者,可先做耻骨上膀胱造瘘术,以引流尿液。

5.年迈而健康情况不佳、不能耐受前列腺手术者,可考虑药物或双侧睾丸切除术,有一定的疗效。

# 第五节　泌尿、男生殖系统感染

## 一、急性肾盂肾炎

肾盂肾炎是最常见的上尿路感染性疾病,以儿童和育龄妇女多见,且常伴有下尿路感染。致病菌主要为大肠杆菌。

感染途径有以下几种:上行性感染,此途径最为常见,女性患者尤为突出;血行性感染,继发于败血症及菌血症;淋巴途径感染,原发感染灶位于盆腔内;肾周围组织感染直接蔓延而致。

急性肾盂肾炎起病较急,明确诊断后经及时、彻底治疗者预后良好。

(一)诊断要点

1.多数有寒战、高热、乏力、恶心、呕吐等全身感染症状。

2.绝大多数出现尿频、尿急、尿痛等膀胱刺激症状。

3.局部多表现为胁腰部程度不等的酸胀、疼痛甚至绞痛。

4.尿液混浊,部分出现肉眼血尿。

5.感染严重或有并发症时可出现病侧肾功能减退甚至急性肾衰。

6.尿常规检查提示脓尿或脓血尿。

7.肾区可有压痛、叩击痛,腹部输尿管走行区或耻骨上区可有压痛。

8.中段尿细菌培养可明确病原菌类型。

(二)治疗

1.肾功能良好者鼓励多饮水。

2.对症治疗以减轻各种不适:发热患者可先行物理降温,必要时口服复方解热去痛片 1 片或肌注复方氨基比林 2ml。排尿刺激症状突出者泌尿灵 2 片,b.i.d.或 654-2 10mg,t.i.d.。

3. 持续、足量应用敏感抗菌药物:发病早期应静脉输液给药,病情稳定后改为口服。常用药物包括

SMZCO2 片,左氧氟沙星 0.22g,t.i.d.;头孢拉定 0.25g,q.i.d.。头孢曲松(菌必治)2.0g,i.v.或 i.v.g.t.t.。

4.酌情配合应用中医中药治疗。

5.有梗阻情况存在,如输尿管结石、膀胱输尿管反流等,应去除诱发因素,提高机体抵抗力。

## 二、肾周脓肿

肾周脓肿主要由肾内脓肿破入肾周而成。因此,致病菌与引起肾内脓肿的相同。约 25%的病例,其脓肿可培养出多种致病菌。肾周筋膜通常将脓肿局限于肾周围,发病因素同肾内脓肿。

(一)诊断要点

常见白细胞增多和脓尿,但并非所有病人都有。大多数病人尿培养阳性,血培养阳性者占 20%~40%。肾周脓肿在临床上与急性肾盂肾炎的不同之处是,前者在住院前已有较长时间的症状,且抗生素治疗开始后仍长期发热;肾周脓肿的症状一般持续 5 日以上,而急性肾盂肾炎一般短于 5 日。

超声检查通常可显示脓肿,但 CT 是最可靠的检查方法,几乎所有的肾周脓肿均可被 CT 测出。

X 线胸部检查约半数病人有异常,可见同侧肺炎,肺不张,胸腔积液或患侧横膈抬高。约有半数病人腹部平片也有异常,可见肿块、结石、腰大肌阴影消失和产气菌感染引起的肾周区肠外气体。排泄性尿路造影可见肾脏不显影或显影很差,肾盏变形,肾脏向前移位和单侧肾脏固定,X 线透视或呼气/吸气期拍片显示的结果最清楚。

实验室检查:常规实验室检查结果反复多样。血常规可见白细胞升高并有核左移现象,有不同程度的贫血,红细胞沉降率上升。如患者有其他肾脏疾病或是双侧病变,才有可能出现血清肌酐和血尿素氮升高。尿液分析有脓尿和蛋白尿,但无血尿。30%的患者血液分析正常,40%的患者尿培养阴性,仅有 40%的患者在血培养时出现阳性结果。

肾脏超声波检查是肾周脓肿的一种诊断性检查方法,但 CT 扫描更能反映病变的全貌。CT 的表现有软组织肿块,其中 CT 值下降至 0~20H 单位,在无造影剂增强的情况下,炎性脓肿壁 CT 值下降稍多;注射造影剂后,脓肿壁密度增强,周围组织结构层次消失,病侧肾脏或腰大肌扩大,肾周筋膜增厚,病灶内出现气体或气液平面。在 CT 引导下经皮穿刺可确定诊断并可查清致病菌。

(二)治疗

仅用抗生素治疗难以奏效,应结合早期彻底的引流,传统的治疗提倡切开脓肿引流。近些年来,对某些病例在超声或 CT 引导下经皮穿刺安置适当大小的引流管,疗效也是令人满意的。如经皮引流无效时,必须及时切开引流或作肾切除术。

在细菌培养及药物敏感试验结果出来之前,应开始用针对最可能的致病菌(葡萄球菌、大肠杆菌)的抗生素治疗。药物的选用和剂量同肾内脓肿的治疗一样。此后可根据临床反应及药敏试验作适当的调整。在临床上或影像学检查证实感染未完全消退之前,必须静脉或后阶段口服抗生素治疗,常需数周。

## 三、急性膀胱炎

急性膀胱炎为临床常见病,主要致病菌包括大肠杆菌、葡萄球菌、变形杆菌、链球菌等。感染途径以上行性为主,下行性感染也可见,血行及淋巴途径感染较少。女性解剖结构特殊,尿道较短,距离阴道和肛门较近,容易被污染而发病多于男性。因此,膀胱炎的预防很重要,特别是女性应注意会阴部卫生清洁。

(一)诊断要点

1.尿频、尿急、尿痛明显,排尿终末时尿痛加重或呈里急后重。

2.局部症状发生急剧,全身症状较轻或不明显。

3.部分患者出现血尿,终末血尿为常见,也可见肉眼血尿或全程血尿。

4.菌尿或脓尿明显时可发现尿液混浊。

5.体检发现耻骨上区压痛。

6.尿常规白细胞数每高倍视野超过10个或呈脓血尿。

7.中段尿沉渣涂片镜检细菌数每高倍视野超过20个。

8.中段尿培养阳性。

9.全身症状明显时应与急性肾盂肾炎鉴别。

（二）治疗

1.抗感染治疗

可根据细菌药物敏感试验选用适当抗生素，或选择尿液中药物浓度较高的广谱抗菌药物，争取彻底治愈。常用方法包括：病情较轻者可单次服用 SMZCO3g、阿莫西林2~3g或氧氟沙星1g。中等病情者可服用 SMZCO1g,b.i.d.;阿莫西林0.5g,q.i.d.;头孢拉定0.5g,t.i.d.;或氧氟沙星0.2g,b.i.d.,连续应用3天后症状一般即可消失，再继续服用1~2周。病情较重或伴有全身症状者可适当延长疗程达2周以上。

2.一般治疗

注意休息,增加饮水量。

3.对症治疗

可选用黄酮哌酯(泌尿灵)、普鲁本辛、654-2等药物解除痉挛,减轻排尿刺激症状。

对疗效不佳者,应寻找膀胱炎的局部原因,如有下尿路梗阻、膀胱异物、肿瘤等病变,应及时解除。若无梗阻,应根据细菌药物敏感试验结果调整抗菌药物。

## 四、慢性膀胱炎

慢性膀胱炎是指长期存在尿频、尿急症状,但不如急性膀胱炎那样严重。尿中有少量或中量白细胞、红细胞。这些病人多有急性膀胱炎病史,且伴有结石、尿路畸形或其他梗阻因素,而非单纯性膀胱炎。

（一）诊断要点

慢性膀胱炎症状长期存在且逐渐加重,一般培养无细菌生长,又找不到原发病时,要考虑肾结核。肾结核病人半数以上有肺与生殖器等肾外结核病史,血尿多与尿路刺激症状同时出现,抗痨治疗有效。膀胱炎时,血尿为"终末血尿",且抗菌治疗有效。结核杆菌培养、尿沉渣找结核杆菌、肾盂造影及膀胱镜检查有助于诊断。有时肾结核常与普通尿路感染并存。如患者经过积极抗菌治疗后,仍有尿路刺激症状或尿沉渣异常,应高度注意肾结核存在的可能性,宜作相应检查。

（二）治疗

针对病因治疗同时应用敏感抗生素。（根据中段尿致病菌培养结果有针对性地选用抗生素。）

手术治疗适用于膀胱颈梗阻或膀胱结石引起的慢性膀胱炎。

## 五、间质性膀胱炎

间质性膀胱炎(Hunner溃疡)是一种特殊的慢性膀胱炎。其主要症状是严重尿频、尿急、下腹痛、排尿痛、血尿等。多见于女病人。膀胱镜检查发现膀胱容量减少,在膀胱底部或三角区有黏膜下出血。初次检查时不易发现,而在排出膀胱内液体再行充盈时才能看到。亦可在膀胱顶部见到绒毛状充血,范围约有1~1.5cm,其中心部位呈黄色。组织学上除可观察到慢性非特异性溃疡性膀胱炎,有显著的肥大细胞浸润外,尚有神经周围的慢性炎性浸润。本病的病因不明,既无细菌感染亦无病毒或真菌可见。有人在本病病人血内查到间质性膀胱炎的抗体,而认为是一种自身免疫病。亦有人认为本病与慢性肉芽肿病有关,或认为本病为一种神经性病变。

（一）诊断要点

典型的间质性膀胱炎症状为：尿频、尿急、夜尿增多、下腹部疼痛。其后果可能会导致膀胱纤维化，使膀胱容量减少，甚至输尿管回流，造成肾积水与肾脏发炎，涨尿时疼痛会加剧，要命的是疼痛位置可能会在尿道口和会阴部，必须等到排尿后疼痛才会稍缓。

1.实验室检查：患者尿常规多数正常，可有血尿出现，肾功能检查除非在膀胱纤维化导致膀胱输尿管返流或梗阻时才有变化。

2.X线检查：排泄性尿路造影一般无异常，合并返流时在造影片上可见肾盂积水、膀胱容量减少表现。

3.器械检查：膀胱镜检查是诊断间质性膀胱炎的重要方法，由于膀胱容量缩小，患者甚为痛苦，在施行液体膀胱扩张后可见膀胱顶部小片状瘀斑、出血，有的可见到疤痕、裂隙或渗血。

（二）治疗

本病用抗菌药物无效，将膀胱在全麻下进行过度膨胀可取得暂时的症状缓解。其他治疗如安静剂、抗组胺药物、肝素、肾上腺糖皮质激素或直接膀胱内作硝酸银烧灼等疗效不佳。

## 六、尿道炎

尿道炎是一种常见病，多见于女性，临床上分为急性尿道炎、慢性尿道炎、非特异性尿道炎和淋菌性尿道炎，后两种临床表现类似，必须根据病史和细菌学检查加以鉴别。

（一）诊断要点

非特异性尿道炎的主要致病菌是大肠杆菌、链球菌和葡萄球菌，往往有混合感染。

除根据病史及体征外，需将尿道分泌物行涂片染色检查或细菌培养，以明确致病菌。男性病人若无尿道分泌物，应行三杯试验（即前尿道炎第1杯尿浑浊，有大量脓细胞、白细胞，第2、3杯清晰。后尿道炎第1、3杯浑浊，有大量脓细胞、白细胞，第2杯清晰）。急性尿道炎忌用器械检查。慢性尿道炎需行尿道膀胱镜检查，以便明确发病的原因。有时可用金属尿道探条试探尿道内有无狭窄，必要时行尿道造影。

（二）治疗原则

1.大量饮水，使尿量增加，排尿时可冲洗尿道分泌物；

2.使用镇静、止痛、解痉药物，减轻疼痛；

3.注意休息，急性期短期内避免性生活；

4.抗生素治疗（诺氟沙星），根据细菌培养和药敏试验选择有效抗菌素；

5.慢性尿道炎或尿道内有狭窄者，除药物治疗外，应行尿道扩张。

## 七、前列腺炎

（一）急性前列腺炎

急性前列腺炎是男性泌尿生殖系统常见的感染性疾病，致病菌以大肠杆菌为主，约占80%。细菌感染途径为血行感染或直接蔓延。

其中经尿道直接蔓延较多见，主要病因有：

(1)淋菌性尿道炎时，细菌经前列腺管进入前列腺体内引起炎症。

(2)前列腺增生和结石使前列腺部尿道变形、弯曲充血，失去对非致病菌的免疫力而发生前列腺炎。

(3)尿道器械应用时带入细菌或上尿路炎症细菌下行，致前列腺感染。

其次为血行感染，常继发于皮肤、扁桃体、龋齿、肠道或呼吸道急性感染，细菌通过血液到达前列腺部引起感染。

1.诊断要点

急性前列腺炎的诊断一般不困难,主要是根据病史、症状、直肠指诊及血尿常规检查。

(1)病史

发病前是否有全身他处感染病灶,如有无皮肤化脓性感染,或上呼吸道感染等,或急性尿道炎病史,以及有否尿道器械操作病史。

(2)症状

起病急骤,全身症状有高热、寒战、厌食、乏力等,局部症状有尿频、尿急、尿痛及直肠刺激症状。

(3)实验室检查

血白细胞一般在 1.5 万~2 万/立方毫米,明显核左移。尿镜检可见大量白细胞及脓细胞,尿 pH>7。尿三杯试验第一杯有碎屑及脓尿;第二杯常较清晰;第三杯混浊,有碎屑及上皮细胞。尿道分泌物检查及细菌培养可以发现致病菌,前列腺液检查涂片染色常可找到大量白细胞和细菌。

(4)直肠指诊

①卡他性炎症:前列腺可正常或稍大,有张力,一叶或两叶局部不规则。

②滤泡性炎症:前列腺有小硬结,或整个腺体肿大,质软有弹性,压痛阳性。

③实质性炎症:前列腺明显增大、质硬、张力大、压痛明显,局部也可摸到柔软区,轻压时有脓液排出。

2.治疗

急性前列腺炎可根据尿液或前列腺液细菌培养结果选择敏感抗生素。当由于治疗初期细菌培养未及时回报或无条件时,应及时选用足量、高效的广谱抗菌药物,以控制病情发展。目前多用头孢类抗生素,临床可用伏乐新,每次 1.5 克,每日 2 次,溶于 100 毫升液体中静脉滴注。或先锋 V 号,每次 2.0 克,每日 2 次,静脉滴注。

不适宜应用此类药物者,可作用磺胺甲基异恶唑(SMZ)与磺胺增效剂(TMp)的复合片剂,如复方新诺明,因在前列腺中能达到较高浓度,可为口服的首选药物。用法:每日 2 次,每次 2 片(每片含 TMp80 毫克、SMZ400 毫克),口服。经治疗若细菌对该药敏感,症状好转者,可继续用 30 天,以防转变为慢性。

对于不能用复方新诺明者,可用庆大霉素 3~5 毫克/(千克·天),或妥布霉素 3 毫克/(千克·天),分 3 次肌肉注射,再加氨苄青霉素 1 克静脉点滴,每 6 小时 1 次,共 1 周,以后根据细菌培养和药敏试验选药,病情好转后可改用口服药物如氟哌酸,继续治疗 30 天。

(二)慢性前列腺炎

慢性前列腺炎较急性前列腺炎多见,可由急性前列腺炎迁延所致,也可无急性过程。临床症状因人而异,部分患者可毫无症状,也可有严重且反复发作的不适主诉。部分患者症状顽固,需经系统综合治疗尚可奏效。

1.诊断要点

(1)常见尿道外口滴白,晨起、排尿终末或大便后尿道口有乳白色液体涌出。

(2)多有会阴部、耻骨上区、腹股沟部、大腿内侧和(或)腰部酸痛不适。

(3)病程久者出现性功能障碍,包括性欲减退或消失、早泄、射精疼痛等。

(4)可伴有膀胱及尿道刺激症状,如尿频、尿急、尿道灼热感、排尿滴沥等。

(5)可出现头昏、头痛、乏力、失眠等全身症状。

(6)肛门指检前列腺表面不规则,体积稍大或略小,两侧叶可不对称,可触及局限性硬结,有压痛。

(7)前列腺液镜检白细胞数每高倍视野超过 10 个,卵磷脂小体减少。

(8)前列腺液中免疫球蛋白(IgA)含量增高,锌含量下降,pH 上升。

(9)鉴别慢性细菌性前列腺炎、尿道炎及尿路感染时可分别行初始尿(VBI)、中段尿(VBl)、前列腺液(EPS)、前列腺按摩后尿液(VB3)细菌培养。

(10)B 超检查可提示前列腺炎症。

(11)较大结节与前列腺癌鉴别困难时可行前列腺穿刺活检。

**2.治疗**

(1)针对患者焦急情绪与顾虑进行宣教。

(2)增加体育活动,建立规律的生活与工作制度。

(3)禁烟酒,少食刺激性食物,避免长时间坐位。

(4)选用易于透入前列腺组织的抗生素,如复方新诺明、头孢菌素类、红霉素类等药物。

(5)定期行前列腺按摩有利于前列腺液引流。

(6)热水坐浴及局部短波、微波射频或氦—氖激光照射治疗有利于炎症吸收。

(7)可配合应用解毒、通淋、活血、化瘀等中药治疗。

(8)酌情选用溴丙胺太林(普鲁本辛)l5mg,t.i.d.,膀胱灵 2 片,b.i.d.;舍尼通 0.375g,b.i.d.以及 M 受体阻滞剂等药物。

## 八、精囊炎

精囊炎是男性常见感染性疾病之一,发病年龄多在 20~40 岁,以血精为主要临床表现,但有急性和慢性之分,个体差异大。临床表现不尽相同。

**(一)诊断要点**

**1.血精**

表现为射精时排出血精,精液呈粉红色或红色或带血块。急性者血精现象更明显。

**2.尿频、尿急、尿痛**

急性者尿急、尿痛症状明显,并可见排尿困难。慢性者以尿频、尿急,并伴排尿不适、有灼热感为明显。

**3.疼痛**

急性者可见下腹疼痛,并牵涉会阴和两侧腹股沟。慢性者则可出现耻骨上区隐痛,并伴会阴部不适。疼痛症状在射精时明显加剧。

**4.其他症状**

可有发热、恶寒、寒战,此为急性精囊炎所见的全身症状;血尿,也是急性精囊炎的表现之一;而射精疼痛、性欲低下、遗精、早泄为慢性者所见。

**5.辅助检查**

精液常规检查,可见大量红细胞、白细胞。精液细菌培养为阳性。血常规检查,急性者可见血中白细胞明显增加。

精囊炎患者做肛门指诊时可触及肿大的精囊,并伴有触痛。也可有下腹部、会阴部及耻骨上区轻度压痛。

**(二)治疗**

**1.选用恰当的抗生素**

急性精囊炎应治疗到症状完全消失后,再继续用药 1~2 周;慢性精囊炎则需继续用药 4 周以上,以巩固疗效。据我们的经验,头孢二代的西力欣及喹诺酮类的奥复兴静脉应用效果不错。

**2.局部治疗**

黄连素离子透入,大便后用 1‰黄连素 20 毫升灌肠,用此药浸湿纱布垫置于会阴部,并连接在直流电理疗器的阳极上,阴极敷于耻骨上,每次 20 分钟,每日一次,每 10 次一个疗程。温水坐浴(水温 42℃)及会阴部热敷,以改善局部血运,帮助炎症消退。避免坐时间过长,以防盆腔充血。

**3.卧床休息**

同时给予通便药物保持大便通畅。

4.避免过多房事

目的是减少性器官充血程度。慢性精囊炎的病人可定期(每周1~2次)作精囊、前列腺按摩。一为增进前列腺及精囊血运;二为促进炎性物质排出。

5.生活规律化

劳逸结合,忌烟酒及辛辣刺激性食物。

### 九、急性附睾炎

急性附睾炎常见致病菌为葡萄球菌、大肠杆菌,多为尿道炎、前列腺炎、精囊炎逆行性感染所致。经尿道操作、前列腺手术、长期留置导尿管可诱发该病。

(一)诊断要点

患侧阴囊肿痛,可放射至腹股沟区或下腹部。常伴有发热、倦怠等全身不适。局部皮肤红肿,附睾肿大明显,与睾丸分界清楚、触痛,精索增粗。

血常规检查示白细胞升高。

B超可明确附睾呈炎性改变。

(二)治疗

卧床休息。托起阴囊,局部冷敷,炎症控制后改热敷。

抗感染治疗:左氧氟沙星0.2g,b.i.d.;或SMZCO2片b.i.d.;必要时肌肉或静脉注射用药。

对症治疗:应用己烯雌酚、消炎痛类药物等可减轻肿痛、降低体温。

手术治疗:脓肿形成后应尽快切开引流,实质破坏严重时可行睾丸切除。

导尿管留置时间较久者应争取尽早拔除或预防性用药。

行膀胱镜检查等尿道操作之前可预防性应用抗生素。

### 十、阴茎头包皮炎

阴茎头发炎和包皮发炎常常同时存在,故统称为阴茎头包皮炎。引起阴茎头包皮炎的主要原因是包茎或包皮过长。另外,不洁性交、药物刺激或过敏,也是致病的原因。

(一)诊断要点

阴茎头包皮炎表现为阴茎头及包皮红肿、疼痛、奇痒,部分可出现糜烂及溃疡,并有黄色脓性分泌物,伴有特殊臭味。严重时可出现阴茎头坏死。部分病人在急性期后发生尿道口粘连狭窄,引起排尿困难。反复感染可使阴茎头或包皮增厚,形成白斑。

服用某些药物过敏时,有时可表现在阴茎头或包皮上形成固定的水肿性红斑,中心部位出现水疱,破溃后可引起感染。症状多在服药后24~36小时内发生,停药后好转,再次服药又重复出现。

(二)治疗

阴茎头包皮炎在急性发作期应将包皮上翻,如包皮不能上翻者,应作切开引流。在进行局部处理的同时,需要口服或注射抗生素。由药物过敏引起的还应服用抗过敏药物。

包茎或包皮过长反复引起阴茎头和包皮发炎者,应作包皮环切手术,以防止复发。

包茎或包皮外口狭小的包皮过长者,如将包皮强行上翻而又不及时复位时,狭小的包皮口可勒紧在阴茎冠状沟上,阻碍包皮远端和阴茎头的血液回流,致使这些部位发生肿胀,这种情况称为包皮嵌顿。

包皮嵌顿多因性交或手淫引起。包皮嵌顿后局部有剧烈疼痛,阴茎头部红肿,包皮出现水肿。嵌顿时间愈长,肿胀愈严重,如不及时处理,包皮和阴茎头就会发生缺血、坏死。

包皮嵌顿后应尽快到医院就诊,进行手术复位。

预防包皮嵌顿的最好办法是作包皮环切手术,将过长的包皮切除,就不会再发生包皮嵌顿。

# 第六节 泌尿、男生殖系统结核

泌尿、男生殖系统结核是全身结核的一部分,常继发于肺、骨、肠结核。近年常见于艾滋病人,泌尿、生殖系统器官可以单独患病,也可以同时存在结核病灶。

## 一、肾结核

泌尿系统结核中肾结核(Renal Tuberculosis)最为常见,最先发生,继而可由肾蔓延至整个泌尿和男生殖系统。多见于 20~40 岁之间,但各年龄组均可发生。男性多于女性。值得注意的是,近年来肾结核临床症状常不典型,易误诊、漏诊。

肾结核多经血行感染,感染初是双肾皮质受累,如果机体免疫状况良好,临床上常不出现症状,多可自愈,称为病理型结核或非临床型结核。如果机体免疫能力较低,细菌数量多,毒力强,则病灶继续发展为肾髓质结核,引起一系列症状,称为临床型肾结核,多数为单侧病变。

(一)临床表现

1.尿频、尿急、尿痛

是出现最早的症状,大多有此症状,晚期结核性膀胱炎导致膀胱痉挛,尿频症状更为明显。

2.血尿、脓尿

是常见的重要症状,可为肉眼或镜下血尿,多为终末血尿,少数为全程血尿伴血块。脓尿表现为尿液不同程度的浑浊,重者呈米汤样,显微镜下可见大量脓细胞。

3.肾区疼痛、肿块

通常无明显腰痛,也可发生钝痛或绞痛。输尿管病变使管腔阻塞,造成肾积水或肾积脓时,腰部可触及包快。

4.全身症状

可出现消瘦、发热、盗汗、贫血、乏力、食欲减退等症状。晚期严重时可出现慢性肾功能不全症状。

(二)诊断要点

1.病史和症状

有慢性的膀胱刺激症状,经抗菌药物治疗无明显疗效。有肾外其他结核病灶或附睾、输精管、前列腺或精囊部位发现硬结,阴囊有慢性窦道等。

2.实验室检查

尿呈酸性,有红细胞、脓细胞及少量蛋白。

3.尿细菌学检查

尿沉淀物找抗酸杆菌,连续 3 次,其阳性率约为 50%~70%。结核杆菌培养的阳性率达 80%~90%,准确而可靠。应用 PCR 测定结核杆菌属实验研究,不作为临床诊断标准。

4.影像学诊断

B 超可显示病肾结构紊乱,如有钙化则有强回声,并可发现对侧有无积水,膀胱是否痉挛。X 线检查主要依靠排泄性或逆行性肾盂造影,可显示病变破坏程度及范围。病变严重者肾功能丧失,则肾盏肾盂完全不显影。尿路平片可见肾区结核性钙化斑,若钙化遍及结核的全部,即形成"自截肾"。CT 对中晚期肾结核能显示扩大的肾盏肾盂、皮质空洞及钙化灶。MRI 水成像有助于诊断肾结核对侧积水。

5.膀胱镜检查

早期可见到膀胱黏膜充血、水肿、结核结节,晚期有溃疡和瘢痕等病变,膀胱三角区和患侧输尿管开口附近病变往往明显,常在此处取活检。但膀胱痉挛使容量小于 50ml 或有急性膀胱炎者不宜作膀胱镜检查。

6.分子生物学技术

从结核菌分离出已知的特异性 DNA 片段作为 DNA 探针,与标本内的结核进行DNA 杂交,能迅速、准确地诊断肾结核。

(三)鉴别诊断

1.非特异性膀胱炎

非特异性膀胱炎的尿普通细菌培养有革兰阳性或阴性细菌生长。起病突然,反复发作,血尿常与膀胱刺激症状同时发生,抗菌药物治疗一般均能治愈。

2.肾积水

其他原因如先天性肾盏病变,肾盂、输尿管的结石或肿瘤等所致的肾积水,均应从原发病的症状和体征予以区别,CT 和 MRI 水成像可能有助于确立诊断。

(四)治疗

1.全身治疗

注意适当的休息和康复体育活动,以及充分的营养和必要的药物治疗。

2.抗结核药物治疗

(1)指征

①病理型肾结核;

②病灶局限在一组大肾盏以内;

③由于身体其他部位有活动性结核或严重疾病不宜行肾结核手术者;

④晚期或双侧肾结核或孤立肾不宜手术者;

⑤肾结核手术前和手术后用药。

(2)药物及其使用方法

异烟肼 300mg/d,口服;利福平 600mg/d,口服;吡嗪酰胺 1.0~1.5g/d,口服(2 个月为限,避免肝毒性)。吡嗪酰胺用药 2 个月后,改用乙胺丁醇 1.0g/d,口服。一般将异烟肼、利福平和吡嗪酰胺或乙胺丁醇联合使用。若出现严重副作用或耐药性,可选用链霉素、对氨基水杨酸钠、环丝氨酸及乙硫异烟肼等。抗结核药物治疗时必须经常检查肝功能,同时服用保肝药物。链霉素对第Ⅷ脑神经有损害,出现听力型眩晕,一旦发现应立即停药。

治疗必须坚持早期、联合、足量、足期和规律用药五项原则。一般以 3 个月为一疗程,3 个月后复查,分析病情后决定以后的治疗方案,可以连续应用 2~4 个疗程。若症状好转,尿检查阴性,仍须继续随访,直至病变痊愈后考虑停用抗结核药。

3.手术治疗

(1)一般治疗

①无泌尿、男生殖系统以外的活动性结核病灶;

②手术前后使用足够的抗结核药物;

③术中应尽量保存肾正常组织。

(2)手术方法

常见的手术方法有肾切除术、肾部分切除术和肾结核病灶清除术。肾结核并发症的手术有输尿管膀胱吻合术、乙状结肠膀胱扩大术、肾造口和输尿管皮肤造口术。

（3）术前准备

术前均需抗结核药物治疗,一般至少 2 周或更长时间,如行肾部分切除术和肾结核病灶清除术应有 3~6 个月的抗结核药物治疗。

（4）术后处理

术后至少继续术前的抗结核药物治疗 2 周,以后可酌情调整药物剂量和方法,但是必须坚持随访 1~2 年,预防复发。

（五）预防

加强卫生宣传教育工作,注意公共场所的空气清洁和流通,重视体育锻炼,改善饮食结构,增强身体素质。定期开展健康普查,早期、及时、正确应用抗结核药物治疗肺结核、骨结核和肠结核,防止结核杆菌的全身播散。

（六）预后及转归

自抗结核药物问世以后,此病的死亡率已低于 4%。

影响肾结核预后的因素有：

1.全身情况和泌尿系统外的结核病灶情况；

2.膀胱结核的有无和结核病变的严重程度；

3.对侧肾有无结核病变和功能情况；

4.治疗的选择和治疗的正确性。

## 二、男生殖系统结核

男生殖系统结核(Genital Tuberculosis)绝大多数继发于肾结核。大约有 50%~75% 的肾结核并发男生殖系统结核。前列腺结核和精囊结核没有明显的症状；睾丸结核少见；而附睾结核的症状最明显,易引起临床上重视。

（一）临床特点

1.疼痛

早期前列腺与精囊结核症状常不明显,偶有会阴和直肠内不适。附睾结核表现为阴囊肿胀,偶有急性发作者,阴囊局部红肿、疼痛。

2.硬结

直肠指诊发现前列腺、精囊表面高低不平的结节感,一般无压痛。附睾触及的硬结,大多局限于附睾尾部,输精管变粗,可触及串珠状小结节,无触痛。

3.血精

多见于精囊结核。

4.膀胱刺激症状和血尿

常见于结核累及膀胱颈部或后尿道时。

5.寒性脓肿

见于附睾结核,发生阴囊皮肤粘连或溃破流脓,形成经久不愈或时愈时发的窦道。

（二）诊断要点

1.病史和症状

如同时发现肾结核,有助于男生殖系统结核的诊断。

2.实验室检查

尿液、前列腺液及精液检查,寻找结核杆菌。

3.膀胱尿道镜检查

可能发现后尿道及膀胱内有结核性病灶。

4.X 线检查

尿路平片及排泄性尿路造影可以明确有无肾结核病灶同时存在。盆腔部位 CT 有助于了解前列腺、精囊有无结核病变。

（三）鉴别诊断

前列腺结核与慢性前列腺炎、前列腺癌鉴别。附睾结核与慢性附睾炎、阴囊内丝虫病、附睾肿瘤或睾丸肿瘤鉴别。

（四）治疗

1.全身治疗

参阅肾结核。

2.抗结核药物治疗

参阅肾结核，但是必须清除泌尿系统病灶。

3.手术治疗

前列腺结核、精囊结核一般不采用手术治疗。附睾结核，若经抗结核药物治疗效果不明显或病变较大，形成脓肿、窦道者，作附睾切除。手术前后均需正规应用抗结核药物治疗。

（五）预防

参阅肾结核。

（六）预后及转归

早期或单纯的男生殖系统结核病人采用抗结核药物治疗或手术治疗可以获得治愈。晚期或有严重的泌尿系统结核同时存在，则治疗困难。

# 第七节 泌尿生殖系统肿瘤

## 一、概述

泌尿生殖系统肿瘤在我国肿瘤总发病率中并不高，在泌尿外科疾病中常见，其发病率及死亡率有增长趋势。在我国最常见的是膀胱癌，其次是肾肿瘤。欧美国家最常见的是前列腺癌，其在我国也有明显增长趋势。我国过去最常见的肿瘤是阴茎癌。

## 二、肾肿瘤

肾肿瘤分为良性与恶性两类。

良性肾肿瘤为错构瘤。

恶性肾肿瘤包括肾癌、肾盂癌和肾母细胞瘤肾癌。

肾细胞癌简称肾癌，起源于肾小管上皮细胞，是肾实质肿瘤中最常见的一种恶性肿瘤。我国肾癌的发病率在泌尿生殖系统肿瘤中仅次于膀胱癌而位居第二位。肾癌在成人所有肾恶性肿瘤中占90%以上。目前，肾癌在全世界的发病数和死亡数呈逐年上升趋势。2002 年的统计资料表明：全世界每年大约有 208 500 新发肾癌病例，102 000 人死于肾癌；2005 年全美国新诊断的肾癌病例为 36 160 人，12 000 人因肾癌死亡。

(一)分型

2004 年世界卫生组织对肾细胞癌分类重新进行了划分,完全打破了以往的划分类型。

1.肾透明细胞癌

2.乳头状肾细胞癌

3.肾嫌色细胞癌

4.多房性囊性肾细胞癌

5.Bellini 集合管癌

6.肾髓质癌

7.Xp11 易位性肾癌

8.神经母细胞瘤相关性肾细胞癌

9.黏液性管状及梭形细胞癌

10.未分类肾细胞癌

1.肾透明细胞癌

肾透明细胞癌是一种最常见的肾细胞癌,占全部肾癌的 60% 到 80%,最新的病理学定义是:由胞浆透明或嗜酸性的肿瘤细胞构成的肾脏恶性肿瘤,肿瘤内有纤细的血管网。肾透明细胞癌大体呈实性,双侧或多中心病灶<5%。10%~15%影像学上可以显示钙化影,钙化和骨化见于坏死区域。

单纯肾透明细胞癌不多见,多数有或多或少的暗细胞。分化好的肿瘤细胞核位于细胞中央,核固缩染色质增多,浓染。分化不良的核多样性,有明显的核仁。镜下为圆形或多角形,胞浆丰富,内含大量糖元、磷脂和中性脂肪,这些物质在切片制作中被溶质溶解,呈透明状。

肾透明细胞癌基因改变以 3P 缺失、50%VHL 基因突变和 10%~20%VHL 基因甲基化而灭活为特征。

约 50%的肾透明细胞癌临床分为Ⅰ期和Ⅱ期,Ⅳ期少于 5%;出现肾周或肾窦脂肪受侵犯及肾静脉癌栓的病例可达 45%;其 5 年总存活率为 55%~60%。

2.乳头状肾细胞癌

乳头状肾细胞癌亦称为嗜色细胞癌或肾小管乳头状癌,占全部肾癌的 10%~15%,为第二种常见的肾细胞癌, 可能起源于肾近曲小管。最新的病理学定义为:一种具有乳头状或小管乳头状结构的肾实质恶性肿瘤。

显微镜下癌细胞可分为Ⅰ型(嗜碱性)和Ⅱ型(嗜酸性)。5%的肾乳头状细胞癌发生肉瘤样改变。

肾乳头状细胞癌基因学改变以 3q,7,12,16,17 和 20 号染色体的三倍体以及 Y 染色体丢失为特征。预后与细胞类型有关,Ⅰ型(嗜碱性)明显优于Ⅱ型(嗜酸性)。原因是Ⅰ型的病理分期和细胞分级多数低于Ⅱ型。文献资料显示肾乳头状细胞癌 5 年总存活率为 49%~84%。总的说来,五年的存活率还是比较好一些。

3.肾嫌色细胞癌

肾嫌色细胞癌起源于肾集合小管暗细胞,是第三种常见的肾细胞癌,占全部肾癌的 6%~11%。最新的病理学定义是:癌细胞大而浅染,细胞膜非常清楚。

肾嫌色细胞癌大体标本为边界清楚的实性包块,无包膜。肿瘤多为 4~20cm 大小。切面呈黄色、棕色或灰白色,少数肿瘤有坏死,但出血灶少见。个别肿瘤中心有不规则纤维带融合区,类似肾嗜酸细胞腺瘤的中心疤。

绝大多数肾嫌色细胞癌的病理分期为 T1 和 T2,10%的肿瘤侵犯肾包膜和肾周脂肪组织,4%的肿瘤侵犯肾静脉(T3b),个别病例有淋巴结和远处转移。

光镜下瘤细胞为多角形,呈实片状或腺泡状排列。肿瘤均见两型细胞,Ⅰ型细胞为典型型,胞质淡染、丰富、透明,似气球样。Ⅱ型细胞为嗜酸型,胞质较Ⅰ型细胞少,弱嗜酸,核周可见空晕。Ⅰ型细胞有沿血管分布的趋势。瘤细胞膜清晰是其特点之一。另一特点是常规染色细胞浆不染,可以用 Hale 胶体铁染胞浆,呈亮蓝色。

肾嫌色细胞癌的基因学改变以多个染色体丢失和单倍体为特征,染色体丢失常发生在 1、2、6、10、13、17 和 21 染色体。就预后而言,肾嫌色细胞癌明显好于肾透明细胞癌和乳头状肾细胞癌,其 5 年总存活率高达 90%。

4.多房性囊性肾细胞癌

多房性囊性肾细胞癌是一种肾脏非常见肿瘤,其发病率在所有肾细胞癌中不足 5%。男女患病比率为 3:1,均见于成年人,发病年龄 20~75 岁,平均 51 岁。最新的病理学定义是:该肿瘤是一种完全由囊腔构成的肿瘤,囊腔隔膜内有小灶状透明细胞,与肾透明细胞癌 I 期不能区别。多房性囊性肾细胞癌的预后极佳,目前尚无该肿瘤进展、复发和转移的文献报告。

显微镜下囊壁由纤维组织——稠密的胶原蛋白构成,其内有上皮细胞衬附。通常隔膜内仅有一层上皮细胞,偶有多层上皮细胞形成微小乳头结构,但未形成明显隆起的瘤结节。少数囊壁缺乏衬附细胞。这些上皮细胞在隔膜内呈串状排列,其胞浆多少不一,呈透明或轻度嗜酸,绝大多数细胞核细小、暗染。

5.Bellini 集合管癌

Bellini 集合管癌是来源于 Bellini 集合管的恶性上皮性肿瘤。该肿瘤临床罕见,不足肾细胞癌的 1%。遗传学上的改变无统一形式,以染色体 18、21 和 Y 染色体单体丢失以及染色体 7、12、17、20 的多倍体异常较常见。该肿瘤发现时多数为中、晚期,预后差。Bellini 集合管癌发病年龄为 13~83 岁(平均 55 岁),男女发病率之比为 2:1。患者常有腹部疼痛、季肋部肿块和血尿。约有 1/3 患者发现时已有转移。转移至骨者常有成骨现象。上尿路影像学提示是尿路上皮癌,有的患者尿细胞学检查阳性。

6.肾髓质癌

肾髓质癌是生长迅速的恶性肿瘤,几乎均伴镰状细胞性血液病。临床特点:有镰状细胞性血液病的年轻人,年龄 10~40 岁(平均年龄 22 岁),男女发病率为 2:1。常见症状是肉眼血尿、季肋部或腹部疼痛,常有体重下降和可触及的腹部包块。癌转移形成的颈部和脑部肿物可能是最早出现的症状和体征。影像学示肿瘤位于肾脏中央,浸润性生长,侵及肾窦。可出现肾盏扩张,而肾盂被肿瘤包绕。

7.Xp11 易位性肾癌

这一类肾癌染色体 Xp11.2 有不同的易位,均产生 TFE3 基因融合。肿瘤主要见于儿童和年轻人,年长者少见,发现时多数已是进展期。

8.神经母细胞瘤相关性肾细胞癌

该肿瘤是与神经母细胞瘤相关的肾细胞癌,见于长期存活的儿童肾母细胞瘤患者。肾母细胞瘤的治疗可能是引起此类肾细胞癌的原因之一。患者可同时出现肾细胞癌和神经母细胞瘤。男女发病率相同,平均年龄 13.5 岁(2~35 岁),发现神经母细胞瘤时患者小于 2 岁。双肾均可发病或同时发病。

9.黏液性管状及梭形细胞癌

该肿瘤具有黏液样小管状和梭形细胞特点,属于低级别的多形性肾脏上皮肿瘤。患者发病年龄 17~82 岁(平均 53 岁),男女发病率之比为 1:4。无特殊的症状,偶见季肋部疼痛和血尿。

(二)诊断要点

1.早期缺乏典型疾状,常在体检时通过 B 超检查偶然发现。

2.晚期出现"肾癌三联征"(血尿、疼痛、肿块)。多为无痛性间歇性全程肉眼血尿,以后间隔逐渐变短;患侧腰部胀痛,当血块堵塞输尿管时会出现肾绞痛;部分患者腰部或腹部可扪到肿块。

3.左肾肿瘤侵入左肾静脉可引起左精索静脉曲张,于卧位不能消退。

4.发热、血沉加快、贫血、体重下降、高血压、肝功能异常、高血钙、红细胞增多症等全身症状。

5.KUB 示肾脏外形变大,轮廓改变,偶见肿瘤内存在钙斑,或肿瘤周围壳状钙化。

6.IVP:晚期者可见集合系统受压移位变形,并有助于了解健侧肾功能和形态。

7.B 超可发现直径 1cm 以上的肿块,常表现为中低回声光团,内部回声不均匀。可作为诊断肾癌的首选方法。

8.CT 可发现直径 1cm 以上的肿块。CT 在肾肿瘤诊断上具有重要地位,可发现早期肾癌,显示肿瘤大小及范围,有无侵犯邻近组织,肾静脉、腔静脉内有无癌栓,淋巴结有无转移。

9.肾动脉造影可发现 IVP 时肾盂肾盏未变形的肿瘤。

10.下腔静脉造影可了解下腔静脉内癌栓大小及浸润范围。

11.MRI 对静脉内瘤栓的诊断比较理想。

12.放射性核素检查可了解是否有骨、肝等远处转移灶。

13.需与肾囊肿、肾错构瘤等鉴别。

(三)治疗

1.根治性肾切除术

是主要的治疗方法,切除肾脏、肾周筋膜及脂肪、同侧肾上腺及淋巴结。肾静脉或下腔静脉内癌栓可在术中一并取出。

2.根治性肾切除+淋巴结清扫术

分为肾门淋巴结清扫、根治性淋巴结清扫及超根治性淋巴结清扫。

3.单纯肾切除

适用于重危患者的姑息性治疗。

4.肾动脉栓塞术

如瘤体较大,术前 24 小时可行选择性肾动脉栓塞。也可用于肿瘤不能切除且有严重出血患者的姑息性治疗。

5.放疗

对肾癌不敏感,但对巨大肾肿瘤术前放疗可提高手术切除率,还可用于 Ⅱ、Ⅲ 期肿瘤术后补充治疗及骨转移肿瘤的止痛。

6.化疗

效果差。可试用环磷酰胺、硫酸长春碱(长春花碱)、放线菌素 D(更生霉素)等。

7.免疫治疗

卡介苗、干扰素、IL-2、LAK 细胞及 TIL 细胞的应用有一定效果。

8.内分泌治疗

可用甲氧孕酮或醋酸甲经孕酮(安宫黄体酮)治疗肾癌。

## 三、肾盂肿瘤

肾盂癌是肾盂或肾盏黏膜上皮细胞发生的恶性肿瘤,约占肾肿瘤的 8%,绝大多数为移行细胞癌,鳞癌约占肾盂肿瘤的 15%,腺癌极为少见。肾盂癌发病年龄多在 40 岁以后,男性多于女性。中国肾盂癌发病率高于西方国家,原因不明。

肾盂移行细胞癌分为 4 级,恶性程度依次升高。

Ⅰ级:乳头状,见正常黏膜;

Ⅱ级:乳头状,伴少量多形性变及核分裂;

Ⅲ级:扁平移行细胞伴显著多形性变及核分裂;

Ⅳ级:极度的多形性变。

肾盂癌的病理和临床分期与膀胱癌相似。

0 期:仅限于黏膜,无浸润;

A 期:侵犯肾盂黏膜固有层或局部浅表肾锥体;

B 期:侵犯肾盂肌层或镜下弥漫侵犯肾锥体;

C 期:肉眼侵犯肾实质或肾盂周围脂肪组织;

D 期:D1 淋巴结转移,D2 远处器官转移。

(一)诊断要点

1.间歇性、无痛性、全程肉眼血尿,见于80%病例,为主要症状。出血严重时可有条形血块。

2.肾区疼痛,多为钝痛,血块堵塞输尿管时可发生绞痛。

3.多无阳性体征,触及肿块者少见,偶有锁骨上淋巴结肿大或恶液质。

4.B超对诊断有一定帮助,表现为肾盂肾盏高回声区内出现中低回声团块,边缘不整。

5.IVP 或逆行尿路造影是主要辅助诊断方法,表现为肾盂内充盈缺损,可伴有肾积水,但需注意大量血尿时,肾盂内血块也表现为充盈缺损。

6. CT 或 MRI 表现为肾盂内实质性肿块,可伴有肾盏扩张、肾窦脂肪受压移位;增强扫描肿块强化不明显;肾脏外形多正常。此有助于鉴别肾盂癌和肾癌,但肾盂癌侵犯肾实质时与肾癌鉴别困难。

7.膀胱镜检查有重要诊断价值,应常规进行。不仅可发现或排除伴发的膀胱癌,还可同时行逆行造影和留取肾盂尿作常规检查及尿脱落细胞检查。

8.尿脱落细胞检查:膀胱尿找到恶性细胞有助于定性诊断,肾盂尿发现恶性细胞则同时有定位价值。低分化癌阳性率较高,可达 60%以上;高分化癌阳性率较低。

9.输尿管肾盂镜检查可直接观察到肿瘤,同时可取活组织进行病理检查以明确诊断。

(二)治疗

1.诊断明确、无远处转移者应行肾盂癌根治性切除术,范围包括患侧肾、全长输尿管和输尿管口周围的膀胱壁。多不主张行肾周和腹膜后淋巴清扫。

2.孤立肾或双肾同时发生肾盂癌,如肿瘤属低期、低级,尿脱落细胞阴性,应争取保留肾脏。有条件时可经肾盂输尿管镜行肿瘤切除;肿瘤分期及分组较高者必须行根治性切除、术后行透析治疗。

3.术后膀胱灌注化疗和随访同膀胱癌,目的是预防膀胱癌发生。

4.有远处转移的晚期患者可行放疗或化疗,方案基本同膀胱癌,但疗效不理想,预后差。

## 四、肾母细胞瘤(Wilm's Tumor)

肾母细胞瘤是婴幼儿最常见的腹部肿瘤。病理上是从胚胎性肾组织发生,是上皮和间质组成的恶性混合瘤,包括腺体、神经、肌肉、软骨及脂肪等。增长极快,质柔软,切面灰黄色,可有囊性变、出血。双侧约占5%。早期即侵入肾周组织,但很少侵入肾盂肾盏内。转移途径同肾癌。

(一)临床表现

多在 5 岁以前发病,2/3 在 3 岁内。男女、左右侧发病数相近,偶见于成人。早期无症状。

特点:虚弱婴幼儿腹部巨大包块,多在给患儿洗澡穿衣时发现。肿块增长迅速,血尿不明显。

肾外表现:发热,高血压,血肾素活性及红细胞生成素可高于正常。

(二)诊断

婴幼儿,病史,B 超,IVP,CT,MRI 等。

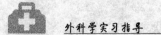

（三）鉴别诊断

1.肾上腺神经母细胞瘤

早期转移至颅骨及肝脏,IVP 见正常肾被肿瘤向下推移。

2.肾积水

B 超、CT、MRI 等易鉴别。

（四）治疗

根治性切除术+放疗+化疗的综合性治疗,效果良好。放疗及化疗作为辅助治疗时术前术后均可应用。联合化疗效果更好。局限在肾脏的 2 岁以内的婴幼儿可不做放疗。综合治疗 2 年存活率为 60%~94%,2~3 年无复发为治愈。双侧病变可行双侧肿瘤切除,放疗、化疗。

## 五、肾囊肿

肾囊肿是肾脏内出现大小不等的与外界不相通的囊性肿块的总称,常见的肾囊肿可分为成人型多囊肾、单纯性肾囊肿和获得性肾囊肿。

成人型多囊肾是一种先天性遗传性疾病,肾脏实质内充满数不清、大小不等的、与外界不相通的圆形囊肿,囊内含有液体,小的肉眼看不到,大的可有数厘米,故称之为多囊肾。表现为夜尿增多、腰痛、高血压等。尿检有血尿、少量蛋白尿,常会缓慢地发展成为慢性肾衰。有 10% 的人伴有肾结石,30% 的人伴有多囊肝。有经验的医生借助 B 超、静脉肾盂造影可确诊。

单纯性肾囊肿可能是一种先天性异常,是单侧或双侧肾有一个或数个大小不等的、圆形、与外界不相通的囊腔,多数是单侧,故称单纯性肾囊肿。其发病率可随年龄增长而增高,50 岁以上的人做 B 超,有 50% 可以发现这种囊肿。借助 B 超、CT 可确诊。

获得性肾囊肿,主要是因尿毒症或透析治疗后才发生的。与年龄无关,而同血液透析的时间有关。肾脏原本没有肾囊肿,据文献报道,透析时间超过 3 年的,大多数病人会出现囊肿。一个肾内至少有 4 个囊肿,直径多为 2~3cm,有些囊肿可以发生感染,甚至癌变,B 超或 CT 检查可确诊。

（一）诊断要点

1.症状

常见的疼痛位于胁腹及背部,通常呈间歇性钝痛。当出血使囊壁扩张时,可出现突发性剧痛。胃肠道症状偶可出现,而疑为消化性溃疡或胆囊疾病。患者可自行发现腹部包块,尽管如此大的囊肿少见。当囊肿发生感染时,患者常诉胁腹疼痛,全身不适并有发热。

2.体征

体格检查多为正常,偶于肾区可触及或叩及一包块。若囊肿发生感染时,胁腹部可有压痛。

3.实验室检查

尿液分析多呈正常。镜下血尿罕见。肾功能检测也正常,除非囊肿为多发性或双侧性的(罕见)。即使一侧肾脏表面广泛破坏,对侧肾也可因代偿性肥大而维持总肾功能的正常。

4.X 线检查

在腹部平片中常可见到肾影中有一部分膨大或其上有一包块压迫。

5.CT 扫描

鉴别肾囊肿与肿瘤,CT 是最精确的。囊液密度近似于水,而肿瘤的密度则与正常肾实质相近。静脉注射造影剂后,肾实质变得更为浓密,而囊肿仍不受影响;囊肿壁与肾实质有明显界限,而肿瘤则无;囊肿壁很薄,肿瘤却不然。从许多方面来说,对于鉴别囊肿和肿瘤 CT 要优于穿刺抽液判断。

6.肾脏超声检查

在采取非侵入性诊断技术来鉴别肾囊肿和实质包块时,超声检查占有很大比例。当超声检查发现符合囊肿的影像时,就可在超声影像监视下,穿刺囊肿并抽吸囊液。

7.同位素扫描

做直线扫描可显示出包块轮廓,但难以区分囊肿或肿瘤。采用锝扫描摄影术可显示无血管的包块。

8.在囊肿摄影术下经皮囊肿抽吸

当上述检查对鉴别囊肿及肿瘤仍有疑问时,则有必要行穿刺抽吸。

(二)鉴别诊断

1.肾脏癌肿

呈占位性病变,但易发于深部,从而引起更明显的肾盏弯曲。血尿常见,而囊肿则不见。

2.多囊肾

正如尿路造影所示,本病几乎总是双侧性的,弥漫的肾盏及肾盂发生扭曲已成其规律。单纯性肾囊肿则多为孤立性单发性。多囊肾往往伴有肾功能损害及高血压,而肾囊肿则无。

3.肾痈

本病罕见。采集病史时,可发现在突起发热及局部疼痛前数周有过皮肤感染史。尿路造影显示其病变与囊肿及肿瘤相似,但由于肾周围炎影响,使肾轮廓及腰大肌影模糊不清。

4.肾积水

症状和体征可与单纯性肾囊肿的表现完全一致,但尿路造影则截然不同。

5.肾外肿瘤(如肾上腺、混合性后腹膜肉瘤)

可使肾脏移位,但很少侵及肾脏并使肾盏变形。

6.肾包虫病

其囊肿未与肾盂相通时,难以和单纯性肾囊肿鉴别,因尿中尚不会有包虫及其幼虫。在X线检查中常发现肾包虫病囊肿壁上有钙化。Casoni试验有助于诊断。

(三)治疗

肾囊肿无症状时不需要做任何治疗,但要定期复查,观察囊肿是否继续增大。每半年至一年进行一次肾功能检查,不主张进行肾囊肿穿刺,因为穿刺不仅易于感染,易于复发,而且经过长期观察,该术也不能延缓肾功能损坏的发生。手术切除囊肿也不是一件容易的事,因为肾表面的囊肿可以切掉,但切除肾脏深部的囊肿就相当困难。肿物较大且有恶变可能时,可以进行手术探查,如果证实为良性囊肿,可将肾表面的囊壁切除,残留囊壁涂以碘酊。一侧肾实质广泛破坏,对侧肾功能正常者,可行肾切除术。

## 六、输尿管癌

输尿管癌较少见,分原发性和继发性两类。原发性癌起源于输尿管组织本身,其中约90%为移行细胞癌;继发性则来自肾盂癌及膀胱癌的输尿管种植,或来自身体其他部位肿瘤的转移。常见转移部位为邻近淋巴结、骨、肝、肺等。

(一)诊断要点

1.多数患者有无痛性肉眼血尿,少数为镜下血尿。

2.可出现患侧腰部疼痛或胀痛。血块阻塞输尿管时引起剧烈绞痛。

3.尿常规检查可显示有血尿。

4.通过输尿管导管收集尿液或应用输尿管刷刷取活检,收集尿液行脱落细胞检查,可发现有肿瘤细胞。

5.静脉尿路造影可了解肾功能、积水及输尿管充盈缺损情况。

6.在静脉尿路造影显影不良时,逆行尿路造影能更清楚地显示患侧肾盂及输尿管积水和充盈缺损情况。

7.膀胱镜检查可发现输尿管口周围及膀胱内有无肿瘤,输尿管口有无喷血。

8.输尿管镜检可于直视下检查输尿管内可疑病变,并能进行活检。

9.B超、CT、MRI对诊断有一定帮助,特别是对于转移性肿瘤有可能明确原发病所处部位。

10.需要与输尿管内病变如结石、血块堵塞相鉴别。

(二)治疗

1.手术是目前最有效的治疗。一般主张行根治性手术切除,即切除包括患侧肾脏、全长输尿管及输尿管口周围的一小部分膀胱壁。

2.对于小而局限、且无周围浸润的输尿管癌,可行输尿管局部切除加端端吻合术。

3.对于病变狭小而有蒂的输尿管癌,也可应用输尿管镜行腔内手术切除。

4.输尿管癌对放疗或化疗效果均不满意。

5.术后应定期行膀胱内药物灌注治疗(见膀胱癌(二)治疗部分),预防膀胱癌发生。

6. 术后应定期行尿液脱落细胞及膀胱镜检查(具体方法见本节第七部分)。

## 七、膀胱癌

膀胱癌是泌尿系统最常见的肿瘤。近年来其发病率以每年0.8%的速度递增。多见于40岁以上男性,男女之比为3:1~4:1。约98%的膀胱癌来源于上皮组织,其中移行上皮肿瘤占95%,腺癌和鳞癌少见;非上皮性肿瘤如间叶细胞肿瘤仅占2%以下。由于膀胱癌术后易复发,故术后宜定期随访。

(一)诊断要点

1.常见症状为间歇性、无痛性肉眼血尿,合并感染时则有膀胱刺激症状。

2.肿瘤浸润到输尿管开口,可引起肾积水,出现腰部不适、肾功能减退。

3.晚期患者可出现盆腔肿块、疼痛、下肢浮肿、消瘦等症状。

4.一般情况下体检均为阴性,但肿瘤较大时、双合诊检查可扪及肿块。

5.尿液脱落细胞学检查对膀胱癌的诊断及监测复发有一定意义。

6.膀胱癌标记物,如膀胱肿瘤抗原(BTA)、糖类抗原19-9、$\beta_2$微球蛋白、组织多肽抗原(TPA)、血清唾液酸酶和ABO(H)抗原等,对诊断有一定参考价值。

7. 流式细胞术可快速定量分析细胞核酸含量、DNA含量以及DNA多倍体与膀胱肿瘤生物学行为的关系,结合细胞图像分析仪可明显提高膀胱癌的诊断率。

8.近年来开展起来的膀胱癌细胞癌基因的分子生物学检测,如尿液脱落细胞端粒酶或CD44基因变异表达产物检测,在膀胱癌诊断及鉴别诊断中有重要参考价值。

9.B超作为无损伤性检查方法,可了解膀胱内有无肿块及肾积水情况。

10.静脉尿路造影可了解肾功能及上尿路情况以及膀胱内有无充盈缺损。

11.膀胱镜检查是确诊膀胱癌的重要方法,可以明确膀胱内肿瘤内数目、大小、形态、部位和基底部等情况,并可进行活检。

12.CT和(或)MRI可判断肿瘤浸润深度及淋巴结有无转移。

(二)治疗

膀胱癌的治疗方法很多,但仍以手术治疗为主。其方法的选择应根据肿瘤的分期、病理类型及大小、部位等综合分析。

1.对于表浅性膀胱癌(T0、T1),应首选经尿道电切术(TURBT),也可选用Nd:YAG激光或SLT激光治疗或激光血卟啉衍生物(HPD)光动力学疗法。

2.对于浸润性膀胱癌(T2-T3),应根据肿瘤大小、数目、部位、浸润深度及恶性程度等选择膀胱部分切除术或全膀胱切除术。

(1)对于单个较小的 T2 期、分级在 G2 以下的肿瘤,也可行 TURBT 术。

(2)对于单个基底较宽、不能经 TURBT 切除的较大肿瘤(T2~T3)、憩室内癌,可行膀胱部分切除术。切除范围包括肿瘤在内连同其周围 2cm 处的正常全层膀胱壁组织。若输尿管口在切除范围以内,则应将其一并切除,并行输尿管膀胱再植术。

(3)对于广基、高分级、多发、反复发作、癌肿靠近颈部及三角区的 T2~T3 期肿瘤,均应行全膀胱切除术,切除范围在男性应包括整个膀胱、双侧输尿管下段以及精囊、前列腺和尿道,同时利用肠管进行尿流改道。

3.膀胱鳞癌或腺癌,由于恶性程度高,一旦确诊,应积极争取作全膀胱切除术,并行尿流改道术。

4.晚期膀胱癌、肾功能较差、难以耐受利用肠道的尿流改道术者,可行输尿管皮肤造口术。

5.转移性膀胱癌(T4),预后不佳,病变常不能彻底切除,治疗仅局限于放疗和化疗,如髂内动脉或腹壁下动脉插管注入抗癌药物等。全身化疗可试用甲氨蝶呤、硫酸长春碱(长春花碱)、多柔比星及顺铂组成的 M-VAC 方案。

6.除全膀胱切除术外,所有膀胱癌患者术后均应行膀胱灌注药物治疗以预防复发,常用药物有卡介苗 120mg,丝裂霉素 20~40mg,噻替派 60mg,羟基喜树碱 10mg,多柔比星 40mg,吡柔比星 40mg 等,可选用一种,加入 5%葡萄糖液或生理盐水 40~60ml 注入膀胱,除吡柔比星膀胱保留时间为 0.5 小时外,其余药物均为 2 小时,每周 1 次,10~12 次后改为每月 1 次,共 2 年。

7.术后每 3 个月复查 1 次尿液脱落细胞和膀胱镜,2 年后每半年复查 1 次。

## 八、前列腺癌(Carcinoma of Prostate)

前列腺癌在欧美常见恶性肿瘤中居第二位;而在美国发病率居第一位,死亡率居第二位,仅次于肺癌。在我国较少见,近年发病率迅速增加。病因不明,与遗传、食物、环境、性激素等有关。发病率黑人最高,白人其次,黄种人最低。前列腺癌 98%为腺癌,好发于外周带(后叶),多为多病灶。转移途径有直接浸润、淋巴和血行扩散,后者至脊柱、骨盆最多见。

(一)诊断要点

1.血清前列腺特异性抗原(Prostatic Specific Antigen,PSA)

为最有意义的瘤标,前列腺癌中 PSA 常有升高,应于 DRE 前抽血;极度升高多有转移。

2.直肠指诊

可发现结节,了解大小及质地。

3.B 超

可发现低回声病灶及其范围、大小。

4.确诊

依靠系统穿刺活检或经直肠针吸细胞学。

5.胸片

可明确有无肺转移。

6.CT 及 MRI

对临床分期有重要意义,MRI 更佳。

7.骨扫描

可发现骨转移病灶。

(二)治疗

Ⅱ期:严密随访;Ⅰ2 期、Ⅱ期:根治术,放疗(内放疗,外放疗);Ⅲ期、Ⅳ期:内分泌治疗为主,局限性肿瘤可做放疗,化疗效果欠佳。

1.雌二醇氮介是雌激素与抗癌药物结合,有助于控制晚期前列腺癌。

雌激素对心血管副作用大。

2.最大雄激素阻断

去势+抗雄激素药物。去势:即切睾丸;药物即应用 LHRHa。

药物去势第 1 个月需加用抗雄激素药物。

(三)预后

前列腺癌系老年人疾病,即使晚期患者病程也较长。70 岁以上患者,即使为早期,也不做根治术。高龄患者死亡原因多数非癌性死亡。内分泌治疗和放疗效果良好,多数生存 5 年以上。

## 九、睾丸肿瘤(Tumor of Testis)

睾丸肿瘤较少见,但其在阴囊部肿瘤中最为常见。是 20~30 岁年轻人最常见的实性肿瘤,多为恶性。病因不明,可能与种族、遗传、隐睾、化学致癌物质、损伤、感染、内分泌等有关。隐睾患者发病率较正常人高 25~40 倍。隐睾 3 岁之内手术可防止发生睾丸癌,10 岁之内手术可明显降低该病发生率,10 岁以后手术不能防止发生。

(一)分类

睾丸肿瘤分为原发肿瘤、继发肿瘤两类。

原发肿瘤包括生殖细胞肿瘤(90%~95%)、非生殖细胞肿瘤(5%~10%)。

生殖细胞肿瘤包括精原细胞瘤(Seminoma)、非精原细胞瘤(Nonseminoma)和混合型。

非精原细胞瘤包括胚胎癌、畸胎癌、绒毛膜上皮细胞癌、卵黄囊瘤。

(二)转移

多数可早期发生转移,最早到达的 LN 为肾蒂 LN。

绒癌早期有血行转移。

(三)临床表现

1.好发于 20~40 岁。

2.Seminoma 常见于 30~50 岁。

3.胚胎癌、畸胎癌常见于 20~35 岁。

4.绒癌更年轻,卵黄囊瘤好发于婴幼儿。

5.症状多不明显,少数有疼痛,睾丸肿大,仍保持原形,表面光滑,质硬而沉重。

6.附睾及输精管多无异常。

7.隐睾恶变则在下腹部和腹股沟出现肿物。

(四)诊断要点

瘤标检查:αFP,β-HCG,有助于临床分期、组织学性质、评估预后和术后以及监测早期发现复发。

αFP 升高常见于胚胎癌、卵黄囊瘤等。

β-HCG 升高常见于绒癌,胚胎癌,精原细胞瘤中仅 5%有 β-HCG 升高。

(五)鉴别诊断

需与睾丸鞘膜积液、附睾炎和睾丸炎等鉴别。

(六)治疗

以早期手术为主,包括根治性睾丸切除术及腹膜后淋巴结清扫术,配合手术前后放疗及化疗。

化疗应采用联合化疗,如 PVB 方案。

精原细胞瘤对放疗及化疗均较敏感,综合治疗 5 年存活率 50%~100%。

成年人睾丸畸胎瘤应作为癌治疗。

早期的胚胎癌、畸胎癌也应行腹膜后淋巴结清扫术,配合联合化疗 5 年存活率也可达 90%。

### 十、良性肾肿瘤

良性肾肿瘤可起源于肾内或肾周多种细胞的任何一种。肾囊肿是最常见的良性肿块病变,无明显临床意义。

(一)肾腺瘤

免疫组化研究表明其起源于远曲小管上皮细胞;为均匀嗜碱或嗜酸细胞,细胞及其核一致,单核。存在有透明细胞、有丝分裂活动、细胞核多型性改变、细胞分层样改变或有坏死排除腺瘤诊断,不论其大小,应考虑小的肾细胞癌。

肾腺瘤一般为 1cm,对 3cm 以下者仍有争议。大小不是转移潜力的绝对标准。肾癌可在 3cm 以下发生转移,因此对大于 1cm 的肾实质内肿瘤应考虑到肾癌的可能。

肾腺瘤症状不常见,仅于侵蚀肾集合系统或邻近血管时出现。多数肾腺瘤为偶然发现。CT 或血管造影难将其与小的肾细胞癌相区分,但肾腺瘤无动静脉瘘,无静脉池及钙化。

临床医生常面临的困境是小于 3cm 的肿瘤。虽可行部分切除或楔形切除,但其真正的多发性仍不清楚,针吸细胞学检查难与分化良好的肾细胞癌鉴别,且肿块作为腺瘤的最终特征需仔细的组织切片来研究。因此,多数被诊断的肾实质肿瘤按肾细胞癌处理。

(二)肾嗜酸细胞瘤

肾嗜酸细胞瘤是临床和病理上公认的良性肿瘤,组织学以胞浆具有大量嗜伊红颗粒的嗜伊红细胞为特征。细胞核一致,分裂相罕见。电镜下,肾嗜酸细胞瘤的线粒体较其他肾肿瘤线粒体大。很多肾细胞癌具有典型的嗜伊红特征及含有嗜伊红颗粒细胞,可单独存在或与细胞肿瘤成分共同存在。区分典型的肾细胞癌和嗜伊红肾细胞癌是有一定难度的,应根据病理学核形态确定。肾嗜酸细胞瘤仅指含有大量高分化嗜伊红颗粒细胞者。

特征性中央区瘢痕常在 CT、MRI 检查时显像,有时可经超声确定。无坏死或高血管区,典型的细胞表现提示其起源于远曲肾小管,特别是集合管相关细胞。

发病率不清。肾嗜酸细胞瘤男性多于女性,发病年龄与肾细胞癌相符。肿瘤大小不一,可发生于机体任何部位,不一定局限于肾脏。约 6%可为双侧。

肾嗜酸细胞瘤多无症状。肉眼血尿、腹痛、腰部肿块及镜下血尿不常见。

诊断靠影像学。静脉肾盂造影示局限性实体肿块,大小不一,位于肾内。血管造影不易与少血管的肾细胞癌鉴别。CT 亦无典型特征。需进一步研究区别肾良性、恶性肿瘤的分子生物学标志。

核 DNA 倍体不能区分良恶性。有报道嗜酸细胞瘤典型的细胞核免疫改变有染色体 1 和 Y 的丢失,HLA 组 I 抗原表达的丢失。

肾嗜酸细胞瘤的治疗受两个典型特征影响:(1)影像学检查无特征性及可信度差;(2)在同一肿瘤中存在恶性细胞和嗜酸细胞。

确诊为肾嗜酸细胞瘤者行保守外科疗法,部分肾切除术。根治性肾切除术是最安全方法,除非有禁忌证,如孤立肾、小肾脏或肾脏功能差。

(三)肾血管平滑肌脂肪瘤

肾血管平滑肌脂肪瘤又称错构瘤,为良性肿瘤,可单独发生,亦可作为结节样硬化症的一部分。约 50%诊断为血管平滑肌脂肪瘤的患者具有某些或全部结节样硬化症特征。此病有遗传性和家族性,以大脑发育迟缓、癫痫和皮脂腺瘤为特征。血管平滑肌脂肪瘤亦可发生于眼、心脏、肺及骨。

发病年龄较轻,具有多灶性及双侧发病倾向,症状多、肿瘤大,需外科处理。

肾血管平滑肌脂肪瘤可为双侧。黄色或灰色,具有出血多、体积大和多样性倾向。纤维镜下有血管、脂肪细胞和平滑肌。细胞多形性常见,分裂相虽罕见,但明显。虽有报道恶性血管平滑肌脂肪瘤,现认为肾外和淋巴结受累反映了该病的多中心性而不是转移,不是恶性的足够证据。

CT 和 B 超在诊断中有重要价值。肾血管平滑肌脂肪瘤以含有脂肪为特征。CT 表现为实性肿块,CT 值为负值。B 超为强回声。静脉肾盂造影,肾血管平滑肌脂肪瘤与肾细胞癌无明显区别。血管造影有不规则肿瘤血管,不易与肾癌相区别。

肾血管平滑肌脂肪瘤具有以下临床特点:

(1)常在检查与其无相关病变或结节样硬化症时发现;

(2)大的肿瘤可产生压迫胃和十二指肠症状;

(3)病灶内大出血可引起突然疼痛和血压降低。

肾血管平滑肌脂肪瘤治疗上仍有争议。肿瘤的大小通常伴随着症状的发生,特别是出血,其治疗原则,无症状、肿瘤小于 4cm 者无需治疗,但必须监视。若肿瘤生长,则行肿瘤栓塞或保留单位手术。大肿瘤和有严重症状者,应行动脉栓塞或保留单位手术。

(四)肾纤维瘤

肾纤维瘤可起源于肾实质、肾周及肾被膜纤维组织。肾髓质纤维瘤多见于女性。肾纤维瘤为良性肿瘤,难与后腹膜纤维肉瘤区分。肾纤维瘤多位于肾周,生长为较大肿瘤。临床上多无症状。症状常伴随肾集合系统变形或肿瘤外长突出于肾被膜而出现,肾髓质纤维瘤可出现血尿。血管造影,肾纤维瘤为少血管,与少血管的恶性肿瘤无特征性区别特点。因诊断难以确定,临床上常行根治性肾切除术,但确诊为良性时可行部分肾切除术。

(五)肾脂肪瘤

肾脂肪瘤属罕见肾肿瘤。起源不清,可能起源于肾实质或肾被膜的脂肪细胞。常见于中年女性。可出现血尿。虽未证明,但有恶性倾向。肾脂肪瘤位于肾被膜内。镜下为均匀一致的脂肪细胞。治疗为外科切除,通常需切除整个肾脏。

肾周脂肪瘤不易与肾内脂肪瘤区别。肾周脂肪瘤可为巨大肿瘤,很难做到保留肾脏而只行肿瘤切除。

应用 CT 或超声对脂肪瘤的诊断不难,可为临床上保留肾脏提供参考。

(六)肾球旁细胞瘤

亦称血管外皮细胞瘤、肾素瘤。是肾脏罕见良性肿瘤。1967 年首先由 Robertson 等报道。肿瘤可分泌肾素,起源于肾小球旁细胞。

肾球旁细胞瘤多见于女性。临床表现为高血压,高醛固酮血症,血浆肾素水平升高,易误诊为原发性醛固酮增多症。主要鉴别是血浆肾素活性水平、肾球旁细胞瘤血浆肾素活性水平升高,原发性醛固酮增多症血浆肾素活性水平降低。

功能性肾素分泌肾球旁细胞瘤为小肿瘤,很少超过 3cm,X 线检查不易发现。大体标本,肿瘤灰黄色,有出血区,镜下为典型的血管外皮细胞瘤。电镜下,肾球旁细胞瘤含有高浓度的肾素。

行肾球旁细胞瘤肿瘤剜除效果良好。

(七)肾血管瘤

为良性先天性肿瘤,起源于血管、淋巴管内皮细胞。最常累及肝脏,其次为肾脏。多为单侧,双侧占12%。肾血管瘤多见于髓质。血尿常见,可伴疼痛和血块。选择性肾动脉造影有助于诊断。治疗取决于血尿的严重程度。

# 第八节  包皮过长、包茎和包茎嵌顿

## 一、病因

包皮过长(Redundant Prepuce)指包皮覆盖于阴茎头及尿道外口,但阴茎头可翻转外露。小儿包皮过长是正常现象。随着年龄增长逐渐外露,至青春期可全部外露。

包茎(Phimosis)指包皮不能翻转,使阴茎头不能外露。由于包皮口狭窄,强行翻转包皮时,狭窄的包皮口在冠状沟形成紧束的绞窄环,使阴茎头血循环障碍,因较窄不能翻回原位,成为包茎嵌顿,需及时处理。

包茎可分为先天性和后天性。先天性包茎分为萎缩型和肥大型。后天性包茎系炎症、外伤等使包皮口粘连狭窄所致。

## 二、诊断

根据病史、体检即可诊断。萎缩型包茎包皮短薄,紧包阴茎头,影响阴茎发育,勃起时不适及疼痛。包皮口狭窄严重者排尿不畅。肥大型包茎包皮肥厚过长,排尿费力,尿线变细分叉。包皮口狭窄严重者排尿时包皮囊先充盈尿液呈球状,然后排出尿液。

合并阴茎头包皮炎时,包皮肿胀,表面充血水肿、糜烂或溃疡。

包茎嵌顿时,阴茎头及包皮水肿,疼痛明显。绞窄处可有糜烂、溃疡,长期血循环障碍可导致阴茎头坏死。

## 三、治疗

包皮过长须经常上翻包皮,清洗阴茎头、冠状沟,保持局部清洁。如包皮垢蓄积或反复炎症,应作包皮环切术。

包茎须作包皮环切术。

包茎嵌顿后,应尽早手法复位。方法:用手挤压肿胀的包皮和阴茎头,减轻水肿;以油类润滑剂涂抹阴茎头和冠状沟后拇指向内推挤阴茎头,其余手指将水肿包皮向阴茎头推捋。如手法复位失败应行包皮背侧切开术,切开绞窄环,待炎症消退后再作包皮环切术。

# 第九节  血尿的鉴别诊断

健康人尿中不含有或有时含有微量红细胞。尿中红细胞异常增多,称为血尿(Hematuria)。血尿分两种:肉眼血尿和镜下血尿。前者为肉眼见尿呈血色或有血凝块;后者为通过显微镜见到红细胞增多,一般认为新鲜尿离心后,尿沉渣每高倍镜视野中有 3 个以上红细胞有病理意义。血尿大部分与泌尿生殖系统的疾病相关,尤其无痛肉眼血尿常来自尿路肿瘤,因此血尿是一个重要的临床症状。很多疾病可以引起血尿,有时鉴别很困难。

## 一、真性血尿与假性血尿的鉴别

1.不是所有的血尿都是真性血尿。由尿路以外部位如月经、妇科病变出血、痔出血或人为的血液混入尿中的血尿称为假性血尿,需要鉴别。

2.不是所有红色尿液都是血尿。食用某些食物及药物,如甜菜、大黄、酚酞、利福平、四环素族、酚红及药物等,此时尿液呈红色,但镜检及潜血试验均阴性。

血红蛋白或肌红蛋白尿,常见于错误输血、大面积灼伤、挤压伤、蛇咬伤、疟疾及三氯化砷、酚、氯仿、一氧化碳、萘等中毒,尿镜检无红细胞,而尿潜血呈阳性反应。

紫质尿,血紫质病或铅中毒时,尿镜检及潜血试验均为阴性,而尿紫胆试验阳性。

## 二、血尿原因的鉴别

发生血尿的大多数原因是泌尿、男生殖系统的疾病,而泌尿系统之外的血尿来源可能为全身性或内科性疾患及尿路邻近器官的疾患。

血尿原因的鉴别可按下列程序分析:

1.血尿出现阶段与排尿的先后关系

肉眼血尿可分为初始血尿、终末血尿和全程血尿。初始血尿提示病变在尿道或膀胱颈部。终末血尿提示病变在后尿道、膀胱颈部或膀胱三角区。全程血尿提示病变在膀胱或上尿路。尿三杯试验可大致了解血尿的来源。

2.血尿色泽与出血部位的关系

血尿色泽因含血尿、尿 pH 及出血部位而不同,来自肾、输尿管的血尿或尿呈酸性时色泽较暗,血尿呈全程性,血块呈蚯蚓状;来自膀胱的血尿或尿呈碱性时,色泽较鲜艳,血尿呈持续性或间歇性发作,血块大小不等,尿道出血多呈点滴状,前列腺出血及后尿道出血为终末血尿,色泽较鲜红,且伴有膀胱刺痛症状。

3.血尿与伴随症状、体征的关系

血尿伴肾绞痛是肾、输尿管结石的特点。血尿伴排尿痛、排尿中断,是膀胱或尿道结石的症状。血尿伴膀胱刺痛症状,若反复发作、始终未愈,可能是泌尿系统结核或膀胱肿瘤。若病程短、间歇期完全消除,多为非特异性膀胱炎、前列腺炎等。若伴发热、寒战、腰痛,则考虑为急性肾盂肾炎。浮肿、高血压,应考虑为肾炎。血尿伴肾肿块,双侧性者需考虑为多囊肾,单侧性者应多考虑肾肿瘤、肾积水、肾下垂或异位肾。血尿伴附睾结核,可能同时存在肾结核。血尿伴其他部位出血,可能有血液病、感染性疾病或其他全身性疾病。血尿伴乳糜尿,应考虑丝虫病。

4.血尿与病人年龄、性别的关系

各年龄组常见血尿原因如下:20 岁以下,急性肾小球肾炎、急性泌尿系统感染、泌尿系统畸形伴梗阻。40~60 岁,男性,膀胱肿瘤、肾肿瘤、肾或输尿管结石、泌尿系统感染;女性,泌尿系统感染、肾或输尿管结石、膀胱肿瘤。60 岁以上,男性,前列腺增生或癌、膀胱肿瘤、泌尿系统感染;女性,膀胱肿瘤、泌尿系统感染。女病人月经期发生血尿还应注意妇科疾患、尿道肉阜、性交等因素。中老年人发生无痛性肉眼血尿尤应注意泌尿系统肿瘤的可能。

## 三、血尿鉴别诊断的方法

1.采集病史

(1)有无尿路症状;

(2)与服药及排尿有无关系;

(3)有无外伤或剧烈活动;

(4)有无全身性疾病;

(5)特别注意下列病史:体重变化、发热、腰腹疼痛、绞痛、关节痛、耳聋、出血倾向;

(6)药物史、吸烟、饮酒史;

(7)家族史:注意出血性疾病、高血压、多囊肾、耳聋的家族史。

**2.体检**

如皮肤有无创伤、紫癜、水肿、血管瘤、毛细血管扩张的表现;腰及腹部有无肿块;腰部肋脊角、输尿管行径和耻骨上膀胱区有无压痛;直肠指检前列腺、精囊有无异常发现;高血压、心律不齐的体征等。

**3.实验室检查**

包括血常规、血尿素氮及肌酐、血尿酸、出凝血时间、尿常规、尿蛋白定量、尿潜血、尿三杯试验等,必要时需中段尿培养、尿浓缩找抗酸杆菌、免疫球蛋白等。

**4.特殊检查**

相差显微镜观察尿沉渣之红细胞可以区分是否为肾小球源的红细胞。尿脱落细胞学检查对尿路肿瘤的诊断有帮助。膀胱尿道镜、输尿管镜检查是明确血尿原因的有效手段。X线检查包括胸片、尿路平片、排泄性尿路造影、逆行肾盂造影、膀胱尿道造影及血管造影,均有助于进一步确诊。B超、CT、MRI的应用越来越广泛,其在血尿鉴别诊断中的作用更为显著。

必须注意,血尿是一个重要的临床症状,它的鉴别诊断要按程序去分析,结合必要的检查,才能获得正确的判断。对镜下血尿和肉眼血尿均应重视,不能盲目止血,对反复发作的无症状血尿,一时未查明原因者,务必排除尿路肿瘤,并密切随访。

# 第十节　阴囊内肿块的鉴别诊断

阴囊内肿块的鉴别诊断在临床上会遇到困难,延误诊断或错误诊断并不少见。在诊断前应全面地分析病史和症状,正确地检查体征,尤应注意以下几点:

**1.确定肿块的解剖位置**

如肿块局限于睾丸者,几乎都是恶性肿瘤。非睾丸阴囊内肿块应区分其位于附睾、精索还是鞘膜,多见的是炎性肿块、囊肿、良性肿瘤或寄生虫病变。

**2.确定肿瘤的性质**

首先区分肿瘤是囊性还是实性,痛性还是非痛性,质坚硬还是软,透光试验阳性还是阴性,肿块有无可复性,肿块界限清楚与否以及肿瘤生长速度等等。

**3.全身症状**

如有无发热、腹痛、腹部肿块等。

**4.病史分析和流行病学调查**

在某种情况下年龄对诊断是重要的线索。病史中急性感染史、结核病史、外科手术史均有诊断意义。丝虫病、肺吸虫病等流行病学资料对寄生虫肉芽肿诊断有价值。

**5.手术探查**

对确有诊断困难的病例,应考虑手术探查,以避免延误治疗。如睾丸恶性肿瘤会影响预后,睾丸扭转会致睾丸失去活力。

## 一、睾丸肿瘤

(一)临床特点

1.多发于20~40岁,尤其是隐睾患者。

2.睾丸肿块可弥漫增大,大多无痛。有下坠沉重感。

3.淋巴和血行转移。

(二)诊断要点

1.逐渐增大的睾丸肿块。

2.B超提示睾丸内实性肿瘤

3.肿瘤标记物(AFP、HCG)升高。

(三)鉴别诊断

1.睾丸炎;

2.附睾炎;

3.睾丸鞘膜积液;

4.睾丸扭转;

5.睾丸血肿机化。

## 二、睾丸炎

(一)临床特点

1.常继发于流行性腮腺炎或附睾炎。

2.起病急,睾丸迅速肿大,伴剧痛,阴囊红、肿、痛。

3.全身症状,如发热、畏寒、寒战等。

(二)诊断要点

1.病史及全部、局部的炎症表现均明显。

2.睾丸发生迅速肿大,伴阴囊红、肿、痛。

3.多普勒超声或核素 $^{99m}$Tc 阴囊显像为睾丸血流增加。

(三)鉴别诊断

1.睾丸扭转;

2.睾丸肿瘤;

3.附睾炎。

## 三、睾丸扭转

(一)临床特点

1.多见于青少年,常发生在安静或睡眠状态中。

2.突发睾丸肿痛,无明显诱因。

3.一般无全身症状和尿路症状。

(二)诊断要点

1.病史及体检,睾丸在几小时内明显肿痛。

2.多普勒超声或核素 $^{99m}$Tc 阴囊显像为睾丸血流减少或缺如。

(三)鉴别诊断

睾丸炎。

## 四、睾丸血肿

（一）临床特点

1.阴囊部位外伤史。

2.睾丸肿大,伴阴囊皮下淤血,疼痛明显。

（二）诊断要点

1.病史及体检,急性期局部血肿明显,慢性期局部变硬,血肿机化。

2.B超有助于区别血肿。

## 五、非特异性附睾炎

（一）临床特点

1.多见于青少年。

2.急性期在 1~2 天内附睾疼痛和肿胀,伴阴囊红肿。全身症状明显,慢性期病程长,易反复发作,局部持续隐痛、下坠感,可有尿道分泌物。

3.急性期睾丸和附睾边界模糊,触痛和肿胀限于附睾,慢性期睾丸上可扪及硬结,稍有压痛。

（二）诊断要点

1.病史和体检,常有下尿路感染,伴膀胱刺激征。慢性附睾炎者多有急性附睾炎病史。

2.直肠指检,前列腺、精囊有硬结或触痛。

（三）鉴别诊断

1.睾丸炎;

2.睾丸肿瘤;

3.睾丸结核。

## 六、附睾结核

（一）临床特点

1.多见于青年,常有其他部位结核病灶。

2.附睾尾部或头部硬结,无明显疼痛,偶发酸胀或下坠感。

3.可有硬结与皮肤粘连,晚期形成窦道,经久不愈,位于阴囊后侧。

（二）诊断要点

1.病史和体检,多有肾结核病灶。

2.直肠指检往往发现前列腺、精囊表面凹凸不平。

（三）鉴别诊断

附睾炎。

## 七、附睾良性肿瘤

（一）临床特点

不同年龄组可发生不同的良性附睾肿瘤。

1.附睾腺样瘤:40 岁左右;

2.附睾平滑肌瘤:50~60 岁;

3.附睾乳头状囊腺瘤:青年人,多为附睾无痛性硬块。

（二）诊断要点

1.附睾非炎症性肿块大多为良性肿瘤。

2.附睾部位触及硬块、无压痛。手术和病理确诊。

（三）鉴别诊断

1.附睾恶性肿瘤；

2.附睾精液囊肿。

## 八、附睾囊肿

（一）临床特点

1.罕见肉瘤：50岁左右，附睾肿块伴有疼痛。

2.多发生于40~60岁之间，无不适症状，但附睾头部有圆形、光滑的囊性肿块。

3.癌：20~40岁，附睾肿块有触痛。

（二）诊断要点

1.病史和体检，附睾头部可触及圆形、光滑、边界清楚的囊性肿块。

2.B超显示液性暗区。

3.抽吸囊液涂片检查多可见精子。

4.手术和病理确诊。

（三）鉴别诊断

1.附睾良性肿瘤；

2.附睾恶性肿瘤。

## 九、精索囊肿

（一）临床特点

见于阴囊内精索，良性包括精索脂肪瘤、精索纤维瘤、精索淋巴管瘤；恶性为肉瘤。

（二）诊断要点

1.病史和体检，在沿精囊内精索部位触及无痛性硬块或囊性肿块（淋巴管瘤），在阴囊内精索下端，呈分叶状，质地坚硬，边界清楚，无明显压痛，较固定。

2.手术和病理证实。

（三）鉴别诊断

腹股沟疝。

## 十、精索寄生虫病

（一）临床特点

见于丝虫、肺吸虫患者，发病率低，精索有寄生虫性肉芽肿，有触痛。急性期常伴有发热等全身症状。

（二）诊断要点

1.病史和体检。

2.丝虫、肺吸虫流行区患者。

3.可触及精索寄生虫性肉芽肿，有触痛，肿块同时波及睾丸、附睾。

（三）鉴别诊断

1.精索囊肿；

2.精索肿瘤。

## 十一、精索静脉曲张

（一）临床特点

1.多见于青年人。精索内静脉迂曲扩大,增粗明显,平卧后肿块消失。

2.有下坠感,伴胀痛。

（二）诊断要点

1.病史和体检。阴囊内扪及似蚯蚓样条状物或团块,平卧后肿物消失。

2.多普勒超声或核素 $^{99m}Tc$ 阴囊显像提示精索内静脉曲张。

（三）鉴别诊断

症状性精索内静脉曲张。

## 十二、鞘膜积液

（一）临床特点

1.任何年龄。

2.阴囊内有光滑囊性肿块,有睾丸鞘膜积液和精索鞘膜积液。

3.下坠感。

（二）诊断要点

1.逐渐增大的阴囊内肿块。

2.局部光滑,呈囊性,透光试验大多为阳性、B超提示阴囊内液性暗区。

（三）鉴别诊断

1.睾丸肿瘤;

2.腹股沟斜疝。

## 十三、鞘膜肿瘤

（一）临床特点

良性肿瘤主要有:纤维瘤——多发生于 20~40 岁,1 个或多个无痛性肿块;睾旁 Brenner 肿瘤——罕见,睾丸上极轻触痛的光滑肿块。恶性肿瘤主要为睾旁横纹肌肉瘤,多发生于 20 岁以下年轻人、无痛硬块。

（二）诊断要点

病史和体检。

# 第三十七章　运动系统疾病

## 第一节　运动系统理学检查

运动系统的理学检查是诊断运动系统疾病最重要、最基本的手段和方法。很多疾病通过正确的理学检查即可作出诊断,对此应有足够的认识,必要时才应适当采用一些先进技术的检查,并将两者的法案进行综合分析。

### 一、理学检查的内容和方法

1.望诊

观察患侧与健侧相应部位是否对称及其活动度。注意肿胀、皮肤色泽、畸形、下肢的步态等。

2.触诊

主要检查压痛和肿块的部位、范围、深度、性质和活动情况,以及异常感觉、摩擦、弹响等。

3.动诊

对比检查两侧的关节活动和肌肉的收缩力。先行主动检查再行被动检查。同时注意其他异常,如痉挛、弹响声和受限程度等。

4.量诊

(1)肢体长度的测量:测量时患肢和健肢必须放在同一对称位置。在测量前,将明确的、恒定的骨性标记用笔划出(如图37-1)。测量时注意:①所用的皮尺应无伸缩性;②避免皮肤滑动。

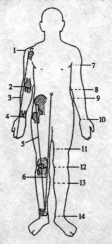

1.肩峰　2.肱骨外上髁　3.上肢长度　4.桡骨茎突　5.下肢真实长度　6.下肢相对长度

7.臂　8.肘　9.前臂　10.腕　11.腿　12.膝　13.小腿　14.踝

图37-1　四肢长度及周径测量部位

(2)肢体及关节周径的测量：两侧应在相同体位和同一水平部位测量，皮尺的拉力在两侧也应相同。

(3)关节运动幅度的测量：以关节中立位为 0 度，用量角器测量各个方向的活动度。注意被检测的关节活动不能被其他部位的活动所影响。

(4)肌力的测量：以 Lovett 的肌收缩对抗阻力的力量为标准，将肌力分为 6 级(如表 37-1)。

表 37-1　肌力测定的分级

| 级别 | 运动 |
| --- | --- |
| $M_5$ | 肌力正常 |
| $M_4$ | 肌能对抗部分阻力并带动关节运动 |
| $M_3$ | 肌有对抗地心引力的运动，但不能对抗阻力 |
| $M_2$ | 在排除地心引力情况下，肌能带动关节运动 |
| $M_1$ | 肌仅有微弱收缩，但无关节活动 |
| $M_0$ | 肌无任何收缩 |

(5)感觉的测定：应包括触觉、痛觉、温度觉、实体觉及两点辨别觉(如表 37-2)。除应以不同的标记画在人体素描图上外，要经常反复测试，作为病情变化的比较。参照 1954 年英国医学研究会的标准，将感觉分为六级。

表 37-2　感觉测定的分级

| 级别 | 感觉 |
| --- | --- |
| $S_4$ | 感觉正常 |
| $S_3^+$ | 同 $S_3$，有良好的定位能力，两点分辨觉恢复较好(接近正常) |
| $S_3$ | 浅痛觉、触觉恢复，保护性感觉恢复，但无皮肤感觉过敏现象 |
| $S_2$ | 部分浅痛觉、触觉恢复，保护性感觉恢复，但有皮肤感觉过敏现象 |
| $S_1$ | 深感觉恢复 |
| $S_0$ | 感觉缺失 |

5.腱反射的检查

在病人肌和关节放松的情况下，根据不同部位的病变，作特定的反射检查。如肱二头肌反射、肱三头肌反射、肱桡肌反射、膝腱反射、跟腱反射等。

6.自主神经(植物神经)检查

主要检查肢体的皮肤温度、表皮有无萎缩及出汗、干裂等情况。

## 二、各关节的检查法

(一)肩关节

1.望诊

正常肩关节呈圆弧形。脱位则变为方形，俗称"方肩"。

2.触诊

肩胛骨的喙突端、肩峰端与肱骨大结节形成正常的肩三角。如有骨折或脱位，肩三角出现异常。

3.动诊

上臂向前举起至 70°~90°，肩胛带旋转 150~170°时，可有最大的上举，然后可向后伸至 40°，如图 37-2(1)；上臂外展至 80°~90°位，可有最大的上举，然后上臂可越至躯干前内收 20°~40°，如图 37-2(2)；在外旋 160°~180°位，上臂可上举，如图 37-2(3)；上臂于 90°外展位时，可前屈至 135°，后伸至 45°，如图 37-2(4)；上臂紧贴胸壁，可内旋 70°，外旋 45°，如图 37-2(5)；上臂于外展 90°位，可内旋 70°，外旋 60°~80°，如图 37-2(6)。

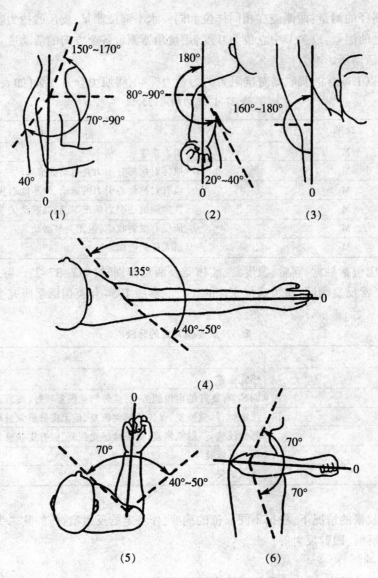

图37-2 肩关节的功能检查

**4.量诊**

上肢总长度测量,上臂长度测量,周径测量。

**5.特殊检查**

(1)Dugas试验:患肢肘关节屈曲,手放在对侧肩关节前方,如肘关节不能与胸壁中线紧贴为阳性,提示肩关节有脱位或病变。

(2)直尺试验:用直尺的边缘紧贴在上臂的外侧,一端靠在肱骨外上髁,另一端如能与肩峰接触,则为阳性,表示肩关节脱位。

**(二)肘关节**

**1.望诊**

尺骨鹰嘴突、肱骨内上髁和肱骨外上髁三点、在肘关节屈曲90°时呈等边三角形(Hitter肘后三角),在肘关节完全伸直时,肘关节有10°~15°的外翻角,称为携物角。

**2.触诊**

主要触摸肱骨外上髁、肱骨内上髁和鹰嘴突的关系。

**3.动诊**

前臂伸直位即中立位 0°,屈曲 135°~150°,过伸 10°,旋前(内旋)80°~90°,旋后(外旋)80°~90°。

**4.量诊**

主要测量前臂的长度和周径,肘内翻及肘外翻畸形的角度。

**5.特殊检查**

腕伸肌紧张试验(又称 Mills 征):肘关节伸直,同时前臂旋前,腕关节被动屈曲,此时肱骨外上髁处疼痛者为阳性。阳性多见于肱骨外上髁炎。

**(三)腕关节**

**1.望诊**

主要观察鼻烟窝的形态变化及腕关节有无尺、桡偏的改变。腕关节功能位是 20°~25°背伸和约 10°尺偏。

**2.触诊**

主要检查腕部各关节的稳定性。

**3.动诊**

中立位为 0°,背伸 50°~60°,掌屈 50°~60°,桡偏 25°~30°,尺偏 30°~40°。

**4.量诊**

桡骨茎突比尺骨茎突低 1.5cm,其连线与第三掌骨垂直的轴呈±10°~15°角。

**5.特殊检查**

(1)握拳尺偏试验(Finkelstein 征):拇指在其余四指之下,使腕关节作被动尺偏,桡骨茎突处疼痛为阳性,提示桡骨茎突狭窄性腱鞘炎。

(2)腕关节尺侧挤压试验:中立位,使之被动向尺侧偏倾并挤压,下尺桡关节疼痛为阳性,见于腕三角软骨损伤或尺骨茎突骨折。

**(四)手和手指的检查**

**1.望诊**

主要观察手的休息位有无改变,以及手部畸形。

**2.触诊**

主要检查局部的疼痛部位及程度,放射与否;局部肿块的性质,随肌腱活动与否等。

**3.动诊**

手指各关节伸直即中立位,为 0°。

(1)拇指:第一掌指关节屈曲 20°~50°,后伸 0°~5°,指间关节屈曲 70°~90°,后伸 0°,外展 30°~40°,内收 0°。对掌:拇指旋转使其远节指骨能接触到小指的指腹为标准。如图 37-3(1)~(4)。

(2)其余手指:掌指关节屈曲 80°~90°,过伸 0°~20°,近侧指间关节屈曲 90°~100°,伸 0°。远侧指间关节屈曲 70°~90°,伸 0°。如图 37-3(5)。收展:以中指为中心,各指远离中指为外展,向中指靠拢为内收。

**4.量诊**

除测量各指的长度、外径,还需测量手的握力。

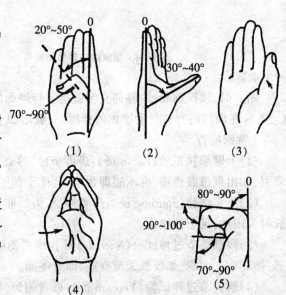

**图 37-3 手的功能检查**

（五）脊柱

**1.望诊**

脊柱的正常生理曲线为颈椎前凸、胸椎后凸、腰椎前凸和骶椎后凸四个自然弧线。脊柱棘突正常时连在一条直线上。

**2.触诊**

在棘突和棘突旁自上而下按节触摸和叩击,是否有压痛和叩痛,注意疼痛的范围、部位、有无放射等。注意触摸肿块的大小、形态、硬度、活动度等。

**3.动诊**

颈7至尾骨尖呈一直线,头竖立为脊柱的中立位,即0°,颈前屈35°~45°,后伸30°~45°,侧弯各45°,两侧旋转各60°~80°。如图37-4。

腰椎活动范围:前屈90°,后伸30°,侧弯各20°~30°,两侧旋转各30°(如图37-5)。

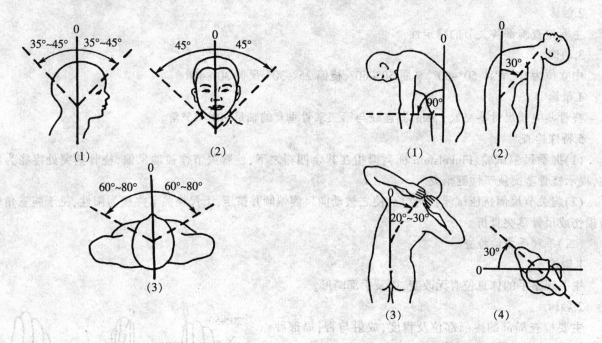

图37-4 颈椎的功能活动检查      图37-5 腰椎的功能检查

**4.量诊**

站立时,腰椎前屈,两膝伸直测量指尖与地面的距离,可作为整个脊柱关节功能的测试指标。同时可测量 $C_7$ 至 $S_1$ 在前屈时脊柱尺度增加的程度,一般增加15cm。虚假性下背痛时,脊柱长度增加仍存在。

**5.特殊检查**

(1)上臂牵拉试验(Eaton 征):患者坐位,检查者一手将患者头部推向健侧,另一手握住患者腕部向外下牵引,如出现患肢疼痛、麻木感即为阳性,见于颈椎病。

(2)压头试验(Spurhng 征):患者端坐,头后仰并偏向患侧,检查者用手掌加压其头顶,出现颈痛并向患手放射为阳性,见于颈椎病。

(3)腰骶关节过伸试验(Naoholos 征):患者俯卧,检查者的一侧前臂插在患者两大腿前侧,另一手压住腰部,抬起病人大腿,如腰骶关节有病,即有疼痛。

(4)髋关节过伸试验(Yeoman 征):患者俯卧,检查者一手压住骶部,一手将患侧膝关节屈至90°,握住踝关节向上提起,使髋关节过伸。此时必扭动骶髂关节(如图37-6),因此这一试验非但可检查髋关节,同时也能检查骶髂关节。

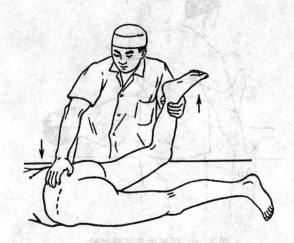

图37-6　髋关节过伸试验

(5)幼儿脊柱活动测验法：患儿俯卧，检查者双手提起患儿双足，将双下肢轻轻上提，如有椎旁肌痉挛，则脊柱生理前凸消失，呈板样强直为阳性，见于脊柱结核患儿。

(6)拾物试验：对不配合检查的儿童，将玩物放在地上，逗引患儿拾起，如屈髋屈膝、直背，一手先压在膝上，再去拾物为阳性，多见于下胸椎及腰椎病变时，如腰椎结核。如图37-7。

(7)骶髂关节斜扳试验：患者仰卧，充分屈曲患侧髋、膝关节。检查者一手按住患侧肩部，一手按住患侧膝部的外侧，向健侧推去，骶髂关节疼痛者为阳性。如图37-8。

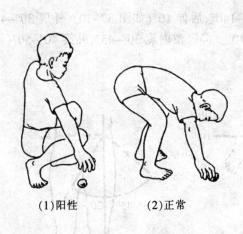

(1)阳性　　　　(2)正常

图37-7　拾物试验

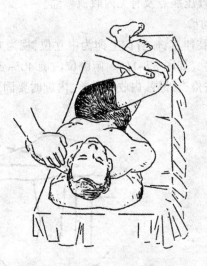

图37-8　骶髂关节斜扳试验

(8)骶髂关节扭转试验(Gaenslen征)：患者仰卧，屈曲健侧髋、膝关节，由患者双手抱住，病侧大腿垂于床缘外。术者一手按住健膝，一手压其患侧膝关节，使大腿后伸，扭转骶髂关节，骶髂关节疼痛为阳性。如图37-9。

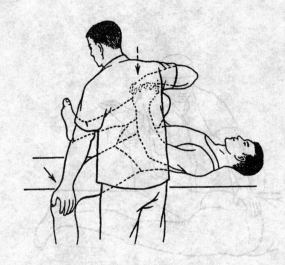

图 37-9　骶髂关节扭转试验

(9)直腿抬高试验及加强试验:患者仰卧,伸膝,被动抬高患肢,抬高在 60°以内即可出现坐骨神经痛,称直腿抬高试验阳性。在直腿抬高试验阳性时,缓慢放低患肢高度,待放射痛消失,此时再被动背屈患肢踝关节,如再度出现放射痛,称为加强试验阳性。

(六)髋关节

1.望诊

双侧对比观察有无肿胀、畸形,肢体长短、肌萎以及大转子的高度;同时观察站立姿势和步态。

2.触诊

检查压痛点及有无内收肌挛缩。

3.动诊

下肢伸直,髌骨向上即为中立位,视为 0°。屈曲 130°~140°,后伸 10°(如图 37-10),外展 30°~45°,内收 20°~30°(如图 37-11)。俯卧位内旋 40°~50°,外旋 30°~40°。仰卧位内旋 30°~45°,外旋 40°~50°(如图 37-12)。在检查外展、内收和外旋、内旋时要固定骨盆。

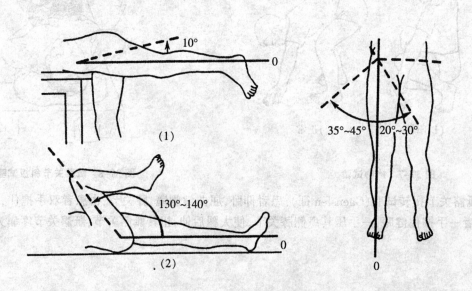

图 37-10　髋关节的功能检查(一)　　　　图 37-11　髋关节的功能检查(二)

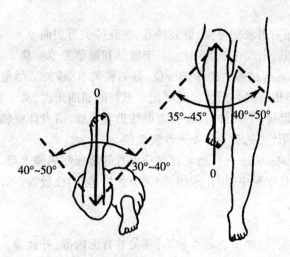

图 37-12 髋关节的功能检查(三)

**4.量诊**

主要是测量下肢的长度和周径及测大粗隆的位置。测定方法有:(1)Shoemaker(髂转线)测定法;(2)Nelaton(髂坐线)测定法;(3)Bryant 三角测定法,两侧对比。如图 37-13。

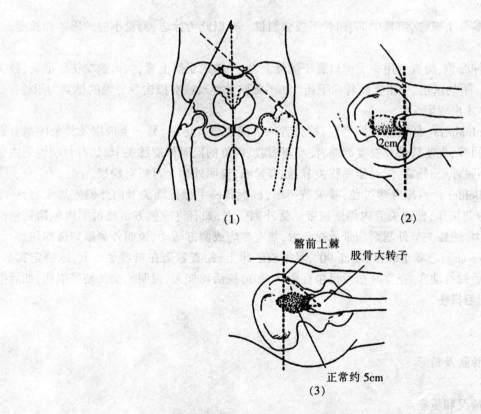

(1)Shoemaker(髂转线)测定法　右侧正常,左侧不正常　(2)Nelaton(髂坐线)测定法
(3)股骨大转子与髂前上棘间的水平距离测定法(Bryant 三角测定法)

**图 37-13　髋关节量诊**

5.特殊检查

(1)"4"字试验(Patrick 征):患者仰卧位,健肢伸直,患肢膝关节屈曲 90°。屈髋后外展将小腿外旋放于健腿上,一手固定骨盆,下压患肢,出现疼痛为阳性,见于髋部和骶髂关节疾病。

(2)髋屈曲畸形试验(Thomas 试验):患者仰卧位,健侧髋关节、膝关节尽量屈曲,并使腰部贴于床面。如患髋不能完全伸直,或腰部出现前突为阳性。此时记录患髋的屈曲角度,见于髋部病变和腰肌挛缩。

(3)望远镜试验:患者仰卧位,下肢伸直,检查者握住患者小腿,沿身体纵轴向上推,另一手触摸同侧大粗隆,如出现活塞样活动感,为阳性,见于儿童先天性髋脱位。

(4)单腿独站试验(Trendelenburg 征):患者背向检查者健肢屈髋屈膝上提,用患肢单独站立,如发现健侧骨盆及臀褶下降为阳性。多见于臀中、小儿麻痹,髋关节脱位,陈旧性股骨颈骨折等。

(七)膝关节

1.望诊

主要观察膝关节有无肿胀,股四头肌是否萎缩,膝关节有无内翻、外翻等。

2.触诊

主要是确定疼痛部位、浮髌试验、腘窝部肿块等。

3.动诊

膝关节伸直位为中立位即 0°,屈曲 120°~150°,过伸 5°~10°,伸直位无侧方活动,屈曲时内旋 10°,外旋 20°。

4.量诊

膝关节的周径可在髌骨上极缘、髌骨中部、髌骨下极缘测量。并以此为标志,测量小腿的周径和长度。

5.特殊检查

(1)浮髌试验:患者仰卧位,检查者用一手虎口置于髌骨上缘,手掌放于髌上囊,向远侧端挤压推动,使关节液集中于髌骨下。另一手的示指、中指将髌骨向下压。如感觉髌骨浮动或有撞击股骨髁的感觉为阳性。一般膝关节内有 50ml 液体才出现阳性。

(2)回旋挤压试验(McMurray 征):患者仰卧位,检查者一手握住患者足跟,另一手拇指及其余四指分别捏住膝关节内外侧关节间隙,先使膝关节极度屈曲,使小腿内收、内旋的同时伸屈膝关节。如有弹响说明内侧半月板有病损,反之使小腿外展、外旋,同时伸屈膝关节,如有弹响,说明外侧半月板有病损。

(3)侧方挤压试验(Bohler 征):患者仰卧位,膝关节稍屈,检查者一手握住踝关节向外侧施加压力,一手压在膝关节外上方,向内侧加压,使膝关节内侧副韧带承受外翻张力,如有疼或侧方活动说明内侧副韧带损伤。向相反方向施加压力,使膝关节外侧副韧带承受张力,如有疼痛或侧方活动,说明外侧副韧带损伤。

(4)抽屉试验(Drawer 征):患者平卧位,屈膝 90°,足平放于床上,检查者坐在患者足面上,以稳定其足,双手握住小腿上端作前后拉推动作。正常时前后可稍有活动,如前拉活动加大,说明前交叉韧带损伤,如后推活动加大,说明后交叉韧带损伤。

(八)踝关节和足

1.望诊

主要观察有无关节肿胀及畸形。

2.触诊

检查足背动脉搏动情况和压痛点。

3.动诊

足外缘与小腿垂直为中立位,即 0°,背伸 20°~30°,距屈 40°~50°;距骨下关节内翻 30°,外翻 30°~35°(如图 37-14)。跖趾关节在足与地面垂直时为中立位即 0°,背伸 30°~40°,距屈 30°~40°(如图 37-15)。

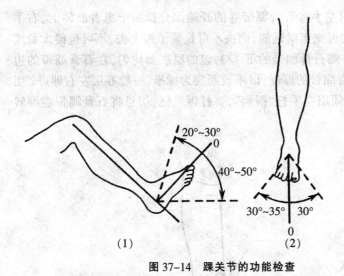

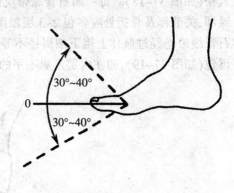

图 37-14　踝关节的功能检查　　　　　图 37-15　跖趾关节的功能检查

# 第二节　骨折的基本治疗技术

## 一、石膏绷带

石膏绷带可做成石膏托板和管型石膏。

（一）操作技术和注意事项

1.皮肤应清洗干净。若有伤口,需开窗更换敷料时,纱布、棉垫和胶布条等都要纵形放置,避免环形放置。

2.肢体的关节必须固定于功能位或所需要的特殊位置。

3.为保护身体各骨突起部位的皮肤,石膏绷带内要妥善放置好衬垫。如图 37-16。

4.石膏绷带的应用:将石膏绷带卷放在温水桶内,待气泡出净后取出,以手握其两端(如图 37-17),轻轻挤去多余水分,即可使用。

5.为加强石膏绷带的强度,在肢体应用时,应先制成一石膏条,将石膏绷带按需要的长短和宽度折叠成6~8 层厚的一条,将其平放在肢体的后侧,然后再把石膏绷带卷包上去。

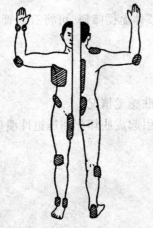

图 37-16　图示身体各骨骼隆突部须加衬垫之处

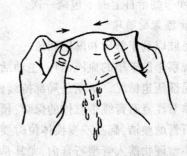

图 37-17　自水桶中将石膏绷带卷取出后,可用两手各执其一端,轻轻地依箭头所示方向将太多的水挤去一些

6.基本手法:术者以右手掌握住石膏绷带卷,用左手将石膏绷带卷的开端部分抚贴于患者肢体上,右手将石膏绷带围着肢体迅速、顺势粘贴包缠,从肢体的近侧走向远侧,而决不可拉紧了缠上去,不可包得太紧或太松(如图37-18)。每一圈石膏绷带应该盖住上一圈石膏绷带的下1/3,包的层次要均匀,在石膏绷带的边缘部、关节部及骨折处应多包2~3层加固。整个石膏绷带的厚度,以不致断裂为标准,一般6层左右即可。当石膏绷带卷经过肢体上粗下细周径不等之处时,必须用左手打"褶裥",要打得平整,切忌将石膏绷带卷翻转再包(如图37-19),而在内层形成不平的皱褶。

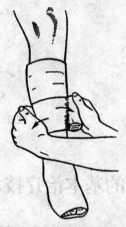 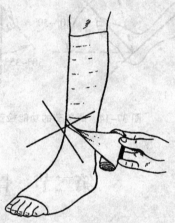

图37-18 石膏绷带卷掌握在右手掌中,包时渐渐松开,将石膏绷带铺在肢体上,左手随即将包上肢体的石膏绷带按抚妥帖。箭头所示为两手的动作方向。

图37-19 在包石膏绷带的过程中,当在肢体圆径粗细不等之处,可以打"褶裥",但切勿将石膏绷带卷翻转再包。

7.石膏绷带的塑型:当石膏绷带包至一定厚度而尚未凝固时,可以用手掌在石膏绷带上一定部位施以适当而均匀的压力,使石膏绷带能与肢体的轮廓符合,以增加石膏绷带对肢体的固定性能。但切不可在骨隆起部位加压。

8.四肢石膏绷带应使手指、足趾露出,以便观察肢体的血液循环、感觉和运动情况。

9.石膏绷带包成后,须切去多余部分,充分露出不包括在固定范围内的关节,以便于功能锻炼。同时将石膏边缘修齐。

10.石膏包扎完毕后,用彩色笔在石膏管型上画出骨折形态并注明包石膏和拆石膏的日期。有创口的,将创口部位标明或即时"开窗"。

11.骨折的早期使用石膏管型固定者,为防止因肢体肿胀造成肢体血循障碍,可将石膏管型纵形剖开,然后用浸湿的纱布绷带自上而下包绕一次。

(二)石膏绷带的护理

1.抬高患肢以利于静脉和淋巴回流。

2.注意观察患肢末梢的血液循环、主动活动情况以及疼痛和皮肤感觉情况。

3.注意局部压迫情况。早期是局部持续剧烈疼痛,时间稍久可引起皮肤坏死和压迫性溃疡。

4.寒冷季节注意石膏绷带肢体的保暖,预防冻伤的发生。

5.注意石膏的整洁,翻身或变换体位时要保护石膏,以免折断。

6.避免小型硬物落入管型石膏内,尤其是小儿。

## 二、夹板固定

应用小夹板固定治疗骨折,适用于四肢长骨闭合性骨折,尤其是上肢骨折和稳定的小腿骨折。结合牵引,也可以在成人股骨骨折或不稳定骨折中作辅助性应用。操作方法如下:

1.骨折诊断明确后,手法复位,经 X 线证实骨折对位、对线良好,由助手保持位置。

2.先在患肢表面,松松地绕几圈绷带,然后根据骨折的位置、类型,放置纸压垫或分骨垫,以胶带固定。

3.根据骨折的不同部位,选择不同类型的夹板,放置在骨折肢体的前后左右,使之贴紧肢体,外捆 4~6 道布带,保持松紧度为上、下移动 1cm,此时的压强约为 79kPa。

4.骨折固定后一周内,每天要数次观察肢体的血液循环和布带的松紧度,2~3 周后仍需每天至少观察一次。必要时重新捆扎,对其松紧度进行调整。

5.在夹板固定期间要注意有无骨折再移位的发生,要特别注意功能锻炼应在医师指导下进行,至骨折愈合去除夹板为止。

## 三、复位及牵引

(一)牵引的种类

常用的有皮牵引、骨牵引和颌枕带牵引。

(二)牵引的方法

1.持续皮牵引方法

(1)牵引部位皮肤剃毛。

(2)准备长宽合适的胶布条或 3M 胶带(后者不产生过敏反应),并将宽度适当、中间有孔的扩张板(略宽于足底的宽度)粘贴在胶布条的中央。

(3)将扩张板两侧的胶布带撕成三条或不撕平贴于肢体上,扩张板距足底的距离为 4~5cm。

(4)骨突隆部垫以棉花或纱布垫。

(5)胶布带外缠绷带,使其妥帖地固定在肢体上。

(6)开始时牵引重量稍轻,一天后调至合适重量。

(7)牵引绳通过扩张板的孔与扩张板固定,另一端置于固定牵引装置的滑轮上,进行牵引。牵引重量一般不超过 5kg,时间不超过 6 周。

2.颌枕带牵引

主要应用于治疗颈椎骨折或脱位较轻者,采用卧位牵引复位。

3.常用的骨牵引

(1)持续颅骨牵引

①剃头,仰卧,头肩部垫高,头略伸出床边或手术台边缘。

②皮肤消毒、局麻后作两侧头皮切口,切口定位分别为外耳道口连线与双侧眼外眦矢状面切线的交点处,每一切口长约 1cm,直达骨膜。

③在切口处用颅骨钻将颅骨外板钻透。

④将牵引弓钩尖放入钻孔的颅骨外板处,旋紧牵引弓的螺丝。

⑤系绳于牵引弓轴的中央,牵引重量一般不超过 10kg。

(2)持续胫骨结节牵引

①适用于股骨转子间骨折、股骨干骨折、髋关节脱位、骨盆骨折脱位等。

②穿钉部位为胫骨结节旁一横指处。

③皮肤消毒、局麻后,将皮肤稍上提,将钢钉由外向内横向打入穿过胫骨结节,以免损伤腓总神经。

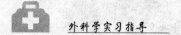

④牵引重量为体重的 1/7~1/10。

(3)持续股骨髁上牵引

①适应证同胫骨结节牵引,但牵引力比胫骨结节牵引大,作用直接。

②穿钉部位为腓骨小头向上纵行与髌骨上缘的横线交点的膝内侧相应点。

③穿钉方向为由内向外打入。

④牵引重量同胫骨结节牵引。

(4)持续跟骨牵引

①适用于胫腓骨不稳定性骨折或开放性骨折。

②穿钉部位为内踝尖端与足跟后下缘连线的下 1/3,由内向外打入,以免损伤胫后血管和神经。

(5)持续尺骨鹰咀牵引

①适用于肱骨髁部骨折和肱骨干骨折。

②肘关节屈曲 90°,在尺骨鹰嘴下一横指处为穿钉部位,由内向外打入钢钉,避免损伤尺神经。

(三)牵引的注意事项

1.牵引在 3 天内,须使骨折复位,以后维持整复位置,每日进行观察,测量其长度,当与健侧相等或短 0.5cm 时,则应减轻重量,以防止过度牵引,造成骨折不愈合。

2.应在适当的时间作床旁透视或拍 X 线片,了解骨折复位和愈合情况,及时进行治疗。

3.保持牵引部位干燥、清洁,并每日用酒精滴注钢钉部皮肤,如有渗出,可以用纱布保护。

4.经常检查牵引装置,看其滑动是否受阻等。

5.鼓励患者早期练习手、足的活动,防止发生关节僵硬。

6.如骨牵引部出现疼痛,可能是钢钉压迫皮肤,或钢钉磨透了颅骨皮质,移行到皮下,应及时纠正。

# 第三节　四肢骨折与脱位

四肢骨折临床上常见,可分为开放性骨折和闭合性骨折。开放性骨折的治疗原则为变开放性骨折为闭合性骨折,再按闭合性骨折进行治疗。

关节脱位(Dislocation of the Joint)系指关节面失去正常的对合关系而言。部分失去正常的对合关系,称为关节半脱位(Subluxation of the Joint)。

## 一、锁骨骨折

锁骨骨折(Fracture of the Clavicle)是常见的骨折之一,多见于儿童及青壮年。

(一)临床特点

1.骨折好发于中 1/3,多为间接暴力引起。

2.成人多为短斜骨折,儿童多为青枝骨折。

3.骨折后,近折段多向上后移位,远折段向下、向前、向内移位,致骨折端重叠。

(二)诊断要点

1.骨折局部有肿胀、锁骨畸形、疼痛、压痛、异常活动并可有骨摩擦音。

2.患肩下沉并向前、内倾斜。患肢有活动障碍。患者常用健手托起肘部,头向患侧偏斜。

3.注意检查有无锁骨下动、静脉及臂丛神经损伤和有无合并气胸。

4.X 线片可明确骨折的类型和移位情况。

（三）治疗

1.青枝骨折或无移位骨折,用三角巾或颈腕吊带悬吊 3 周即可。

2.有移位的骨折,在局部麻醉下手法复位,复位时,患者坐位,双手叉腰,挺胸,双肩后伸,使两骨折端接近,然后术者行手法复位后、双腋部用棉垫保护,以横"八"字形绷带固定 4~6 周。

3.开放性骨折或合并神经损伤者行切开复位内固定术及腋神经探查术。

（四）预后及转归

1.锁骨骨折一般皆可达到骨性愈合。

2.错位愈合也不影响上肢功能。

## 二、肩关节脱位

肩关节脱位(Dislocation of the Shoulderjoint)可分四型:

1.前脱位:又可分为喙突下脱位、盂下脱位和锁骨下脱位。

2.后脱位:有肩峰下脱位,盂下脱位,冈下脱位。

3.下脱位:盂下脱位。

4.盂上脱位:其中以前脱位多见。

（一）临床特点

1.外展外旋暴力同时作用于肱骨头,可使关节囊前方破裂,致肱骨头滑出肩胛盂到喙突下方而脱位。

2.患者向后跌倒,肱骨后方直接撞击硬物上,向前的暴力亦可造成前脱位。

（二）诊断要点

1.较明确的外伤史。

2.患肩肿胀、疼痛、功能障碍,健手托住患肢前臂,头部向患侧倾斜。

3.方肩畸形。

4.Dugas 征阳性,即患侧肘部紧贴胸壁时,手掌搭不到健侧肩部。

5.X 线片除可显示脱位类型外,还可了解是否合并骨折。

（三）治疗

1.手法复位

现大都采用 Hippocrates 法:以右肩为例,患者仰卧床上,术者站在患侧床边,以右足跟置于患者腋窝内,双手握住患肢腕部,于外展位向下牵引同时以足跟用力蹬住腋部,持续牵蹬 1~2 分钟,此时内收、内旋上肢,如出现弹跳感,说明复位成功。

复位后患肢用三角巾悬挂固定 3 周。

2.手术切开复位

适用于:(1)手法复位失败者;(2)陈旧性脱位;(3)伴有血管、神经受压者。

## 三、肱骨外科颈骨折

肱骨外科颈骨折(Fracture of the Surgical Neck of the Humerus)在肱骨解剖颈以下 2~3cm,容易发生骨折,多见于壮年及老年人,多由间接暴力引起。

（一）临床特点

1.外科颈骨折可分为:(1)无移位骨折;(2)外展型骨折;(3)内收型骨折;(4)粉碎型骨折。

2.骨折可能伴有腋神经、臂丛神经和腋动脉、腋静脉的损伤。

（二）诊断要点

1.肩部疼痛、肿胀、瘀斑、压痛。

2.肩部功能障碍。

3.肩部正位及侧位 X 线片可显示骨折类型。

（三）治疗

1.无移位的骨折或嵌入骨折，用三角巾悬吊 3 周后即可早期开始肩关节功能练习。

2.外展型和内收型有移位的骨折，局部麻醉下手法复位，超肩夹板外固定。

3.手法复位不成功或不能维持复位的骨折、粉碎型骨折及陈旧性骨折，可行切开复位螺钉或克氏针固定。

（四）预后及转归

经治疗均可达到骨性愈合。外科颈骨折邻近关节易发生关节粘连，或因治疗不当发生畸形愈合，可影响肩关节的功能。

## 四、肱骨干骨折

肱骨干骨折（Fracture of the Shaft of the Humerus）系上起肱骨外科颈下 1cm，下至肱骨髁上 2cm 之间部位的骨折。

（一）临床特点

1.多由直接暴力引起，肱骨干上、中、下段均可发生骨折，横型骨折和粉碎型骨折多见。而肱骨干下 1/3 骨折由间接暴力引起的居多，多为螺旋型骨折或斜型骨折。

2.肱骨干中下 1/3 处骨折可伤及桡神经。

3.骨折线在三角肌止点以上时，近折段向前、内移位，远折段向上、外移位。骨折线在三角肌止点以下时，近折段向前、外移位，远折段向上移位。

（二）诊断要点

1.局部肿胀、疼痛、压痛、畸形。

2.局部出现异常活动及骨擦音。

3.肱骨干正、侧位 X 线片可显示骨折的类型和移位情况。

4.注意检查有无桡神经损伤症状。

（三）治疗

1.局部麻醉下手法复位，夹板或石膏外固定用于横型骨折、短斜型骨折或粉碎型骨折。

2.长斜型骨折或螺旋型骨折，可采用手法复位、悬垂石膏固定。

3.开放性骨折，骨间夹有软组织或合并神经、血管损伤或手法复位失败者，可行切开复位内固定。

（四）预后及转归

骨折一般均可愈合，治疗不当可发生骨不连。

## 五、肱骨髁上骨折

肱骨髁上骨折（Supracondylar Fracture of the Humerus）常见于儿童，可合并肱动静脉、正中神经、尺神经、桡神经损伤，根据骨折两端的关系，可将肱骨髁上骨折分为伸直型和屈曲型。

（一）临床特点

1.伸直型

多见，多由间接暴力引起，骨折远端向后移位，同时还可向尺侧或桡侧移位。

2.屈曲型

少见,多由直接暴力引起,骨折远端向前移位。

(二)诊断要点

1.肘关节肿胀、疼痛、功能障碍。

2.移位明显者有畸形,但肘后三角正常。

3.肘关节正侧位X线片可显示骨折的类型和移位情况。

4.应常规检查有无肱动脉、静脉,正中神经、尺神经及桡神经损伤的体征。

(三)治疗

1.无明显移位的骨折,用上臂石膏托在屈肘位固定3~4周,拆除固定后锻炼肘关节功能。

2.对于有移位的骨折,在臂丛麻醉下,行手法复位,用上臂石膏托在屈肘位固定4~6周,拆除固定进行肘关节功能练习。

3.手法复位失败和有血管神经损伤者及开放性骨折应手术切开复位,用加压螺钉或交叉钢针内固定。术后屈肘90°位石膏托固定。

(四)预后及转归

1.对于经治疗骨折可获得骨性愈合,肘关节亦可恢复正常功能。

2.治疗不当可发生前臂肌缺血性挛缩。

3.少数患者可发生骨化性肌炎或肘内翻畸形。

## 六、肘关节脱位

肘关节脱位(Dislocation of the Elbow)发生率仅次于肩关节脱位。

(一)临床特点

多由间接暴力引起,虽可分为前脱位,后脱位及内、外侧脱位,但多是混合脱位,以后脱位最为常见。

(二)诊断要点

1.有手掌着地外伤史。

2.患肘肿胀、疼痛。处于弹性半伸直位。功能障碍,被动运动亦不能伸直肘部。

3.肘后空虚,有凹陷。

4.肘后三角即肘部三点失去正常关系。

5.X线正侧位片可明确脱位类型和有无骨折。

(三)治疗

1.手法复位

肘关节内局麻或臂丛麻醉,病人坐位,助手双手握住患肢上臂牵引,术者站在病人的前面,一手握住患者腕部,沿前臂纵轴作持续牵引,另一手以拇指压住尺骨鹰嘴突,沿前臂纵轴方向做持续推挤动作,出现弹跳感说明复位成功。用长臂石膏托固定肘关节屈曲90°位,再用三角巾悬吊固定2~3周后,可行功能练习。

2.手术切开复位

适用于手法复位失败者和陈旧性肘关节脱位。

## 七、桡骨头半脱位

桡骨头半脱位(Subluxation of the Radial Head)多见于5岁以下的小儿。

(一)临床特点

小儿桡骨头未发育好,颈部的环状韧带仅是一片薄弱的纤维膜,常因上肢受到牵拉伤,桡骨头即向外滑移而半脱位。

（二）诊断要点

1.有上肢被牵拉病史,患儿哭闹或主诉肘部疼痛,患手不能上举,不肯用手取物,拒绝触摸肘部。

2.肘关节略屈曲,前臂轻度旋前位,不肯活动,桡骨头处有压痛。

3.X线平片无阳性所见。

（三）治疗

术者一手握住患儿腕部,另一手托住其肘部,以拇指压在其桡骨头部,使其肘关节屈曲90°,在牵引下同时反复轻柔地旋前旋后其前臂,感到轻微的弹响声,若患儿此时敢用手上举取物,证实已复位,复位后不必固定,但需避免再牵拉上肢。

## 八、前臂骨折

前臂骨折(Fracture of the Forearm)是较为常见的损伤。前臂的主要功能是旋转活动,骨折后的骨端畸形,上下尺桡关节的脱位及前臂肌和骨间膜的损伤或挛缩等,都将影响前臂旋转功能的恢复。

（一）临床特点

1.前臂双骨折可由直接暴力、间接暴力及扭转暴力引起。

2.桡骨上 1/2 骨折,骨折线位于旋前圆肌止点以上,近折段呈屈曲、旋后位,远折段旋前。

3.桡骨下 1/2 骨折,骨折线位于旋前圆肌止点以下,近折段处于中立位,远折段旋前。

（二）诊断要点

1.局部肿胀、疼痛、压痛、畸形。

2.局部有骨擦音及反常活动。

3.X线片可显示骨折的情况,但应包括肘关节和腕关节,确定有无上、下关节脱位及旋转移位。

（三）治疗

1.闭合性骨折在臂丛麻醉或局麻下,行手法复位,小夹板固定,注意放置纸压垫和分骨垫的位置。

2.手术切开复位内固定,适用于:(1)开放性骨折;(2)多段骨折或不稳定型骨折;(3)手法复位失败者;(4)对位对线不良的陈旧性骨折。

3.固定期间注意肩、肘、腕关节的功能锻炼。7~9周后可拆除外固定。

（四）预后及转归

1.经治疗可达到骨性愈合,恢复前臂的功能。

2.个别有骨折不愈合或畸形愈合。

3.易出现前臂旋转功能障碍,根据具体原因采取相应的治疗措施。

## 九、桡骨远端骨折

桡骨远端骨折(Fracture of the Distal Radius)系指发生在桡骨远端 3cm 以内的骨折,多见于中老年患者。

（一）临床特点

1.老年人多为粉碎型骨折;儿童则多为骨骺分离。

2.根据损伤机制和暴力方向可分为伸直型骨折(Colles 骨折)和屈曲型骨折(Smiths 骨折)。伸直型骨折远端向背侧移位,有典型的"银叉"畸形和"枪刺"畸形。

（二）诊断要点

1.滑倒时手掌或手背着地,腕部肿胀,疼痛。

2.腕部出现畸形,功能障碍。伸直型骨折典型畸形如前述,屈曲型骨折移位正好相反。

3.X 线片可显示骨折类型和移位情况。

（三）治疗

1.无移位的骨折,用石膏托或夹板固定 3~4 周即可。

2.有移位的骨折,在局麻下手法复位后,夹板或石膏托固定 3~4 周后开始功能练习。

3.对不能手法复位或复位失败者及畸形愈合病人采用手术治疗。

（四）预后及转归

1.绝大多数患者经治疗可达骨性愈合并恢复手、腕的功能。

2.个别畸形愈合患者,手指的功能尤其是拇指的功能受障碍。

## 十、髋关节脱位

髋关节脱位（Dislocation of the Hip Joint）只有在强大暴力作用下才会发生,可发生后脱位、前脱位及中心脱位。后脱位多见,占 85%~90%。

（一）临床特点

1.髋关节后脱位按有无合并骨折分为五型：①单纯髋关节后脱位,无骨折或只有小片骨折；②髋臼后缘有单块大骨折片；③髋臼后缘有粉碎性骨折,骨折块可大可小；④髋臼缘及壁亦有骨折；⑤合并有股骨头骨折。

2.髋关节前脱位可分为闭孔下脱位、髂骨下脱位和耻骨下脱位。

3.髋关节中心型脱位分为：①单纯性髋臼内壁骨折,股骨头脱出于骨盆腔内,可轻可重；②后壁有骨折,股骨头可向后方脱位；③髋臼顶部有骨折；④爆破型骨折,髋臼全部受累。

（二）诊断要点

1.有明显的强大暴力外伤史。

2.髋部有明显的疼痛、肿胀、髋关节功能障碍。

3.髋关节后脱位,患肢短缩,髋关节呈屈曲、内收、内旋畸形,在臀部可触及上移的股骨头、大粗隆。

4.髋关节前脱位,患肢呈外展、外旋和屈曲畸形,于腹股沟处可触及股骨头。

5.中心型脱位可造成后腹膜间隙出血及腹部内脏损伤,出现出血性休克。

6.X 线片及 CT 片可明确诊断,了解脱位方向和合并骨折移位情况。

（三）治疗

1.手法复位

常用 Allis 法（又称提拉法）,适用于后脱位和前脱位,根据情况选用全麻或椎管内麻醉。患者仰卧,助手双手向下按住双髂嵴以固定骨盆。术者握住伤侧腘窝部,使髋关节和膝关节屈曲 90°（后脱位）。前脱位时则髋关节轻度屈曲、外展,并沿着股骨的纵轴作持续牵引,再使髋关节外旋、内收及内旋（前脱位）,可反复做此动作,待感觉到弹跳声,说明复位成功。

2.牵引治疗

用于中心型脱位。

（1）①型用皮牵引,卧床休息 10~12 周。

（2）股骨头移位明显者,在股骨髁上骨牵引的基础上,于大粗隆下方钻入粗大螺丝钉经股骨颈至股骨头内,作侧方牵引。一般需牵引 4~6 周。

3.手术切开复位

适用于手法复位失败者和陈旧性髋关节脱位。②~④型的中心型脱位,还要同时选用合适的内固定。

4.功能锻炼

卧床期间做股四头肌舒缩动作,3周后做髋关节活动。4周后可扶双拐下地活动,3个月后可持重。失血性休克必须先行纠正,合并内脏损伤者应首先治疗。

## 十一、股骨颈骨折

股骨颈骨折(Fracture of the Femoral Neck)多见于老年人,轻微外伤即可发生。

(一)临床特点

1.易发生骨折不愈合和股骨头缺血、性坏死。

2.按骨折线的部位可分为:(1)股骨头下骨折,愈合率低;(2)经股骨颈骨折;(3)股骨颈基底部骨折。

3.按 X 线表现分为:(1)内收型骨折:指远端骨折线与两髂嵴连线所形成的角度(Pauwels 角)大于 $50°$,为不稳定性骨折,愈合率低;(2)外展型骨折:上述角度小于 $30°$,属稳定性骨折。

按移位程度(Garden 分类)可分为:(1)不完全骨折;(2)无移位的完全骨折;(3)部分移位的完全骨折;(4)完全移位的完全骨折。

(二)诊断要点

1.老年人轻度外伤后髋部疼痛、压痛、伤侧下肢不能活动或受限、有轴心叩痛及活动痛。

2.患髋内收、轻度屈曲、外旋、短缩畸形,大转子上移。

3.髋关节正侧位 X 线片可显示骨折的类型和移位情况。

(三)治疗

1.对于无移位骨折或外展型骨折,可采用持续皮牵引 6~8 周。牵引期间鼓励做股四头肌等功能锻炼,3个月后可扶拐下地。一般 6 个月才能达到骨性愈合。

2.对于内收型骨折或有移位的骨折,采用手术治疗。60 岁以上的老年人考虑用人工股骨头或全髋关节置换术,青壮年及儿童采用切开复位内固定。术后不宜过早负重。

3.陈旧性骨折采用切开复位内固定术的同时,应用带血供的骨块填塞。

(四)预后及转归

1.骨折不愈合率较高。

2.股骨头缺血性坏死常有发生,特别是青少年患者。

3.人工关节置换术可出现并发症需再次手术治疗。

4.一般情况下患者均可恢复髋关节功能。

## 十二、股骨转子骨折

股骨转子骨折多见于老年人,男多于女。

(一)临床特点

1.该部位血循环丰富,很少发生骨折不愈合者。

2.按股骨矩的完整性可分为稳定与不稳定两种类型。

3.按骨折部位可分为转子间骨折和转子下骨折。

(二)诊断要点

1.伤后髋部疼痛、肿胀,不能站立或行走,并有压痛、旋转痛、轴心叩击痛。

2.伤侧下肢短缩,呈外旋 $90°$ 畸形。

3.X 线片可显示骨折类型和移位情况。

(三)治疗

以非手术治疗为主,纠正肢体的短缩和髋内翻畸形。

1.牵引治疗

外展位牵引固定 8~10 周后逐步扶拐负重。牵引过程中应特别注意维持外展位,否则易发生髋内翻。

2.手术切开复位内固定

适用于非手术治疗失败者或不稳定型骨折。

## 十三、股骨干骨折

股骨干骨折(Fracture of the Shaft of the Femur)系指股骨小转子以下和股骨髁以上骨干骨折。股骨是人体最长、最粗的管状骨。

(一)临床特点

1.多为强大的直接或间接暴力所致。

2.上 1/3 骨折,近折段屈曲、外旋和外展,远折段向上、向后、向内移位,造成向外成角和短缩畸形。股骨中 1/3 骨折,骨折端常随暴力作用方向而变化,下 1/3 骨折,远折段受腓肠肌牵拉而向后倾斜,有压迫腘窝部血管、神经的可能。

(二)诊断要点

1.强大暴力外伤后,局部剧痛、肿胀、畸形,肢体短缩,远端肢体常外旋。可有反常活动和骨擦音。

2.髋、膝关节活动障碍。

3.注意检查有无腘窝血管、神经损伤的体征。特别是下 1/3 骨折,应摸足背动脉和胫后动脉有无搏动。

4.X 线片可显示骨折的类型及移位情况。

(三)治疗

1.非手术治疗

(1)用固定持续骨牵引或平衡持续牵引。横形骨折可在全身麻醉下手法复位后牵引,可加用夹板固定骨折。一般需牵引 8~10 周。

(2)对于 3 岁以内的儿童,一般均可采用垂直悬吊牵引,依靠体重作对抗牵引。3~4 周可有骨愈合。在牵引期间需注意检查足的血循环和感觉。

2.手术治疗

适用于:

(1)非手术治疗失败者;

(2)伴有多发性损伤;

(3)合并神经血管损伤者;

(4)老年人不宜卧床过久者;

(5)陈旧性骨折不愈合或有功能障碍的畸形愈合。

内固定物可根据具体情况,选用髓内针、接骨板、绞锁髓内钉等。

## 十四、髌骨骨折

髌骨骨折(Fracture of the Pattela)系关节内骨折,要求做到解剖复位。髌骨是人体最大的籽骨,为股四头肌伸膝作用的主要支点。

(一)临床特点

1.横形骨折

股四头肌强力收缩,使髌骨分成两块,可以在中央断裂,也可在两极断裂。

2.粉碎性骨折

暴力直接作用在髌骨上所造成。

(二)诊断要点

1.外伤后局部肿胀、疼痛、压痛,伸膝功能丧失,不能负重。

2.关节腔积血,可触及骨折端或骨折裂隙。

3.X线片可显示骨折的类型和移位情况。

(三)治疗

1.无移位的骨折,在无菌条件下抽尽关节内积血,膝关节伸直位,加压包扎、石膏托固定4~6周。

2.有移位的骨折,切开复位,钢丝环扎或克氏针张力带钢丝固定,同时修复股四头肌扩张部,术后石膏托固定3~4周。

3.髌骨上、下极骨折,折片较小者,可将其切除。粉碎性骨折,无严重移位、后关节面基本完整者,可作髌骨钢丝环扎术。对老年人的粉碎性骨折,可将髌骨全部切除,修补股四头肌和关节囊。术后石膏固定3~4周。

(四)预后及转归

经治疗和功能锻炼,多可恢复膝关节功能。如髌股关节面不光滑或全髌骨切除术后,远期可发生骨关节炎。

### 十五、膝关节半月板损伤

膝关节半月板损伤(Injuries of the Semilunar Cartilages)系指半月软骨损伤而言。内侧半月软骨较大,呈C形,外侧半月软骨呈O形,小而厚。国外以内侧半月板损伤多见,而国内则相反。

(一)临床特点

1.受伤史多为膝关节半屈曲、足固定于地面,此时突然将膝关节伸直,上身突然扭转而致。即伴有旋转,重力使半月板在受挤压的软骨上研磨、碾轧的损伤机制。

2.受伤后膝关节有绞锁现象。

(二)诊断要点

1.多有明确的膝扭伤史,少数无明显外伤。

2.伤后膝关节剧痛,不能自动伸直。关节线上有压痛。

3.膝关节过伸试验阳性,膝关节过屈试验和研磨试验阳性,回旋挤压试验(McMurray征)阳性,具有诊断意义。

4.X线片以排除膝关节的其他损伤和疾病。关节腔空气造影、碘溶液造影、或空气—碘溶液造影都是有效的辅助诊断方法。

5.CT和MRI对诊断有帮助。关节镜可直观地作出正确诊断。

(三)治疗

1.急性半月板损伤,可用石膏托固定膝关节。关节内有积血时,可在无菌条件下抽尽后,加压包扎。

2.应用关节镜进行撕裂部分的半月板修复、局部切除或全部摘除。

3.手术行半月板完全切除,术后膝关节易产生骨关节炎。

### 十六、胫腓骨骨折

胫腓骨骨折(Fracture of the Tibia and Fibula)较为常见,由于胫骨处于皮下,易发生开放性骨折。

(一)临床特点

直接暴力可引起横形骨折、短斜形骨折和粉碎性骨折。间接暴力可引起长斜形骨折或螺旋形骨折。

（二）诊断要点

1.伤后局部肿胀、疼痛、压痛。

2.小腿成角、短缩畸形。

3.局部有反常活动和骨擦音。

4.注意检查有无血管、神经损伤的体征。

5.胫腓骨全长 X 线片可显示骨折的类型和移位情况。

（三）治疗

1.对于稳定性骨折,在局麻下行手法复位。石膏固定（根据部位采用大腿或小腿石膏）,一般 3~4 个月可获愈合。

2.对于不稳定性骨折,采用跟骨牵引复位和固定,同时可应用夹板固定。

3.非手术方法治疗失败者或陈旧性骨折可采用切开复位内固定治疗。必要时植骨。

4.对于开放性骨折,伤口清创缝合后,采用内固定或行跟骨牵引,维持骨折复位、固定,伤愈合后改行石膏固定。

## 十七、踝部骨折

踝部骨折（Fracture of the Ankle）较为常见。多由间接暴力引起。

（一）临床特点

根据暴力大小、方向和受伤时足所在位置,可发生不同类型骨折。

1.Ⅰ型　为内翻内收型,先外踝骨折,后内踝骨折。

2.Ⅱ型　有两个亚型:①外翻外展型:先内踝骨折,后外踝骨折,再发生胫骨后踝骨折;②内翻外旋型:先外踝粉碎性骨折,再后踝骨折,最后内踝骨折。

3.Ⅲ型　骨折外翻外旋型,先内踝骨折,胫腓关节分离,再腓骨骨折。

（二）诊断要点

1.伤后踝部肿胀、瘀斑、疼痛、压痛、功能障碍。

2.内翻或外翻畸形。

3.X 线片显示骨折类型和移位情况。

（三）治疗

1.无移位的骨折

用小腿石膏托固定 3~4 周,拆除石膏后进行踝关节功能锻炼。2~3 个月后开始负重。

2.有移位的骨折

手法复位,小腿石膏托固定,复位时要求完全复位,固定时间 6~8 周。

3.手术内固定治疗

指征:

(1)手法复位失败者;

(2)骨折不稳定,前唇或后唇骨折块大于 1/4 关节面者;

(3)关节内有游离小骨块;

(4)开放性骨折,清创后同时作内固定;

(5)伴下胫腓关节分离的骨折。

（四）预后及转归

1.经适当的治疗可达到骨性愈合,并完全恢复踝关节功能。

2.治疗不当可出现骨性关节炎,遗有疼痛。

# 第四节 手外伤的诊断和治疗原则

手外伤(Injury of the Hand)是临床上最常见的损伤之一。准确判断所损伤的组织并进行一期修复,是恢复手部功能最重要的条件。

## 一、诊断要点

1.详细询问受伤原因、性质、时间并分析受伤机制。

2.手部创口的检查

(1)了解创口的部位、大小、损伤的性质和皮肤血循环状况和缺损的情况,考虑如何闭合创口。

(2)检查深部组织,包括神经、肌腱、骨和关节的损伤情况,必要时摄 X 线片。

3.血管损伤的检查

根据手指的颜色、温度、血管的搏动及毛细血管充盈试验等作出判断。Allen 试验判定尺、桡动脉和掌深、浅弓有否损伤和通畅,从而决定采用何种治疗方法。

4.神经损伤的检查

主要检查尺神经、正中神经、桡神经有无损伤。

5.肌腱损伤的检查

根据手的休息位姿势的改变,以及通过患者主动屈、伸各手指动作来判断指屈、伸肌腱的损伤。

6.骨、关节损伤的检查

局部疼痛、肿胀,手指出现短缩、成角、旋转畸形及反常活动等,并摄 X 线片以明确诊断。

7.其他

除检查手的局部外伤外,应注意检查病人全身情况,并给予相应的治疗措施。

## 二、治疗

1.手外伤的处理

(1)急救处理:现场急救的目的是止血、减少创口的进一步污染、防止加重损伤和迅速转运。局部压迫包扎是处理创伤出血的最简便、有效的方法。只有在压迫包扎止血无效的情况下才用止血带。但需注意记录时间,每 1 小时松开止血带 5 分钟。

(2)早期彻底清创:争取在 6~8 小时内进行。凡已坏死、无血液循环的组织、异物等必须彻底清除。

(3)正确处理深部组织损伤:力争清创术的同时一期修复损伤的骨关节、肌腱、血管、神经等深部组织。污染严重、外伤超过 12 小时以上或修复技术有困难者,必须对骨折、脱位进行复位固定,肌腱、神经可在伤口一期愈合后,行二期修复。

(4)早期闭合创口:除单纯缝合创口外,凡创口方向纵行越过关节或与指蹼边缘平行或与皮纹垂直者,应采用 Z 字成形术缝合,以免日后瘢痕挛缩,影响功能。有皮肤缺损者,首选中厚或全厚皮片植皮,必要时采用皮瓣移植,乃至吻合血管的游离皮瓣,以达到一期闭合创口。

(5)正确的术后处理:将手固定在功能位,各指分开进行包扎。桡动脉搏动处要露出,以便观察。抬高患肢防止肿胀。注意早期解除外固定,进行功能锻炼。

2.手部骨折和脱位的处理

(1)早期准确复位和固定,固定方法以能早期进行功能锻炼为宜。

(2)早期消灭创面,尽量减少感染及肉芽创面的发生,以免瘢痕过多,影响功能。

(3)不需固定的手指不要固定,一般关节脱位固定3周,骨折固定4~6周。及时解除固定,开始功能锻炼。

3.肌腱损伤的处理

(1)力争一期修复全部损伤的肌腱。

(2)根据损伤情况采用适当的方法进行肌腱缝合,以争取良好效果。

(3)肌腱缝合术后,提倡早期开始保护性主动伸指和被动屈指活动。

4.神经的修复

手部神经断裂,均应一期行显微外科修复。受伤口污染严重、外伤超过12小时以上等条件限制,应在伤口愈合后,尽早行二期修复。

术后适时正确的功能锻炼是恢复手部功能的重要保证。

# 第五节 脊柱和骨盆骨折

## 一、脊柱骨折

脊柱骨折(Fractures of the Spine)或脱位是一种较严重、复杂的损伤,常合并脊髓神经损伤,甚至危及生命。绝大多数为间接暴力所引起,如高处坠落、躯体猛烈屈曲等。以胸腰段损伤多见,颈椎段次之,胸椎段较少见。少数为直接暴力所致。

根据骨折发生的机制可分为:

1.屈曲型骨折:系脊柱过度屈曲造成,多见。

2.伸直型骨折:脊柱过度伸直所致,少见。

3.屈曲旋转型损伤。

4.垂直压缩型骨折。

(一)临床特点

临床表现与损伤部位及骨折稳定程度有关。

1.根据损伤部位分为:

(1)颈、胸、腰、骶椎骨折或脱位。如颈椎骨折合并脊髓损伤,可导致高位截瘫。

(2)附件骨折,如关节突、椎板、椎弓根、棘突和横突骨折等,常与椎体骨折合并发生。

2.根据骨折稳定程度分为:

(1)稳定性骨折:椎体单纯压缩骨折,压缩小于椎体高度的1/3,单纯横突、棘突、椎板骨折等,骨折后无进一步移位倾向者。

(2)不稳定性骨折:脊柱的稳定性被破坏,有再移位倾向者,如:粉碎性骨折、椎体压缩超过椎体高度的1/3,第1颈椎前脱位或半脱位,$L_4$、$L_5$的椎板及关节突骨折等。不稳定性骨折易合并脊髓或马尾神经损伤。

(二)诊断要点

1.严重的外伤史。

2.损伤部位活动受限、疼痛,活动时加重。

3.局部肿胀、畸形,叩痛、压痛明显。

4.有后腹膜血肿者可伴有腹胀、腹痛。

5.X线摄片可明确诊断,确定损伤部位、类型和移位情况,并可指导治疗,颈椎损伤注意拍开口位X线片。

6.必要时作CT或MRI检查或椎管造影。

(三)鉴别诊断

1.注意有无其他合并伤。

2.病理性骨折脱位。

(四)治疗

1.急救处理

进行急救和搬运时,要用滚动法或平托法木板搬运,切忌使脊柱屈曲和扭转。对颈椎损伤者应有专人以双手托扶头部并略加以纵轴方向牵引,颈随躯干一起搬动,放在木板上后,颈部的两侧要以沙袋或其他物品固定。

2.首先治疗危及患者生命的合并伤

3.胸腰椎骨折或脱位

(1)仰卧于床上,在骨折部垫枕,且逐渐加厚,行腰背肌锻炼法练习。

(2)两桌法或三桌法复位或双踝悬吊法。三桌法即在两桌法两桌之间再放一桌,上放软枕,以支持腹部。复位后石膏背心固定,约12周。

(3)手术疗法采用椎弓根螺钉复位固定,对于关节突绞锁者,行脊柱融合术。

4.颈椎骨折或脱位

(1)颌枕带牵引法:应用于压缩或移位轻者,牵引重量3~5kg,复位后用头颈胸石膏固定12周。

(2)颅骨牵引:应用于明显压缩或移位者,牵引重量3~5kg,最多可加至10kg,复位后用头颈胸石膏固定12周。

(3)手术治疗:适用于寰椎脱位合并齿突骨折不能复位者,行切开复位,行枕颈融合术;颈椎骨折脱位有关节突绞锁者亦可行切开复位。对不稳定性颈椎骨折脱位不能复位者,可行前路手术复位及植骨固定术。

(五)预后及转归

单纯骨折经正确的治疗,多能恢复正常。个别患者可能残留局部的疼痛,个别后凸畸形严重者可出现晚期的脊髓受压或马尾神经受压而导致相应的临床症状和体征。

## 二、脊髓损伤

脊髓损伤(Spinal Cord Injury)多继发于脊柱骨折脱位,其他如刺伤、枪弹伤亦可引起脊髓损伤,造成肢体的完全性或不完全性截瘫。

(一)临床特点

脊髓损伤按其损伤程度可分为:

1.脊髓震荡伤(又称脊髓休克)

脊髓遭受到强烈震荡后,神经细胞及神经纤维未受损伤,但损伤平面以下立即出现感觉、运动、反射及括约肌功能的完全或部分丧失,在伤后数小时即可有恢复表现,一般在2~3周后,可完全或大部分恢复。

2.脊髓损伤

(1)脊髓受压:多由移位的椎体、骨片、椎间盘、血肿等压迫,致损伤平面以下出现完全性或不完全性截瘫。及时解除压迫后,脊髓功能可部分或完全恢复。

(2)脊髓实质性破坏,可为挫伤、裂伤、脊髓内部出血,神经细胞破坏和神经传导纤维束断裂。脊髓裂伤又可分为部分性和完全性横断。

(3)脊髓血供障碍,致脊髓变性、坏死。

3.脊髓和马尾神经混合损伤

为胸10至腰1节段的骨折、脱位所致,此节段椎管内包括脊髓及腰、骶神经根和部分胸神经根。可分为:(1)脊髓损伤,神经根完整;(2)脊髓或神经根部分损伤;(3)脊髓与神经根完全损伤。

4.马尾神经损伤

第2腰椎以下的损伤,表现为损伤平面以下感觉、运动、反射完全消失,膀胱失去神经支配。马尾神经完全断裂者少见。马尾神经未完全断裂或断裂后进行缝接,经过神经再生,可完全或大部分恢复功能。

5.脊髓半离断伤

极为少见,主要表现为一侧肢体运动功能丧失,而对侧肢体感觉功能正常。

(二)诊断要点

1.根据感觉、运动、括约肌功能等情况,判断脊髓损伤程度。

2.圆锥以上的损伤早期多为弛缓性截瘫,一个月左右逐渐变为痉挛性截瘫。

3.X线平片可估计脊髓损伤的部位、程度。

4.CT及MRI可进一步明确损伤程度。

5.腰穿和压颈试验(Queckensteclt's Test)可显示蛛网膜下隙有无梗阻和出血。

(三)治疗

1.尽早解除对脊髓的压迫

椎体骨折、脱位应早期复位,恢复椎管的容积。

手术指征:

(1)脊柱骨折脱位有关节突交锁者。

(2)椎管内有碎骨片、椎间盘突入椎管压迫脊髓者。

(3)截瘫平面不断上升或运动障碍加重者。

(4)手法复位不满意,压颈试验显示蛛网膜下腔有梗阻者。

(5)开放性损伤(多为火器伤、刺伤)。

2.预防和治疗并发症

保持呼吸道通畅,预防肺部感染,防治泌尿系统感染。定时翻身(2小时一次),保持皮肤清洁干燥,按摩等,防治褥疮的发生。防治便秘。

3.早期药物治疗

应用脱水药和激素类药物。

4.全身支持疗法

5.功能锻炼

防治关节的僵直和畸形。

(四)预后及转归

总的预后不佳。

1.脊髓震荡伤可完全恢复正常。

2.脊髓受压者,解除压迫后可望部分或大部分恢复正常功能。

3.脊髓完全横断者,将导致终身截瘫,不完全横断者可望有部分功能恢复。

4.高位截瘫者,多因发生合并症而死亡。

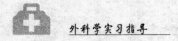

### 三、骨盆骨折

骨盆骨折(Fractures of the Pelvis)多由直接暴力引起。严重的骨盆损伤可同时合并有大量出血、内脏损伤而危及生命。

(一)临床特点

1.分类

骨盆骨折可分为:

(1)骨盆边缘孤立性骨折;

(2)骨盆环单处骨折,骨盆环完整未遭破坏;

(3)骨盆环双处骨折或脱位,骨盆环完整性遭到破坏,并有不同程度的移位;

(4)骶骨或尾骨骨折。

2.合并症

常可并发:

(1)尿道损伤;

(2)膀胱损伤;

(3)直肠损伤;

(4)神经损伤,比较少见,$S_1$、$S_2$最易受损;

(5)大出血,常伴有休克,须鉴别是腹膜后出血还是盆腔内出血。

(二)诊断要点

1.较大暴力的外伤史。

2.局部肿胀、疼痛、皮下瘀斑。

3.骨盆挤压或分离试验阳性。

4.X线片可明确骨折类型和移位情况。

5.注意检查是否有休克和其他合并症。

(三)治疗

1.骨盆边缘孤立性骨折

卧床休息3~4周即可离床活动。

2.骨盆环单处骨折

卧床休息3~4周即可离床活动。

3.骨盆环双处骨折

无移位者卧床休息3~4周即可。双侧耻骨上、下支骨折,骨折块有明显移位者,用骨盆兜带悬吊牵引固定,5~6周后可改用石膏短裤固定。合并有骶髂关节脱位,可采用股骨髁上或胫骨结节牵引,亦可考虑应用手法复位。

4.其他

(1)对合并大出血休克者经观察治疗不见好转者,应立即手术探查止血或试用一侧或双侧髂内动脉介入栓塞治疗。

(2)合并有尿道、直肠、膀胱、神经损伤者,应根据具体情况采用相应治疗措施或手术治疗。

(四)预后及转归

骨盆骨折经正确及时的治疗,恢复较好,可恢复原工作。骨折移位复位不良者,骨盆出口变小变形,对女性分娩有一定影响。骶髂关节移位合并骶神经损伤者可能有腓肠肌肌力的减弱或跟腱反射消失。严重的出血性休克,如治疗不及时或不当,可致患者死亡。

# 第六节 运动系统慢性损伤

运动系统慢性损伤(Chronic Trauma of Locomotion System)是指骨、软骨、关节、肌腱、腱鞘、滑囊和周围神经等的慢性创伤性损害。其临床表现的共性是:①躯体某处长期不适,但无明显外伤史;②特定部位有压痛或包块,且常有特殊体征;③局部炎症不明显;④近期有相关的过度活动史;⑤部分病人有相关的职业、工种史。虽然多种治疗方法均可使症状暂时性缓解,但其防治的关键在于避免或分散反复致伤动作引起的积累损伤。

## 一、腰肌劳损

腰肌劳损(Strain of Lumbar Muscles)是指腰部肌及其肌腱、腱膜甚或腱附着处骨膜的慢性损伤性炎症,部分病人可是急性腰扭伤治疗不当迁延所致,是临床常见的下腰痛原因之一。

(一)临床特点

1.有长期固定腰部姿势工作史,或反复腰扭伤史,但本次发病可无明显外伤史。

2.主要表现为固定部位的酸胀痛,休息或固定腰部后症状可减轻,但活动过多或腰部固定过久疼痛又将加重。

3.在肌的起止点,或神经、肌结合点可有深压痛,但叩击局部疼痛多不加重,甚或感到舒适。

4.疼痛侧常有肌痉挛,腰部活动也不同程度受限。

5.病史长者,症状和体征之范围可扩大,或累及对侧。

(二)诊断要点

1.反复发作的慢性腰痛。

2.有上述临床特点。

3.X线片无脊柱骨质异常。

(三)鉴别诊断

1.脊柱病变

凡作出腰肌劳损诊断前必须排除脊柱病变(如结核、肿瘤、椎间盘病变),主要鉴别方法是摄相应节段的X线正、侧位片,必要时再作其他影像学检查。腰肌劳损时X线片无异常,年龄较大病人可有脊柱退行性变征象。

2.内脏疾病

肾、盆腔内脏及腹膜后病变均可发生腰部感应痛,只要考虑到这些可能,经相关专科检查多能作出鉴别。

(四)治疗

1.理疗、推拿、按摩。

2.有固定而局限的痛点时,可用皮质激素加利多卡因局部注射治疗。

3.药物治疗。可先选用外用药物,如双氯芬酸乳胶剂,必要时可短期口服非甾体抗炎镇痛药,如塞来昔布、双氯芬酸、美洛昔康等。

4.如症状明显而又需要坚持工作者,可使用腰围,但休息时应取掉,以免长期配带而加重肌萎缩。

(五)预防

定时改变姿势,避免半弯腰持重,进行腰背肌锻炼,是预防腰肌劳损和防止症状复发的基本措施。

## 二、棘上或棘间韧带损伤

棘上或棘间韧带损伤(Injury of Supraspinous or Interspinous Ligament)也是较常见的腰背部慢性损伤。由于中胸段棘上韧带薄弱,而骶段又无棘上韧带,故中胸段棘上韧带和 $L_5 \sim S_1$ 处棘间韧带损伤多见。

(一)临床特点

1.有长期埋头、弯腰工作史,或脊柱损伤后不稳定史。

2.逐渐发生的腰背部正中局限性疼痛,弯腰或伸腰均可使症状加剧。

3.压痛点局限在受损棘突表面或两棘突之间,弯腰姿态检查易于发现,但无明显叩痛。有时伴有相应节段的骶棘肌痉挛。

(二)诊断要点

1.棘上和棘间局限性压痛与脊柱活动有关。

2.局部叩痛不明显或无。

3.X线片示无脊柱骨质异常。

(三)治疗

1.避免弯腰负重活动,症状明显时可短期使用腰围制动。

2.局部注射皮质激素可较快缓解症状和缩短病程。

3.有骶棘肌痉挛者可行推拿、按摩、理疗或局部涂擦非甾体抗炎镇痛药。

(四)预后及转归

本病系韧带局限性损伤,即使愈合也以纤维结缔组织方式修复,而脊柱又难以完全制动,从而影响其修复,故治疗较为困难,病程迁延较久。

## 三、滑囊炎

人体在关节或骨突起附近有起缓冲应力作用的滑囊,随年龄增长,可因过度摩擦而发生损伤性炎症。常见者如下。

(一)坐骨结节滑囊炎(Bursitis of Ischial Tuberosity)

1.临床特点

(1)多见于老年瘦弱女性。

(2)坐骨结节处出现逐渐增大的包块,受压时有胀痛感。

(3)局部皮肤无明显炎症反应,可扪及光滑、质地中等偏硬的包块,有一定的活动度,重压有不适感。

(4)偶有包块受较大外力刺激后而明显增大,伴疼痛和局部皮温增高。这是囊内出血之故。

2.诊断要点

(1)坐骨结节处逐渐增大的包块。

(2)包块穿刺可抽出黏液或血性黏液。

(3)X线片显示坐骨结节无破坏性改变。

3.鉴别诊断

主要应与结核性滑囊炎鉴别,结核性滑囊炎多继发于坐骨结核,X线片显示有坐骨破坏,穿刺可抽出稀薄脓性物或干酪样坏死物。

4.治疗

(1)穿刺抽液后注入皮质激素,多数可长期缓解症状或治愈。

(2)经3~4次局部注射无效或包块过大者可行手术切除。

(3)偶见治疗不当而继发化脓性感染者,对此应行引流手术。

（二）拇趾滑囊炎（Bursitis of Big Toe）

1.临床特点

（1）中年女性多见，常有不同程度拇趾外翻畸形。

（2）有穿高跟鞋、尖头鞋活动过多史。

（3）拇跖趾关节内侧局限性红、肿、疼痛，与行走有明显关系。

2.诊断要点

（1）拇跖趾关节内侧局限性红、肿、疼痛。

（2）临床表现与足部过多活动有关。

（3）X线片显示无骨关节破坏，可见拇趾外翻表现。

3.鉴别诊断

需与痛风性关节炎鉴别。女性极少见，即使发生也多在停经后，且炎症不局限在关节内侧，而累及整个跖趾关节及足背内侧，其发作有突然性，行走过多并非诱因。血尿酸常增高，秋水仙碱诊断性治疗有效。病程长者X线片可见第一趾跖骨头内侧有凿样破坏。

4.治疗

（1）症状轻、病程短者只需穿宽松平底鞋即可缓解症状。

（2）病程长、症状重者可行手术治疗，效果良好。

5.预后

不穿或尽可能少穿尖头鞋、高跟鞋在很大程度上可预防本病发作，如有较重拇趾外翻畸形者，及早行矫形手术也是预防本病的基本方法。

### 四、狭窄性腱鞘炎

肌腱常年在腱鞘内滑动，在拮抗肌力不平衡或姿势不良情况下，可在一些特定部位如骨纤维管道口及腱滑车边缘发生异常的应力集中。随年龄增长，这种异常应力即造成肌腱和腱鞘的慢性创伤性炎症。手部肌腱是人体活动最频繁的部位，腱鞘炎的发生率也最高。

（一）外展拇长肌腱鞘炎（Tenosynovitis of Abductor Pollicis Longus Tendon，De Quervain 病）

1.临床特点

（1）中、老年女性或以手指弹、拨动作为职业者常见（弦乐演奏家、计算机操作员等）。

（2）腕桡侧疼痛，不能用力提物。

（3）桡骨茎突部位有压痛，Finkelstein 征阳性。

2.诊断要点

（1）桡骨茎突出处疼痛、压痛。

（2）Finkelstein 征阳性。

3.治疗

（1）减少拇指及腕部活动均能缓解症状。

（2）在制动的基础上腱鞘内注射皮质激素可在短期内缓解症状。

（3）病程长，多次注射治疗无效者可行腱鞘切开术。

（二）屈指肌腱狭窄性腱鞘炎（Narrow Tenosynovitis of Flexor Digitorum Tendon，Trigger Finger）

1.临床特点

（1）中、老年女性或以手指弹、拨动作为职业者常见。桡侧 3 个手指易发病。小儿则与先天性因素有关，故称为先天性狭窄性腱鞘炎。

(2)自觉疼痛多在近侧指间关节附近,晨起时常不能主动伸指,被动伸指时发生弹响。

(3)检查时在掌指关节(不是近侧指间关节)处可扪及痛性结节,并随患指屈伸而移动。

2.治疗

与外展拇长肌腱鞘炎相同。小儿多需手术治疗。

## 五、腱鞘囊肿

临床上把发生在腱鞘和某些与腕部、足背小关节腔相通的囊性包块通称为腱鞘囊肿(Ganglion),后者实际上是一种关节囊滑膜疝。病因不明,慢性损伤和结缔组织黏液退行性变可能是其重要原因。

(一)临床特点

1.青年人和女性多见,好发部位为腕背、桡侧屈腕肌腱,足背及手指屈肌腱。

2.缓慢长大的无痛性包块,较大者活动关节有酸胀感,部位表浅者(腕部、足背)可因撞击或挤压而破裂、消失,但仍可复发。

3.包块表面光滑,不与皮肤粘连,扣之较硬。除腕背、足背的腱鞘囊肿比较固定外,其他部位者均能推动。手指腱鞘囊肿通常甚小,有的仅如米粒大小。

4.较大的腱鞘囊肿可抽出透明黏稠液,或冻胶状物。

(二)诊断要点

1.特定部位出现的无痛性包块。

2.无炎症表现。

3.穿刺可抽出黏稠透明液体或冻胶状物。

(三)鉴别诊断

本病诊断容易。腕背或足背腱鞘囊肿因张力大而显得很硬,且位置固定,偶有将其误认为是骨性包块,穿刺和摄 X 线片可予以鉴别。手指腱鞘囊肿小而可动,常误诊为纤维结节,只能手术切除后根据病理来区别。

(四)治疗

1.非手术治疗

方法甚多:

(1)压破或穿刺破囊壁后加压包扎,利用创伤性炎症使囊壁粘连闭合;

(2)用大针粗线穿过囊腔,将线在腔内留置 10~14 天,使其造成无菌性炎症而使囊腔粘连闭合;

(3)抽液后注入皮质激素,加压包扎,但其复发率高达 30%~50%。

2.手术治疗

非手术治疗后复发者,或手指腱鞘囊肿可手术切除。

## 六、肱骨外上髁炎

前臂伸肌长期、反复、过度活动可使其在肱骨外上髁处的起点组织产生创伤性炎症。其受累结构包括骨膜、腱膜、关节滑膜等,总称为肱骨外上髁炎(Lateral Epicondylitis of Humerus)。又因早期报道本病时,以网球运动员多发,又称网球肘(Tennis Elbow)。

(一)临床特点

1.常见于需腕部反复用力工作者,如网球、乒乓球及羽毛球运动员或长期从事书写的文职人员。

2.肘关节外侧痛,与手腕用力关系明显,而与肘关节屈伸关系不大。

3.肱骨外上髁与桡骨头之间有固定压痛点,Mills 征阳性。

（二）诊断要点

1.肱骨外上髁与桡骨头之间有固定压痛。

2.手腕用力时症状加重。

3.Mills 征阳性。

（三）治疗

1.腕部制动是治疗成功的关键。

2.痛点注射皮质激素能在短期内缓解症状。

3.局部止痛治疗而不制动腕关节者容易复发，多次复发后非手术治疗效果也差者，可考虑作前臂伸肌起点松解术。

（四）预防

运动员应科学训练，减少不规范致伤动作。如有早期症状又不能停止训练，则应减少反手击球动作，并在前臂中上段捆扎弹性保护带以减少对外上髁的牵拉力。

## 七、肩关节粘连性关节囊炎

肩关节粘连性关节囊炎（Adhesive Capsulitis of Shoulder）俗称"肩周炎"、"凝肩"或"五十肩"，实际上是由于微小创伤或不明原因引起肩关节周围软组织特别是关节囊的无菌性炎症。

临床主要表现为肩关节疼痛和活动度受限。病理学表现为关节囊过度增厚和挛缩。特别应注意不要把所有的肩痛都归为"肩周炎"，它实际仅占肩痛病人的 10% 左右。

（一）临床特点

1.中、老年多见，女性多于男性。可一侧发病，也可两侧先后发病。

2.肩关节广泛疼痛，活动明显受限，没有明显的外伤史。疼痛较重时梳头、扣腰带均困难，夜间翻身移动患肩可因剧痛而醒。

3.肩关节无确切的压痛点，可有广泛轻压痛。肩关节的主动和被动活动均明显受限，尤其是外旋受限最明显。

4.X 线片示无骨、关节破坏。老人可见骨质疏松，关节造影可证实关节腔容积减少，腋袋消失。

（二）诊断要点

1.中老年人多见。

2.肩关节疼痛，进行性关节僵硬。

3.有广泛轻压痛，各个方向活动均受限，以外旋受限最明显。

4.X 线片示无肩关节损害。

（三）鉴别诊断

1.神经根型颈椎病

除肩痛外常有上肢不同范围感觉异常，压头试验（Spurling 征）阳性。

2.肩峰下撞击综合征

主要为肩关节外展、内旋受限，Neer 试验可阳性，X 线片基本正常，肱骨大结节处可有骨密度增高。

（四）治疗

1.症状较重时，可作理疗、按摩及局部外用药物。不宜长期口服非甾体抗炎镇痛剂。更不宜行暴力推拿，否则反使症状加剧。

2.肩关节腔注射皮质激素可缓解疼痛。

3.经常主动活动肩关节，以减少关节僵直的发生。

（五）预后及转归

肩关节粘连性关节囊炎常在一年左右症状自行缓解,故在可忍受疼痛的条件下,宜鼓励病人每日轻柔地活动患肢,待其自愈。

## 八、疲劳骨折

在骨结构较纤细、形态变化大、应力较易集中的部位,因反复的轻微损伤而发生骨小梁骨折,同时也将进行修复。在骨小梁骨折和修复共同存在的情况下最终骨质可完全断裂,而又有较多修复骨痂存在于骨折周围,但骨折线仍清晰可见。这类逐渐发生的骨折称为疲劳骨折或应力骨折 (Fatigued Fracture or Stress Fracture)。

（一）临床特点

1.青年,多有特殊职业(舞蹈演员、田径运动员)或特殊情况(新兵训练)等。

2.发生部位有一定特殊性,如第 2 跖骨颈、腓骨下 1/3、胫骨上 2/3。

3.逐渐发生的伤部疼痛,浅表部位可见肿胀、肿块,有压痛。

（二）诊断要点

1.明确的病史及临床表现。

2.X 线片显示骨干断裂、骨端增白,周围有较多的骨痂。

3.磁共振和放射性核素骨显像可在 X 线片尚无异常时提示局部异常。

（三）治疗

1.较为早期仅需牢固的外固定,至骨愈合为止。

2.如骨折端已硬化增白,可在外固定的基础上加用微电流治疗。

3.中药辅助治疗,如口服伤科接骨片、接骨七厘片、白药等。

4.上述治疗无效者行手术植骨。

（四）预防

合理、科学地制定训练方案是预防疲劳骨折的关键。

## 九、髌骨软骨软化症

髌骨软骨软化症(Chondromalacia of The Patella)是软骨的一种退行性变。可因髌骨形态、位置发育异常,膝关节后天性位置异常而使髌股关节不稳;慢性滑膜炎使软骨营养障碍,以及长期过度用力屈、伸膝关节等原因,最终引起髌股关节的骨关节病。

（一）临床特点

1.青年人以运动员多见,老人则是膝骨关节病的组成部分。

2.膝关节前方疼痛、乏力为主要表现。活动时加剧,休息后缓延,下蹲或屈膝时症状明显。

3.查体可见股四头肌不同程度萎缩,髌股关节摩擦痛。后可有关节积液而浮髌试验阳性。

（二）诊断要点

1.髌股关节疼痛、膝关节乏力、股四头肌萎缩和髌股关节摩擦痛。

2.X 线片显示骨突股关节不光滑、软骨下骨增白、关节间隙狭窄。有时可见小髌骨、高位髌骨或股骨外髁等畸形。

3.关节镜可见髌股关节面软骨损害。

（三）治疗

1.症状较轻时应减少膝关节用力屈伸活动,同时加强股四头肌锻炼。

2.症状较重时膝关节制动 2 周,关节内注射玻璃酸钠 25mg,每周 1 次,共 4 次,可较长期缓解症状。

3.口服非甾体抗炎镇痛药,其中以氨糖美辛较好,因含氨基葡萄糖,有利于软骨代谢。为减少消化道副作用,不宜长期使用。

4.有髌骨先天性畸形或膝关节结构紊乱者可手术矫正。

## 十、胫骨结节骨软骨病

胫骨结节骨软骨病(Osteochondritis of the Tibia Tuberosity, Osgood-Schlatter 病),是胫骨结节的髌腱止点处受到牵拉,导致局部肿胀、疼痛。

(一)临床特点

1.多见于 12~14 岁男孩,近期有参加剧烈活动史。

2.胫骨结节处疼痛,活动后加剧,休息可缓解。

3.查体见胫骨结节肿胀、质硬、压痛,股四头用力收缩时疼痛加剧。

(二)诊断要点

1.根据年龄、性别及典型临床表现均能作出诊断。

2.X 线片显示胫骨结节骨骺增大,密度变高或碎裂。

(三)治疗

1.根本的治疗方法是在一段时间内减少膝关节活动,暂不参加体育活动,但很少有需要膝关节完全制动者。

2.局部外用各种消炎止痛擦剂可加速症状缓解,无需口服止痛药。

3.局部注射皮质激素有时可产生严重并发症,故不宜采用。

(四)预后及转归

本病有自限性。18 岁后胫骨结节骨骺与胫骨上端融合即不再产生症状,故预后良好。但已隆起的结节不会缩小。

## 十一、股骨头骨软骨病

股骨头骨软骨病(Osteochondritis of the Femoral Head ,Legg-Calve-Perthes 病)是一种原因不明的股骨头骨骺缺血性坏死,慢性损伤可能是一种重要因素。本病在骨骺病变中发病率较高,后果也较严重。

(一)临床特点

1.3~10 岁男孩较多见,一般为单侧性。

2.进行性髋部疼痛,常有跛行,有时因闭孔神经牵涉痛而主诉为患侧膝关节痛。

3.查体有肌萎缩,年龄较大者患肢有轻度缩短。患髋外展、外旋受限较明显,Thomas 征阳性。

(二)诊断要点

1.小儿不明原因地出现跛行,主诉髋或膝痛。

2.X 线片早期可见股骨头骨骺密度增高,继之碎裂、变扁,股骨颈增宽,最后股骨头塌陷变形。

3.当 X 线片尚无确切证据,而临床又疑为本病时,MRI 和 ECT 检查可协助早期诊断。

(三)鉴别诊断

主要与髋关节结核鉴别。当髋关节结核在单纯骨结核阶段时两者相似之处甚多,不同之处仅为有无全身结核中毒症状。在全关节结核期,则出现髋臼的破坏,关节间隙狭窄,此时两者易于区别。

(四)治疗

1.4 岁以内可行非手术治疗。用石膏将患髋固定在外展、内旋位,每 2 个月换一次石膏,半年后去除石膏改用外展行走支架,2年后去除支架自由活动。

2.当股骨头骨骺变大,髋臼不能包容或有半脱位时,需行手术矫正。

3.如已有股骨头广泛缺血坏死、塌陷,年龄在10岁以内仍可行矫形包容手术。

4.小儿骨骺未骨化时,不宜行类似成人的改善血供手术(肌骨瓣移植术),以免因股骨颈骨骺损伤而发生生长畸形。

(五)预后及转归

本病是一种病因不明而又有自限性的疾病,故预后与治疗的早晚关系很大。3岁以内得到正确治疗者,成年后可无明显异常;10岁以内治疗者日后可能有部分的髋关节功能障碍;如已发生股骨头完全坏死、塌陷,无论何种方法治疗,成年后均将有明显髋关节功能障碍,此时需要进行必要的改善功能手术,但难以达到满意效果。

# 第七节　腰椎间盘突出症和颈椎病

## 一、腰椎间盘突出症

腰椎间盘突出症(Hernia of Lumbar Intervertebral Discs)是因椎间盘变性、纤维环破裂、髓核突出刺激、压迫神经根或马尾神经的一组临床综合征。通常外伤仅是诱因。在 CT 或 MRI 上虽然可显示多个节段椎间盘退行性变,但最常引起症状的是 $L_4$~$L_5$ 或 $L_5$~$S_1$ 间隙的病变椎间盘。

(一)临床特点

1.青壮年男性多见。有较轻外伤史,以半弯腰用力持重所致"扭伤"为常见诱因。

2.约90%病人首先表现为腰痛,1/3 病人同时发生坐骨神经痛,仅10%病人为单纯马尾神经受压表现,如大小便障碍,鞍区感觉异常。增加腹压时(咳嗽、大便)可使症状加剧。

3.查体可见:(1)腰椎代偿性侧弯;(2)腰部活动受限,以前屈为甚;(3)在病变椎间隙旁有压痛,或可向患肢放射;相同节段骶棘肌痉挛;(4)直腿抬高试验或加强试验阳性;(5)小腿前外侧、足内侧皮肤感觉异常,伸踝、伸趾无力($L_5$ 神经根受压);足外侧皮肤感觉异常伴足趾跖屈无力($S_1$ 神经根受压)。

4.X 线平片显示腰椎退行性变,相应椎间隙变窄,但无骨质破坏。

5.CT 或 MRI 可显示椎间盘突出的位置、程度、方向及硬膜囊受压等情况。

6.电生理检查(肌电图、神经传导速度、脊髓诱发电位等)可了解有无神经损害、损害节段及其程度。

(二)诊断要点

1.有典型的腰痛伴坐骨神经痛或鞍区症状。

2.有坐骨神经或马尾神经损害的定位体征。

3.X 线平片显示腰椎退行性变、椎间隙狭窄。

4.CT 或 MRI 显示与临床表现相对应节段髓核向侧后方或正后方突出。

(三)鉴别诊断

1.与腰痛为主要表现的疾病鉴别

(1)腰肌劳损,棘上、棘间韧带损伤:详见本章第六节。

(2)第3腰椎横突综合征:本病痛点固定在第3腰椎横突尖附近,可有同侧骶棘肌痉挛,但不发生坐骨神经痛的症状和体征。局部注射麻醉药既可使症状消失又是一种有用的鉴别诊断方法。

（3）椎弓根峡部不连和腰椎滑脱症：单纯椎弓根不连以下腰痛为主要表现，当发生Ⅱ度以上脊椎滑脱时可出现神经根和马尾神经损害症状。X线侧位片和斜位片是确诊本病的主要依据。

（4）腰椎结核或肿瘤：这类骨质破坏所致腰痛的疾病除临床表现有一定的特点外，主要通过X线摄片、CT、MRI、ECT等与椎间盘突出症鉴别。

2.与腰痛伴坐骨神经痛的疾病鉴别

（1）腰神经根与马尾神经肿瘤：这类疾病起病缓慢，呈进行性损害。X线可见椎弓根间距变宽、椎间孔增大。MRI、脊髓造影及脑脊液检查可作出鉴别诊断。

（2）椎管狭窄症：多发生在50岁以上的老人，椎间盘突出仅是本病原因的一部分，故临床表现比较相似。CT片上不仅显示椎间盘退变还有后纵韧带钙化、黄韧带增厚及小关节增生、神经根管狭窄等表现。

3.与坐骨神经痛为主要表现的疾病鉴别

（1）梨状肌综合征：不发生腰痛，而在臀部有一深在压痛点并沿坐骨神经放射。4字试验阳性，使外旋肌群收缩时（外展、外旋髋关节）坐骨神经痛加剧。这在腰椎间盘突出症者少见。

（2）盆腔疾病：接近盆腔后壁的炎症、肿瘤等疾病均可刺激坐骨神经盆段而出现腰骶痛和坐骨神经痛，早期鉴别困难。应在密切随访中进行盆腔B超，阴道、直肠检查及盆腔X线摄片等，加以鉴别。

（四）治疗

1.首次发病者或青年人应先行非手术治疗

（1）出现急性症状后即卧平板床休息3周，然后带腰围起床活动。

（2）腰椎代偿性侧突突向患侧者，或MRI证实突出之髓核在神经根外上方时，骨盆牵引可缓解症状。

（3）症状较重上述治疗无效时，可在相应节段硬膜外腔注射皮质激素，7~10天1次，3次为一疗程。此方法效果显著，但应注意正规操作，不宜随意增加其他药物。

（4）理疗、推拿、按摩。

2.手术治疗

其适应证是诊断明确，症状、体征重，经正规非手术治疗后又较快复发者。不应仅根据CT或MRI结果作为手术指征。

（五）预防

定时改变姿势，经常锻炼背肌力量，避免半弯腰持重等，均可减轻椎间盘退变程度，以及避免症状的复发。

（六）预后及转归

无论手术治疗还是非手术治疗，如无并发症均能获得满意疗效。手术治疗一旦发生神经根和马尾神经损伤或术后感染、粘连等并发症其后果严重，进一步治疗极为困难。已治愈的椎间盘突出症患者，随年龄的增大腰椎退行性变往往较重，易发生椎管狭窄症。

## 二、颈椎病

颈椎病（Cervical Spondylosk）是由于颈椎间盘退行性变继发椎间关节、韧带退行性变而刺激或压迫神经根、脊髓和血管，从而表现相关的症状、体征的一类疾病。中、老年常见。由于压迫和刺激神经的部位不同，所表现的症状、体征差别较大，可分为四型：①神经根型；②脊髓型；③椎动脉型；④交感神经型。也有兼有多种症状的混合型。

（一）临床特点

1.神经根型

发病率最高（50%~60%）。主要表现为逐渐发生的一侧颈肩痛及不同程度的功能受限，同侧上肢放射痛和乏力。根据受刺激的神经根不同而出现上肢不同范围反射痛,以手和前臂尺侧感觉异常多见($C_8$神经)。查体可有椎旁、斜方肌、肩袖处压痛,肩外展受限和上肢某一关节感觉障碍,且能用 Spurling 试验诱发。X 线平片显示颈椎退行性变,斜位片呈现相应的椎间孔狭窄。

2.脊髓型

下颈段多见。以四肢不同程度感觉异常及肌张力增高或肌力下降为主要表现。通常为逐渐发生,但在有颈椎病基础上发生头、颈部外伤后,虽无骨折、脱位也可发生急性颈脊髓损害体征,称为"无骨折、脱位的颈脊髓损害"。X 线平片仅见退行性病变。CT 可显示出椎间盘突出和椎管狭窄。MRI 能清晰地反映出脊髓受压或软化等病变,是确诊的重要证据。

3.椎动脉型

是因椎间关节不稳,在头颈部突然产生较大动作时牵拉椎动脉而出现的脑部一过性缺血表现。临床上有眩晕、昏倒;枕部及顶枕部疼痛;突发性视力异常等,但少有恶心、呕吐。过伸过屈位颈部 X 线片可发现颈椎排列呈阶梯状,经颅多普勒(TCD)检查示颅夕暇椎动脉狭窄,血供不足。

4.交感神经型

临床表现多样化,包括偏头痛、头晕(可伴恶心、呕吐)、视物模糊、视力下降;心率增快或过缓、心律不齐、心前区痛;头颈及上肢异常出汗;面部充血、鼻塞等。易与神经科、五官科及心内科疾病混淆。X 线表现与椎动脉型和神经根型相似。

(二)诊断要点

1.神经根型

(1)单侧颈肩痛,伴不同程度低位臂丛神经根刺激症状。

(2)X 线片斜位有与受刺激神经根相应的椎间孔狭窄,而无骨质破坏征象。

2.脊髓型

(1)有下位颈脊髓受压表现。

(2)CT 或 MRI 有颈椎病所致脊髓受压表现,而无脊髓本身病变及颈椎骨质破坏征象。

3.椎动脉型及交感神经型

以多种内科症状为主要表现,故应先行排除相关疾病后才能根据有颈椎不稳及退行性变来作出颈椎病的诊断。

(三)鉴别诊断

1.神经根型

(1)神经根肿瘤:为进行性、持续性疼痛,症状剧烈,一般止痛方法难以缓解症状。X 线平片见椎间孔扩大,MRI 和脊髓造影可明确诊断。

(2)胸廓出口综合征:除有神经根症状外,可发现上肢动脉搏动减弱,在特定姿势下甚至动脉搏动消失。X 线片可见颈肋和锁骨、第 1 肋骨畸形。

(3)肩部骨、关节病:也有肩痛及功能障碍,但无上肢放射痛,X 线片可予以鉴别。

2.脊髓型

应与颈椎陈旧性骨折、脱位,结核、肿瘤等所致脊髓压迫症鉴别,根据病史及 X 线片加以区别(详见有关章节)。颈椎后纵韧带钙化压迫脊髓,X 线片及 CT 检查可以鉴别。

3.椎动脉型和交感神经型

二者有近似的临床表现或同时存在,一定年龄的人 X 线片上均可见到不同程度的颈椎退行性变,故这两种类型的诊断应特别慎重。需先请有关专科医师排除可引起类似症状的有关疾病后,才能考虑本病的诊断。

（四）治疗

1.脊髓型诊断一旦确应立即行减压手术。通常是受压节段少者行前路减压术,如广泛受压则宜行后路减压术。

2.神经根型、椎动脉型和交感神经型以非手术治疗为主。通常先用颈枕带牵引4~8周,再用颈托或领围3~6个月。此法对椎动脉型和交感神经型效果最好。颈肩部有固定局部压痛时注射皮质激素可减轻症状,缩短疗程。对症状剧烈及反复发作的神经根型可行颈硬膜外注射皮质激素,有良好效果,但此方法有一定的危险性,宜由麻醉科医师执行。非手术治疗无效、CT 或 MRI 证实小关节增生明显、椎间孔极为狭窄者也可行手术减压。

（五）预后及转归

1.脊髓型治疗不及时将发生四肢瘫和高位截瘫,压迫时间过久而脊髓变性者,可成终身残疾。

2.神经根型疗程较长,易于复发,但少有出现上肢神经不可逆损害者。

3.椎动脉型和交感神经型治疗正确者预后良好。但病人如在不安全环境中,因突然转动头部而昏倒,则易发生意外。

# 第八节　周围神经损伤

周围神经损伤是常见而治疗较为困难的损伤。它可因切割、牵拉或挤压引起神经传导功能障碍、神经轴索断裂和神经完全断裂,从而表现出神经功能的不完全损害或完全性损害、暂时性损害或永久性损害。

## 一、臂丛神经损伤

臂丛神经损伤(Injury of Brachial Plexus)是临床表现最复杂、治疗最困难、伤残率最高的一种周围神经损伤。开放伤以刺伤和枪击伤所致较多,闭合伤则以牵拉伤(特别是骑摩托车车祸和锁骨、第1肋骨骨折)所致多见。

（一）临床特点

1.上臂丛损伤

由于腋神经、肩胛上神经和肌皮神经损伤而使肩外展、上举和屈肘障碍。

2.下臂丛损伤

由于正中神经和尺神经损伤而使腕、手指不能主动屈曲,拇指和小指不能对掌,手指收、展障碍。又因桡神经有部分性损伤,可发生肱三头肌和伸指肌部分麻痹现象。

3.全臂丛损伤

表现为肩胛带肌、胸肌和患侧上肢肌完全瘫痪、感觉丧失。

4.节前和节后损伤

有斜方肌瘫痪者提示 $C_5$~$C_6$ 神经根节前损伤;Horner 征阳性者提示 $C_8$、$T_1$ 神经根节前损伤; 当体感诱发电位(SEP)及感觉神经动作电位(SNAP)均消失时为节后损伤;SEP 存在而 SNAP 消失则为节前损伤。

MRI 图像上可区别节前和节后损伤,也可显示损伤的部位和是否完全断裂,但难以显示不完全性损伤的程度。

（二）治疗

1.闭合性损伤

伤后应及时给予神经营养药物(维生素 C、维生素 $B_{12}$、神经节苷酯等),并作电生理检查。以后每月复查一次,如有恢复征象则继续观察直到痊愈。如两次检查均无改善则应手术探查。对节后损伤可行神经减压松解术、断裂神经吻合术或神经移植术;对节前损伤则需行神经移位术。

2.开放性损伤

应立即行神经吻合术。

(三)预后及转归

臂丛神经干束的损伤,如治疗及时、正确,可望大部或全部恢复上肢功能。全臂丛损伤,尤其是节前损伤目前仅能达到改善部分上肢功能,而遗留不同程度残废。

## 二、桡神经损伤

桡神经损伤(Injury of Radial Nerve)常发生在上臂中段和肘关节上下,两者临床表现不同。桡神经损伤后经正确治疗是四肢神经损伤效果最佳者。

(一)临床特点

1.上臂段桡神经损伤

出现典型"垂腕"征,手部各掌指关节和拇指间关节不能伸,拇指外展及前臂旋后障碍。虎口区及手背桡侧皮肤感觉异常。

2.肘关节区桡神经深支损伤

即骨间背神经损伤。因桡侧伸腕肌支已在损伤点上方分出,故患侧腕关节可主动背伸,但倾向桡侧,其他征象与上臂段损伤相同。

(二)治疗

桡神经损伤如同时有骨折,不论是开放伤还是闭合伤均应先行骨折复位、固定,然后再按臂丛损伤的原则处理。

## 三、尺神经损伤

尺神经损伤(Injury of Ulnar Nerve)多为开放伤,少数因肱骨内上髁骨折移位卡压或肘关节脱位后牵拉伤引起。由于手部内在肌大多受尺神经支配,失神经后这些小肌肉极易萎缩,即使治疗后神经传导功能恢复,但手部小肌的功能及形态也较难达到正常水平。

(一)临床特点

1.腕部近侧的尺神经损伤

表现为尺侧两个手指不能伸直(爪形手),小指不能对掌及各手指收展障碍(拇指可外展)。小鱼际及尺侧一个半手指皮肤感觉障碍。

2.腕部与小鱼际之间的尺神经损伤

接近腕关节处尺神经损伤与腕上损伤相同;靠近小鱼际桡侧的尺神经深支损伤仅表现为手部内在肌的运动障碍,而无感觉异常。靠近小鱼际尺侧的尺神经浅支损伤则可表现为单纯感觉异常。

(二)治疗

治疗原则与桡神经损伤相同。由于尺神经对手的功能影响较大,而小肌恢复困难,对治疗应持积极态度,如电生理检查提示完全性损伤,宜及早手术探查治疗。

## 四、正中神经损伤

正中神经损伤(Injury of Median Nerve)可为伸直型髁上骨折端移位引起的闭合性损伤,而其他部位的正中神经损伤多为割伤和刺伤。

（一）临床特点

1.肘关节上、下正中神经损伤

表现为前臂旋前、屈指屈腕及拇指对掌功能障碍。尚可保存有部分尺侧屈腕和屈环、小指功能。大鱼际偏掌心和桡侧三个半手指掌侧皮肤感觉异常。

2.腕部正中神经损伤

表现为拇指对掌功能障碍和上述部位手部皮肤感觉异常。

值得重视的是正中神经和尺神经在前臂可能有细小的神经交通支，当一根神经损伤后，电生理检查可发现另一根神经的部分功能异常，并不能说明该神经存在直接损伤。

（二）治疗

治疗原则与桡神经损伤相同。由于正中神经在手部的功能丧失，可用肌腱转位代替而获得较好的效果，故过去对前臂正中神经和尺神经同时断裂缺损时，有用牺牲正中神经来修复尺神经的方法。近年来由于显微外科技术的发展和神经移植研究的深入，此法已较少使用。

## 五、坐骨神经损伤

坐骨神经损伤（Injury of Sciatic Nerve）发生在臀部时有屈膝肌、小腿肌、足部肌的瘫痪。

在大腿段的完全性损伤则表现为胫神经或腓总神经的联合损害，其诊疗方法将分别详述于后。

坐骨神经高位损伤后，损伤点距小腿和足的效应器甚远，即使传导功能恢复，由于效应器的萎缩，临床功能恢复也不太理想。

## 六、腓总神经损伤

腓总神经损伤（Iinjury of Common Peroneal Nerve）在下肢神经干损伤中最多见，钝挫伤多为腓骨头、颈骨折的并发症，断裂伤多系切割、刺伤所致。

（一）临床特点

1.腓骨颈及其近侧的损伤，由于腓骨肌、胫前肌及伸趾肌瘫痪而使踝趾不能背伸，足不能外翻。小腿前外和足背皮肤感觉障碍。

2.腓骨颈以远损伤，可表现为单纯腓骨肌瘫痪（腓浅神经损伤）或胫前肌、伸趾肌的瘫痪（腓深神经损伤）。

（二）治疗

1.治疗原则同上肢神经损伤。

2.腓骨颈下损伤时，可能发生在神经进入肌纤维处，神经吻合修复困难，可行神经束肌纤维内植入术，如效果不佳，则二期行腱移位术改善踝关节功能。

## 七、胫神经损伤

胫神经损伤（Injury of Tibial Nerve）多发生于膝关节后脱位或腘窝穿刺伤，由于位置较深，又在屈侧，损伤机会较腓神经少。

（一）临床特点

1.由于小腿后侧及足底小肌全部瘫痪而表现出踝关节、各趾关节跖屈障碍和前足不能内翻。时间长久则出现"跟行足"畸形。

2.小腿后方、足跟和足底皮肤感觉异常。

（二）治疗

原则同上肢神经损伤。晚期神经修复无效时虽可行腱移位术平衡关节肌力，但效果不及腓总神经损伤时

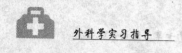

的腱移位术。

# 第九节　骨、关节化脓性感染

　　骨与关节化脓性感染为常见疾病，其感染途径有血源性、外伤性及邻近软组织感染直接蔓延所致。其治疗目的是减少全身并发症和保护肢体功能。

## 一、急性血源性化脓性骨髓炎

　　急性血源性化脓性骨髓炎(Acute Hematogenous Suppurative Osteomyelitis)多见于儿童，生活环境及医疗条件差的地方发病率较高。以毒性强的球菌感染较常见。始发部位在长骨干骺端、髂骨及椎体松质骨等部位，以股骨下端、胫骨上端最多见。

　　(一)临床特点

　　1.部分病人有明确的皮肤、口腔、呼吸道和消化道感染史，但找不到原发感染灶者也不乏其人。外伤虽不是病因，却常为病人的主述。

　　2.起病急骤，有寒战、高热，甚或惊厥、昏迷、中毒性休克等全身感染表现。

　　3.肢体局部可有红、肿、热、痛等急性炎症表现。患儿往往拒绝移动患肢，被动活动时哭闹不止。病程较长者可出现患部软组织脓肿体征。

　　4.血常规检查显示白细胞计数和中性粒细胞明显增高，血沉增快。

　　5.血培养可发现致病菌，但已使用抗生素者血培养阳性率低。

　　6.发病 10~14 天内 X 线平片可无破坏征象，或仅现轻度骨密度降低。CT 检查有时可见骨膜下积脓。

　　7.磁共振(MRI)和放射性核素骨显像(ECT)可在发病 48 小时后确认骨组织是否存在急性感染，敏感性极高。

　　(二)诊断要点

　　1.急性全身性重度感染表现。

　　2.躯体某部有急性炎症伴肢体功能障碍。

　　3.发病 10 天内作放射性核素骨显像，在静态像时，有症状的肢体部位异常放射性浓聚。

　　4.发病 10 天后 X 线摄片可见局限性骨质疏松，虫蚀样破坏。

　　5.B 超在病变部可探及骨膜下或骨旁液性无声区，并引导穿刺抽得脓液。

　　(三)鉴别诊断

　　1.急性软组织感染

　　蜂窝织炎和深部脓肿均与急性骨髓炎表现相似，但它们全身中毒症状相对较轻，局部炎症则较重。发病部位不一定在关节附近，肢体功能障碍较轻。ECT 检查异常核素浓聚发生在血流像和血池像，而骨感染时则一直持续到静态像，是比较敏感的鉴别方法。B 超检查可早期区别感染在软组织或已累及骨膜。如行切开引流，根据脓腔是否已达骨膜予以鉴别。

　　2.其他

　　急性风湿性、类风湿性关节炎在儿童发病时全身反应较重，但疼痛部位在关节，不难区别。骨肉瘤或尤文氏瘤，病程较长，无全身中毒症状，X 线片见不同程度的骨质破坏和特殊骨膜反应，有助于鉴别。

（四）治疗

1.首先应给予足量广谱抗生素,根据细菌培养药敏试验再改用敏感抗生素。维持正常的水、电解质平衡,适当支持治疗。经上述处理如病人症状、体征均逐渐消失,说明感染已被控制。以后抗生素应继续使用3周以上。

2.如抗生素使用后病情无改善,或全身情况改善而局部症状、体征仍明显,则可在B超引导下对可疑部位穿刺,证实有积脓后进行引流。如无骨外脓肿,可在ECT显示的异常放射浓聚区或X线片上的局限性骨密度降低区行钻孔开窗引流术。

3.骨破坏腔较大者可行闭式灌洗引流术;破坏腔较小者放置硅胶管负压引流。如术前已形成软组织脓肿,不宜采用闭式引流法,也可开放创口置入盐水纱条,定时换药。

4.患肢用石膏托板或布套牵引(年龄偏大者)制动于功能位。

（五）预后及转归

早期正确治疗者可完全恢复正常。延误诊断或处理不当者可演变为慢性化脓性骨髓炎或发生病理性骨折。

## 二、慢性血源性化脓性骨髓炎

慢性血源性化脓性骨髓炎(Chronic Hematogenous Suppurative Osteomyelitis)多是急性期延误诊断或治疗不彻底迁延而成,少数也可由低毒性细菌感染,早期无明显急性炎症,就诊时骨的病理变化已达慢性期。其病理特点是骨死腔、死骨、包壳及骨瘘孔形成、皮肤窦道经久不愈。

（一）临床特点

1.曾有急性骨髓炎病史。

2.无明显全身症状。病骨增粗、表面高低不平,一般无压痛。患肢皮肤色素沉着,有不同程度的瘢痕,窦道口可已闭合或有脓性渗出。

3.不定时产生急性炎症表现,已闭合窦道口再次溃破,流出黏稠脓液,有时可有小死骨排出。全身中毒症状较急性骨髓炎初发时轻。

4.X线片上可见骨质破坏,大小不等的死骨。骨外有大量高低不平的骨包壳,有时可见骨瘘孔。

（二）诊断要点

1.有急性骨化脓性感染史。

2.有已闭合或尚未闭合的窦道,局部皮肤色素沉着。

3.X线片显示病骨粗细不均,有死腔、死骨及大量包壳。

（三）治疗

1.主要采用手术治疗

应将骨瘘孔扩大,彻底清除死骨、感染性坏死肉芽组织,刮除硬化死腔壁,切除软组织内硬化的纤维瘘道,冲洗后置入对致病菌敏感的抗生素。

2.残腔处理方法

(1)填入油纱条开放引流换药;(2)邻近肌瓣填塞后缝合皮肤或肌瓣表面植皮;(3)药物性载体填入引流术(如庆大霉素珠链);(4)闭式灌洗术。

（四）预后

治疗恰当可在一定时间内愈合。如治疗不当,反复急性发作可导致邻近关节功能障碍、病理性骨折、肢体成角或短缩畸形,甚或窦道口皮肤癌变。

### 三、特殊类型骨髓炎

局限性骨脓肿(Brodie's Abscess)及硬化型骨髓炎(Garre's Osteomyelms)都是由于细菌毒力较弱,而人体反应较强产生的一类特殊骨感染。前者在骨髓跨形成厚壁脓肿,后者在骨干内形成死腔伴大量骨膜反应。两者临床表现均不多,常以局部胀痛及轻度炎症表现为主,全身中毒症状少见。由于在病理上都有硬化增厚的炎症壁,故抗生素较难进入病灶,非手术治疗效果不佳。如手术打开病灶,刮除炎性肉芽,置入抗生素常可使病变愈合。

### 四、急性血源性化脓性关节炎

急性血源性化脓性关节炎(Acute Hematogenous Suppurative Arthritis)多见于儿童,好发于髋、膝关节,约85%系金黄色葡萄球菌感染所致。临床病理过程可分为:①浆液渗出期;②浆液纤维渗出期;③脓性渗出期。有时因病变进展迅速而难以将这三期截然分开。

(一)临床特点

1.急性起病,寒战、高热,重者有惊厥、昏迷等严重全身中毒症状。有原发感染灶者这些中毒症状可互相重叠,也可在第一次中毒症状减轻或消失后再次出现。

2.受累关节剧烈疼痛和功能障碍。比较深的关节感染局部红、肿不明显,但压痛和拒动甚为突出。表浅关节感染则有典型局部炎症体征。

3.周围血象白细胞计数明显增加,以中性粒细胞为主。血沉增快。

4.B超可见关节间隙增宽,其间为液性的无声区。感染已累及关节外,则可见到关节囊强回声带连续性中断,关节外积液和炎性水肿。

5.X线片早期为关节周围软组织肿胀,关节间隙狭窄和软骨下骨吸收、增白。晚期关节畸形愈合、骨性强直。

6.根据病期不同,关节穿刺可抽出微混和混浊的脓性渗液。镜下可见大量脓细胞和找到细菌,关节液细菌培养阳性率明显高于血培养。

(二)诊断要点

1.急性全身性重度感染表现。

2.受累关节急性炎症征象。

3.关节穿刺抽出脓液,细菌培养阳性。

(三)鉴别诊断

1.急性骨髓炎

其病灶多在接近关节骨端的松质骨内,故二者症状、体征极为相似。关节炎时,早期B超及X线片示关节间隙增宽、积液明显,而关节外仅为软组织肿胀;关节穿刺为混浊脓液提示为关节感染。急性骨髓炎时关节内虽可发生反应性积液,但抽出液体较清亮,难以找到细菌。

2.风湿性关节炎

也可急性发病,但多为游走性、对称性、多关节性。体温及白细胞计数虽可增高,但中性粒细胞不高。关节液较为清亮,无脓细胞和细菌。

3.小儿急性类风湿关节炎

可有高热及急性关节炎表现,但往往伴有全身淋巴结肿大、脾肿大、皮疹等特异性表现。关节病变也可多发,关节液无脓细胞。实验室检查类风湿因子阳性率较高。

4.关节结核

仅在后期继发化脓性细菌感染时才有可能混淆。主要鉴别方法是仔细了解发病过程(详见本章第十节)。

（四）治疗

1.全身治疗与化脓性骨髓炎相同。

2.用石膏托板或布套牵引制动患肢于功能位。

3.反复关节穿刺抽液，并注入对致病菌敏感的抗生素。

4.如关节内脓液黏稠抽吸效果不佳可通过关节镜灌洗，并留置两根引流管作关节灌洗。也可手术切开关节引流，然后再行关节灌洗，通常灌洗时间不少于 14 天。

5.当关节急性炎症控制后即开始在连续被动活动器上进行功能训练，以减少粘连。

6.后期已有非功能位畸形或关节病理性脱位，可作关节融合术。

（五）预后

1.治疗恰当的浆液渗出期关节炎者可痊愈。

2.治疗恰当的浆液纤维渗出期关节炎者可能发生轻度功能障碍。

3.病变已达化脓期者，无论治疗是否恰当均会发生不同程度的功能障碍，后期发生骨关节病的比率较高。

# 第十节　骨与关节结核

骨与关节结核好发于儿童及青少年，是一种继发结核感染，约 90%继发于肺结核，其次为消化道结核、淋巴结核。营养和医疗卫生条件差的地方发病率最高，近年来中老年骨、关节结核发病率有增高趋势。按照病理可将骨、关节结核分为单纯骨结核、单纯滑膜结核和全关节结核三个阶段。骨与关节结核易发生在负重部位，约 50%发生在脊柱，其次为下肢大关节。骨干结核较为少见，如若发生多见于手部短骨。

## 一、脊柱结核

脊柱结核（Tuberculosis of the Spine）发病部位依次为腰椎、胸椎、胸腰段、腰骶及颈椎。多数病灶为单发，偶有数个不同部位同时发病，称为跳跃型脊柱结核。

（一）临床特点

1.起病缓慢，病程较长，可能有原发结核病灶，或有结核感染史。

2.全身结核中毒症状，如消瘦、低热、盗汗、乏力及女性月经紊乱。小儿则精神差，不喜活动，夜间翻身时因突发疼痛而哭闹。

3.局部表现为疼痛和活动受限。检查时发现局限性棘突压痛、叩痛、椎旁肌痉挛而产生脊柱板样强直和拾物试验阳性。部分病人可在颈侧、锁骨上窝、肋间隙、腰三角、髂窝及大腿内侧发现寒性脓肿。

4.X 线片典型表现是椎体不同程度破坏、椎间隙狭窄和小片死骨形成。有的可见寒性脓肿所致咽后壁、椎旁或腰大肌软组织增宽的阴影。

5.实验室检查常见贫血和血沉增快。结核菌素纯蛋白和抗体的检测有一定参考价值。

6.MRI、CT 和 B 超可协助诊断是否有寒性脓肿和所在部位，有助于决定手术和手术入径的选择。

（二）诊断要点

1.缓慢起病，有结核中毒症状。

2.脊柱某处进行性疼痛伴功能障碍或有寒性脓肿体征。

3.X 线片显示椎体破坏、椎间隙狭窄和小片死骨，椎旁或腰大肌阴影增大。

4.B超在脊柱附近探得液性无声区。

（三）治疗

1.全身支持、抗结核治疗、休息和用石膏或支架制动脊柱。

2.非手术治疗的适应证

（1）骨质破坏少、脊椎结构稳定、在全身治疗的基础上病灶趋于稳定、中毒症状减轻者；

（2）伴有其他脏器活动性结核者；

（3）全身情况差不能耐受手术者。

3.手术治疗的适应证

（1）全身支持、抗结核治疗不少于 2 周；

（2）骨质破坏明显，有死骨，较大寒性脓肿难以吸收者；

（3）有经久不愈的瘘道；

（4）有明显神经根症状或脊髓压迫症状者。

4.手术的目的是清除死骨、干酪样组织、寒性脓肿、切除瘘道和解除脊髓压迫、稳定脊柱。

5.手术方法

（1）切开排脓；

（2）病灶清除；

（3）矫形手术。

6.手术后仍需继续抗结核治疗 9~12 个月。

（四）预后

1.全身支持、抗结核治疗、手术时机恰当和病灶清除彻底、脊柱稳定者多能痊愈。

2.脊髓压迫者，若能及时减压能得到良好的恢复。如压迫过久，因部分脊髓缺血软化难以恢复。

3.治愈标准：

（1）全身情况良好，血沉正常；

（2）局部症状及体征消失；

（3）X 线片显示脓肿和死骨吸收、消失，病灶边缘增白或两病变椎体已融合；

（4）恢复正常活动半年后上述三点不发生变化。

### 二、髋关节结核

髋关节结核（Tuberculosis of the Hip Joint）居全身骨关节结核的第三位，儿童及青少年多见，常为单侧性。病变可由滑膜结核或单纯骨结核演变而来。

（一）临床特点

1.逐渐发生的髋关节疼痛和跛行。部分病人可因支配髋关节的闭孔神经受到炎症刺激而发生膝关节牵涉痛，并以其为主诉，值得注意。

2.无论主诉髋痛或膝痛，体征均在髋部。髋前方有压痛，无明显肿胀和红、热，患髋各方向活动受限，4 字试验、髋关节过伸试验和 Thomas 征阳性。

3.晚期因股骨头破坏、后脱位而出现屈曲、内收、内旋畸形和髋部瘘道形成。

4.X 线片早期显示骨质破坏，关节间隙狭窄，晚期可见股骨头破坏、缺损和脱位。

5.全身情况与其他结核患者相同。

（二）诊断要点

1.缓慢起病，有结核中毒症状。

2.患髋或同侧膝疼痛,髋关节功能障碍。

3.X 线片显示髋关节骨质破坏,关节间隙狭窄或病理性脱位。

(三)鉴别诊断

1.股骨头骨软骨病

发病年龄、病程及关节症状均与髋关节结核有相似之处,但无全身结核中毒症状。直到晚期 X 线片所见也仅累及股骨头,髋臼无破坏征象,股骨颈增粗,股骨头呈蘑菇状及骨密度增高。

2.髋关节滑膜炎

多见于学龄前儿童,主诉一侧髋、膝痛,不愿活动,关节功能部分受限。X 线片上关节间隙增宽、无骨破坏,易与早期滑膜结核混淆。但无全身结核中毒症状,病程较短,制动 1~2 周症状、体征即可消失。

3.其他

晚期髋关节结核瘘道继发化脓性感染时与化脓性关节炎后期较难区别。二者除早期病史不同外,最终的鉴别是靠细菌培养及组织病理学检查。

(四)治疗

1.全身治疗与脊柱结核相同。

2.患侧下肢牵引制动,可减轻症状,减少畸形。

3.为尽可能保全髋关节功能,确诊为髋关节结核者均适于早期手术治疗,包括滑膜切除、病灶清除术。如关节已完全破坏则行关节融合术。晚期已有畸形愈合者行矫形术。已愈合的髋关节结核,为改善功能有的可在特别选择下行全髋置换术。

4.手术前后处理与脊柱结核相同。

(五)预后

1.单纯滑膜结核、骨结核治愈后髋关节本身功能可无明显影响。若股骨上端生长骺板受到累及,可产生过度生长或生长抑制,因下肢不等长而发生跛行。

2.全关节结核经正确治疗后也会发生髋关节功能障碍,重者关节强直。

### 三、膝关节结核

膝关节结核(Tuberculosis of the Knee Joint)发病率仅次于脊柱结核,多见于儿童和青少年。由于膝关节腔大,滑膜面积为全身各关节之最,故滑膜结核最多见。

(一)临床特点

1.病儿多以关节进行性肿胀、疼痛、功能障碍为主要表现。可有局部皮温高,但无相应的充血发红。

2.关节积液。穿刺可抽出较稀薄的混浊脓液,有时脓液检查可发现抗酸杆菌。后期形成瘘道且易继发化脓性感染。

3.原发病灶在骨端的单纯骨结核,症状和体征较少,仅为关节疼痛、活动减少,而肿胀、积液均不明显。偶有骨结核病变破坏关节软骨后引起急性滑膜炎而突发急性关节症状者。

(二)诊断要点

1.缓慢起病,有全身结核中毒症状。

2.患膝肿胀、疼痛、功能障碍。

3.膝关节积液时,浮髌试验阳性,可抽出稀薄脓液,并从中找到抗酸杆菌。

4.X 线片显示关节骨质破坏,关节间隙增宽(早期)或狭窄、关节半脱位(后期)。

5.关节镜检查可直接观察到滑膜及关节软骨病变情况,并作病理检查明确诊断。

（三）治疗

1.在全身支持、抗结核和制动的基础上行关节穿刺抽脓再注入抗结核药为首选治疗方法。通常使用异烟肼 200mg，或链霉素 0.75g，每周 1~2 次，3 个月为一疗程，儿童用 1/4~1/2 量。对早期滑膜结核多能收到较好的效果。因与全身抗结核治疗同时进行，故应注意抗结核药的毒副作用。

2.非手术治疗无效的病例可行滑膜切除术，对单纯骨结核、全关节结核者可行病灶清除术。关节面损害少者术后继续制动，并作关节内注射抗结核药；关节面破坏广泛者术后即作关节加压融合术。儿童全关节结核不宜过早作关节融合，以减少骨骺损伤导致的生长性短肢畸形。

3.无论非手术治疗还是手术治疗，局部制动均不得少于 3 个月。

（四）预后

1.滑膜结核和单纯骨结核疗效较好，治愈后关节功能可能恢复正常或仅有轻度障碍。

2.全关节结核治愈后均有明显功能障碍或完全强直。

# 第十一节　非化脓性关节炎

## 一、骨关节炎

骨关节炎(Osteoarthritis)是关节软骨受到损害后所产生的关节病变，可分为原发性和继发性两种。前者是指关节软骨退行性变为主要病因的损害，故又称退行性骨关节病、增生性关节炎、肥大性关节炎等，与年龄增长关系密切，最为多见。后者是因急性损伤、骨病或良性肿瘤破坏关节软骨所继发的关节病变，因其有明确病因，故通常所提到的骨关节炎均指原发性骨关节炎。

（一）临床特点

1.常见于中老年人，女性略多于男性，以肥胖矮小者较多见。

2.膝关节为常发部位，其次是髋、脊柱、远侧指间关节、拇掌腕关节等。开始常为单侧，以后可为双侧或多关节患病。

3.最初表现为关节不适及乏力，以后出现一种典型的疼痛曲线，活动过久疼痛逐渐加剧，休息后缓解；当再次开始活动时疼痛极为剧烈，出现跛行，但多休息后又逐渐缓解；继续活动疼痛再度加剧，又需休息。以上现象周而复始地发生。

4.检查时膝关节某点有压痛，以侧副韧带附着处居多。髌骨下有摩擦感，活动关节时有响声。关节功能早期大多正常，后期发生屈膝障碍。当病变累及滑膜，可反复出现关节积液而使膝肿胀，浮髌试验阳性。在远侧指间关节可出现 Heberden 结节。

（二）诊断要点

1.患者为中老年人。

2.下肢大关节及手部关节多见，以膝关节和远侧指间关节最多。

3.有典型疼痛曲线及关节功能障碍。

4.X 线片显示骨、关节退行性变，关节边缘骨赘形成，关节间隙不规则狭窄，软骨下骨增白、硬化和吸收成小囊腔，有时可见钙化的关节内游离体。

（三）治疗

治疗目的是缓解症状、保护软骨、纠正关节力线以延长关节使用时间，至今尚无治本的方法。

1.急性疼痛期予以短期(1周左右)制动,可收到良好效果。

2.对关节附近肌进行不负重训练以加强肌力、减轻肌萎缩,增加关节的稳定性。

3.关节积液时应穿刺抽出,有条件者同时用平衡液反复灌洗关节腔,可减轻软骨和滑膜的炎性损害。

4.关节内注入玻璃酸钠25ml,每周1次,共5次,可较长时间地缓解症状。值得重视的是关节内注射皮质激素虽能改善症状,但对软骨的修复不利,多次注射反可加速关节软骨的破坏,恶化病情。

5.病变较重者,可通过关节镜行清理术,将游离体取出,修整损伤的软骨面,去除部分关节缘增生赘物和灌洗关节腔,有一定效果。

6.已有关节负重力线异常者可行截骨矫形术,以减轻症状、改善关节功能。

7.关节结构破坏严重者,可行人工关节置换术。若为单关节损害又需重体力劳动者,或缺乏人工关节置换条件时,可行关节融合术。

8.口服药物均属于对症治疗,长期服用非甾体抗炎镇痛药应注意其副作用,最好使用高选择性COX-2抑制剂。

(四)预后

本病至今尚无根治方法,主要危害是关节活动时疼痛,尽管后期可使关节结构较广泛破坏,但罕见关节骨性强直者。

## 二、类风湿关节炎

类风湿关节炎(Rheumatoid Arthritis)是由于多种因素所致的结缔组织疾病在关节的表现。类风湿关节炎是以滑膜首先受累的病变,与骨关节炎的病理变化过程有明显区别。

(一)临床特点

1.发病年龄多见于20~45岁,青壮年居多,男女之比为1:2~1:4。起病缓慢。如为儿童患者,则常有高热、急性关节炎症和单核巨噬细胞系统病变,称之为青少年类风湿关节炎(Juvenile Rheumatoid Arthritis,JRA)。

2.关节病变常为对称性。受累关节依次为指、腕、膝、肘、足、肩、髋。发作期间有典型的痛、肿、微红和功能障碍。大关节可有积液体征,并抽出黄、微混的关节液。

3.早期即发生关节功能障碍,关节附近肌萎缩而呈现出梭形肿胀,后期可发生非功能位关节纤维僵直到骨性强直。

4.实验室检查可有贫血、血沉增快、类风湿因子(RF)阳性等。

5.X线片早期仅见关节软组织阴影增厚,骨质疏松。大关节因积液而关节间隙增宽,继之软骨下骨吸收,形成囊腔。晚期软骨破坏、关节间隙不规则狭窄、病理性半脱位,最后呈骨性强直。

(二)诊断要点

目前国际上通用的诊断标准为1987年美国风湿学会所提出的,较为简明扼要,易于掌握:

1.晨起关节僵硬1小时以上,持续至少6周。

2.3个或3个以上关节肿胀,持续至少6周。

3.近侧指间关节、掌指关节或腕关节等一个以上手关节肿胀,持续至少6周。

4.对称性关节肿胀。

5.手部有典型的X线变化。

6.皮下出现类风湿结节。

7.类风湿因子阳性。

应注意的是类风湿因子在本病阳性率仅为60%左右,而不少结缔组织疾病也可为阳性,故不应单从词义上将其作为独立的诊断标准。在上述7项中,有4项为阳性者即可诊断为本病。此外,通过关节镜观察和作组织学检查可得到早期诊断。

（三）鉴别诊断

**1.结核性关节炎**

多为单关节发病,无明显急性炎症表现,关节液为脓性,易形成经久不愈的瘘道。

**2.风湿性关节炎**

与类风湿关节炎相似处较多,但风湿性关节炎以青年女性多见,关节症状可在较短时间内消退且常伴有皮肤的风湿性红斑和心脏风湿性病变。晚期关节无明显结构破坏,也不发生关节畸形及强直。

**3.骨关节炎**

主要区别在于骨关节炎是一种退行性病变,故发病年龄偏大,过度活动或制动可直接影响关节症状的转化。疼痛较肿胀先发生,无明显局部红、热,实验室检查无明显异常等。

（四）治疗

至今尚无肯定的根治性方法。

**1.非手术治疗**

早中期以综合治疗为主。包括增加营养、改善全身情况;使用免疫抑制剂调节免疫功能(应用金制剂、青霉胺);非甾体抗炎镇痛药;急性发作期关节制动以减少畸形。近年来使用大剂量皮质激素治疗,但为避免发生严重副作用,本法宜由风湿科医师处理。

**2.手术治疗**

包括滑膜切除术,用以减轻病理进程;畸形矫正术可改善关节功能;关节完全破坏,或已有强直者可行人工关节置换术,在一定程度上改进关节功能。

（五）预后

本病最终均将使受累关节失去功能,但由于其病因较复杂,在综合治疗过程中,有的病人可呈自然缓解,病理变化停止,病情稳定而治愈,但原因不清。

## 三、大骨节病

大骨节病(Kaschin-Beck's Disease)是一种发生在儿童和青少年的地方性、流行性疾病,多发生在丘陵、山谷等寒湿地带,病因不明,一般认为与长期食用带有败病真菌的食物及硒元素缺乏有关。病变首先累及骺板,然后侵犯关节软骨,从而出现生长障碍和关节畸形。

（一）临床特点

1.患儿生长发育障碍,如侏儒状。骨端粗大、关节增粗、乏力疼痛。膝关节易发生内、外翻畸形而步态摇晃。手指短粗,动作欠灵活。

2.骨、关节病变多呈对称性。四肢肌显著萎缩,且随病程延长而发生肌痉挛,进一步加重关节活动障碍。

3.X线片表现以骨骺板过早骨化、骨端粗大、关节面高低不平、关节边缘骨质增生及骨干变短、变粗为其特征。在短骨则因横向生长过度而使密质骨增厚、密度增高,髓腔相对狭窄。

（二）诊断要点

1.有流行区生活史。

2.儿童或青少年关节发育障碍伴畸形。

3.X线片显示骨骺板过早骨化,骨骺粗短及关节面破坏。

（三）治疗

1.本病为群体发病,故预防重于治疗。根据已知原因应改善小麦的贮存方法,避免真菌的污染。其次,应给予流行区儿童服用亚硒酸钠,以助于减少发病。

2.使用维生素 A 有助于控制病情发展。

3.晚期已有关节畸形、明显影响功能者可行矫形手术。

(四)预后

一旦发病,所出现的骨生长畸形难以改善。

### 四、松毛虫性骨关节炎

松毛虫性骨关节炎(Pine Moth Osteoarthritis)是接触松毛虫或其污染的水而发生的一种急性关节炎。多发生在我国南方,有明显的季节性(以 10 月份最多)和流行性。它可能是由于松毛虫毒素、过敏和感染所致。早期为关节软组织炎性反应,后期破坏关节软骨而发生纤维性或骨性关节强直。

(一)临床特点

1.青、壮年人在秋季骤发急性关节炎症。

2.有在松树林区活动史。

3.均发生在暴露的关节,上肢肘下、下肢膝下关节好发,可有数天潜伏期。

4.多有全身发热、乏力、头痛、皮疹等症状。

5.典型的关节红、肿、热、痛和功能障碍为其表现,疼痛剧烈常难以忍受。起病常为单关节,症状消退后另一关节又可发病。约 20%的患者有复发倾向。迁延过久则成慢性关节病,最终可发生骨性强直。

6.全身和患肢近侧淋巴结肿大。

(二)诊断要点

1.有季节性和在林区活动史。

2.暴露关节急性炎症,伴全身轻、中度感染表现。

3.周围血象嗜酸性细胞增高可达 60%左右。

4.X 线片显示关节骨质疏松、关节间隙狭窄,晚期骨质增生、硬化及骨性强直。

(三)治疗

1.首先应进行预防性处理。在流行季节进入林区工作应穿长袖长裤。对林区进行杀虫药物处理等。

2.皮肤若接触林区水草后应及时用稀碱性溶液清洗(肥皂水、草木灰水、3%氨水等)。

3.急性期可使用抗过敏药物、抗炎止痛药物治疗。如有皮肤感染可使用抗生素。

4.后期可行滑膜切除术或畸形矫正术。

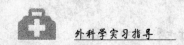

# 附录一 中英文名词对照

## A

ACTH 依赖性皮质醇症　corticotropin-dependent Cushing's syndrome

阿米巴肝脓肿　amebic liver abscess

凹陷性骨折　depressed fracture

## B

巴德—吉亚利综合征　Budd-Chiari syndrome

白线疝　hernia of linea alba

败病真菌　fusarium sporotrichiella

包茎　phimosis

包皮过长　redundant prepuce

包皮环切术　circumcision

包虫病　hydatid disease

贲门失弛症　achalasia of cardia, cardiospasm

必需氨基酸　essential amino acid, EAA

闭合伤　closed injury

闭合性骨折　closed fracture

闭合性脑损伤　closed brain injury

闭合性气胸　closed pneumothorax

臂丛神经损伤　brachial plexus injury

扁平颅底　platy basia

表面麻醉　surface anesthesia

髌骨骨折　fracture of the patella

髌骨软骨软化症　chondromalacia of the patella

病人自控镇痛　patient controlled analgesia, PCA

勃起　erection

勃起功能障碍　erectile dysfunction, ED

## C

擦伤　abrasion

残余尿　residual urine

侧脑室—腹腔分流术　ventricle–peritoneal shunt

肠梗阻　intestinal obstruction

肠结核　intestinal tuberculosis

肠内营养　enteral nutrition, EN

肠扭转　volvulus

肠套叠　intussusception

肠外营养　parenteral nutrition, PN

肠息肉　intestinal polyps

肠息肉病　intestinal polyposis

肠系膜上动脉栓塞　superior mesenteric arterial embolism

肠系膜上动脉血栓形成　superior mesenteric arterial thrombosis

肠系膜上动脉综合征　superior mesenteric artery syndrome

肠系膜上静脉血栓形成　superior mesenteric venous thrombosis

肠源性感染　gut derived infection

超急性排斥反应　hyperacute rejection, HAR

潮气量　tidal volume

成人呼吸窘迫综合征　adult respiratory distress syndrome

迟发性外伤性颅内血肿　delayed traumatic intracranial hematoma

尺、桡骨干骨折　fracture of the radius and ulna

尺神经损伤　injury of ulnal nerve

耻骨上膀胱造瘘　suprapabic cystostomy

冲击伤　impact lesion

出血性胃炎　hemorrhagic gastritis

初期复苏　basic life support, BLS

创伤性窒息　traumatic asphyxia

创伤性休克　traumatic shock

垂体腺瘤　pituitary adenoma

挫伤　contusion

# D

大脑大静脉　vein of Galen

大脑大静脉动脉瘤　aneurysm of vein of Galen

代谢性碱中毒　metabolic alkalosis

代谢性酸中毒　metabolic acidosis

代偿性抗炎症反应综合征　compensatory anti-inflammatory response syndrome, CAIS

带状纤维瘤　desmoid fibromatosis

丹毒　erysipelas

单纯性甲状腺肿　simple goiter

胆道出血　hemobilia

胆道蛔虫病　biliary ascariasis

胆管癌　carcinoma of bile duct

胆囊癌　carcinoma of gallbladder

胆囊结石　cholecystolithiasis

胆石病　cholelithiasis

胆总管结石　choledocholithiasis

等渗性缺水　isotonic dehydration

低钙血症　hypocalcemia

低钾血症　hypokalemia

低磷血症　hypophosphatemia

低氯血症　hypochloremia

低钠血症　hyponatremia

低体温　hypothermia

低氧血症　hypoxemia

低血容量性休克　hypovolumic shock

滴沥　dribbling

骶管阻滞　caudal block

地方性甲状腺肿　endemic goiter

电除颤　defibrillation

电烧伤　electric burn

动静脉畸形　arteriovenous malformation

动脉导管未闭　patent ductus arteriosus, PDA

动脉瘤　aneurysm

动脉瘤样骨囊肿　aneurismal bone cyst

动脉栓塞　arterial embolism

动脉硬化性闭塞症　arteriosclerosis obliterans, ASO

冻疮　chilblain

冻伤　frostbite

冻结性冷伤　frost cold injury

短肠综合征　short bowel syndrome

短暂性脑缺血发作　transient ischemic attack, TIA

断肢再植　limb replantation

断指再植　digital replantation

多发性大动脉炎　Takayasu's arteritis

多囊肝　polycystic disease of liver

多囊肾　polycystic kidney

多器官功能障碍综合征　multiple organ dysfunction syndrome, MODS

多器官功能衰竭　multiple organ failure, MOF

多系统器官衰竭　multiple system organ failure, MSOF

多指畸形　polydactylism

# E

恶性淋巴瘤　malignant lymphoma

儿茶酚胺　catecholamine

二尖瓣关闭不全　mitral regurgitation; mitral insufficiency

二尖瓣狭窄　mitral stenosis

二重感染(菌群交替症)　superinfection

# F

发育性髋关节脱位　developmental dislocation of the hip，DDH

法洛四联症　tetralogy of Fallot

房间隔缺损　atrial septal defect，ASD

非必需氨基酸　nonessential amino acid，NEAA

非精原细胞瘤　nonseminoma

非肠系膜血管阻塞性缺血　nonocclusive mesenteric ischemia

非少尿型急性肾衰竭　nonoliguric acute renal failure

非特异性感染　nonspecific infection

非特异性肋软骨炎　Tietze's disease

肺癌　lung cancer

肺爆震伤　blast injury of lung

肺大疱　pulmonary bulla

肺动脉口狭窄　pulmonary stenosis

肺棘球蚴病　pulmonary echinococcosis

肺结核　pulmonary tuberculosis

肺毛细血管楔压　pulmonary capillary wedge pressure，PCWP

肺移植　lung transplantation

分流术　shunts

蜂螫伤　bee sting

腐蚀性食管灼伤　erosive burn of esophagus

附睾结核　epididymal tuberculosis

附睾炎　epididymitis

复合麻醉　combined anesthesia

复合伤　combined injuries

复苏后治疗　post-resuscitation treatment，PRT

腹部损伤　abdominal injury

腹股沟斜疝　indirect inguinal hernia

腹股沟直疝　direct inguinal hernia

腹腔间隔室综合征　abdominal compartment syndrome，ACS

腹腔内高压　inrra-abdominal hypertension，IAH

腹膜后血肿　retroperitoneal hemaroma

腹膜透析　peritoneal dialysis

腹腔镜胆囊切除术　laparoscopic cholecystectomy，LC

腹主动脉瘤　abdominal aortic aneurysm

# G

肝包虫病　hydatid disease of the liver

肝海绵状血管瘤　cavernous hemangioma of liver

肝棘球蚴病　echinococcus disease of the liver

肝良性肿瘤　benign tumor of liver

肝囊肿　cyst of liver

肝内胆管结石　hepatolithiasis

肝脓肿　liver abscess

肝性脑病　hepatic encephalopathy

肝移植　liver transplantation

肝肿瘤　tumor of liver

感染伤口　infected wound

感染性休克,脓毒性休克　septic shock

肛裂　anal fissure

肛瘘　anal fistula

高钙血症　hypercalcemia

高钾血症　hyperkalemia

高磷血症　hyperphosphatemia

高镁血症　hypermagnesemia

高渗性缺水　hypertonic dehydration

高选择性迷走神经切断术　highly selective vagotomy

睾丸固定术　orchidopexy

睾丸扭转　testicular torsion

睾丸鞘膜积液　hydrocele testis; testicular hydrocele; hydrocele

膈肌损伤　diaphragmatic injury

膈下脓肿　subphrenic abscess

跟骨骨折　fracture of the calcaneum

跟腱断裂　achilles tendon rupture

肱骨干骨折　fracture of the shaft of the humerus

肱骨髁上骨折　supracondylar fracture of the humerus

肱骨外科颈骨折　fracture of the surgical neck of the humerus

肱骨外上髁炎　lateral epicondylitis of humerus

谷氨酰胺　glutamine, Gln

股骨干骨折　fracture of the shaft of the femur

股骨颈骨折　fracture of the femoral neck

股骨转子间骨折　intertrochanteric fracture

股疝　femoral hernia

骨关节炎　osteoarthritis

骨筋膜室综合征　osteofascial compartment syndrome

骨巨细胞瘤　giant cell tumor

骨囊肿　bone cyst

骨盆骨折　fracture of the pelvis

骨肉瘤　osteosarcoma

骨软骨瘤　osteochondroma

骨髓瘤　myeloma

骨纤维发育不良　fibrodysplasia of bone

骨样骨瘤　osteoid osteoma

骨与关节结核　bone and joint tuberculosis

骨折　fracture

骨折不愈合或骨不连接　nonunion

骨折的固定　fixation of fracture

骨折延迟愈合　delayed union

冠状动脉粥样硬化性心脏病　atherosclerotic coronary artery disease

# H

海绵状血管瘤　cavernous hemangioma, hemangioma cavernosum

黑色素瘤　melanoma

黑痣　pigment nevus

后期复苏　advanced life support, ALS

呼气终末正压　positive end-expiratory pressure, PEEP

呼吸道梗阻　airway obstruction

呼吸器　ventilator

呼吸性碱中毒　respiratory alkalosis

呼吸性酸中毒　respiratory acidosis

壶腹周围癌　periampullary adenocarcinoma

滑囊炎　bursitis

化脓性骨髓炎　suppurative osteomyelitis

化脓性关节炎　suppurative arthritis

化脓性脊椎炎　suppurative spondylitis

化脓性腱鞘炎　suppurative tenosynovitis

化学烧伤　chemical burn

踝部骨折　fracture of the ankle

踝部扭伤　sprain of the ankle

回收式自体输血　salvaged autotransfusion

混合痔　mixed hemorrhoid、

# J

肌肉松弛药　muscle relaxant

基础麻醉　basal anesthesia

基础能量消耗　basal energy expenditure, BEE

畸胎瘤　teratoma

畸形愈合　malunion

急腹症　acute abdomen

急性出血性肠炎　acute hemorrhagic enteritis

急性胆囊炎　acute cholecystitis

急性蜂窝织炎　acute cellulitis

急性附睾炎　acute epididymitis

急性肝衰竭　acute liver failure; acute hepatic failure

急性骨萎缩　acute bone atrophy; Sudeck's atrophy

急性非结石性胆囊炎　acute acalculus cholecystitis

急性梗阻性化脓性胆管炎　acute obstructive suppurative cholangitis, AOSC

急性呼吸窘迫综合征　acute respiratory distress syndrome, ARDS

急性结石性胆囊炎　acute calculous cholecystitis

急性阑尾炎　acute appendicitis

急性淋巴管炎　acute lymphangitis

急性淋巴结炎　acute lymphadenitis

急性排斥反应　acute rejection

急性乳腺炎　acute mastitis

急性肾衰竭　acute renal failure, ARF

急性疼痛　acute pain

急性胃肠功能障碍　acute gastrointestinal dysfunction

急性胃十二指肠溃疡穿孔　acute perforation of gastroduodenal ulcer

急性细菌性膀胱炎　acute bacterial cystitis

急性细菌性前列腺炎　acute bacterial prostatitis

急性上消化道出血　acute upper gastrointestinal bleeding

急性胰腺炎　acute pancreatitis

急性硬脑膜下血肿　acute subdural hematoma

急性生理及慢性健康评分标准　acute physiology and chronic health evaluation

急性重症型胆管炎　acute cholangitis of severe type, ACST

急性肺损伤　acute lung injury, ALI

急性下消化道出血　acute lower gastrointestinal bleeding

棘间韧带损伤　trauma of interspinous ligament

棘上韧带损伤　trauma of supraspinous ligament

挤压伤　crush injury

脊髓损伤　spine cord injury

脊髓肿瘤　spinal tumor

脊索瘤　chordoma

脊柱侧凸　skoliosis

脊柱骨折　fracture of the spine

脊柱结核　tuberculosis of the spine

脊柱裂　spina bifida

机械通气引起的肺损伤　ventilator-introduced lung injury, VILI

继发性腹膜炎　secondary peritonitis

继发性肝癌　secondary liver cancer

继发性脑损伤　secondary brain injury

夹层动脉瘤　dissecting aortic aneurysm

甲沟炎　paronychia

甲状腺癌　thyroid carcinoma

甲状腺功能亢进症(甲亢)　hyperthyroidism

甲状腺腺瘤　thyroid adenoma

甲状腺炎　thyroiditis

肩关节脱位　dislocation of the shoulder joint

肩关节周围炎　scapulohumeral periarthritis

肩锁关节脱位　dislocation of the acromioclavicular joint

腱鞘或滑液囊肿　synovial cyst

腱鞘囊肿　ganglion

腱鞘炎　tenovaginitis

僵硬性平足症　rigid flatfoot

绞窄性疝　strangulated hernia

疖　furunclc

节育　contraception

结肠癌　colon cancer

结肠破裂　rupture of colon; colon rupture

结节性甲状腺肿　nodular goiter

结节性肾上腺增生　nodular adrenal hyperplasia

戒断综合征　withdrawal syndrome

阶梯治疗　echelon of care

经颈静脉肝内门体分流　transjugular intrahepatic portosystemic shunt, TIPS

经内镜鼻胆管引流术　endoscopic nasobiliary drainage, ENAD

经皮腔内血管成形术　percutaneous transluminal angioplasty, PTA

经皮肝穿刺胆管造影　percutaneous transhepatic cholangiography, PTC

经皮神经电刺激疗法　transcutaneous electrical nerve stimulation, TENS

经皮血管内支架置放术　percutaneous stent placement in vessel

晶体尿　crystalluria

精原细胞瘤　seminoma

精囊炎　seminal vesiculitis

精索静脉曲张　varicocele

精索鞘膜积液　funicular hydrocele

颈动脉海绵窦瘘　carotid-cavernous fistula

颈动脉内膜切除术　carotid endarterectomy

颈淋巴结结核　tuberculous cervical lymphadenitis

颈椎病　cervical spondylosis

胫腓骨干骨折　fracture of the tibia and fibula

胫骨平台骨折　tibial plateau fracture

静脉导管感染　　catheter-related infection

静脉畸形　venous malformation

静脉麻醉药　intravenous anesthetics

静脉曲张　varices

静脉全身麻醉　intravenous anesthesia

静息能量消耗　resting energy expenditure，REE

局部浸润麻醉　local infiltration anesthesia

局部麻醉　local anesthesia

局部麻醉药　local anesthetics

局限性骨脓肿　Brodie's abscess

菌血症　bacteremia

## K

开放性创伤　opened injury

开放性骨折　open fracture

开放性脑损伤　open brain injury

开放性气胸　　open pneumothorax

开胸心脏按压　open chest compression

可逆性缺血性神经功能障碍　reversible ischemic neurological deficit，RIND

克罗恩病　Crohn's disease

控制性降压　deliberate hypotension；controlled hypotension

库欣综合征　　Cushing's syndrome

髋关节结核　tuberculosis of the hip joint

髋关节脱位　dislocation of the hip joint

溃疡性结肠炎　ulcerative colitis

## L

阑尾切除术　appendectomy

阑尾周围脓肿　periappendicular abscess

老年性色素疣　senile pigmental wart

雷诺综合征　Raynaud's syndrome

肋骨骨折　rib fracture

类风湿关节炎　rheumatoid arthritis

冷沉淀　cryoprecipitate，Cryo

冷伤　cold injury

梨状肌综合征　pyriformis muscle syndrome

连枷胸　flail chest

良性前列腺增生　benign prostatic hyperplasia

淋巴水肿　lymphedema

淋菌性尿道炎　gonorrheal urethritis

鳞状细胞癌　squamous cell carcinoma

隆突性皮纤维肉瘤　dermatofibrosarcoma protuberans

漏斗胸　funnel chest

漏尿　leakage of urine

颅底陷入症　basilar invagination

颅骨骨折　skull fracture

颅骨损伤　skull injury

颅后窝骨折　fracture of posterior fossa

颅裂　cranium bifidum

颅内动脉瘤　intracranial aneurysm

颅内血肿　intracranial hematoma

颅内压　intracranial pressure, ICP

颅内压增高　increased intracranial pressure

颅内肿瘤　intracranial tumor

颅脑损伤　craniocerebral trauma; head injury

颅前窝骨折　fracture of anterior fossa

颅咽管瘤　craniopharyngioma

颅中窝骨折　fracture of middle fossa

挛缩膀胱　contracted bladder

# M

麻醉　anesthesia

麻醉机　anesthesia machine

麻醉前用药　premedication

麻醉性镇痛药　narcosis analgesic

麻醉学　anesthesiology

慢性静脉功能不全　chronic venous insufficiency, CVI

慢性附睾炎　chronic epididymitis

慢性阑尾炎　chronic appendicitis

慢性排斥反应　chronic rejection

慢性缩窄性心包炎　chronic constructive pericarditis

慢性疼痛　chronic pain

慢性疼痛治疗　chronic pain relief

慢性前列腺炎　chronic prostatitis

慢性胰腺炎　chronic pancreatitis

慢性硬脑膜下血肿　chronic subdural hematoma

慢性胆囊炎　chronic cholecystitis

慢性细菌性膀胱炎　chronic bacterial crytitis

慢性细菌性前列腺炎　chromc bacterial prostatitis

蔓状血管瘤　hemangioma racemosum

毛细血管扩张　telangiectases

毛细血管瘤　hemangioma capillarisum

猫抓病　cat-scratch disease

镁过多　magnesium excess

镁缺乏　magnesium deficiency

门静脉高压性胃病　portal hypertensive gastropathy

门静脉高压症　portal hypertension

门体分流术　portosystemic shunt

门体性脑病　portosystemic encephalopathy

弥散性轴突损伤　diffuse axonal injury

迷走神经干切断术　truncal vagotomy

糜烂性胃炎　erosive gastritis

泌尿、男生殖系统结核　genitourinary tuberculosis

泌尿系统梗阻　urinary tract obstruction; obstruction of urinary tract

灭菌(法)　sterilization

拇外翻　hallux valgus

# N

难复性疝　irreducible hernia

脑挫裂伤　cerebral contusion and laceration

脑底异常血管网症(烟雾病)　moyamoya disease

脑复苏　cerebral resuscitation

脑脊液漏　CSF leak

脑膜瘤　meningioma

脑内血肿　intracerebral hematoma

脑疝　brain hernia

脑水肿　brain edema

脑损伤　brain injury

脑震荡　cerebral concussion

内固定　internal fixation

内镜　endoscope

内镜下黏膜切除术　endoscopic mucosal resection

内镜逆行胰胆管造影　endoscopic retrograde cholangiopancreatography，ERCP

内痔　internal hemorrhoid

内脏动脉瘤　visceral arterial aneurysm

尿潴留　retention of urine

尿道分泌物　urethral discharge

尿道结石　urethral calculi

尿道上裂　epispadias

尿道损伤　urethral injury

尿道下裂　hypospadias

尿道炎　urethritis

尿急　urgency

尿路结石　urolithiasis

尿频　frequency

尿失禁　incontinence

尿痛　dysuria

尿细胞学　urinary cytology

尿线无力　decreased force of urination

尿线中断　interruption of urinary stream

脓毒症　sepsis

脓尿　pyuria

脓血胸　pyohemothorax

脓胸　empyema

脓肿　abscess

浓缩白细胞　leukocyte concentrate

浓缩红细胞　concentrated red blood cell

# O

偶发性肾上腺瘤　incidentally discovered adrenal tumor

# P

排尿费力　straining

排尿延迟　urinary hesitancy

膀胱癌　carcinoma of bladder

膀胱结石　vesical cealculi

膀胱损伤　bladder injury

膀胱外翻　bladder exstrophy

膀胱炎　cystitis

膀胱肿瘤　bladder tumor; tumor of urinary bladder

膀胱肿瘤抗原　bladder tumor antigen, BTA

盆腔脓肿　pelvic abscess

皮肤癌　skin carcinoma

皮肤基底细胞癌　skin basal cell carcinoma

皮肤乳头状瘤　skin papilloma

皮样囊肿　dermoid cyst

皮脂囊肿　sebaceous cyst

疲劳骨折　fatigued fracture; stress fracture

脾囊肿　splenic cyst

脾脓肿　splenic abscess

脾破裂　splenic rupture

脾切除加贲门周围血管离断术　splenectomy with periesophagogastric devascularization

脾切除后凶险性感染　overwhelming postsplenectomy infection, OPSI

脾肿大　　splenomegaly
脾肿瘤　　tumor of spleen
平滑肌肉瘤　　leiomyosarcoma
平足症　　flatfoot
破伤风　　tetanus

# Q

脐疝　　umbilical hernia
起搏器　　pacemaker
气管内插管　　endotracheal intubation
气尿　　pneumaturia
气性坏疽　　gas gangrene
气胸　　pneumothorax
器官移植　　organ transplantation
前列腺癌　　prostate cancer; carcinoma of prostate
前列腺结核　　prostatic tuberculosis
前列腺特异性抗原　　prostate-specific antigen, PSA
前列腺痛　　prostatodynia
前列腺炎　　prostatitis
前列腺炎综合征　　prostatitis syndrome
前哨淋巴结活检　　sentinel lymph node biopsy
嵌顿性疝　　incarcerated hernia
强直性脊柱炎　　ankylosing spondylitis
切割伤　　incised wound
切开复位　　open reduction
切口疝　　incisional hernia
倾倒综合征　　dumping syndrome
清创术　　debridement
清洁伤口　　cleaning wound
区域阻滞　　regional block
去白细胞的红细胞　　leukocyte privative red blood cell
全肠外营养　　total parenteral nutrition, TPN
全静脉麻醉　　total intravenous anesthesia, TIVA
全身麻醉　　general anesthesia
全身麻醉诱导　　induction of anesthesia
全身性炎症反应综合征　　systemic inflammatory response syndrome, SIRS
缺血性结肠炎　　ischemic colitis

# R

桡骨头半脱位　　subluxation of the radial head
桡骨下端骨折　　fracture of the distal radius

桡神经损伤　injury of radial nerve

人工呼吸　artificial respiration

容量伤　volutrauma

乳房后脓肿　retromammary abscess

乳管内乳头状瘤　intraductal papilloma

乳糜尿　chyluria

乳头湿疹样乳腺癌　Paget's carcinoma of the breast

乳腺癌　breast cancer

乳腺病　mastopathy

乳腺肉瘤　breast sarcoma

软骨瘤　chondroma

软骨肉瘤　chondrosarcoma

# S

疝　hernia

上叶顶部肺癌　Pancoast's tumor

烧伤　burn

少尿　oliguria

蛇咬伤　snake bite

深静脉血栓形成　deep venous thrombosis

神经缝合法　neurosuture; neurorrhaphy

神经胶质瘤　glioma

神经鞘瘤　schwannoma

神经松解术　neurolysis

神经纤维瘤　neurofibroma

神经移位术　nerve transposition

神经移植术　nerve transfer

神经植入术　nerve implantation

神经阻滞　nerve block

肾癌　renal carcinoma

肾部分切除术　partial nephrectomy

肾固定术　nephropexy

肾积脓　pyonephrosis

肾积水　hydronephrosis

肾绞痛　renal colic

肾结核　renal tuberculosis

肾结石　renal calculi

肾母细胞瘤　nephroblastoma; Wilm's tumor

肾皮质脓肿　cortical abscesses of kidney

肾切除术　nephrectomy

肾上腺皮质增生　adrenal cortical hyperplasia

肾上腺髓质增生　adrenal medulla hyperplasia

肾损伤　renal trauma

肾下垂　nephroptosis

肾血管性高血压　renovascular hypertension

肾移植　renal transplantation

肾痈　renal carbuncle

肾盂肾炎　pyelonephritis

肾盂肿瘤　renal pelvic tumor; tumor of renal pelvis

肾盂输尿管连接处梗阻　reteropelvic junction obstruction

肾肿瘤　renal tumor; tumor of kidney

肾周围炎　perinephritis

肾自截　autonephrcetomy

十二指肠憩室　duodenal diverticulum

十二指肠损伤　injury of duodenum;duodenal injury

失血性休克　hcmorrhagic shock

食管癌　esophageal carcinoma; carcinoma of esophagus

食管平滑肌瘤　esophageal leiomyoma

食管憩室　diverticulum of esophagus

室间隔缺损　ventricular septal defect

手外伤　hand injury

兽咬伤　animal bite

输精管结扎术　vasoligation

输尿管膀胱吻合术　ureterocystostomy

输尿管结石　ureteral calculi

输尿管囊肿　ureterocele

输血　blood transfusion

输血相关性移植物抗宿主病　transfusion-associated graft versus host disease, TAGVHD

输血相关的急性肺损伤　transfusion-related acute lung injury, TRALI

术中肠镜检查　intraoperative enteroscopy

水中毒　water intoxication

撕裂伤　laceration

损伤性动静脉瘘　traumatic arteriovenous fistula

锁骨骨折　fracture of the clavicle

# T

特异性感染　specific infection

蹄铁形肾　horseshoe kidney

体外冲击波碎石　extracorporeal shock wave lithotripsy,ESWL

体外循环　extracorporeal circulation

条件性(机会性)感染　opportunistic infection

听神经瘤　acoustic neuroma

通气不足　hypoventilation

头皮裂伤　scalp laceration

头皮撕脱伤　scalp avulsion

头皮损伤　scalp injury

头皮血肿　scalp hematoma

突眼性甲状腺肿　exophthalmic goiter

# W

外固定　external fixation

外科感染　surgical infection

外科学　surgery

外伤性脑室内出血　traumatic intraventricular hemorrhage

外痔　external hemorrhoid

完全性卒中　complete stroke，CS

腕管综合征　carpal tunnel syndrome

网球肘　tennis elbow

胃癌　carcinoma of stomach; gastric carcinoma

胃淋巴瘤　gastric lymphoma

胃泌素瘤　gastrinoma

胃损伤　gastric injury

胃十二指肠溃疡　gastroduodenal ulcer

胃肠道间叶源组织肿瘤　gastrointestinal mesenchymal tumor，GIMT

胃肠道间质瘤　gastrointestinal stromal tumor，GIST

胃肠黏膜内 pH　intramucosal pH，phi

危重病医学　critical care medicine

微创外科　minimally invasive surgery，MIS

微血管的组织移植　tissue microvascular transfer

污染伤　contaminated wound

无菌术　asepsis

无尿　anuria

无张力疝修补术　tension-free hernioplasty

# X

稀释式自体输血　hemodiluted autotransfusion

吸入麻醉药　inhalation anesthetics

吸吮伤口　sucking wound

细菌性肝脓肿　bacterial liver abscess

狭颅症　craniostenosis

狭窄性腱鞘炎　narrow tenosynovitis;tenosynovitis stenosans

下丘脑损伤　hypothalamus injury

下肢静脉曲张　lower extremity varicose vein

先天性并指　congenital syndactylia

先天性胆道闭锁　congenital biliary atresia

先天性胆总管囊肿　congenital choledochus cyst

先天性动静脉瘘　congenital arteriovenous fistula

先天性肥厚性幽门狭窄　congenital hypertrophic pylorostenosis

先天性肌斜颈　congenital torticollis

先天性畸形足　congenital clubfoot

先天性巨结肠　congenital megacolon

先天性髋关节脱位　congenital dislocation of the hip

先天性马蹄内翻足　congenital equinovarus

先天性脑积水　congenital hydrocephalus

先天性直肠肛管畸形　congenital ano-rectal malformation

纤维黄色瘤　fibroxanthoma

纤维腺瘤　fibroadenoma

显微外科　microsurgery

显微血管吻合　microvascular anastomosis

线性骨折　linear fracture

小肠破裂　rupture of small intestine; small intestine rupture

小肠移植　intestinal transplantation

小肠肿瘤　small intestinal tumor

消化道大出血　massive alimentary tract bleeding

心肺复苏　cardiopulmonary resuscitation，CPR

心肺脑复苏　cardiopulmonary cerebral resuscitation，CPCR

心肺转流术　cardiopulmonary bypass，PB

心肌保护　myocardial protection

心排出量　cardiac output，CO

心移植　cardiac transplantation

心脏黏液瘤　cardiac myxoma

心脏指数　cardiac index，CI

新鲜冰冻血浆　fresh frozen plasma，FFP

星状神经节阻滞　stellate ganglion block

性欲　libido

胸壁结核　tuberculosis of chest wall

胸壁肿瘤　tumor of chest wall

胸部损伤　chest trauma；thoracic trauma

胸部物理治疗　chest physiotherapy，CPT

胸腹联合伤　thoraco-abdominal injury

胸外心脏按压　external chest compression

胸腺瘤　thymoma

胸主动脉瘤　thoracic aortic aneurysm

休克　shock

旋后肌综合征　supinator syndrome

选择性迷走神经切断术　selective vagotomy

血管畸形　vascular malformation

血管网状细胞瘤　angioreticuloma

血浆代用品　plasma substitute

血浆增量剂　plasma volume expander

血精　hematospermia

血清肿　seroma

血气胸　hemopneumothorax

血尿　hematuria

血栓闭塞性脉管炎　thromboangitis obliterans; Buerger's disease

血胸　hemothorax

血流动力学监测　hemodynamic monitoring

血液净化　hemopurification

血液透析　hemodialysis

# Y

炎性乳腺癌　inflammatory breast carcinoma

延迟性溶血反应　delayed hemolytic transfusion reaction, DHTR

氧治疗　oxygen therapy

腰肌劳损　strain of lumbar muscle

腰交感神经阻滞　lumbar sympathetic ganglion block

腰椎间盘突出症　lumbar intervertebral disc herniation

医院内感染　nosocomial infection

胰岛素瘤　insulinoma

胰头癌　cancer of the head of the pancreas

胰腺癌　cancer of the pancreas

胰腺假性囊肿　pancreatic pseudocyst

胰腺损伤　injury of pancreas;pancreatic injury

胰腺移植　pancreas transplantation

移植　transplantation

移植物对抗宿主病　graft-versus-host disease, GVHD

遗尿　enuresis

异位 ACTH 综合征　ectopic corticotropin syndrome

异位睾丸　ectopic testes

异位肾　ectopic kidney

异位输尿管开口　ectopic ureters

易变性平足症　flexible flatfoot

易复性疝　reducible hernia

阴茎癌　penile cancer；carcinoma of penis

阴茎头包皮炎　balanoposthitis

隐睾症　cryptorchidism

应激性溃疡　stress ulcer

婴儿脑积水　infantile hydrocephalus

硬化性骨髓炎　Garre's osteomyelitis

硬脊膜外间隙阻滞　epidural block

硬脑膜动静脉畸形　dural arteriovenous malformation

硬脑膜外血肿　epidural hematoma

硬脑膜下血肿　subdural hematoma

痈　carbuncle

幽门梗阻　pyloric obstruction

幽门螺杆菌　helicobacter pylori，HP

尤文肉瘤　Ewing's sarcoma

游走脾　wandering spleen

预存式自体输血　predeposited autotransfusion

原发性腹膜炎　primary peritonitis

原发性肝癌　primary liver cancer

原发性甲状旁腺功能亢进　primary hyperparathyroidism

原发性脑干损伤　primary brain stem injury

原发性脑损伤　primary brain injury

原发性醛固酮增多症　primary hyperaldosteronism

原发性下肢深静脉瓣膜功能不全　primary lower extremity deep vein valve insufficiency

原发性下肢静脉曲张　primary lower extremity varicose vein

原发性硬化性胆管炎　primary sclerosing cholangtis

运动系统慢性损伤　chronic trauma of locomotion system

# Z

早泄　premature ejaculation

粘连性肩关节囊炎　adhesive capsulitis of shoulder

粘连性肠梗阻　intestinal obstruction due to adhesion

战伤　military injury; war wound

真菌感染　fungal infection

支链氨基酸　branched chain amino acid，BCAA

支气管肺癌　broncho-pulmonary carcinoma

支气管扩张　bronchiectasis

支气管腺瘤　adenoma of bronchus

脂肪瘤　lipoma

脂肪栓塞综合征　fat embolism syndrome

直肠癌　carcinoma of rectum

直肠肛管周围脓肿　perianorectal abscess

直肠损伤　rectal injury

直肠脱垂　rectal prolapse

直肠息肉　rectal polyp

趾骨骨折　fracture of the phalanx

指头炎　felon

跖骨骨折　fracture of the metatarsal

趾外翻　hallux valgus

痔　hemorrhoid

治疗干预评分系统　therapeutic intervention scoring system，TISS

中间清醒期　lucid interval

中心静脉压　central venous pressure

肿瘤　tumor

重症监测治疗室　intensive care unit，ICU

周围动脉瘤　peripheral arterial aneurysm

周围血管损伤　peripheral vascular trauma

肘关节脱位　dislocation of the elbow

肘管综合征　elbow tunnel syndrome

蛛网膜下隙出血　subarachnoid hemorrhage，SAH

蛛网膜下隙阻滞　spinal block

蛛网膜下隙—硬脊膜外间隙联合阻滞　combined spinal-epidural block，GSEB

主动脉瓣关闭不全　aortic regurgitation; aortic insufficiency

主动脉瓣狭窄　aortic stenosis

主动脉窦动脉瘤破裂　rupture of aortic sinus aneurysm

主动脉缩窄　coarctation of the aorta

转移性肝癌　metastatic cancer of the liver

转移性骨肿瘤　metastatic tumor involving bone

椎管内肿瘤　intraspinal tumor

自发性气胸　spontaneous pneumothorax

自体输血　autologous blood transfusion

纵隔囊肿　mediastinal cyst

纵隔扑动　mediastinal flutter

纵隔肿瘤　mediastinal tumor

佐林格—埃利森综合征　Zollinger-Ellison syndrome

最低肺泡有效浓度　minimum alveolar concentration，MAC

坐骨神经损伤　injury of sciatic nerve

# 附录二 临床检验参考值

## 一、血液检验

### (一)血液一般检验

| | |
|---|---|
| 血红蛋白(Hbg) | 男性 120~160g/L |
| | 女性 110~150g/L |
| | 新生儿 170~200g/L |
| 红细胞(RBC) | 男性 $(4.0~5.5)×10^{12}$/L |
| | 女性 $(3.5~5.0)×10^{12}$/L |
| | 新生儿 $(6.0~7.0)×10^{12}$/L |
| 白细胞(WBC) | 成人 $(4.0~10.0)×10^9$/L |
| | 新生儿 $(15.0~20.0)×10^9$/L |
| | 6个月至2岁 $(11.0~12.0)×10^9$/L |

白细胞分类计数

| | |
|---|---|
| 百分率 | 中性杆状核粒细胞 0.01~0.05(1%~5%) |
| | 中性分叶核粒细胞 0.50~0.70(50%~70%) |
| | 嗜酸性粒细胞 0.005~0.05(0.5%~5%) |
| | 嗜碱性粒细胞 0~0.01(0~1%) |
| | 淋巴细胞 0.20~0.40(20%~40%) |
| | 单核细胞 0.03~0.08(3%~8%) |
| 绝对值 | 中性杆状核粒细胞 $(0.04~0.5)×10^9$/L |
| | 中性分叶核粒细胞 $(2.0~7.0)×10^9$/L |
| | 嗜酸性粒细胞 $(0.02~0.5)×10^9$/L |
| | 嗜碱性粒细胞 $(0~0.1)×10^9$/L |
| | 淋巴细胞 $(0.8~4.0)×10^9$/L |
| | 单核细胞 $(0.12~0.8)×10^9$/L |
| 点彩红细胞 | 百分率<0.0001(0.01%) |
| | 绝对值<300/$10^6$红细胞 |
| 嗜多色性红细胞 | <0.01(1%) |

### (二)红细胞的其他检验

| | | |
|---|---|---|
| 网织红细胞(Rte) | 成人 | 百分数 0.005~0.015(0.5%~1.5%) |
| | | 绝对值$(24~84)×10^9$/L |
| | 新生儿 | 百分数 0.02~0.06(2%~6%) |
| 网织红细胞生成指数(RPI) 2 | | |

| | | |
|---|---|---|
| 红细胞沉降率(ESR)　Westergren 法 | | 男性 0~15mm/1 小时末 |
| | | 女性 0~20mm/1 小时末 |
| 红细胞平均直径 | | 6~9μm(平均 7.2μm) |
| 红细胞厚度边缘部 | | 2μm,中央部 1μm |
| 血细胞比容(Hct)　微量法 | | 男性 0.467±0.039L/L |
| | | 女性 0.421±0.054L/L |
| | 温氏法 | 男性 0.40~0.50L/L(40 容积%~50 容积%),平均 0.45L/L |
| | | 女性 0.37~0.48L/L(37 容积%~48 容积%),平均 0.40L/L |
| 平均红细胞容积(MCV) | | 手工法 82~92fl |
| | | 血细胞分析仪法 80~l00fl |
| 平均红细胞血红蛋白(MCH) | | 手工法 27~31pg |
| | | 血细胞分析仪法 27~34pg |
| 平均红细胞血红蛋白浓度(MCHC) | | 320~360g/L(32%~36%) |
| 红细胞体积分布宽度(RDW)RDW~CV | | 11.5%~14.5% |
| 红细胞半衰期(TH1/2) | | 25~32 天 |
| 红细胞内游离原卟啉(FEP) | | 荧光光度法<2.34μmol/L |
| 血浆游离血红蛋白 | | <0.05g/L(1~5mg/dL) |
| 血清结合珠蛋白 | | 0.7~1.5g/L(70~150mg/dL) |
| 血浆高铁血红素清蛋白　电泳法 | | 阴性 |
| 红细胞渗透脆性试验 | | 开始溶血 4.2~4.6g/L(0.42%~0.46%NaCl 溶液) |
| | | 完全溶血 2.8~3.4g/L(0.28%~0.34%NaCl 溶液) |
| | | 自身溶血试验　溶血度<3.5% |
| 　酸溶血试验(Ham 试验) | | 阴性 |
| 　蔗糖水溶血试验 | | 阴性 |
| 　抗人球蛋白试验(Coombs 试验) | | 直接与间接均为阴性 |
| 　冷热溶血试验(Donath-Landsteiner 试验) | | 阴性 |
| 　变性珠蛋白(Heinz)小体生成试验 | | <0.30(30%) |
| 　高铁血红蛋白还原试验 | | 还原率,0.75(75%) |
| 氰化物—抗坏血酸盐试验 | | 阴性 |
| 红细胞 G-6PD 活性测定 | | Zinkham 法(WHO 推荐)12.1±2.091U/gHb(37℃) |
| | | Glock 与 Melean 法(ICSH 推荐)8.34~11.591U/gHb(37℃) |
| 血红蛋白 F 测定(碱性变性试验) | | 2 岁后至成人<2% |
| 血红蛋白 P 酸洗脱法测定 | | 成人<0.01(1%) |
| | | 新生儿 0.55~0.85(55%~85%) |
| | | 2 岁后幼儿<0.02(2%) |
| 血红蛋白 A₂ 测定 | | 成人 0.015~0.03(1.5%~3%) |
| 血红蛋白 H 包涵体生成试验 | | <0.01(1%) |
| 异丙醇沉淀试验 | | 阴性 |
| 硫化血红蛋白定性试验 | | 阴性 |
| 硫氧血红蛋白 | | 不吸烟者 0~0.023g/L(0~2.3mg/dL) |

|  |  | 吸烟者 0.021~0.042g/L(2.1~4.2mg/dL) |  |
| --- | --- | --- | --- |
| 一氧化碳血红蛋白 | 定性 | 阴性 |  |
|  | 定量 | 不吸烟者<0.02(2%) |  |
|  |  | 吸烟者<0.10(10%) |  |

红细胞镰变试验　　　　　　　　　阴性

（三）血栓与止血的检验

毛细血管抵抗力（脆性）试验（CRT）　　Rumpel~Leede 法

　　5cm 直径圆圈内新出血点数　　　　男性<5 个

　　　　　　　　　　　　　　　　女性及儿童<10 个

出血时间（盯）　　　　　　　　　Duke 法 1~3min，超过 4min 为异常

　　　　　　　　　　　　　　　Ivy 法 2~6min，超过 7min 为异常

血管性血友病因子抗原（vWF:Ag）　　免疫火箭电泳法 94.1%±32.5%

血浆 6-酮-前列腺素 $F_{1a}$（6-Keto-PGF$_{1a}$）　酶联法 17.9±7.2ng/L

血浆血栓调节蛋白抗原（TM:Ag）　　RIA 法 20~35μg/L

血浆内皮素-1（ET-1）　　　　　　ELISA 法<5ng/L

血小板计数　　　　　　　　　　（100~300）×10$^9$/L

血小板平均容积（MPV）　　　　　7~11fl

血小板分布宽度（PDW）　　　　　15%~17%

血小板相关免疫球蛋白　　　　　　ELISA 法　PAIgG 0~78.8ng/10$^7$ 血小板

　　　　　　　　　　　　　　　PAIgM 0~7.0ng/10$^7$ 血小板

　　　　　　　　　　　　　　　PAIgA 0~2.0ng/10$^7$ 血小板

血小板粘附试验（PAdT）　　　　　血小板粘附率 62.5%± 8.61%（53.89%~71.11%）

血小板聚集试验（PAsT）表 4-2-13

血浆血小板球蛋白（p-TG）　　　　ELISA 法 16.4±9.8μg/L

血浆血小板第 4 因子（PF4）　　　　ELISA 法 3.2±2.3/μg/L

血浆血小板 P-选择素　　　　　　1.61±0.72×10$^{10}$ 分子数/ml

血小板第 3 因子有效性（PF3aT）复钙时间 I 组较 II 组延长<5s

血块收缩试验（CRT）　　　　　　血块收缩率 65.8%±11.0%

血浆血栓烷 B2（TX-B2）　　　　　ELISA 法 76.3±48.1ng/L

凝血时间（CT）　　　　　　　　普通试管法 6~12min

　　　　　　　　　　　　　　　硅管法 15~32min

活化部分凝血时间（APTT）　　　　32~43s（超过对照值 10s 为延长）

血浆凝血酶原时间（PT）　　　　　11~13s（超过对照值 3s 为延长）

凝血酶原比值（受检血浆 PT/正常血浆 PT）1.0±0.05

血浆纤维蛋白原（Fg）　　　　　　2~4g/L

简易凝血酶生成试验（5TGT）　　　最短凝固时间<15s（10~14s）

血浆因子Ⅶ促凝活性（FⅦ:C）　　103%±25.7%

血浆因子Ⅸ促凝活性（FⅨ:C）　　98.1%±30.4%

血浆因子Ⅺ促凝活性（FⅪ:C）　　100%±18.4%

血浆因子Ⅻ促凝活性（FⅫ:C）　　92.4%±20.7%

| | |
|---|---|
| 血浆因子Ⅱ促凝活性(FⅡ:C) | 97.7%±16.7% |
| 血浆因子Ⅴ促凝活性(FV:C) | 102.4%±30.9% |
| 血浆因子Ⅷ促凝活性(FⅧ:C) | 103%±17.3% |
| 血浆因子X促凝活性(FX:C) | 103%±19.0% |
| 血浆因子Ⅷ定性试验 | 24小时内纤维蛋白凝块不溶解 |
| 血浆因子Ⅷ亚基抗原 | FⅧ$_α$:Ag100.4%±12.9% |
| | FⅧ$_β$:Ag98.8%±12.5% |
| 血浆凝血酶片段1+2(F$_{1+2}$) | 0.67±0.19nmol/L |
| 血浆纤维蛋白肽A(FPA) | 不吸烟男性　1.83±0.61μmol/L |
| | 不吸烟女性　2.22±1.04μmol/L |
| 可溶性纤维蛋白单体复合物(SFMC)胶乳凝集法 | 阴性 |
| | ELISA法 48.5±15.6mg/L |
| | RIA法 50.5±26.1mg/L |
| 组织因子(TF) | 双抗体夹心法　30~220ng/L |
| 血浆抗凝血酶Ⅲ活性(AT-Ⅲα:A) | 108.5%±5.3% |
| 血浆抗凝血酶Ⅲ抗原(AT-Ⅲβ:Ag) | 免疫火箭电泳法 0.29±0.06g/L |
| 血浆蛋白C抗原(PC:Ag) | 免疫火箭电泳法 102.5%±20.1% |
| 血浆游离蛋白S(FPS) | 凝固法 100.9%±29.1% |
| 血浆组织因子途径抑制物(TFPT) | ELISA法　97.5±26.6μg/L |
| 血浆凝固酶—抗凝血酶复合物(TAT) | 1.45±0.4μg/L |
| 血浆肝素定量 | 0.005~0.01U/ml |
| 狼疮抗凝物质 | Lupo试验Ⅱ　31~44s |
| | Lucor试验　30~38s |
| | Lupo试验/Lucor试验值 1.0~1.2 |
| 优球蛋白溶解时间(ELT) | 加钙法 129.8±41.1min |
| | 加酶法 157.5±59.1min |
| 血浆组织型纤溶酶原激活物活性(t—PA:A) | 0.3~0.6U/ml |
| 血浆纤溶酶原活性(PIG:A) | 75%~140% |
| 血浆纤溶酶原激活抑制物-1活性(PAl-1:A) | 0.1~1.0 抑制单位/ml |
| 血浆α₂-纤溶酶原抑制物活性(α₂-PI:A) | 0.8~1.2 抑制单位/ml |
| 血浆硫酸鱼精蛋白复凝固实验(3P试验) | 阴性 |
| 血浆凝血酶原时间(TT) | 16~18s(超过对照值3s为延长) |
| 血浆纤溶酶—抗纤溶酶复合物(PAP或PIC) | <0.8mg/L |
| 血浆纤维蛋白(原)降解产物(FDP) | 胶乳凝集法<5mg/L |
| 血浆D-二聚体(DD) | 胶乳凝集法　阴性 |
| | ELISA法　　<200μg/L |
| 血浆纤维蛋白肽Bβ$_{1-42}$ | 0.74~2.24nmol/L |
| 血浆纤维蛋白肽Bβ$_{15-42}$ | 1.56±1.20nmol/L |
| 全血比黏度(ηb) | 男性　3.43~5.07 |
| | 女性　3.01~4.29 |

| 血浆比黏度(ηp) | 1.46~1.82 |
| 血清比黏度(ηs) | 1.38~1.66 |
| 全血还原比粘度 | 5.9~8.9 |
| 红细胞变形性 | 红细胞滤过指数 0.29±0.10 |
| 红细胞电泳时间 | 自身血浆电泳时间 16.5±0.85s |

**(四)血液生化检验**

| 血清总蛋白(TP) | 60~80g/L | | |
| --- | --- | --- | --- |
| | 双缩脲法 | 新生儿 | 46~70g/L |
| | | 7个月~1周岁 | 51~73g/L |
| | | 1~2周岁 | 56~75g/L |
| | | >3周岁 | 62~76g/L |
| 血清清蛋白(A) | 40~55g/L | | |
| | 溴甲酚绿法 | 新生儿 | 28~44g/L |
| | | <14岁 | 38~54g/L |
| | | >60岁 | 34~48g/L |
| 血清球蛋白(C) | 20~30g/L | | |
| 清蛋白/球蛋白比值(A/G) | 1.5:1~2.5:1 | | |
| 血清蛋白电泳 | 醋酸纤维膜法清蛋白 | 0.62~0.71(62%~71%) | |
| | 球蛋白 $\alpha_1$ | 0.03~0.04(3%~4%) | |
| | 球蛋白 $\alpha_2$ | 0.06~0.10(6%~10%) | |
| | 球蛋白 $\beta$ | 0.07~0.11(7%~11%) | |
| | 球蛋白 $\gamma$ | 0.09~0.18(9%~18%) | |
| 血清前清蛋白 | 1岁 | 100mg/L | |
| | 1~3岁 | 168~281mg/L | |
| | 成人 | 280~360mg/L | |
| 血糖(空腹) | 全血(Folin—吴法)4.4~6.7mmol/L(80~120mg/dL) | | |
| | 血清或血浆(邻甲苯胺法)3.9~6.4mmol/L(70~110mg/dL) | | |
| 口服葡萄糖耐量试验(OGTT) | | | |
| | 空腹血糖 | <6.72mmol/L | |
| | 服糖后0.5~1小时 | 升至高峰 7.84~8.96mmol/L | |
| | 服糖后2小时 | 血糖恢复至空腹水平 | |
| | | 尿糖均为阴性 | |
| 血清胰岛素(空腹) | 10~20U/L(10~20U/ml) | | |
| 胰岛素(μU/ml)/血糖(mg/dL) | 比值<0.3 | | |
| 血清胰岛素C肽(空腹) | 265~1324pmol/L | | |
| 胰岛素C肽释放试验 | | | |
| | 服糖后1小时 | 胰岛素及C肽均上升至高峰 | |
| | 服糖后3小时 | 两者均下降至空腹水平 | |
| 糖化血红蛋白(GHb)(按GHb占血红蛋白的百分比计算) | | | |

电泳法　5.6%~7.5%

微柱法　4.1%~6.8%

比色法　1.41±0.11nmol/mg Hb

| | |
|---|---|
| 血酮体 | 定性　阴性 |
| | 定量(以丙酮计)0.34~0.68mmol/L |
| 血浆乳酸 | 0.44~1.78mmol/L |
| 血清总脂 | 成人 4~7g/L |
| | 儿童 3~6g/L |
| 血清游离脂肪酸 | 0.2~0.6mmol/L |
| 血清总胆固醇 | 成人　2.86~5.98mmol/L |
| | 儿童　3.12~5.2mmol/L |
| 血清游离胆固醇 | 1.3~2.08mmol/L |
| 胆固醇酯 | 2.34~3.38mmol/L |
| 胆固醇酯/游离胆固醇比值 | 3:1 |
| 血清阻色性脂蛋白 X(LP–X) | 阴性 |
| 血清甘油三酯(TG) | 0.56~1.7mmol/L |
| 血清磷脂 | 1.4~2.7mmol/L |
| 脂蛋白(LP)电泳 | 乳糜微粒(CM)阴性 |
| 高密度脂蛋白(HDL) | 0.30~0.40(30%~40%) |
| 低密度脂蛋白(LDL) | 0.50~0.60(50%~60%) |
| 极低密度脂蛋白(VLDL) | 0.13~0.25(13%~25%) |
| α–脂蛋白 | 男性　517±106mg/L |
| | 女性　547±125mg/L |
| 高密度脂蛋白胆固醇(HDL-C) | 沉淀法 0.94~2.0mmol/L(老年人偏高) |
| 低密度脂蛋白胆固醇(LDL-C) | 沉淀法 2.07~3.12mmol/L(老年人偏高) |
| 脂蛋白(a)(LP(a)) | ELISA 法<300mg/L |
| 载脂蛋白 $A_1$(Apo–$A_1$) | ELISA 法　男性　1.42±0.17g/L |
| | 女性　1.45±0.14g/L |
| 载脂蛋白 B(Apo–B) | ELISA 法　男性　1.01±0.21g/L |
| | 女性　1.07±0.23g/L |
| 载脂蛋白 A/B | 1.0~2.0 |
| 血清钾 | 3.5~5.1mmol/L |
| 血清钠 | 135~147mmoI/L |
| 血清氯(以氯化钠计) | 95~105mmol/L |
| 血清钙 | 总钙(比色法)2.25~2.58mmol/L |
| | 离子钙(离子选择电极法)1.10~1.34mmol/L |
| 血清无机磷 | 成人　0.97~1.61mmol/L |
| | 儿童　1.29~1.94mmol/L |
| 血清镁 | 成人　0.8~1.2mmol/L |
| | 儿童　0.56~0.76mmol/L |

| 血清锌 | | 7.65~22.95μmol/L | |
|---|---|---|---|
| 血清铜 | | 11.0~22.0μmol/L | |
| 血清锰 | | 728μmol/L | |
| 血清铁 | 亚铁嗪显色法 | 男性 | 11~30μmol/L |
| | | 女性 | 9~27μmol/L |
| 血清铁蛋白(SF) | ELISA 法或 RIA 法 | 男性 | 15~200μg/L |
| | | 女性 | 12~150μg/L |
| 血清总铁结合力(TIBC) | | 男性 | 50~77μmol/L |
| | | 女性 | 54~77μmol/L |
| 未饱和铁结合力 | | 25.2~50.4μmol/L | |
| 转铁蛋白(Tf) | 免疫比浊法 | 28.6~51.9μmol/L | |
| 转铁蛋白饱和度(Ts) | | 0.33~0.35μmol/L | |
| 血清肌钙蛋白 T(cTnT) | ELISA 法 | 0.02~0.13μg/L | |
| 血清肌红蛋白(Mb) | ELISA 法 | 50~80μg/L | |
| | RIA 法 | 6~85μg/L | |
| 血清铜蓝蛋白 | 免疫扩散法 | 成人 | 150~600mg/L |
| | | 儿童 | 300~650mg/L |
| 血清甲胎蛋白(AFP) | 定性 | 阴性 | |
| | 定量 | 成人<25μg/L(25ng/ml) | |
| | | 小儿(3 周~6 个月)<39μg/L(39ng/ml) | |
| 碱性胎儿蛋白 | | 7.4~115μg/L(平均 47.6μg/L) | |
| 异常凝血酶原 | | <20μg/L | |
| β₂-微球蛋白(β₂-M) | | 0.8~2.4mg/L,平均 1.5mg/L | |
| 血氨谷氨酸脱氢酶法 | | 11~35μmol/L | |
| 血清总胆红素(STB) | | 成人 3.4~17.1μmol/L | |
| | | 新生儿 0~1 天 34~103μmol/L | |
| | | 1~2 天 103~171μmol/L | |
| | | 3~5 天 68~137μmol/L | |
| 结合胆红素 | | 0~6.8μmol/L | |
| 非结合胆红素 | | 1.7~10.2μmol/L | |
| 胆汁酸(BA) | | 总胆汁酸(酶法)0~10μmol/L | |
| | | 胆酸(气—液相色谱法)0.08~0.91μmol/L | |
| | | 鹅脱氧胆酸(同上)0~1.61μmol/L | |
| | | 甘氨胆酸(同上)0.05~1.0μmol/L | |
| | | 脱氧胆酸(同上)0.23~0.89μmol/L | |
| 尿素氮 | | 成人 3.2~7.1mmol/L | |
| | | 儿童 1.8~6.5mmol/L | |
| 肌酐 | | 全血 88.4~176μmol/L | |
| | | 血清或血浆 | 男性 53~106μmol/L |
| | | | 女性 44~97μmol/L |

| 尿酸 | 磷钨酸盐法 | 男性 | 268~488μmol/L |
| | | 女性 | 178~387μmol/L |
| | 尿酸酶法 | 男性 | 208~428μmol/L |
| | | 女性 | 155~357μmoL/L |
| | | 儿童 | 119~327μmol/L |

| 丙氨酸氨基转移酶(ALT) | 连续监测法 | 10~40U/L |
| | 比色法 | 5~25U/L |

| 天门冬酸氨基转移酶(AST) | 连续监测法 | 10~40U/L |
| | 比色法 | 8~28U/L |

ALT/AST 比值　≤1

天门冬酸氨基转移酶同工酶　<5μmol/L

| 血清碱性磷酸酶(ALP) | 连续监测法 | 成人　<40~110U/L |
| | | 儿童　<250U/L |

碱性磷酸酶同工酶(ALPiso)

| | 成人 ALP$_1$ | 阴性 |
| | ALP$_2$ | 0.90(90%) |
| | ALP$_3$ | 少量 |
| | ALP$_4$ | 阴性,妊娠期增多,占 0.40~0.65(40%~65%) |
| | ALP$_5$ | B 型和 O 型血型者微量 |
| | ALP$_6$ | 阴性 |
| | 儿童 ALP$_3$ | >0.60(60%) |
| | ALP$_2$ | 少量 |
| | 其余 | 阴性 |

| γ-谷氨酰转移酶(GGT 或 γ-GT) | 连续监测法 | <50U/L |
| 血清酸性磷酸酶(ACP) | 化学法 | 0.9~1.9U/L |
| 乳酸脱氢酶(LD 或 LDH) | 连续监测法 | 104~245U/L |
| | 速率法 | 95~200U/L |

乳酸脱氢酶同工酶(LDiso)

| | 圆盘电泳法 | LD$_1$ | 0.327±0.046(32.7%±4.6%) |
| | | LD$_2$ | 0.451±0.0353(45.1%±3.53%) |
| | | LD$_3$ | 0.185±0.0296(18.5%±2.96%) |
| | | LD$_4$ | 0.029±0.0089(2.9%±0.89%) |
| | | LD$_5$ | 0.0085±0.0055(0.85%±0.55%) |
| | 醋酸膜电泳法 | LD$_1$ | 0.24~0.34(24%~34%) |
| | | LD$_2$ | 0.35~0.44(35%~44%) |
| | | LD$_3$ | 0.19~0.27(19%~27%) |
| | | LD$_4$ | 0~0.05(0~5%) |
| | | LD$_5$ | 0~0.02(0~2%) |

| 单胺氧化酶(MAO) | 伊藤法 | 成人<30U/L |
| | 中野法 | 23~49U/L |

脯氨酰羟化酶(PH)                          39.5±11.87μg/L

5′-核苷酸酶                               27~283mmoI/L

肌酸激酶(CK)              酶偶联法      37℃    男性 38~174U/L

                                                女性 26~140U/L

                                        30℃    男性 15~105U/L

                                                女性 10~80U/L

                          肌酸显色法            男性 15~163U/L

                                                女性 3~135U/L

                          连续监测法            男性 38~174U/L

                                                女性 26~140U/L

肌酸激酶同工酶(Ckiso)    CK-MB  <0.05(5%)

                          CK-MM  0.94~0.96(94%~96%)

                          CK-BB  阴性或微量

肌酸激酶异型(CK-MB)      CK-MB$_1$ <0.71U/L

                          CK-MB$_2$ <1.01U/L

                          MB1/MB$_2$ 比值 <1.4

醛缩酶                    3~8U/L(平均 5.4U/L)

血清淀粉酶(AMS)          Somogyi 法   总活性 800~1800U/L

                          酶偶联法      20~115U/L

血清脂肪酶(APS)          比色法       0~79U/L

                          浊度法       0~160U/L

                          滴度法<1500U/L

胆碱酯酶(ChE)

全血胆碱酯酶(AChE)       比色法       80000~12000U/L

                          连续监测法   为血清 ChE 的 1.5~2.5 倍

血清胆碱酯酶(SChE)       比色法       30000~80000U/L

                          连续监测法   620~1370U/L

胆碱酯酶活性              0.80~1.00(80%~100%)

超氧化物歧化酶(SOD)      比色法 555~633μg/g。Hb

血清Ⅲ型前胶原氨基末端肽(P~ⅢP)100ng/L

靛氰绿滞留率(ICGR)       15min 滞留率 0~10%

(五)血清学与免疫学检测

免疫球蛋白

                          IgG   单向免疫扩散法      7.6~16.6g/L

                          IgA   单向免疫扩散法      血清型 0.71~3.35g/L

                                                    分泌型(SIgA) 唾液 314mg/ml

                                                                 泪液 30~80mg/ml

                                                                 初乳 5060.5mg/L

                          IgM   单向免疫扩散法 0.48~2.12g/L

                          IgD   ELISA 法 0.6~1.2mg/L

IgE　ELISA 法　0.1~0.9mg/L

血清 M 蛋白　阴性

总补体活性(CH50)　试管法　50~100U/ml

补体旁路途径溶血活性(AP~H50)　试管法　21.7±5.4U/ml

补体 $C_{1q}$　ELISA 法　180~190mg/L

补体 $C_3$　单向免疫扩散法　1.14±0.27g/L

补体 $C_4$　单向免疫扩散法　0.55±0.11g/L

补体 $C_3$ 裂解物$(C_3SP)C_{3c}$　<94mg/L

补体旁路 B 因子(BF)　单向免疫扩散法 0.1~0.4g/L

T 细胞花结形成试验(E-RFT)

　　T 细胞总花结形成细胞(EtRFC)　0.644±0.067(64.4%±6.7%)

　　活化 T 细胞花结形成试验(EaRFT)0.236±0.035(23.6%±3.5%)

　　稳定 T 细胞花结形成细胞(EsRFT) 0.033±0.026(3.3%±2.6%)

T 细胞转化试验(LTT)　形态学法　　转化率 0.601±0.076(60.1%±7.6%)

　　　　　　　　　　3H-TdR 掺入法　刺激指数(SI)<2

T 细胞分化抗原

　　　　　　　　CD$_3$　免疫荧光法　63.1%±10.8%

　　　　　　　　　　　流式细胞术　61%~85%

　　　　　　　　$CD_4$(TH)　免疫荧光法　42.85±9.5%

　　　　　　　　　　　流式细胞术　28%~58%

　　　　　　　　$CD_8$(Ts)　免疫荧光法　19.6%±5.9%

　　　　　　　　　　　流式细胞术　19%~48%

　　　　　　　　$CD_4$/CD8　0.9~2.1/1

B 细胞膜表面免疫球蛋白(SmIg)

　　　　　　　　免疫荧光法　SmIg 阳性细胞 21%

　　　　　　　　　　SmIgM 阳性细胞　8.9%(7%~13%)

　　　　　　　　　　SmIgA 阳性细胞　2.2%(1%~4%)

　　　　　　　　　　SmIgD 阳性细胞　6.2%(5%~8%)

　　　　　　　　　　SmIgE 阳性细胞　0.9%(1%~1.5%)

　　　　　　　　　　SmIgG 阳性细胞　7.1%(4%~13%)

红细胞—抗体—补体花结形成试验(EA-RFT)

　　B 细胞 EA 花结形成试验(EA-RFC)　8%~12%

　　B 细胞 EA-补体花结形成试验(EAC-RFC)　8%~12%

　　B 细胞鼠红细胞花结形成试验(M-RCT)　8.5%±2.8%

　　B 细胞分化抗原　CD19　流式细胞术　11.74%±3.37%

自然杀伤细胞活性(NK)

　　Cr 释放法　　　　　　　　　　自然释放率　<10%~15%

　　　　　　　　　　　　　　　　自然杀伤率　47.6%~76.8%

　　　　　　　　　　　　　　　　$^{51}$Cr 利用率　6.5%~47.8%

　　酶释放法　　　　　　　　　　细胞毒指数 27.5%~52.5%

| 流式细胞术 | 13.8%±5.9% |
| --- | --- |

抗体依赖性细胞介导细胞毒(ADCC)

| $^{51}$Cr 释放法 | <10%为阴性,10%~20%可疑阳性,≥20%为阳性 |
| --- | --- |
| 溶血空斑法 | <5.6%阳性 |

白细胞介素 2 活性(IL-2)3H—TdR 掺入法 5~15kU/L

| 白细胞介素 2 受体(IL-2R) | ELISA 法 | <200U/ml |
| --- | --- | --- |
| 肿瘤坏死因子(TNF) | ELISA 法 | 4.3±2.8μg/L |
| 干扰素(IFN) | ELISA 法 | 1~4kU/L |
| 类风湿因子(RF) | ELISA 法 | 1~4kU/L |
| C 反应蛋白(CRP) | 免疫比浊法 | 阴性 |
| | 单向免疫扩散法<8mg/L | |
| 抗核抗体(ANA) | 免疫荧光法 | 阴性 |
| 血清滴度 | >1:40 为阳性 | |
| 抗双链脱氧核糖核酸抗体(抗 ds-DNA) | 阴性 | |
| 抗可提取性核抗原(ENA) | 抗体谱 | |
| 抗核糖核蛋白抗体(抗 RNP) | 阴性 | |
| 抗酸性核蛋白抗体(抗 Smith,Sm) | 阴性 | |
| 抗干燥综合征-A 抗体(抗 SS-A) | 阴性 | |
| 抗干燥综合征-B 抗体(抗 SS-B) | 阴性 | |
| 抗系统性硬化症抗体(抗 Scl~70) | 阴性 | |
| 抗线粒体抗体(AMA) | 阴性 | |
| 抗平滑肌抗体(ASMA) | 阴性 | |
| 抗甲状腺球蛋白抗体(抗 TG) | 间接血凝法滴度≤1:32 | |
| | ELISA 法,放射免疫分析法(RIA) 阴性 | |
| 抗甲状腺微粒体抗体(抗 TM) | 间接血凝法、ELISA 法、RIA 法均阴性 | |
| 抗乙酰胆碱受体抗体(AchRA) | ELISA 法或 RIA 法 阴性或≤0.3nmol/L | |

循环免疫复合物(CIC)

| 聚乙醇(PEG)沉淀法 | 低于正常对照值+2SD 或 A 值≤0.12 |
| --- | --- |
| 微量抗补体法 | 阴性 |
| $C_{1q}$ 结合法 | 低于正常对照组+2SD 或 A 值<0.12 |
| 冷球蛋白(CG) | 阴性或<80mg/L |

| 甲型肝炎病毒抗原(HAVAg) ELISA 法 | HAVIgM  阳性 |
| --- | --- |
| | HAVIgA  阴性 |
| | HAVIgG  部分老年人可见阳性 |
| 乙型肝炎病毒表面抗原(HBsAg) | ELISA 法,RIA 法  阴性 |
| | 反向间接血凝法  阴性(滴度<1:8) |
| 乙型肝炎病毒表面抗体(HBsAb) | ELISA 法,RIA 法  阴性 |
| 乙型肝炎病毒 e 抗原(HBeAg) | ELISA 法,RIA 法  阴性 |
| 乙型肝炎病毒 e 抗体(HBeAb) | ELISA 法,RIA 法  阴性 |
| 乙型肝炎病毒核心抗原(HBcAg) | ELISA 法,RIA 法  阴性 |

乙型肝炎病毒核心抗体(抗 HBc)

| | | |
|---|---|---|
| 抗 HBc 总抗体 | ELISA 法,RIA 法 | 阴性 |
| 抗 HBcIgM | ELISA 法,RIA 法 | 阴性 |
| 抗 HBcIgG | ELISA 法,RIA 法 | 阴性 |

乙型肝炎病毒表面抗原蛋白前 S2(Pre-S2)　　　　　　　　　　　阴性

乙型肝炎病毒表面抗原蛋白前 S2 抗体(抗 Pre-S2)　　　　　　　阴性

| 乙型肝炎病毒 DNA(HBV-DNA) | 斑点杂交实验 | 阴性 |
|---|---|---|
| | 聚合酶链反应 | 阴性 |
| 丙型肝炎病毒 RNA(HCV-RNA) | 斑点杂交实验 | 阴性 |
| | RT-PCR 法 | 阴性 |

丙型肝炎病毒抗体 IgM(抗 HCV IgM)　　　ELISA 法、RIA 法均阴性

丙型肝炎病毒抗体 IgC(抗 HCV IgC)　　　ELISA 法、RIA 法均阴性

丁型肝炎病毒抗原(HDV Ag)　　　　　　　IFA、RIA、ELISA 法均阴性

丁型肝炎病毒抗体(抗 HDV)　　　　　　　IFA、RIA、ELISA 法均阴性

丁型肝炎病毒 RNA(HDV-RNA)　　　　　　RT-PCR 法阴性

戊型肝炎病毒抗体(抗 HEV IgG 和抗 HEV IgM) RIA、ELISA 法均阴性

庚型肝炎病毒抗体(抗 HGV)　　　　　　　RIA、ELISA 法均阴性

抗链球菌溶血素"O"(ASO)滴度　　　　　　低于 1:400

| Widal 反应 | 直接凝集法 | "O"低于 1:80 |
|---|---|---|
| | | "H"低于 1:160 |
| | | "A"低于 1:80 |
| | | "B"低于 1:80 |
| | | "C"低于 1:80 |

伤寒沙门菌抗体 IgM 酶联免疫试验　　　　阴性或滴度低于 1:20

伤寒沙门菌可溶性抗原 乳胶凝集法　　　　阴性

斑疹伤寒血清反应(Weil-Felix 反应)　　　阴性或低于 1:40

流行性脑脊髓膜炎免疫测定　　　　　　　　抗体、抗原测定均为阴性

布氏杆菌凝集试验　　　　　　　　　　　　阴性或滴度低于 1:25

结核分枝杆菌抗体(TB-Ab)　　　　　　　胶体金法或 ELISA 法 阴性

结核分枝杆菌 DNA　　　　　　　　　　　PCR 法 阴性

幽门螺旋杆菌抗体(Hp-Ab)　　　　　　　金标免疫斑点法 阴性

出血热病毒抗体 IgM　　　　　　　　　　ELISA 法 阴性

流行性乙型脑炎病毒抗体 IgM　　　　　　ELISA 法 阴性

人巨细胞病毒(HCMV)抗体 IgM 和 IgC　　IFA 法或 ELISA 法阴性;MCMV-DrDNA 阴性

柯萨奇病毒(Cox)抗体 IgM 和 IgC　　　　IFA 法或 ELISA 法阴性;Cox-RNA 阴性

轮状病毒抗体和　　　　　　　　　　　　RNA 阴性

嗜异性凝集试验　　　　　　　　　　　　红细胞凝集法 阴性或凝集效价低于 1:8

弓形虫抗体和 DNA　　　　　　　　　　　阴性

日本血吸虫抗体　　　　　　　　　　　　环卵沉淀法 阴性

| | ELISA 法 IgE 0~5U/L,IgG,IgM 阴性 |
|---|---|
| 囊虫抗体(CSA) | ELISA 法 血清低于 1:64,脑脊液低于 1:8 |
| | 间接血凝法 血清低于 1:128,脑脊液低于 1:8 |
| 疟原虫抗体和抗原 | IFA 法和 ELISA 法测定抗体 阴性 |
| | 免疫印迹法测定抗原 阴性 |
| 沙眼衣原体(CT)抗体 IgM 和 IgC | IFA 法 CT-IgM 效价≤1:32 |
| | CT-IgG 效价≤1:512 |
| 梅毒螺旋体抗体 | |
| | 定性试验(非特异性抗体) 快速血浆反应素试验(RPR) 阴性 |
| | 不加热血浆反应素试验(SRU) 阴性 |
| | 美国性病研究实验室试验(VDRL) 阴性 |
| | 确诊试验(特异性抗体) 梅毒螺旋体血凝试验(TPTA) 阴性 |
| | 荧光螺旋体抗体吸收实验(FTA~ABS) 阴性 |
| 人获得性免疫缺陷病毒抗体(抗 HIV) | |
| | 筛选试验 ELISA 法和快速蛋白印迹法 阴性 |
| | 确诊试验 (测 HIV-RNA)蛋白印迹法和 RT-PCR 法 阴性 |
| 钩端螺旋体抗体 | |
| | 补体结合试验和 ELISA 法 阴性(滴度<1:10) |
| | 间接血凝试验 阴性(滴度<1:60) |
| | 凝集溶解试验 阴性(滴度<1:400) |
| 甲种胎儿球蛋白(AFP,aFP) | 对流免疫电泳法阴性 |
| | RIA 法或 ELISA 法<20μg/L |
| 癌胚抗原(CEA) | ELISA 法和 RIA 法 15μg/L |
| 癌抗原 125(CA125) | 男性及 50 岁以上女性<2.5 万 U/L(RIA 法或 ELISA 法) |
| | 20~40 岁女性<4.0 万 U/L(BIA 法) |
| 组织多肽抗原(TPA) | RIA 法<130U/L |
| 癌抗原 15-3(CAI5-3) | RIA 法,化学发光免疫分析法(CLIA)<2.5 万 U/L |
| 前列腺特异抗原(PSA) | RIA 法,CLIA 法≤4.0μg/L |
| 鳞状上皮癌抗原(SCC) | RIA 法,CLIA 法≤1.5μg/L |
| 癌抗原-50(CA-50) | 固相放射免疫分析(1RMA)法,CLIA 法 0~2.0 万 μg/L |
| 癌抗原 72-4(CA72-4) | ELISA 法<6.7μg/L |
| 癌抗原 19-9(CA19-9) | IRMA 法,ELISA 法上限 2.6 万 U/L |
| 癌抗原 242(CA242) | ELISA 法<20μg/L |
| 前列腺酸性磷酸酶(PAP) | RIA 法,CLIA 法≤2.0μg/L |
| 神经元特异性烯醇化酶(NSE) | RIA 法,ELISA 法≤12.5μg/L |
| 异常凝血酶原(APT) | <20μg/L |
| a-L 岩藻糖苷酶(AFU) | ELISA 法 234~414μmol/L |

## 二、骨髓检验

| | |
|---|---|
| 有核细胞计数 | (40~180)×10⁹/L |

| | |
|---|---|
| 增生程度 | 增生活跃(即成熟红细胞与有核细胞之比约为 20:1) |
| 粒/红(G/E) | (2.76±0.87:1) |
| 粒系细胞总数 | 约占 0.50~0.60(50%~60%) |
| 粒系细胞分类 | 原粒细胞 0~0.0018(0~0.18%) |
| | 早幼粒细胞 0.004~0.039(0.4%~3.9%) |
| | 中性中幼粒细胞 0.022~0.122(2.2%~12.2%) |
| | 中性晚幼粒细胞 0.035~0.132(3.5%~13.2%) |
| | 中性杆状核粒细胞 0.164~0.321(16.4%~32.1%) |
| | 中性分叶核粒细胞 0.042~0.212(4.2%~21.2%) |
| | 嗜酸性中幼粒细胞 0~0.014(0~1.4%) |
| | 嗜酸性晚幼粒细胞 0~0.018(0~1.8%) |
| | 嗜酸性杆状核粒细胞 0.002~0.039(0.2%~3.9%) |
| | 嗜酸性分叶核粒细胞 0~0.42(0~4.2%) |
| | 嗜碱性中幼粒细胞 0~0.002(0~0.2%) |
| | 嗜碱性晚幼粒细胞 0~0.003(0~0.3%) |
| | 嗜碱性杆状核粒细胞 0~0.004(0~0.4%) |
| | 嗜碱性分叶核粒细胞 0~0.002(0~0.2%) |
| 红系细胞总数 | 约占 0.15~0.25(15%~25%) |
| 红系细胞分类 | 原红细胞 0~0.019(0~1.9%) |
| | 早幼红细胞 0.002~0.026(0.2%~2.6%) |
| | 中幼红细胞 0.026~0.107(2.6%~10.7%) |
| | 晚幼红细胞 0.052~0.175(5.2%~17.5%) |
| 淋巴细胞分类 | 原淋巴细胞 0~0.004(0~0.4%) |
| | 幼淋巴细胞 0~0.021(0~2.1%) |
| | 淋巴细胞 0.107~0.431(10.7%~43.1%) |
| 单核细胞分类 | 原单核细胞 0~0.003(0~0.3%) |
| | 幼单核细胞 0~0.006(0%~0.6%) |
| | 单核细胞 0~0.062(0~6.2%) |
| 浆细胞分类 | 原浆细胞 0~0.001(0~0.1%) |
| | 幼浆细胞 0~0.007(0~0.7%) |
| | 浆细胞 0~0.021(0~2.1%) |
| 巨核细胞 | 0~0.003(0%~0.3%) |
| 巨核细胞分类 | 原巨核细胞 0~0.005(0~0.5%) |
| | 幼巨核细胞 0~0.10(0~10%) |
| | 颗粒型巨核细胞 0.10~0.50(10%~50%) |
| | 产血小板型巨核细胞 0.20~0.70(20%~70%) |
| | 裸核 0~0.30(0~30%) |
| | 变性巨核细胞 0.02(2%) |
| | 网状细胞 0~0.01(0~1%) |

内皮细胞 0~0.004(0~0.4%)

组织嗜碱细胞 0~0.005(0~0.5%)

组织嗜酸细胞 0~0.002(0~0.2%)

吞噬细胞 0~0.004(0~0.4%)

脂肪细胞 0~0.001(0~0.1%)

分类不明细胞 0~0.001(0~0.1%)

过氧化物酶(POX)染色　　　　　　　粒系(除原粒)细胞 强阳性

单核系细胞 弱阳性或阴性

淋巴系细胞 阴性

苏丹黑 B(SB)染色　　　　　　　　　结果 与 POX 染色大致相同

中性粒细胞碱性磷酸酶(NAP)染色　　阳性率 0.1~0.4(10%~40%)

积分值 40~80(分)

酸性磷酸酶(ACP)染色　　　　　　　T 淋巴细胞、多毛细胞、Gaueher 细胞阳性

B 淋巴细胞、单核细胞、组织细胞、巨核细胞阴性

氯化醋酸 AS–D 萘酚酯酶(AS–DNCE)染色(特异性酯酶 SE)

中性粒细胞 强阳性

单核及淋巴系细胞 阴性

a 醋酸萘酚酯酶(a–NAE)染色(非特异性酯酶,NSE)

粒系细胞阴性或弱阳性(不被氟化钠抑制)

单核系细胞阳性(可被氟化钠抑制)

糖原染色(PAS 反应)　　　　　　　　原粒细胞阴性,早幼粒至分叶核粒细胞阳性

单核细胞弱阳性

淋巴细胞阴性,少数弱阳性

巨核细胞 阳性

铁染色(普鲁士蓝反应)　　　　　　　细胞外铁 1+~2+

细胞内铁(铁粒幼细胞)20%~90%(平均 65%)

## 三、排泄物、分泌液及体液检验

(一)尿液检查

尿量　　　　　　　　　　　　　　1000~2000ml/24h

外观　　　　　　　　　　　　　　透明,淡黄色

酸碱反应　　　　　　　　　　　　弱酸性,pH 约 6.5

相对密度　　　　　　　　　　　　1.015~1.025

蛋白质　　　　　　　　　　　　　定性 阴性

定量 20~130ml/24h(平均 40ml/24h)

Tamm–Homfall 蛋白(THP)　　　　29.8~43.9mg/24h

葡萄糖　　　　　　　　　　　　　定性 阴性

定量 0.56~5.0mmol/24h(100~900mg/24h)

酮体　　　　　　　　　　　　　　定性 阴性

定量 (以丙酮计)0.34~0.85mmol/24h(20~50mg/24h)

| 尿胆原 | 定性 阴性或弱阳性(尿稀释 20 倍为阴性) |
| --- | --- |
| | 定量 0.84~4.2mol/24h |
| 尿胆素定性试验 | 阴性 |
| 胆红素 | 定性 阴性 |
| | 定量 2mg/L |
| 紫胆原 | 定性 阴性 |
| | 定量 0~4.4mol/24h |
| 尿卟啉 | 0~36nmol/24h |
| 尿隐血试验 | 阴性 |
| 尿含铁血黄素试验 | (Rous 试验) 阴性 |
| Bence-Jones 蛋白 | 阴性 |
| $\beta_2$ 微球蛋白 | <0.2mg/L(370μg/24h) |
| $\alpha_2$ 微球蛋白 | 0~15mg/L |
| 肌红蛋白定量 | <4mg/L |
| 乳糜尿试验 | 阴性 |
| 总氮 | <857mmol/L |
| 肌酐 | 男性 7~18mmol/24h |
| | 女性 5.3~16mmol/24h |
| 尿素氮 | 357~535 mmol/24h |
| 尿酸 | 2.4~5.9mmol/24h |
| 肌酸 | 男性 0~304μmol/24h |
| | 女性 0~456μmol/24h |
| 氯化物 | 170~255mmol/24h |
| 钠 | 130~260mmol/24h |
| 钾 | 51~102mmol/24h |
| 钙 | 2.5~7.5mmol/24h |
| 磷 | 22~48mmol/24h |
| 铅 | <0.48μmol/24h |
| 汞 | <250nmol/24h |
| 镁 | 2.1~8.2mmol/24h |
| 铁 | <179μmol/24h |
| 铜 | 0.24~0.48μmol/24h |
| 锌 | 2.3~0.48μmol/24h |
| 尿 N-乙酰-β-D 氨基葡萄糖酐酶(NAG) | <18.5U/L |
| 尿淀粉酶 | Somogyi 法 <1000U |
| 溶菌酶 | 0~2mg/L |
| 纤维蛋白降解产物 | <0.25mg/L |
| 粘蛋白 | 100~150mg/24h |
| 免疫球蛋白 | 阴性 |
| 补体 $C_3$ | 阴性 |

| 尿清蛋白排泄率(UAE) | 5~30mg/24h |
|---|---|
| 尿沉渣检查 | 白细胞<5 个/HP |
| | 红细胞<3 个/HP(0~偶见) |
| | 扁平或大圆上皮细胞少许/HP |
| | 透明管型偶见/HP |
| 12 小时尿沉渣计数 | 红细胞<50 万 |
| | 白细胞<100 万 |
| | 透明管型<5000 |
| 1 小时细胞排泄率 | 红细胞　男性<3 万 |
| | 女性<4 万 |
| | 白细胞　男性<7 万 |
| | 女性<14 万 |
| 中段尿细菌培养计数 | $<10^6$ 菌落/L($10^3$ 菌落/ml) |

(二)粪便检验

| 量 | 100~300g/24h |
|---|---|
| 颜色 | 黄褐色 |
| 胆红素 | 阴性 |
| 粪胆原定量 | 75~350mg/100g 粪(68~473μmol/24h) |
| 粪胆素 | 阳性 |
| 蛋白质定量 | 极少 |
| 粪便脂肪测定(平衡试验) | <6g/24h |
| 隐血试验 | 阴性 |
| 细胞 | 上皮细胞或白细胞　　无或偶/HP |
| 余物残渣 | 少量植物细胞,淀粉颗粒及肌纤维等 |

(三)胃液检验

| 胃液分泌总量 | 1.5~2.5L/24h(含盐酸 160mEq/L) |
|---|---|
| 相对密度 | 1.003~1.006 |
| pH | 1.3~1.8 |
| 空腹胃液量 | 0.01~0.10L(平均 0.05L) |
| 胃液性状 | 清晰无色,轻度酸味,含少量黏液 |
| | 五肽胃泌素试验　基础胃液量　0.01~0.10L |
| | 基础泌酸量(BAO)3.9±1.98mmol/h,很少超过 5mmol/h |
| | 最大泌酸量(MAO)3~23mol/h |
| | 高峰泌酸量(PAO)20.26±8.77mmol/h |
| | BAO/MAO　0.2 |
| 乳酸测定 | 定性试验　　阴性 |
| 隐血试验 | 阴性 |
| 细胞 | 白细胞与上皮细胞少许 |
| 细菌 | 阴性 |

（四）十二指肠引流液检验

| | |
|---|---|
| 量与颜色 | 十二指肠液（D液）　10~20ml,无色,灰色或黄色 |
| | A胆液　10~20ml,橙黄色 |
| | B胆液　30~60ml,深褐色 |
| | C胆液　量不定,随引流时间而异,金黄色或淡黄色 |
| 透明度 | 透明或加碱性液体后透明 |
| 黏稠度 | B胆液黏稠,A,C胆液略黏稠,D液较稀薄 |
| 相对密度 | A胆液　1.009~1.013 |
| | B胆液　1.026~1.032 |
| | C胆液　1.007~1.010 |
| pH | D液 7.6 |
| | A胆液 7.0 |
| | B胆液 6.8 |
| | C胆液 7.4 |
| 淀粉酶 | (43~326)×10⁴Somogyi 单位/全标本 |
| 胰蛋白酶 | 0.35~1.60(35%~160%) |
| 促胰酶素—促胰液素试验(P~S试验) | |
| | 胰液流出量　70~230ml/h |
| | 最高碳酸氢盐浓度　70~125mmol/h |
| | 淀粉酶排出量　880~7400Somogyi 单位/kg 体重 |

（五）脑脊液检验

| | | |
|---|---|---|
| 性状 | 无色,清晰透明 | |
| 压力（侧卧） | 0.686~1.76kPa(70~80mmH₂O) | |
| 蛋白： | 定性(Pandy)试验 | 阴性 |
| | 定量 | 儿童(腰椎穿刺)0.20~0.40g/L |
| | | 成人(腰椎穿刺)0.20~0.45g/L |
| | | 小脑延髓池穿刺 0.10~0.25g/L |
| | | 脑室穿刺 0.05~0.15g/L |
| 清蛋白 | 0.1~0.3g/L | |
| 蛋白电泳 | 前清蛋白 0.02~0.07(2%~7%) | |
| | 清蛋白 0.56~0.76(56%~76%) | |
| | $\alpha_1$ 球蛋白 0.02~0.07(2%~7%) | |
| | $\alpha_2$ 球蛋白 0.04~0.12(4%~12%) | |
| | $\beta$ 球蛋白 0.08~0.18(8%~18%) | |
| | $\gamma$ 球蛋白 0.03~0.12(3%~12%) | |
| 葡萄糖 | 成人 2.5~4.5mmol/L | |
| | 儿童 2.8~4.5mmol/L | |
| 氯化物（以氯化钠计） | 120~130mmol/L | |
| 免疫球蛋白 | IgG　0.01~0.04g/L | |
| | IgA　0.001~0.006g/L | |

|  | IgM | 阴性 |
| --- | --- | --- |

| 胆红素 | 阴性 |
| --- | --- |
| 色氨酸试验 | 阴性 |
| 乳酸脱氢酶(LD) | 3~40U/L |
| 肌酸激酶(CK) | 同工酶 CKl 0~81U/L |
|  | 比色法 0.94±0.25U/L |
| 溶菌酶(LZM) | 阴性或微量 |
| 天门冬酸氨基转移酶(AST) | 5~20U/L |
| 细胞数 | 成人(0~8)×10⁶/L |
|  | 儿童(0~15)×10/L |
| 细胞分类 | 淋巴细胞 0.70(70%) |
|  | 单核细胞占 0.30(30%) |

(六)精液检验

| 量 | 一次排精液量 3.0~5.0ml |
| --- | --- |
| 色 | 灰白色或乳白色,久未排精液者可淡黄色 |
| 黏稠度 | 呈胶胨状,30 分钟后完全液化呈半透明状 |
| pH | 7.2~8.6(平均 7.8) |
| 相对密度 | 1.033 |
| 精子数 | (60~150)×10⁹/L(0.6 亿~1.5 亿/ml) |
| 一次排精子总数 4 亿~6 亿 |  |
| 活动精子 | (30~60 分钟内)0.80~0.90(80%~90%) |
| 精子形态 | 畸形精子 0.10~0.15(10%~15%) |
| 白细胞 | <5 个/HP |

(七)前列腺液检验

| 性状 | 淡乳白色,半透明,稀薄液状 |
| --- | --- |
| pH | 6.3~6.5 |
| 卵磷脂小体 | 多量或布满视野 |
| 上皮细胞 | 少量 |
| 红细胞 | <5 个/HP |
| 白细胞 | <10 个/HP |
| 淀粉样体 | 老年人易见到,约为白细胞的 10 倍 |
| 细菌 | 阴性 |

## 四、肾功能试验

| 菊粉清除率(Cin) | 2.0~2.3ml×s⁻¹/1.73m²(120~140ml/min) |
| --- | --- |
| 内生肌酐清除率(Ccr) | 1.3~2.0 ml×s⁻¹/1.73m² (80~120ml/min) |
|  | (以 1.73m² 标准体表面积校正) |
| 肾小球滤过率(CFR) | 总 GFR 100±20ml/min |

昼夜尿相对密度试验(Mosenthal 浓缩和稀释功能实验)

| 24 小时尿总量 | 1000~2000ml |
| --- | --- |

| | 夜尿量 | <750ml |
| | 昼尿量/夜尿量值 | 3:1~4:1 |
| | 尿最高相对密度 | >1.020 |
| | 最高比重与最低相对密度之差 | >0.009 |

尿渗量(尿渗透压)测定(Uosm)

禁饮后尿渗量600~1000mOsm/kgH$_2$O(平均800mOsm/kgH$_2$O)
血浆渗量(Posm)275~305mOsm/kgH$_2$O(平均300mOsm/kgH$_2$O)
尿渗量与血浆渗量比值3.0:1~4.5:1
渗透溶质清除率(空腹)0.33~0.5ml/s(2~3ml/min)

肾小管葡萄糖最大重吸收量(TmG)

| 成人平均 | 340±18.2mg/min |
| 男性 | 300~450mg/min |
| 女性 | 250~350mg/min |

对氨马尿酸最大排泄量(TmpAH)　60~90mg/min(80.9±11.3mg/min.1.73m2)

尿酸化功能实验

尿 HCO$_3^-$<30mmol/L
可滴定酸>10mmol/L
NH$_4^+$>20mmol/L

有效肾血浆流量(ERPF)　600~800ml/min

肾全血流量(RBF)　1200~1400ml/min

肾小管酸中毒试验

氯化铵负荷(酸负荷)试验尿 pH<5.3
碳酸氢离子重吸收排泄(碱负荷)试验 HCO$_3^-$排泄率≤1%

## 五、内分泌激素检测

| 血甲状腺素(T$_4$) | 放免法65~155nmol/L |
| 血游离甲状腺素(FT$_4$) | 放免法10~30pmol/L |
| 血三碘甲状腺原氨酸(T$_3$) | 放免法1.6~3.0nmol/L |
| 血游离三碘甲状腺原氨酸(FT$_3$) | 放免法4~10pmoL/L |
| 血反 T$_3$(rT$_3$) | 放免法0.2~0.8nmol/L |
| 血清甲状腺结合球蛋白(TBG) | 放免法15~34mg/L |
| | $^{125}$I-T$_3$摄取试验($^{125}$I-T$_3$RUR)25%~35% |

甲状腺摄$^{131}$I率

3h 0.057~0.245(5.7%~24.5%)
24h 0.151~0.471(15.1%~47.1%)

基础代谢率(BMR)　−0.10~+0.10(−10%~+10%)

血甲状旁腺激素(PTH)

免疫化学发光法1~10pmol/L
放免法　氨基端(活性端)230~630ng/L
　　　　羧基端(无活性端)430~1860ng/L

血降钙素(CT)

放免法　男性0~14ng/L
　　　　女性0~28ng/L

尿17羟皮质激素(17-OHCS,17-OH)

男性13.8~41.4μmol/24h
女性11.0~27.6μmol/24h

尿17酮皮质激素(17-KS)

男性34.7~69.4μmol/24h

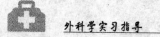

|  |  |  |
|---|---|---|
|  |  | 女性 17.5~52.5μmol/24h |
| 血皮质醇 | 放免法 | 上午 8 时 140~630nmol/L |
|  |  | 下午 4 时 80~410nm01/L |
|  |  | 晚上 8 时 小于上午 8 时的 50% |
| 尿游离皮质醇 | 放免法 | 30~276nmoL/24h |
| 血醛固酮(Ald) | 放免法 | 普通饮食(上午 6 时)卧位 238±104pmol/L |
|  |  | 立位 418±245pmol/L |
|  | 低钠饮食 | 卧位 646.6±333.4pmol/L |
|  |  | 立位 945.6±491pmol/L |
| 尿醛固酮 | 普通饮食 | 21.36±7.2nmol/24h |
| 尿儿茶酚胺(CA) | 微柱法 | 71.0~229.5nmol/24h |
| 尿香草扁桃酸(VMA) | 比色法 | 5~45μnmol/24h |
| 血游离儿茶酚胺 | 多巴胺<888pmol/L |  |
|  | 去甲肾上腺素 615~3240pmol/L |  |
|  | 肾上腺素<480pmol/L |  |
| 血浆睾酮(T) | 放免法 | 男性 青春后期 100~200ng/L |
|  |  | 成人 3000~10000ng/L |
|  | 女性 | 青春后期 100~200ng/L |
|  |  | 成人 200~800ng/L |
|  |  | 绝经后 80~350ng/L |
| 血浆雌二醇(E2) | 放免法 | 男性 50~200pmol/L |
|  | 女性 | 卵泡期 94~433pmol/L |
|  |  | 黄体期 499~1580pmol/L |
|  |  | 排卵期 704~2200pmol/L |
|  |  | 绝经期 40~100pmoL/L |
| 血浆孕酮 | 放免法 | 非孕妇女 卵泡期(早)0.7±0.1μg/L |
|  |  | 卵泡期(晚)0.4±0.1μg/L |
|  |  | 排卵期 1.6±0.2μg/L |
|  |  | 黄体期(早)11.6+1.5/μg/L |
|  |  | 黄体期(晚)5.7+1.1μg/L |
| 血促甲状腺激素(TSH) | 放免法 | 2~10mg/L |
| 血促肾上腺皮质激素(ACTH) | 放免法 | 上午 8 时 25~100mg/L |
|  |  | 下午 6 时 10~80ng/L |
| 血生长激素(GH) | 放免法 | 男性成人 <2.0μg/L |
|  |  | 女性成人 <10.0μg/L |
|  |  | 儿童 <20μg/L |
| 血抗利尿激素(ADH) | 放免法 | 1~10μU/ml(平均 4μU/ml) |
| 尿抗利尿激素 | 放免法 | 11~30μU/24h(平均 28.9μU/24h) |

### 六、肺功能检查

| | |
|---|---|
| 潮气量(TC) | 500ml(成人) |
| 深吸气量(IC) | 男性 2600ml |
| | 女性 1900ml |
| 补呼气容积(ERV) | 男性 910ml |
| | 女性 560ml |
| 肺活量(VC) | 男性 3470ml |
| | 女性 2440ml |
| 功能残气量(FRC) | 男性 2270±809ml |
| | 女性 1858±552ml |
| 残气容积(RV) | 男性 1380±631ml |
| | 女性 1301±486ml |
| 静息通气量(VE) | 男性 6663±200ml/min |
| | 女性 4217±160ml/min |
| 最大通气量(MVV) | 男性 104±2.71L/min |
| | 女性 82.5±2.17L/min |
| 肺泡通气量(VA) | 4L/min |
| 肺血流量 | 5L/min |
| 通气/血流(V/Q)值 | 0.8 |
| 无效腔气/潮气容积(VD/VT) | 0.3~0.4 |
| 弥散功能(CO 吸入法) | 198.5~276.9ml(kPa×min)[26.47~36.92ml/(mmHg×min)] |
| 气道阻力 | $1~3cmH_2O×Ls^{-1}$ |
| 动脉血氧分压($PaO_2$) | 12.6~13.3kPa(95~100mmHg) |
| 动脉血二氧化碳分压($PaCO_2$) | 4.7~6.0kPa(35~45mmHg) |
| 混合静脉血氧分压($PvO_2$) | 4.7~6.0kPa(35~45mmHg) |
| 动脉血与混合静脉血氧分压差 | 8.0kPa(60mmHg) |
| 肺泡—动脉血氧分压差(成人) | <2.0kPa(15mmHg) |
| 动脉血氧饱和度($SaO_2$) | 0.95~0.98(95%~98%) |
| 静脉血氧饱和度 | 0.64~0.88(64%~88%) |
| 动脉血氧含量($CaO_2$) | 8.55~9.45mmol/L(19~21ml/dL) |
| 静脉血含氧量 | 4.5~7.2mmol/L(10~16ml/dL) |
| 血液酸碱度(pH 值) | 7.35~7.45(平均 7.40) |
| 血液氢离子浓度 | 35~45mmol/L(平均 24mmoL/L) |
| 碳酸氢盐(标准或实际) | 22~72mmol/L(平均 24mmol/L) |
| 动脉血浆二氧化碳含量 | $(T-CO_2)$25.2mmoL/L(25.2vol%) |
| 二氧化碳结合力 | $(CO_2-CP)$22~31mmol/L(50vol%~70vol%) |
| 全血缓冲碱(BB) | 45~55mmol/L(平均 50mmol/L) |
| 碱剩余(BE) | 成人±2.3mmol/L |
| | 儿童-4~+2mmol/L |

# 附录三 正常儿童身高、体重评估及体格生长规律和评价

## 正常儿童体重、身高估计公式

| 年龄 | 体重/kg | 年龄 | 身高/cm |
|---|---|---|---|
| 3~12个月 | [年龄(月)+9]/2 | 12个月 | 75 |
| 1~6岁 | 年龄(岁)×2+8 | 2~12岁 | 年龄(岁)×6+77 |
| 7~12岁 | [年龄(岁)×7−5]/2 | | |

## 儿童体格生长规律

### 一、身材的增长

**1.身高(长)**

身高指头部、脊柱与下肢长度的总和。多数3岁以下儿童立位测量不易准确,应仰卧位测量,称为身长。立位与仰卧位测量值相差1~2cm。

身高(长)的增长规律与体重相似。年龄越小增长越快,也出现婴儿期和青春期两个生长高峰。出生时身长平均为50cm,生后第一年身长增长最快,约为25cm;前3个月身长增长约11~12cm,约等于后9个月的增长值,1岁时身长约75cm;第二年身长增长速度减慢,约10cm左右,即2岁时身长约85cm;2岁以后身高每年增长5~7cm。2岁以后每年身高增长低于5cm,为生长速度下降。

身高(长)的生长受遗传、内分泌、宫内生长水平的影响较明显,短期的疾病与营养波动不易影响身高(长)的生长。

**2.坐高(顶臀长)**

是头顶到坐骨结节的长度。与身长测量一致,3岁以下儿童仰卧位测量为顶臀长。坐高增长代表头颅与脊柱的生长。

**3.指距**

是两上肢水平伸展时两中指尖距离,代表上肢长骨生长。

## 二、头围的增长

头围的增长与脑和颅骨和生长有关。胎儿期脑生长居全身各系统的领先地位,故出生时头相对大,头围平均 32~34cm;与体重、身长增长相似,第一年前 3 个月头围的增长值(6cm)约等于后 9 个月头围的增长值(6cm),即 1 岁时头围约为 46cm;出生后第二年头围增长减慢,约为 2cm,2 岁时头围约 48cm;2~15 岁头围仅增加 6~7cm。头围的测量在 2 岁以内最有价值。

婴幼儿期连续追踪测量头围比一次测量更重要。头围大小与双亲的头围有关;较小的头围 ($<X-2SD$)常提示脑发育不良;头围增长过速往往提示脑积水。

## 三、胸围的增长

胸围代表肺与胸廓的生长。出生时胸围平均 32cm,略小于头围 1~2cm。1 岁左右胸围约等于头围。1 岁至青春前期胸围应大于头围(约为头围+年龄-1cm)。1 岁左右头围与胸围的增长在生长曲线上形成头围、胸围的交叉,此交叉时间与儿童营养、胸廓的生长发育有关,生长较差者头围、胸围交叉时间延后。我国 1985 年 9 市城区体格生长的衡量数字显示男童头围、胸围交叉时间为 15 个月龄,提示我国儿童胸廓生长较落后,除营养因素外,可能与不重视爬的训练和胸廓锻炼有关。

## 四、上臂围的增长

上臂围代表肌肉、骨骼、皮下脂肪和皮肤的生长。1 岁以内上臂围增长迅速,1~5 岁增长缓慢,约 1~2cm。因此,有人认为在无条件测体重和身高的地方,可用左上臂围测量筛查 5 岁以下儿童营养状况:>13.5cm 为营养良好;12.5~13.5cm 为营养中等;<12.5cm 为营养不良。

## 五、身体比例与匀称性

在生长过程中,身体的比例与匀称性生长有一定规律。

1.头与身长比例

头在宫内与婴幼儿期领先生长,而躯干、下肢生长则较晚,生长时间也较长。这样,头、躯干、下肢长度的比例在生长进程中发生变化。头长占身长(高)的比例在婴幼儿为 1/4,到成人后为 1/8。

2.体型匀称

表示体型(形态)生长的比例关系,如身高与体重(Weight-for height,W/H),胸围/身高(身高胸围指数),体重(kg)/身高(cm)×1000(Quetelet 指数),体重(kg)/身高(cm)$^2$×10$^4$(Kaup 指数),年龄的体块指数(BMI/age)等。

3.身材匀称

以坐高(顶臀长)与身高(长)的比例表示,反映下肢的生长情况。坐高(顶臀长)占身高(长)的比例由出生时的 0.67 下降到 14 岁时的 0.53。

任何影响下肢生长的疾病,可使坐高(顶臀长)与身高(长)的比例停留在幼年状态,如甲状腺功能低下与软骨营养不良。

4.指距与身高

正常时,指距略小于身高(长)。如指距大于身高 1~2cm,对诊断长骨的异常生长有参考价值,如蜘蛛样指(趾)(马凡综合征)。

**1995 年 9 市城区男女儿童坐高与身高的比例**

| | 出生 | | 3 个月 | | 6 个月 | | 12 个月 | | 2 岁 | | 4 岁 | | 6 岁 | |
|---|---|---|---|---|---|---|---|---|---|---|---|---|---|---|
| | 男 | 女 | 男 | 女 | 男 | 女 | 男 | 女 | 男 | 女 | 男 | 女 | 男 | 女 |
| 坐高/cm | 33.9 | 33.5 | 41.5 | 40.6 | 44.6 | 43.6 | 48.4 | 47.4 | 53.8 | 53.1 | 59.5 | 58.8 | 65.5 | 65.0 |
| 身高/cm | 50.4 | 49.8 | 63.0 | 61.6 | 69.2 | 67.6 | 77.3 | 75.9 | 89.1 | 88.1 | 103.7 | 102.8 | 117.9 | 117.1 |
| 坐高/身高/% | 67.2 | 67.3 | 65.9 | 65.9 | 64.4 | 64.5 | 62.6 | 62.5 | 60.4 | 60.3 | 57.4 | 57.2 | 55.6 | 55.5 |

# 青春期的体格生长规律

青春期是儿童到成人的过渡期,受性激素等因素的影响,体格生长出现生后的第二个高峰 (Peak Height Velocity,PHV),有明显的性别差异。男孩的身高增长高峰约晚于女孩 2 年,且每年身高均增长值大于女孩,因此男孩比女孩高。一般地说男孩年龄 15 岁,女孩年龄 13 岁时,身高生长达最终身高的 95%。

不论男女孩,在青春期前的 1~2 年中生长速度略有减慢。女孩在乳房发育后(约 9~11 岁),男孩在睾丸增大后(11~13 岁)身高开始加速生长,1~2 年生长达 PHV,此时女孩年身高平均年增加 8~9cm,男孩身高平均年增加 9~10cm。在第二个生长高峰期,身高增加值约为最终身高的 15%。PHV 提前者,身高的增长停止较早。

青春期体重的增加与身高平行,同时内脏器官增长。女性耻骨与髂骨下部的生长与脂肪堆积,使臀围加大。男性则有肩部增宽、下肢较长、肌肉增强的不同体形特点。

# 体格生长评价

儿童处于快速生长发育阶段,身体形态及各部分比例变化较大。充分了解儿童各阶段生长发育的规律、特点,正确评价儿童生长发育状况,及早发现问题,给予适当的指导与干预,对促进儿童的健康生长十分重要。

衡量体格生长的统计学表示方法有以下方法:

1.均值离差法

正常儿童生长发育状况多呈正态分布,常用均值离差法,以平均值($\bar{X}$)加减标准差($SD$)来表示,如 68.3% 的儿童生长水平在 $\bar{X}\pm1SD$ 范围内;95.4% 的儿童在 $\bar{X}\pm2SD$ 范围内;99.7% 的儿童在 $\bar{X}\pm3SD$ 范围内。

2.百分位数法

当测量值呈偏正态分布时,百分位数法能更准确地反映所测数值的分布情况。当变量呈正态分布时,百分位数法与均值离差法两者相应数相当接近。由于样本常呈偏正态分布,均值两者的相应数值略有差别。

在体格生长评价时两者都广泛应用,目前一般都用百分位数法。均值离差法计算较简单;百分位数法计算相对较复杂,但精确。

3.标准差的离差法(Z 积分或 Zscore,SDS)

$$Zscore = \frac{X - \overline{X}}{SD}$$

可进行不同质人群间比较,用偏离该年龄组标准差的程度来反映生长情况,结果表示也较精确。其中,$X$ 为测得值,$\overline{X}$ 为平均值,$SD$ 为标准差。Z 积分可为正值。

# 附录四 小儿睾丸发育成熟度的评价

Ⅰ期(G₁):青春前期状,睾丸长度<2.5cm,容积<3ml。

Ⅱ期(G₂):睾丸长度2.5~3.5cm,容积4~8ml。阴囊皮肤变红,薄而软,阴茎略增大。

Ⅲ期(G₃):睾丸长度3.3~4cm,容积10~15ml。阴囊增大,色素增深,阴茎增大、增粗。龟头增大。

Ⅳ期(G₄):睾丸长度4~4.5cn,容积15~20ml。阴茎进一步增粗,龟头显著发育。阴囊色素沉着并有皱褶,皱褶增多。

Ⅴ期(G₅):睾丸长度>4.5cm,容积达25ml。外生殖器发育完成如成人状。